腫瘍病理鑑別診断アトラス

頭頸部腫瘍 I

唾液腺腫瘍

編集：
森永正二郎
［北里研究所病院部長］
高田 隆
［広島大学教授］
長尾俊孝
［東京医科大学教授］

監修：腫瘍病理鑑別診断アトラス刊行委員会
小田義直・坂元亨宇・深山正久・松野吉宏・森永正二郎・森谷卓也
編集協力：日本病理学会

文光堂

執筆者一覧 (五十音順)

伊地知　圭	名古屋市立大学大学院医学研究科耳鼻咽喉・頭頸部外科病院講師
稲垣　　宏	名古屋市立大学大学院医学研究科臨床病態病理学教授
井上　　孝	東京歯科大学臨床検査病理学講座主任教授
今村　好章	福井大学医学部附属病院病理診断科/病理部長
牛久　　綾	東京大学医学部附属病院病理部
浦野　　誠	藤田保健衛生大学医学部病理診断科准教授
大内　知之	恵佑会札幌病院病理診断科
大城　　久	東京医科大学人体病理学分野准教授
岡田　康男	日本歯科大学新潟生命歯学部病理学講座教授
小川　郁子	広島大学病院口腔検査センター診療准教授
草深　公秀	静岡県立静岡がんセンター病理診断科医長
佐藤由紀子	がん研究会有明病院臨床病理センター病理部・細胞診断部
島尾　義也	宮崎県立宮崎病院病理診断科
駄阿　　勉	大分大学医学部診断病理学講座准教授
高田　　隆	広島大学大学院医歯薬保健学研究院口腔顎顔面病理病態学教授
多田雄一郎	国際医療福祉大学三田病院頭頸部腫瘍センター准教授
田中　宏子	がん研究会有明病院画像診断部副部長
長尾　俊孝	東京医科大学人体病理学分野主任教授
橋本　和彦	東京歯科大学市川総合病院臨床検査科講師
原田　博史	生長会病理センター府中病院病理診断科副部長
樋口佳代子	慈泉会相澤病院病理診断科
別府　　武	埼玉県立がんセンター頭頸部外科科長兼部長
湊　　　宏	金沢医科大学臨床病理学教授
宮部　　悟	愛知学院大学歯学部顎顔面外科学講座講師
森永正二郎	北里研究所病院病理診断科部長
矢田　直美	九州歯科大学健康増進学講座口腔病態病理学分野准教授
山科　光正	東京医科大学人体病理学分野
山元　英崇	九州大学病院病理診断科准教授
横山　繁生	大分大学医学部診断病理学講座教授

序文

　頭頸部とは顔面から頸部にかけての領域を指し，外科病理学的には上気道（鼻腔，副鼻腔，喉頭），上部消化器（口唇，口腔，歯，咽頭，唾液腺），耳などの諸臓器と，同部の骨軟部組織を取扱い，一般的に脳・脊髄，眼窩・眼球，皮膚，甲状腺などは含めない．頭頸部の腫瘍は，ヒトの腫瘍全体からみれば発生頻度は低いが，臨床的には，呼吸や食物摂取といった生命維持に欠かせない領域であること，周辺に多数の重要な感覚器や神経が張り巡らされており，また人目に付く部位でもあることから，これらの機能温存や美容上の問題といった患者のQOLをも考慮した治療が求められる．一方，病理学的には，まれであることに加え，発生母組織の多様性から多彩な組織像や生物学的態度を示すため，病理診断に際しては戸惑うことが少なくないものとなっている．さらに上記の臨床的な観点からも，より正確な病理診断が要求される．

　欧米には"Head and Neck Pathology"と題する教科書が数種類発刊されており，AFIPのアトラスにも"Tumors of the Upper Aerodigestive Tract and Ear"などが存在するが，本邦には，口腔病理学の教科書，あるいは唾液腺腫瘍，歯原性腫瘍に関する教科書や雑誌の特集号は存在するものの，頭頸部腫瘍の病理をまとめた教科書，特に，上気道の腫瘍を含めて詳述した教科書は見当たらない．頭頸部癌取扱い規約（第5版，2012）では，扁平上皮系の癌のみが取り上げられており，その他の組織型については割愛されている．そこで，今回，WHO分類（Pathology and Genetics of Head and Neck Tumours, 2005）に準拠した頭頸部腫瘍の病理鑑別診断アトラスの作成を企画した．

　WHO分類では，頭頸部腫瘍は，①鼻腔・副鼻腔，②鼻咽頭，③下咽頭・喉頭・気管，④口腔・口腔咽頭，⑤唾液腺，⑥歯原性組織，⑦耳，⑧傍神経節系の8つの領域に発生する腫瘍に分けられており，それぞれに独立した組織分類が記載されている．しかし，①〜④に関しては病理組織学的共通点が多いことから，ここではこれらを一括し，上皮性腫瘍，軟部腫瘍，骨・軟骨腫瘍，血液リンパ系腫瘍，神経外胚葉腫瘍，および胚細胞腫瘍について記載することにした．そして，上皮性腫瘍の中では，部位による特殊性を配慮し，扁平上皮系腫瘍とその前癌病変，腺癌や唾液腺型腫瘍なども取り上げた．上記の⑦と⑧はここでは割愛した．それでも1冊にまとめるには分量が多いため，頭頸部腫瘍Ⅰ．唾液腺腫瘍と，頭頸部腫瘍Ⅱ．上気道・咽頭・口腔腫瘍と歯原性腫瘍の2分冊とすることにした．本編は「Ⅰ．唾液腺腫瘍」を取り扱ったものである．

　編集にあたっては，頻度の高いものに重点を置きつつも，まれではあっても特徴的な疾患，鑑別上重要と考えられる疾患についてもできるだけ多く取り上げることにした．この教科書が診断に携わる病理医・口腔病理医にとって頼り甲斐のある道標となること，また難しい治療を迫られている耳鼻科，歯科，口腔外科，頭頸部外科などの臨床医にとっても参考となることを期待している．

平成27年4月

森永正二郎
高田　隆
長尾　俊孝

　この「腫瘍病理鑑別診断アトラスシリーズ」は日本病理学会の編集協力のもと，刊行委員会を設置し，本シリーズが日本の病理学の標準的なガイドラインとなるよう，各巻ごとの編集者選定をはじめ取りまとめをおこなっています．

腫瘍病理鑑別診断アトラス刊行委員会
小田義直，坂元亨宇，深山正久，松野吉宏，森永正二郎，森谷卓也

腫瘍病理鑑別診断アトラス

頭頸部腫瘍 I
唾液腺腫瘍

目次 CONTENTS

第1部 検鏡前の確認事項 ... 1

I．唾液腺の解剖学・組織学・発生学 ... 2
 1．唾液腺の解剖学 ... 2
 2．唾液腺の組織学 ... 4
 3．唾液腺の発生学 ... 7

II．唾液腺腫瘍の病理組織分類 ... 8
 1．唾液腺腫瘍の組織分類の現状 ... 8
 2．唾液腺腫瘍の組織分類の今後 ... 8
 3．臨床的および病理組織学的側面からみた唾液腺腫瘍の組織分類 ... 10

III．病理標本の取扱い方 ... 14
 1．検体の取扱い ... 14

第2部 組織型と診断の実際 ... 17

 1．悪性腫瘍 ... 18
  （1）腺房細胞癌 ... 18
  （2）粘表皮癌 ... 23
  （3）腺様嚢胞癌 ... 32
  （4）多型低悪性度腺癌 ... 38
  （5）上皮筋上皮癌 ... 44
  （6）明細胞癌 NOS ... 50
  （7）基底細胞腺癌 ... 54
  （8）脂腺癌・脂腺リンパ腺癌 ... 57
  （9）嚢胞腺癌 ... 62
  （10）低悪性度篩状嚢胞腺癌 ... 65
  （11）粘液腺癌 ... 68
  （12）オンコサイト癌 ... 72
  （13）唾液腺導管癌 ... 75
  （14）乳腺相似分泌癌 ... 81

（15）腺癌 NOS ……………………………………………… 86
　　　（16）筋上皮癌 ………………………………………………… 89
　　　（17）多形腺腫由来癌 ……………………………………… 95
　　　（18）癌肉腫 ………………………………………………… 101
　　　（19）転移性多形腺腫 ……………………………………… 103
　　　（20）扁平上皮癌 …………………………………………… 105
　　　（21）小細胞癌 ……………………………………………… 108
　　　（22）大細胞癌 ……………………………………………… 111
　　　（23）リンパ上皮癌 ………………………………………… 113
　　　（24）唾液腺芽腫 …………………………………………… 116
　2．良性腫瘍 ……………………………………………………… 119
　　　（1）多形腺腫 ……………………………………………… 119
　　　（2）筋上皮腫 ……………………………………………… 128
　　　（3）基底細胞腺腫 ………………………………………… 132
　　　（4）ワルチン腫瘍 ………………………………………… 137
　　　（5）オンコサイトーマ …………………………………… 143
　　　（6）細管状腺腫 …………………………………………… 147
　　　（7）脂腺腺腫 ……………………………………………… 150
　　　（8）リンパ腺腫（脂腺型，非脂腺型）………………… 152
　　　（9）導管乳頭腫 …………………………………………… 156
　　　（10）囊胞腺腫 ……………………………………………… 159
　3．腫瘍類似病変 ………………………………………………… 161
　　　1．IgG4 関連唾液腺炎 …………………………………… 161
　　　2．硬化性多囊胞性腺症 …………………………………… 163
　　　3．腺腫様導管過形成増殖 ………………………………… 164
　　　4．腺腫様過形成 …………………………………………… 164
　　　5．唾液腺腺症 ……………………………………………… 165
　　　6．壊死性唾液腺化生 ……………………………………… 166
　　　7．囊胞 ……………………………………………………… 166
　　　8．粘液瘤 …………………………………………………… 168

頭頸部腫瘍 I 目次

第3部　鑑別ポイント　　169

I．嚢胞形成を伴う唾液腺腫瘍の鑑別　170
1．相互の類似性と鑑別点　170

II．篩状構造を示す唾液腺腫瘍の鑑別　176
1．腺様嚢胞癌　176
2．基底細胞腺腫　176
3．多形腺腫　177
4．上皮筋上皮癌　177
5．多型低悪性度腺癌　178
6．唾液腺導管癌　178

III．明細胞からなる唾液腺腫瘍の鑑別　180
1．唾液腺原発性腫瘍　180
2．唾液腺非原発性腫瘍　185

IV．唾液腺癌の病理学的悪性度評価　187
1．粘表皮癌　187
2．腺様嚢胞癌　189
3．腺癌 NOS　190
4．多形腺腫由来癌　191
5．高悪性度転化（"脱分化"）癌と混成癌　192

V．遺伝子検索による唾液腺腫瘍の鑑別　196
1．融合遺伝子とは　196
2．融合遺伝子の特徴　197
3．融合遺伝子の検出法とその診断応用における問題点　197
4．組織型ごとの遺伝子異常　198

第4部　臨床との連携

I．唾液腺腫瘍の画像診断 — 206
1．唾液腺画像診断の概略 — 206
2．良性腫瘍 — 207
3．悪性腫瘍 — 207
4．腫瘍類似疾患 — 209

II．唾液腺腫瘍の臨床病期と予後 — 210
1．病期分類 — 211
2．治療方針の決定および概要 — 211
3．予後 — 214

III．唾液腺腫瘍の治療 — 216
1．良性腫瘍 — 218
2．悪性腫瘍 — 219

IV．穿刺吸引細胞診の意義 — 223
1．有用性 — 223
2．精度 — 223
3．検体採取，標本作製，染色法 — 223
4．診断法（基本的診断アルゴリズム） — 224
5．唾液腺穿刺吸引細胞診の報告様式 — 224
6．代表的な唾液腺腫瘍の細胞像と解説 — 225

V．術中迅速診断の意義 — 231
1．術中迅速診断とは — 231
2．術中迅速診断の施行 — 231
3．唾液腺における術中迅速診断 — 232
4．穿刺吸引細胞診による診断との比較 — 235
5．穿刺吸引細胞診後の術中迅速診断 — 235

頭頸部腫瘍 I　目次

　　6．術中細胞診との併用 ……………………………………………… 236
Ⅵ．病理診断報告書の記載 ………………………………………………… 237
　　1．臓器名と手術術式 ………………………………………………… 237
　　2．肉眼所見 …………………………………………………………… 237
　　3．組織型の診断 ……………………………………………………… 237
　　4．TNM分類に関連した項目の記載 ………………………………… 237
　　5．癌の悪性度分類 …………………………………………………… 238
　　6．その他の顕微鏡所見 ……………………………………………… 239
　　7．組織型ごとの特殊な予後因子・治療関連因子 ………………… 239

索引 ……………………………………………………………………………… 241

第1部
検鏡前の確認事項

第1部　検鏡前の確認事項

Ⅰ．唾液腺の解剖学・組織学・発生学

1．唾液腺の解剖学

大唾液腺（major salivary gland）には耳下腺，顎下腺および舌下腺の3つがある（図1）．小唾液腺（minor salivary gland）には口唇腺，舌腺（前舌腺，Ebner腺，後舌腺），頰腺，口蓋腺，臼歯腺があり，個数は口腔全体で500〜1,000個とされる[1〜7]．大唾液腺腺体の表面は被膜により完全に覆われており，被膜から連続する小葉間結合組織により小葉に分けられる[1〜7]．唾液腺管は腺体から出た導管のことで主導管といわれ，副唾液腺が存在することがある．唾液腺は交感神経と副交感神経の二重支配を受ける[2,3]．交感神経の刺激によりノルアドレナリンが放出され，蛋白（ムチンなど）を多く含む粘液性の唾液を少量分泌する[2,3]．また，副交感神経の刺激によりアセチルコリンが放出され，水分とイオンが豊富な漿液性の唾液を多量に分泌する[2,3]．

1）大唾液腺の解剖学

a）耳下腺（parotid gland）

耳下腺は最大の唾液腺で，成人ではおおよそ上下6cm，前後3〜4cm，厚さ2〜2.5cmで，約15〜30gの重さである[2〜4]．外側面はおおよそ逆三角形を呈し，上縁，前縁，後縁，内側面と外側面，前内側面，後内側面に区別され，外耳道の前下方の頰部皮膚直下に位置する[2〜4]．耳下腺の外側面の被膜は深頸筋膜の被覆層の一部をなし，内側面の被膜は耳下腺咬筋筋膜の一部を構成し，両者の間が耳下腺隙である．耳下腺の腺体内を顔面神経の本幹である耳下腺神経叢が走行する[2]．耳下腺神経叢より浅い腺体

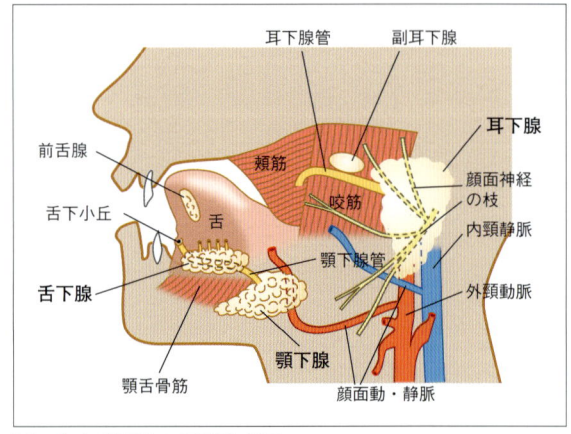

図1 ｜ 大唾液腺の解剖模式図

を浅葉，深い腺体を深葉という[2]（図1, 2）．

主導管である耳下腺管（Stenon管，Stensen管）は耳下腺前縁の上1/3から出て咬筋表面を横断し，咬筋前縁部で深側に向かい頰筋を貫き上顎第二大臼歯相当の頰粘膜に位置する耳下腺乳頭に開口する[2]．耳下腺管の全長は約4〜7cm，直径は約3mmである[2〜4]．

副耳下腺は耳下腺管に沿って認められ，その発生頻度は20〜56％である[1〜5]（図1, 3）．

耳下腺腫瘍の多くは浅葉に発生するが，ときに副耳下腺に発生するので注意を要する[6,7]．

耳下腺に入る動脈には外頸動脈と浅側頭動脈からの直接枝，後耳介動脈・顔面横動脈・顎動脈からの直接枝，顔面動脈の枝などがある．副交感神経の遠心路は舌咽神経の鼓室神経→耳神経節→耳介側頭神経→耳下腺である[2,3]．

Ⅰ．唾液腺の解剖学・組織学・発生学　　3

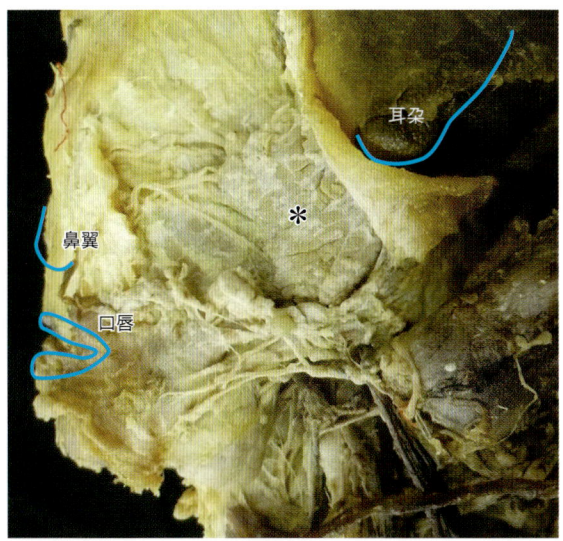

図2｜耳下腺のマクロ解剖写真
耳下腺は外耳道の前下方の頬部皮膚直下に位置する（＊）．（日本歯科大学新潟生命歯学部解剖学第1講座　影山幾男教授のご厚意による）

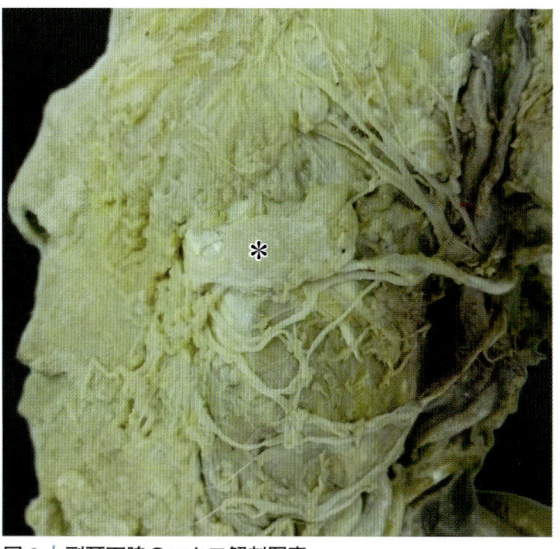

図3｜副耳下腺のマクロ解剖写真
副耳下腺（＊）は咬筋上に位置し，ここでは長径が咬筋前後径の約1/2である．（日本歯科大学新潟生命歯学部解剖学第1講座　影山幾男教授のご厚意による）

b）顎下腺（submandibular gland）

耳下腺に次いで大きな唾液腺で，成人ではおおよそ前後4 cm，上下3 cm，厚さ1.5 cmで，約7〜15 gの重さである[2〜4]．下顎骨と顎二腹筋の前腹・後腹で囲まれる顎下三角部で，深頸筋膜の深葉と浅葉の間に位置する．腺体は顎舌骨筋外側の顎下隙にあるが（浅部），一部は舌下隙に伸びた状態で存在する（深部）（図1, 4）．

主導管である顎下腺管（Warton管）は顎下腺深部から出て顎舌骨筋の後縁をまわり，顎舌骨筋の上に出て舌下腺の内側を前方に向かって走行し舌下小丘に開口する[2〜4]．顎下腺管の全長は約5〜6 cm，直径は約1.5 mmである[2〜4]．

顎下腺に入る動脈には顔面動脈からの直接枝，オトガイ下動脈，上行口蓋動脈の枝，舌動脈の枝がある．副交感神経の遠心路は顔面神経→鼓索神経→舌神経→顎下神経節→顎下腺である[2,3]．

c）舌下腺（sublingual gland）

大唾液腺のなかでは最も小さく，成人では前後3〜4 cm，幅と厚さ約1 cm，前後に細長く左右に扁平で，約5 gの重さである[2〜4]．口底粘膜上皮下で顎舌骨筋の上，下顎骨と舌筋の間の舌下隙に位置する．すなわち，外側面は下顎骨の舌下腺窩に，内側面は舌骨舌筋，オトガイ舌筋，舌神経および顎下腺管に接している．上面は口底粘膜上皮に近接して舌下ヒダを

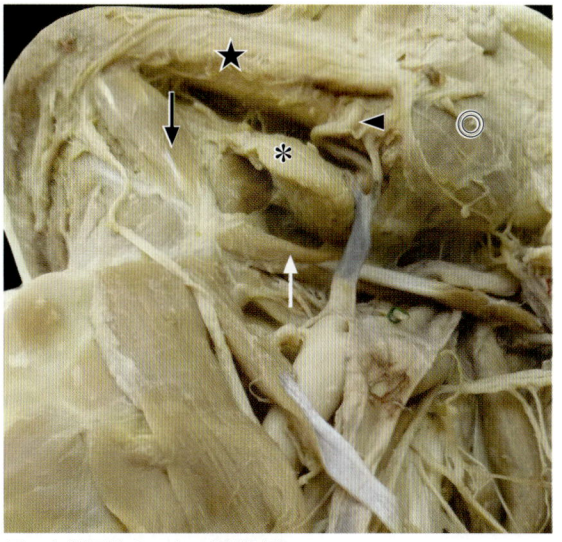

図4｜顎下腺のマクロ解剖写真
顎下腺（＊）は下顎骨（★）と顎二腹筋の前腹（黒矢印）・後腹（白矢印）で囲まれる顎下三角部に位置する．顔面動脈（矢頭）と咬筋（◎）の位置を示す．（日本歯科大学新潟生命歯学部解剖学第1講座　影山幾男教授のご厚意による）

形成している．下面は顎舌骨筋に，後縁は顎下腺の深部に接する．被膜は舌下隙の疎性結合組織に連続している．舌下腺は内側の主導管でつながる大舌下腺（greater sublingual gland）と残りの外側部分の小舌下腺（lesser sublingual gland）からなる[3]（図1）．

表1｜小唾液腺の位置と分泌物タイプ

唾液腺	位置	分泌物のタイプ
口唇腺	口唇（上唇，下唇）	混合（粘液優性）
舌腺		
前舌腺	舌尖下面	混合（粘液優性）
Ebner腺	有郭乳頭，葉状乳頭	純漿液
後舌腺	舌根部	混合（粘液優性），純粘液
頰腺	頰	混合（粘液優性）
口蓋腺	硬口蓋，軟口蓋，口蓋垂	混合（粘液優性）
臼歯腺	臼後三角部	混合（粘液優性）

導管には次の2つがある．①大舌下腺管（Bartholin管）：主導管で，大舌下腺の前縁から出て前方に走行し，舌下小丘に開口する．②小舌下腺管（Rivinus管）：小舌下腺は浅葉ごとにそれぞれ独立した細い短い導管を有し，小舌下腺管と総称され，約10〜20本あり，舌下ヒダに開口する[1〜3]．

舌下腺に入る動脈には舌動脈からの直接枝，舌動脈の枝の舌下動脈と舌深動脈の枝，オトガイ下動脈の枝がある．副交感神経の遠心路は顎下腺と同じである[2,3]．

2）小唾液腺の解剖学

a) 口唇腺（labial gland）

上唇と下唇の粘膜上皮下に位置する混合腺で多数存在し[2,3]，導管は口唇粘膜に開口する（表1）．Sjögren症候群では下唇腺の生検が行われる[6,7]．

b) 舌腺（lingual gland）

前舌腺（anterior lingual gland）：舌尖部舌下粘膜の上皮下に存在する粘液性優位な混合腺で，Blandin-Nuhn腺ともいわれる[1〜3]（表1）．導管は左右それぞれ4〜5本が舌下粘膜に開口する．

Ebner腺：有郭乳頭や葉状乳頭付近の粘膜上皮下に存在する純漿液腺で，導管は乳頭周囲の溝の底部に開口する[2,3]（表1）．

後舌腺（posterior lingual gland）：分界溝後部の舌根部粘膜上皮下で舌扁桃に付随するように存在する粘液性優位な混合腺または純粘液腺である[2,3]（表1）．

c) 頰腺（buccal gland）

頰粘膜の上皮下に存在する粘液性優位な混合腺で，導管は頰粘膜に開口する[2,3]（表1）．頰筋の筋層内にみられる場合もある．

d) 口蓋腺（palatal gland）

硬口蓋と軟口蓋の粘膜上皮下に存在する粘液性優位な混合腺である[1〜3]（表1）．硬口蓋の前方1/3と正中付近には存在しない．また，軟口蓋の正中部と周辺部にも存在しない[2,3]．

e) 臼歯腺（molar gland）

下顎最後臼歯（第二大臼歯または第三大臼歯）の後方部である臼後三角部（retromolar pad）の粘膜上皮下に存在する粘液性優位な混合腺で，臼後腺（retromolar gland）ともいわれる[2,3]（表1）．

2．唾液腺の組織学

1）唾液腺の組織構造

唾液腺は組織学的に腺細胞が集塊をなして分泌物（唾液）を産生する終末部（腺房）と分泌物を排出する導管からなり，これらが集合して小葉をなす[1〜5]．唾液腺表面は菲薄な疎性結合組織性被膜で被覆され，各小葉は被膜から連続する結合組織（小葉間結合組織）により区分されている[1〜5]．さらに小葉内部腺組織の間隙には小葉内結合組織が存在する[1〜5]．導管は腺房から連続する介在部から順に線条部，排出導管となり，集合して太さを増し口腔粘膜に開口する．

a) 腺房（acinus）

円錐形の腺細胞がいくつか集合し，頂部を内腔に向けて配列し腺房をなす[1〜5]．腺細胞は分泌細胞であり腺房細胞ともいい，漿液細胞，粘液細胞がある．漿液細胞からなるものを漿液腺（房），粘液細胞からなるものを粘液腺（房），漿液細胞と粘液細胞の両者からなるものを混合腺（房）という．混合腺（房）では介在部に近いところに粘液細胞が位置し，漿液細胞は遠位端の粘液細胞周囲に漿液半月としてみられる[1〜5]．腺房細胞の基底側周囲には網目状に包む筋上皮細胞が存在する[1〜5]．

(1) 腺細胞（acinar cell）

漿液細胞（serous cell）：漿液細胞は大唾液腺では耳下腺と顎下腺に，小唾液腺ではEbner腺に多くみられ，蛋白性分泌物であるアミラーゼ（プチアリン）を産生する[3]．細胞は円錐形，核は類円形で基底部に位置し，細胞質は多数のエオシン好性の分泌顆粒（酵素原顆粒）を含んでいる[1〜5]（図5a）．分泌顆粒はPAS反応陽性，消化PASに抵抗性である[4]（図5b）．この顆粒状物は開口放出により分泌される[3]．

粘液細胞（mucous cell）：粘液細胞は大唾液腺の舌下腺や多くの小唾液腺でみられ，ムチンを含む粘

I．唾液腺の解剖学・組織学・発生学

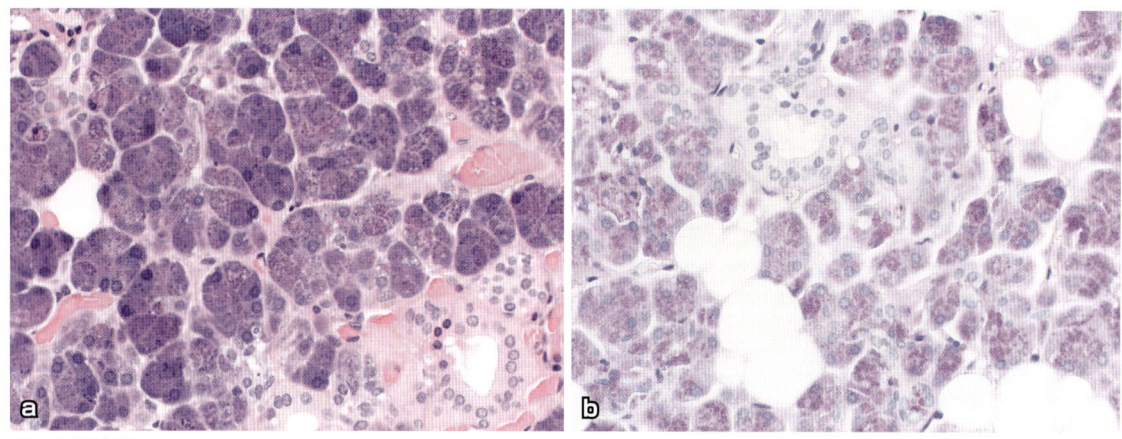

図5 | 漿液腺
19歳男性の耳下腺組織．a：漿液細胞は円錐形，核は類円形で基底部に位置し，細胞質はエオシン好性の顆粒状物で満たされている．b：分泌顆粒はPAS反応陽性で，消化PAS抵抗性である．

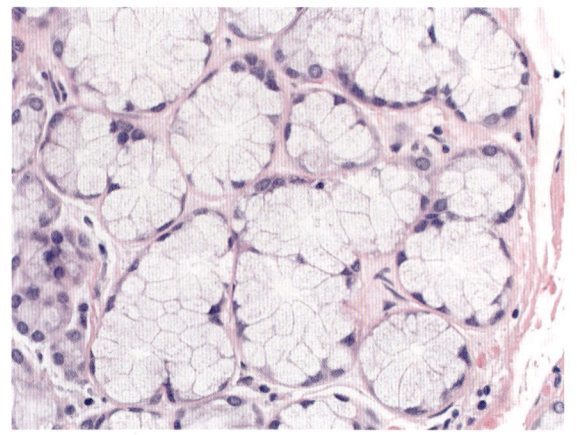

図6 | 粘液腺
40歳男性の舌下腺組織．粘液細胞は円錐形，核は扁平で基底部に位置し，細胞質は淡明な粘液で満たされ泡沫状である．

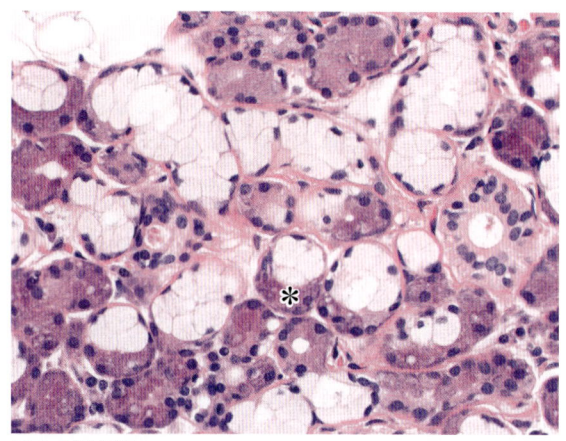

図7 | 混合腺
32歳男性の顎下腺組織．漿液腺房，粘液腺房および混合性腺房からなる．混合性腺房では粘液細胞の周囲にやや扁平な漿液半月（＊）を認める．

液性の分泌物を産生する[1〜3]．細胞は漿液細胞よりやや大きな円錐形，核は扁平で基底部に位置し，細胞質は淡明な粘液で満たされ泡沫状を呈する[2,3,5]（図6）．細胞質はPAS反応陽性である[4]．

漿液半月（serous demilune）：顎下腺，舌下腺や一部の小唾液腺では漿液細胞と粘液細胞が混在する混合性の腺房をみる[1〜3]．その遠位端では粘液細胞の周囲にやや扁平な小型の漿液細胞が存在し，漿液半月という[1〜3]（図7）．

b）筋上皮細胞（myoepithelial cell）

上皮由来の平滑筋細胞で基底膜と腺房細胞の間に存在し，扁平，星状で長い細胞突起を有し，腺房や介在部導管を長い細胞突起がネット状に包むように配列するため籠細胞（basket cell）ともいわれる[1〜3]．

介在部では紡錘形をなし細胞突起は少ない[1〜3]．線条部導管にも存在し，基底細胞に移行するとされる[1〜3]．筋上皮細胞は収縮し，腺房をしめつけて腺房細胞から分泌物（唾液）を放出させ，さらに口腔へ排出させる[1〜3]．

c）導管（salivary duct）

上皮が結合組織側に陥入し一列に配列して管状構造をなしたもので，腺房から介在部導管，線条部導管，排出導管の順に連続し，それぞれ構成する細胞も異なる[1〜3]．介在部導管と線条部導管は小葉内導管（intralobular duct）からなり，排出導管は小葉間導管（interlobular duct）とそれが合流・結合した主導管からなる[1〜3]．導管は唾液の運搬だけでなく，腺房で産生された原唾液の成分を調整し口腔に排出す

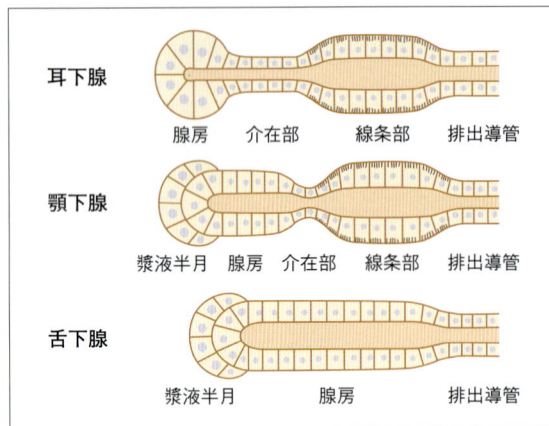

図8│大唾液腺の腺房・導管の模式図

表2│大唾液腺の分泌物タイプと組織構造

唾液腺	分泌物のタイプ	被膜の発達	介在部	線条部
耳下腺	純漿液（成人）	よい	長い	長い
顎下腺	混合（漿液優性）	よい	短い	長い
舌下腺	混合（粘液優性）	悪い	ほとんどない	非常に短い

る[3]．

介在部導管（intercalated duct）：腺房に直接連続する導管の起始部である．耳下腺ではよく発達して長いが，顎下腺では短く，舌下腺では発達が悪くかなり短い[1〜3]．上皮は単層扁平ないし立方上皮で，細胞質は淡くエオシンに好染し，核は類円形で細胞のほぼ中央部に位置する[1〜4]．上皮細胞の一部には少数の分泌顆粒が存在する[3]．また，上皮細胞と基底膜の間に筋上皮細胞が存在する[1〜3]．

線条部導管（striated duct）：線条部は介在部に続く導管で，耳下腺や顎下腺でみられるが，舌下腺や小唾液腺ではほとんど存在しない[1〜3]．上皮は介在部に比べ背の高い単層立方ないし円柱上皮からなり，中央部に管腔が存在する[1〜3]．細胞質はエオシンに好染し，核は類円形で細胞のほぼ中央部に位置する[1〜4]．細胞の基底部には細胞膜の陥入による基底線条（basal striation）が存在し，線条部という名称の由来になっている[3]．介在部から線条部への移行は急で，中間移行的な状態はほとんど存在しない[1〜3]．

排出導管（excretory duct）：小葉間結合組織に存在する小葉間導管が合流・結合して太くなり，主排出管（主導管）となって口腔に開口する[1〜3]．導管が太くなるに従い，上皮は単層円柱上皮から多列円柱上皮，重層円柱上皮に，最終的には重層扁平上皮になり口腔粘膜上皮へ移行する[1〜3]．

2）大唾液腺の組織構造

複合管状胞状腺で，表面に結合組織性被膜があり，膜から連続する結合組織が小葉に分けてい

る[2,3]．

a）耳下腺（parotid gland）

小葉は純漿液性の腺房からなり，小葉内結合組織中には脂肪細胞が多くみられる．導管は，介在部と線条部がよく発達して長い[1〜3,5]（**表2，図8**）．

b）顎下腺（submandibular gland）

小葉は漿液腺房，粘液腺房および混合腺房からなるが（混合性），漿液腺房（細胞）がやや多くみられる[1〜3]．混合腺房では遠位端で粘液細胞の周囲に漿液細胞が半月状を呈した漿液半月が存在する[1〜3,5]．導管は，介在部の発達が悪く，線条部の発達がよい[1〜3]（**表2，図7，8**）．

c）舌下腺（sublingual gland）

小葉は漿液腺房，粘液腺房および混合腺房からなるが（混合性），粘液腺房や粘液細胞が多い混合腺房が多い[1〜3]．また，漿液半月が多いのも特徴である[1,3]．導管は，介在部と線条部の発達が悪く，ほとんどが排出導管である[1,3,5]（**表2，図8**）．

3）唾液腺健常組織における免疫組織化学染色

漿液細胞マーカーとしてはamylase, lactoferrin, lysozyme, secretory componentなどがあり，粘液細胞マーカーとしてはCEAなどがある[4,6]．筋上皮細胞マーカーとしてはp63, CK14, pan-CK（AE1/AE3）, calponin, α-SMA, S-100, MSA, GFAP, vimentin, h-caldesmon, SMMHC, maspin, CD10などがある[4,6]（**図9**）．介在部導管上皮マーカーとしてはpan-CK（AE1/AE3）, lysozyme, S-100, CEA, EMAなど，線条部導管マーカーとしてはpan-CK（AE1/AE3）などがある[4,6]（**図10**）．

4）その他

a）脂腺細胞（sebaceous cell）

脂腺細胞は介在部や線条部導管にしばしばみられ，発現頻度は耳下腺が10〜42％で最も高く，次いで顎下腺が5〜6％，舌下腺が4％とされる[4]．それは孤在性の場合や集簇性（皮脂腺）の場合がある．集簇性

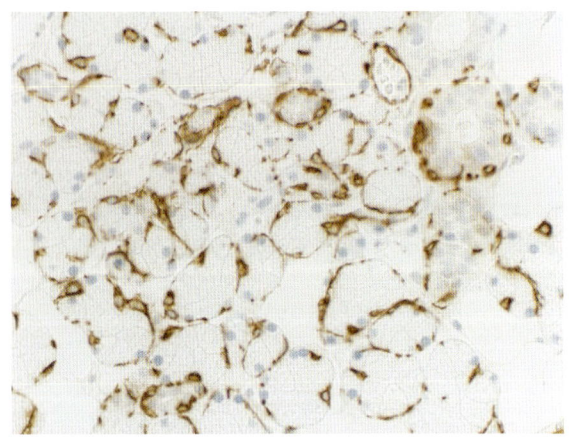

図9 | 唾液腺健常組織（α-SMAの免疫染色）
78歳女性の耳下腺組織．α-SMAは筋上皮細胞に陽性を示す．

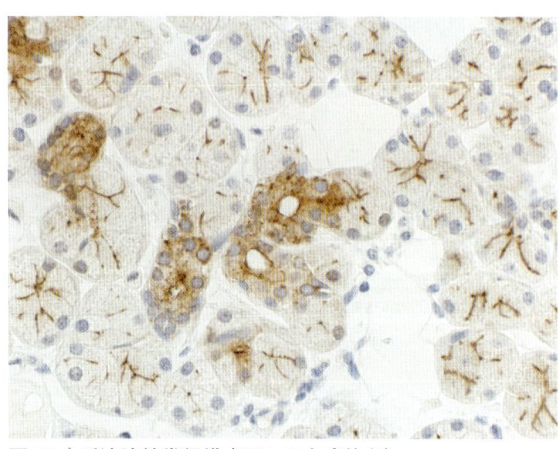

図10 | 唾液腺健常組織（CEAの免疫染色）
71歳男性の耳下腺組織．CEAは漿液細胞に陰性，導管上皮細胞に陽性を示す．

では内側の大型泡沫状や辺縁の扁平な形態をなしている[4]．分泌形式は全分泌型である[4]．脂腺細胞の組織発生の機序は明らかではないが，異所性や化生ではなく正常の分化とみなされている．

b）脂肪細胞（fat cell）

加齢による腺房細胞の萎縮に伴い脂肪組織や線維性結合組織が増加する[1~3]．耳下腺では若年者でも脂肪細胞がみられる[1~4]．

c）リンパ節（lymph node）

耳下腺の周囲や内部にはリンパ節が存在する[4,6]．その数は3~32個で平均20個とされ，腫瘍との鑑別を要する場合のほかに腫瘍の転移をきたす母地となる場合がある[4,6]．

これらの組織学的構造から唾液腺腫瘍は腺房，介在部導管，線条部導管，排出導管および脂腺に類似する[1~6]．一方，構成細胞の分化により，①導管上皮細胞・腺房細胞へ分化する腫瘍，②筋上皮細胞へ分化する腫瘍，③両方へ分化する腫瘍に大別される[4,6,7]．

3．唾液腺の発生学

1）発生様式

上皮が間葉側である結合組織に陥入することにより形成される[1]．大唾液腺は上皮の陥入が大きく，腺体が独立して器官になったもので，小唾液腺は上皮の陥入が粘膜固有層までである[1]．

2）発生時期および由来

a）大唾液腺（major salivary gland）

耳下腺は胎生6週ごろに口腔の外胚葉性上皮から発生する[1]．顎下腺は胎生7週ごろに，舌下腺は胎生8週ごろに，ともに口腔の内胚葉性上皮から発生する[1]．

b）小唾液腺（minor salivary gland）

胎生8~12週ごろに口腔の内・外胚葉性上皮から発生する[1]．

（岡田康男）

文　献

1) Klein RM：Development, structure, and function of salivary glands. in Avery JK（ed）："Oral Development and Histology（2nd ed）", Thieme Medical Publishers, New York, 1994, pp352-381
2) 天野　修：唾液腺．井出吉信，前田健康，天野　修（編）：口腔解剖学．医歯薬出版，2009, pp119-123
3) 天野　修：唾液腺．前田健康，山下靖雄，明坂年隆（編）：口腔組織・発生学．第1版，医歯薬出版，2009, pp317-330
4) 廣川満良：唾液腺の正常組織．日本唾液腺学会（編）：唾液腺腫瘍アトラス．金原出版，2005, pp2-7
5) Hiatt JL, Sauk JJ：Embryology and anatomy of the salivary glands. in Ellis GL（ed）："Surgical Pathology of the Salivary Glands", MMP Series Vol. 25, WB Saunders, Philadelphia, 1991, pp2-9
6) Eveson JW, Nagao T：Disease of the salivary glands. in Barnes L（ed）："Surgical Pathology of the Head and Neck（3rd ed）", Informa Healthcare, New York, 2009, pp475-648
7) 岡田康男：唾液腺の腫瘍性疾患．賀来　亨，槻木恵一（編）：スタンダード口腔病態病理学．第2版，学建書院，2013, pp234-246

II. 唾液腺腫瘍の病理組織分類

1. 唾液腺腫瘍の組織分類の現状

唾液腺腫瘍は他臓器に比して組織像が多彩であるため，その病理組織分類には，今までWHO分類やAFIP分類といった世界的に汎用されているもの以外にも"専門家"独自の分類が多数提唱されてきた[1〜4]．ここでの詳細な記述は省くが，これらの分類を概観すると，時代とともにリストアップされている組織型が増え，より複雑なものになってきているのがわかる．現在では2005年に発刊されたWHO分類が唾液腺腫瘍を外科病理学的に診断するうえでの国際的な基準になっており，これは，唾液腺腫瘍のWHO組織分類としては第1版（1972年発刊）[1]と第2版（1991年発刊）[2]に続く第3版目に相当する（**表1**）[3]．今までのWHO分類の変遷をみてみると，第1版と第2版の間で大きな改訂が行われ組織型の種類が著しく増加したが，第2版と第3版の間での変更点はごく一部に限られている．このことは，少数の例外はあるものの唾液腺腫瘍の病理組織分類は比較的最近になってようやく定着し，整理されてきたことを物語っている．唾液腺腫瘍の2005年版WHO分類は，鼻腔・副鼻腔，鼻咽頭，下咽頭・喉頭・気管，口腔・口腔咽頭，歯原性，耳，および傍神経節系といった他の頭頸部臓器に発生する腫瘍とともに"Pathology and Genetics of Head and Neck Tumours"（IARC Press）の中の1つの章（Chapter 5）として収められている[3]．そこでは組織型ごとに異なる執筆者が割り振られ，それぞれの腫瘍の定義，疫学，発生部位，臨床所見，病理所見（肉眼像，組織像，および免疫組織化学的所見を含む），鑑別診断，遺伝子異常，さらには予後や予後因子に至るまで総括的かつ詳細に記載され，充実した内容となっている．2005年版WHO分類では，まず唾液腺腫瘍を悪性上皮性腫瘍，良性上皮性腫瘍，軟部腫瘍，血液リンパ球系腫瘍，および二次性腫瘍の5つのグループに分類している．さらに，原発性上皮性腫瘍では悪性23種類，良性10種類の組織型がリストアップされている．それに加えて，各々の組織型の項では種々の組織亜型や非常にまれな腫瘍［脱分化癌[5]，混成癌（hybrid carcinoma）[6]など］も記述されており，唾液腺腫瘍の組織分類は他臓器と比べてきわめて多種多様で，これらすべてを把握することは容易ではない．そのほか，軟部腫瘍としては血管腫のみが，血液リンパ球系腫瘍としてはホジキンリンパ腫，びまん性大細胞型B細胞リンパ腫，および節外性濾胞辺縁帯B細胞リンパ腫のみがリストアップされているにすぎない．

なお，現行のAFIP分類（2008年発刊）も若干の名称の違いはあるが，基本的に2005年版WHO分類に準拠している[4]．また，本邦の頭頸部癌取扱い規約（第5版）でもWHO分類に従う旨の記述がある[7]．

2. 唾液腺腫瘍の組織分類の今後

現行のWHO分類の発刊からすでに10年を経た現在では，さらに新規概念の追加や名称の変更などの改変の必要性が生じてきている．次のWHO分類改訂に独立した概念としてリストアップされる可能性のある組織型としては，悪性腫瘍では乳腺相似分泌癌（mammary analogue secretory carcinoma）[8]と

舌・小唾液腺原発篩状腺癌(cribriform adenocarcinoma of the tongue and minor salivary glands)[9]が，良性腫瘍では硬化性多嚢胞腺症(sclerosing polycystic adenosis)[10]，線条部導管腺腫(striated duct adenoma)[11]，および角化嚢胞腫(keratocystoma)[12]が挙げられる[13]．これらのなかで乳腺相似分泌癌は近年とくに注目されている．この腫瘍については本書でも項を設けて記載されているため[第2部1(14)参照]，ここでは概要を述べるにとどめる．組織学的に乳腺の分泌癌に類似した唾液腺癌は，従来，腺房細胞癌(濾胞亜型・微小嚢胞亜型・乳頭嚢胞亜型)，低悪性度篩状嚢胞腺癌，腺癌NOSなどに分類されていたが，そのなかにはt(12;15)(p13;q25)によるETV6-NTRK3融合遺伝子が検出されるものが多く含まれ，当該腫瘍に対して2010年にSkálováらによって乳腺相似分泌癌という名称が付けられた[8]．現在まで150例を超える報告があり，実際には腺房細胞癌よりも発生頻度が高いとする記載もある．本腫瘍の確定診断にはRT-PCR法やFISH法によるETV6-NTRK3融合遺伝子の検出が必須であるが，免疫組織化学的にmammaglobin，S-100蛋白，vimentin，およびSTAT5aが陽性となり，診断の補助になる．乳腺相似分泌癌は低悪性度腫瘍と考えられるが，約20%が頸部リンパ節転移をきたし，約5%が他臓器転移に進展する．また局所再発率は約20%に起きる．

また，近年種々の組織亜型も新たに報告されており，たとえば，上皮筋上皮癌の亜型として脂腺[14]，オンコサイト，アポクリンなど[15]が，筋上皮腫では粘液亜型[13]が，筋上皮癌では分泌亜型[16]などが挙げられる．

2005年版WHO分類にリストアップされている組織型のなかで名称の変更を要するものとしては，低悪性度篩状嚢胞腺癌と明細胞癌NOSがある．低悪性度篩状嚢胞腺癌は低異型性を示す唾液腺導管内癌が基本像となるが，その組織像が名称に反映されていない．したがって"低悪性度導管内癌"や従来の呼称である"低悪性度唾液腺導管癌"のほうが適しており，通常の唾液腺導管癌には"高悪性度"を名称の頭に付け，さらに"浸潤性"と"上皮内"に亜型分類すべきであるという意見がある[17]．明細胞癌NOSに関しては，その大部分の症例が硝子化明細胞癌(hyalinizing cell carcinoma)と以前から呼ばれている腫瘍に相当し，最近では腫瘍特異的な融合遺伝子(EWSR1-ATF1)が同定され，それがこの腫瘍を特徴づけてい

表1 | 唾液腺腫瘍の組織型分類(2005年版WHO分類を一部改変)

1. **Malignant epithelial tumors 悪性上皮性腫瘍**
    - Acinic cell carcinoma 腺房細胞癌
    - Mucoepidermoid carcinoma 粘表皮癌
    - Adenoid cystic carcinoma 腺様嚢胞癌
    - Polymorphous low-grade adenocarcinoma 多型低悪性度腺癌
    - Cribriform adenocarcinoma of the tongue and minor salivary glands 舌・小唾液腺原発篩状腺癌*
    - Epithelial-myoepithelial carcinoma 上皮筋上皮癌
    - Hyalinizing clear cell carcinoma 硝子化明細胞癌
    - Basal cell adenocarcinoma 基底細胞腺癌
    - Sebaceous carcinoma 脂腺癌
    - Sebaceous lymphadenocarcinoma 脂腺リンパ腺癌
    - Cystadenocarcinoma 嚢胞腺癌
    - Low-grade cribriform cystadenocarcinoma 低悪性度篩状嚢胞腺癌
      (low-grade intraductal carcinoma 低悪性度導管内癌)
    - Mucinous adenocarcinoma 粘液腺癌
    - Oncocytic carcinoma オンコサイト癌
    - Salivary duct carcinoma 唾液腺導管癌
    - Mammary analogue secretory carcinoma 乳腺相似分泌癌*
    - Adenocarcinoma, not otherwise specified 腺癌NOS
    - Myoepithelial carcinoma 筋上皮癌
    - Carcinoma ex pleomorphic adenoma 多形腺腫由来癌
    - Carcinosarcoma 癌肉腫
    - Metastasizing pleomorphic adenoma 転移性多形腺腫
    - Squamous cell carcinoma 扁平上皮癌
    - Small cell carcinoma 小細胞癌
    - Large cell carcinoma 大細胞癌
    - Lymphoepithelial carcinoma リンパ上皮癌
    - Sialoblastoma 唾液腺芽腫
2. **Benign epithelial tumors 良性上皮性腫瘍**
    - Pleomorphic adenoma 多形腺腫
    - Myoepithelioma 筋上皮腫
    - Basal cell adenoma 基底細胞腺腫
    - Warthin tumor ワルチン腫瘍
    - Oncocytoma オンコサイトーマ
    - Canalicular adenoma 細管状腺腫
    - Sebaceous adenoma 脂腺腺腫
    - Lymphadenomas：sebaceous and nonsebaceous リンパ腺腫：脂腺型と非脂腺型
    - Ductal papillomas 導管乳頭腫
    - Inverted ductal papilloma 内反性導管乳頭腫
    - Intraductal papilloma 導管内乳頭腫
    - Sialadenoma papilliferum 乳頭状唾液腺腺腫
    - Cystadenoma 嚢胞腺腫
    - Sclerosing polycystic adenosis 硬化性多嚢胞腺症*
    - Striated duct adenoma 線条部導管腺腫*
    - Keratocystoma 角化嚢胞腫*
3. **Soft tissue tumors 軟部腫瘍**
    - Hemangioma 血管腫
4. **Hematolymphoid tumors 血液リンパ球系腫瘍**
    - Hodgkin lymphoma ホジキンリンパ腫
    - Diffuse large B-cell lymphoma びまん性大細胞型B細胞リンパ腫
    - Extranodal marginal zone B-cell lymphoma 節外性濾胞辺縁帯B細胞リンパ腫
5. **Secondary tumors 二次性腫瘍**

*今後改訂されるWHO分類にリストアップされる可能性のある組織型.

る．そのため，明細胞癌 NOS から硝子化明細胞癌への名称変更が推奨されている[18]．また，唾液腺特有の脂肪腫様腫瘍［唾液腺脂肪腫（sialolipoma）やオンコサイト脂肪腺腫（oncocytic lipoadenoma）］についても症例が蓄積されてきた[19〜21]．唾液腺脂肪腫は，成熟した脂肪組織とその中に島状に点在する唾液腺実質組織を特徴とする．オンコサイト脂肪腺腫では，腺組織がオンコサイトからなる．

近年，造血器腫瘍や骨軟部肉腫に加えて，種々の臓器に発生する癌腫においても染色体相互転座によって形成される融合遺伝子が相次いで見出されているが，唾液腺腫瘍も例外ではなく上述した乳腺相似分泌癌（2010 年）や硝子化明細胞癌（2011 年）以外にも，多形腺腫（1997 年，*PLAG1* と *HMGA2* 遺伝子再構成），粘表皮癌（2003 年，*CRTC1/3-MAML2*），腺様嚢胞癌（2009 年，*MYB-NFIB*），舌・小唾液腺原発篩状腺癌・多型低悪性度腺癌（2014 年，*ARID1A-PRKD1* と *DDX3X-PRKD1*），明細胞型筋上皮癌（2015 年，*EWSR1* 遺伝子再構成）などで腫瘍特異的な融合遺伝子が報告されている（詳細は第 3 部 V 参照）[22〜24]．ごく最近では，多型低悪性度腺癌において *PRKD1* 遺伝子のホットスポット活性型変異が特異的かつ高率に起こることが報告された[25]．今後は，上記以外の組織型においても腫瘍特異的な融合遺伝子や遺伝子異常が順次発見されることが予想され，融合遺伝子の同定が種々の唾液腺癌の確定診断に欠かせないものとなるのも遠いことではない．また，将来的にこれら融合遺伝子は有効な治療標的となる可能性がある．しかし，このように遺伝子診断の適応範囲が広がってもその結果の解釈には注意が必要であり，唾液腺腫瘍においては病理組織像に基づいた分類の重要性が失われることはないであろう．

3．臨床的および病理組織学的側面からみた唾液腺腫瘍の組織分類

唾液腺腫瘍の WHO 分類では，多くの組織型が単に羅列してあるにすぎず，わかりづらいという指摘もされている．そこで，本項の主旨からは若干はずれるところもあるが，実際に病理診断するうえで役立つという観点から唾液腺腫瘍の組織型をいくつかの側面からみて互いに関連づけてみることにする．

1）臨床的側面
a）発生頻度

唾液腺腫瘍全体の 9 割以上は上皮性腫瘍で，そのなかでも良性では多形腺腫（全唾液腺腫瘍の約 60％），ワルチン腫瘍（同 10％），および基底細胞腺腫（同 5％），悪性では粘表皮癌（同 8％），腺様嚢胞癌（同 5％），および多形腺腫由来癌（同 5％）の発生頻度が高い．なお，腺房細胞癌も以前は全唾液腺腫瘍の 4％と比較的発生頻度が高い唾液腺癌とされていたが，少なくともその 1/3 は現在では前述した乳腺相似分泌癌に分類されるため，実際に腺房細胞癌と診断できる症例は少ない．唾液腺導管癌は，従来はまれな腫瘍とされていたが，近年その認知度の高まりによりこの組織型と診断される機会が増えてきており，また 1/3 以上の症例は多形腺腫由来癌として発生するので，発生頻度は耳下腺に限れば腺様嚢胞癌に匹敵すると考えられる．さらに，過去に"腺癌"と診断されていた症例が唾液腺導管癌に再分類されることも多い．上記以外の組織型は実際にはまれで，しばしばコンサルテーションの対象になる．

一方，上皮性腫瘍に比べて非上皮性腫瘍の発生頻度は低く，唾液腺腫瘍全体の約 5％を占めるにすぎない．他臓器にみられる種々の非上皮性腫瘍が唾液腺においても認められるが，軟部腫瘍のなかでは血管腫が最も多く（全体の 40％），また血液リンパ球系腫瘍のなかでは節外性濾胞辺縁帯 B 細胞リンパ腫（MALT リンパ腫）が多く発生するのが唾液腺に特徴的である．

また，二次性腫瘍（転移性腫瘍）は唾液腺悪性腫瘍全体の約 5％の発生率で，その約 80％が頭頸部領域の腫瘍（主に扁平上皮癌）からの転移である．

b）発生部位

大多数の唾液腺腫瘍は大・小の唾液腺に発生するが，組織型によってはその発生頻度に著しく偏りがある．大唾液腺優位に発生するものとしてはワルチン腫瘍（もっぱら耳下腺），オンコサイトーマ，基底細胞腺腫，腺房細胞癌，上皮筋上皮癌，基底細胞腺癌，唾液腺導管癌，脂腺癌，オンコサイト癌などが挙げられる．一方，小唾液腺優位にみられる腫瘍には細管状腺腫（とくに上口唇），導管乳頭腫，多型低悪性度腺癌，明細胞癌 NOS，粘液腺癌などがある．

c）予後

唾液腺癌では組織型によって生物学的態度が規定されることが多いため，予後の面から唾液腺癌を組織型別に低悪性度，中悪性度，高悪性度の 3 つの群

表2 | 唾液腺癌の組織型別悪性度分類

低悪性度群（5年生存率：85％以上）
腺房細胞癌，粘表皮癌（低悪性度），多型低悪性度腺癌，明細胞癌 NOS，基底細胞腺癌，囊胞腺癌，低悪性度篩状囊胞腺癌，舌・小唾液腺原発篩状腺癌，粘液癌，乳腺相似分泌癌，腺癌 NOS（低悪性度），多形腺腫由来癌（非・微小浸潤型），転移性多形腺腫，唾液腺芽腫
中悪性度群（5年生存率：50～85％）
粘表皮癌（中悪性度），腺様嚢胞癌（篩状・管状型），上皮筋上皮癌，悪性脂腺腫瘍（脂腺癌・脂腺リンパ腺癌），リンパ上皮癌
高悪性度群（5年生存率：50％以下）
粘表皮癌（高悪性度），腺様嚢胞癌（充実型），オンコサイト癌，唾液腺導管癌，腺癌 NOS（高悪性度），筋上皮癌*，多形腺腫由来癌（浸潤型），癌肉腫，扁平上皮癌，小細胞癌，大細胞癌，悪性度転化（"脱分化"）癌

*一部低～中悪性.

表3 | 囊胞状構造を呈する唾液腺腫瘍

- ワルチン腫瘍
- 囊胞腺腫
- 粘表皮癌
- 囊胞腺癌
- 低悪性度篩状囊胞腺癌
- 基底細胞腺腫（一部）
- 腺房細胞癌（一部）
- 乳腺相似分泌癌（一部）
- 多形腺腫（一部）
- 上皮筋上皮癌（一部）

表4 | 篩状構造を呈する唾液腺腫瘍

- 腺様嚢胞癌
- 唾液腺導管癌
- 基底細胞腺腫（一部）
- 多形腺腫（一部）
- 上皮筋上皮癌（一部）
- 多型低悪性度腺癌（一部）
- 唾液腺芽腫

表5 | 主に類基底細胞からなる唾液腺腫瘍

- 基底細胞腺腫
- 基底細胞腺癌
- 腺様嚢胞癌，充実型
- 唾液腺芽腫
- 多形腺腫（一部）

表6 | 主に淡明細胞からなる唾液腺腫瘍

- 明細胞癌 NOS
- 上皮筋上皮癌
- オンコサイトーマ（一部）
- 筋上皮腫（一部）
- 筋上皮癌（一部）
- 脂腺腺腫
- 脂腺癌
- 腎細胞癌の転移
- 粘表皮癌（一部）
- 腺房細胞癌（一部）
- 多形腺腫（一部）

表7 | 主に好酸性細胞からなる唾液腺腫瘍

オンコサイト様細胞	類形質細胞
・ワルチン腫瘍 ・オンコサイトーマ ・オンコサイト癌 ・唾液腺導管癌 ・粘表皮癌（一部） ・多形腺腫（一部） ・筋上皮腫（一部） ・腺房細胞癌（一部）	・多形腺腫 ・筋上皮腫 ・筋上皮癌

に分けて考えることができる（表2）（第4部Ⅱ参照）[26]．このことは治療の観点からも重要で，十分把握しておく必要がある（第4部Ⅲ参照）．

2）病理組織学的側面

a）組織構造

多彩な組織構造を呈することが唾液腺腫瘍の特徴の一つである．しかし，それを把握することは唾液腺腫瘍の確定診断に直接結びつくことも多い．とくに嚢胞状（表3）（第3部Ⅰ参照），篩状（表4）（第3部Ⅱ参照），管状，乳頭状，充実性，索状，微小嚢胞状，濾胞状，束状，柵状などの構造は重要で，これらの像を的確に捉えることにより数多くある唾液腺腫瘍の組織型からかなり特定のものに絞り込める．たとえば，微小嚢胞状や濾胞状構造は腺房細胞癌あるいは乳腺相似分泌癌に特徴的な所見で，束状構造は筋上皮系腫瘍によくみられる．

b）細胞形態と形質分化

唾液腺腫瘍細胞は，立方，円柱，紡錘形，扁平，類基底（表5），類上皮，軟骨様，脂腺，淡明（表6）（第3部Ⅲ参照），好酸性（オンコサイト様，類形質）（表7），好塩基性など種々の形態あるいは性状を呈するが，組織型によって構成する腫瘍細胞に特徴がある．また，腫瘍細胞の形質分化の面からみてみると，唾液腺上皮性腫瘍は筋上皮細胞への分化の有無で2つの群に分類することが可能である（表8，図1）．頻度的には，筋上皮細胞への分化を有する組織型が唾液腺腫瘍全体の約7割を占める．筋上皮細胞への分化を有する腫瘍群はさらに導管上皮細胞への分化の有無によって分けられ，それがないものには筋上皮腫と筋上皮癌がある．腫瘍性筋上皮細胞は唾液腺腫瘍特有の細胞で，それ自身には腺管形成能がなく，腺管の導管上皮細胞周囲に位置する．慣れてくるとHE染色標本からでも腫瘍性筋上皮細胞の同定は可能なことが多いが，形態学的判断の裏づけに筋上皮マーカー（calponin，α-SMA，S-100蛋白，p63など）を用いた免疫組織化学的な検索が必要なことも少なくない[27]．

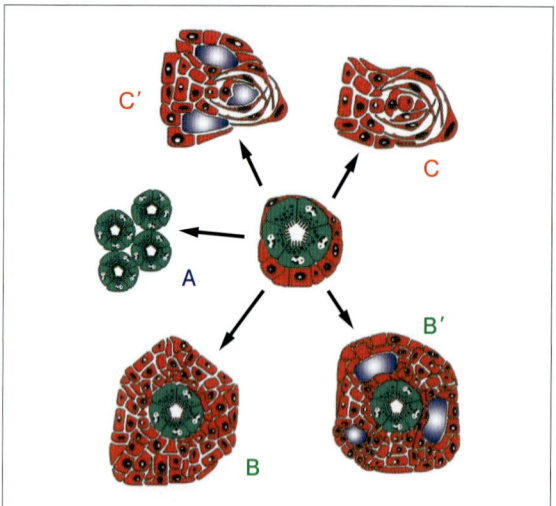

図1｜唾液腺腫瘍における細胞分化
図中央：正常唾液腺にみられる腺房/導管構造。腺房/導管上皮細胞と筋上皮/基底細胞の二相性配列からなる。**A**：腺房/導管上皮細胞へ分化した細胞からなる腫瘍。**B, B'**：導管上皮細胞＋筋上皮細胞へ分化した細胞からなる腫瘍（**B**：細胞外基質なし，**B'**：細胞外基質あり）。**C, C'**：筋上皮細胞へ分化した細胞からなる腫瘍（**C**：細胞外基質なし，**C'**：細胞外基質あり）。（Dardick I：Color Atlas/Text of Salivary Gland Tumor Pathology, Igaku-shoin, New York, 1996 より一部改変）

表8｜筋上皮細胞への分化の有無に基づいた唾液腺腫瘍の分類

	筋上皮細胞への分化 あり	筋上皮細胞への分化 なし
良性	多形腺腫 筋上皮腫 基底細胞腺腫 硬化性多囊胞腺症	ワルチン腫瘍 オンコサイトーマ 細管状腺腫 脂腺腺腫 リンパ腺腫 導管乳頭腫 囊胞腺腫 線条部導管腺腫 角化囊胞腫
悪性	腺様囊胞癌 舌・小唾液腺原発篩状腺癌 上皮筋上皮癌 基底細胞腺癌 腺癌NOS（一部の症例）* 筋上皮癌 多形腺腫由来癌 転移性多形腺腫 唾液腺芽腫	腺房細胞癌 粘表皮癌 多型低悪性度腺癌* 明細胞癌 NOS 脂腺癌/脂腺リンパ腺癌 囊胞腺癌 粘液腺癌 オンコサイト癌 唾液腺導管癌 乳腺相似分泌癌 腺癌NOS（大部分の症例） 癌肉腫 扁平上皮癌 小細胞癌 大細胞癌 リンパ上皮癌

*議論の余地あり．

表9｜リンパ球性間質を伴う唾液腺腫瘍

- ワルチン腫瘍
- リンパ腺腫，脂腺型と非脂腺型
- 脂腺リンパ腺癌
- リンパ上皮癌
- 腺房細胞癌（一部）
- 粘表皮癌（一部）

表10｜唾液腺腫瘍における良性型・悪性型の対比

良性型	悪性型
筋上皮腫	筋上皮癌
基底細胞腺腫	基底細胞腺癌
オンコサイトーマ	オンコサイト癌
脂腺腺腫	脂腺癌
囊胞腺腫	囊胞腺癌
（多形腺腫	多形腺腫由来癌）*

*良性型とそこからの悪性化の組み合わせで，上記の組織型とは意味合いが異なる．

c）間質成分

上記の筋上皮/基底細胞への分化を示す腫瘍細胞は，しばしば粘液様あるいは基底膜様の細胞外基質を産生する（図1）．その他，リンパ球性間質［腫瘍随伴性リンパ球増殖（tumor-associated lymphoid proliferation）］（表9）が特徴的にみられる組織型がある．

d）良性型・悪性型

唾液腺上皮性腫瘍には，組織構築や細胞形態など組織像の類似性から良性型（benign counterpart）と悪性型（malignant counterpart）に対比できるものがある（表10）．これら腫瘍の鑑別点としては浸潤の有無が最も重要で，そのほか壊死の有無，細胞異型の程度，細胞増殖能などを総合的にみて病理診断する．

（長尾俊孝）

文　献

1) Thackray AC, Sobin LH：World Health Organization International Histological Classification of Tumours：Histological Typing of Salivary Gland Tumours, Springer-Verlag, Berlin, 1972
2) Seifert G, Sobin LH：World Health Organization International Histological Classification of Tumours：Histological Typing of Salivary Gland Tumours, 2nd ed, Springer-Verlag, Berlin, 1991
3) Barnes L, Eveson JW, Reichart P, et al (ets)：World Health Organization Classification of Tumours, Pathology and Genetics of the Head and Neck Tumours, IARC Press,

Lyon, 2005
4) Ellis GL, Auclair PL : Tumors of the Salivary Glands. Fascicle 9, 4th Series, AFIP Atlas of Tumor Pathology, Armed Forces Institute of Pathology, Washigton, DC, 2008
5) Nagao T : "Dedifferentiation" and high-grade transformation in salivary gland carcinomas. Head Neck Pathol 7 (Suppl 1) : S37-47, 2013
6) Nagao T, Sugano I, Ishida Y, et al : Hybrid carcinomas of the salivary glands. Report of nine cases with a clinicopathologic, immunohistochemical, and p53 gene alteration analysis. Mod Pathol 15 : 724-733, 2002
7) 日本頭頸部癌学会（編）：頭頸部癌取扱い規約，第5版，金原出版，2012
8) Skálová A : Mammary analogue secretory carcinoma of salivary gland origin : an update and expanded morphologic and immunohistochemical spectrum of recently described entity. Head Neck Pathol 7 (Suppl 1) : S30-36, 2013
9) Michal M, Kacerovska D, Kazakov DV : Cribriform adenocarcinoma of the tongue and minor salivary glands : a review. Head Neck Pathol 7 (Suppl 1) : S3-11, 2014
10) Petersson F : Sclerosing polycystic adenosis of salivary glands : a review with some emphasis on intraductal epithelial proliferations. Head Neck Pathol 7 (Suppl 1) : S97-106, 2013
11) Weinreb I, Simpson RH, Skálová A, et al : Ductal adenomas of salivary gland showing features of striated duct differentiation ('striated duct adenoma') : a report of six cases. Histopathology 57 : 707-715, 2010
12) Nagao T, Serizawa H, Iwaya K, et al : Keratocystoma of the parotid gland : a report of two cases of an unusual pathologic entity. Mod Pathol 15 : 1005-1010, 2002
13) Gnepp DR : Salivary gland tumor "wishes" to add to the next WHO Tumor Classification : sclerosing polycystic adenosis, mammary analogue secretory carcinoma, cribriform adenocarcinoma of the tongue and other sites, and mucinous variant of myoepithelioma. Head Neck Pathol 8 : 42-49, 2014
14) Shinozaki A, Nagao T, Endo H, et al : Sebaceous epithelial-myoepithelial carcinoma of the salivary gland : clinicopathologic and immunohistochemical analysis of 6 cases of a new histologic variant. Am J Surg Pathol 32 : 913-923, 2008
15) Seethala RR : Oncocytic and apocrine epithelial myoepithelial carcinoma : novel variants of a challenging tumor. Head Neck Pathol 7 (Suppl 1) : S77-84, 2013
16) Bastaki JM, Purgina BM, Dacic S, et al : Secretory myoepithelial carcinoma : a histologic and molecular survey and a proposed nomenclature for mucin producing signet ring tumors. Head Neck Pathol 8 : 250-260, 2014
17) Brandwein-Gensler M, Wei S : Envisioning the next WHO head and neck classification. Head Neck Pathol 8 : 1-15, 2014
18) Weinreb I : Hyalinizing clear cell carcinoma of salivary gland : a review and update. Head Neck Pathol 7 (Suppl 1) : S20-29, 2013
19) Nagao T, Sugano I, Ishida Y, et al : Sialolipoma : a report of seven cases of a new variant of salivary gland lipoma. Histopathology 38 : 30-36, 2001
20) Hirokawa M, Shimizu M, Manabe T, et al : Oncocytic lipoadenoma of the submandibular gland. Hum Pathol 29 : 410-412, 1998
21) Agaimy A, Ihrler S, Märkl B, et al : Lipomatous salivary gland tumors : a series of 31 cases spanning their morphologic spectrum with emphasis on sialolipoma and oncocytic lipoadenoma. Am J Surg Pathol 37 : 128-137, 2013
22) Stenman G : Fusion oncogenes in salivary gland tumors : molecular and clinical consequences. Head Neck Pathol 7 (Suppl 1) : S12-19, 2013
23) Weinreb I, Zhang L, Tirunagari LM, et al : Novel PRKD gene rearrangements and variant fusions in cribriform adenocarcinoma of salivary gland origin. Genes Chromosomes Cancer 53 : 845-856, 2014
24) Skálová A, Weinreb I, Hyrcza M, et al : Clear cell myoepithelial carcinoma of salivary glands showing EWSR1 rearrangement : molecular analysis of 94 salivary gland carcinomas with prominent clear cell component. Am J Surg Pathol 39 : 338-348, 2015
25) Weinreb I, Piscuoglio S, Martelotto LG, et al : Hotspot activating PRKD1 somatic mutations in polymorphous low-grade adenocarcinomas of the salivary glands. Nat Genet 46 : 1166-1169, 2014
26) 日本頭頸部癌学会（編）：頭頸部癌診療ガイドライン，2013年版，金原出版，2013
27) Nagao T, Sato E, Inoue R, et al : Immunohistochemical analysis of salivary gland tumors : application for surgical pathology practice. Acta Histochem Cytochem 45 : 269-282, 2012

III. 病理標本の取扱い方

はじめに

　唾液腺腫瘍はその発生母組織から大唾液腺腫瘍（すなわち耳下腺腫瘍，顎下腺腫瘍，舌下腺腫瘍）および小唾液腺腫瘍に分けられる．大唾液腺では耳下腺腫瘍が最多で多くは良性の多形腺腫とワルチン腫瘍であり，それらの割面は特徴的な肉眼像を示す．小唾液腺腫瘍は大唾液腺腫瘍に比して悪性腫瘍の割合が高く，その発生部位は舌，頰粘膜，口蓋，口唇などの口腔領域のみならず，咽頭，鼻副鼻腔，喉頭などからも発生し得る．小唾液腺腫瘍は小型のものが多いが，被膜形成を伴わずに周囲組織へ浸潤していることがある．また周囲の解剖学的臓器との位置関係のオリエンテーションがつきにくく，切除断端の評価などが難しい場合があり，適切な切り出しが重要である．

　多くの施設において，唾液腺腫瘍は穿刺吸引細胞診の後に手術治療に至ることがほとんどで生検材料を取扱うことは多くないものと思われる．したがって，本項では主として手術材料の取扱いを中心に述べる．

1. 検体の取扱い

1）肉眼観察と切り出し

　ホルマリン固定後の切除検体に対して，小型の小唾液腺腫瘍で周囲に健常組織の付着が少ない場合や悪性腫瘍例で唾液腺周囲組織への浸潤が疑われる場合は，切除断端評価のために色素でマーキングをする．

　基本的に良性腫瘍であれば最大割面が得られる方向で3～5mm間隔でスライスし，割面を詳細に観察する．腫瘍径，色，充実性か囊胞性か，出血・壊死・石灰化の有無，被膜の有無，周囲との境界について記録する．悪性腫瘍の場合は原則として短軸方向の切片を作製し，多切片における切除縁の評価を行う．顔面神経が合併切除されている場合は同部への腫瘍浸潤の検索が重要である．次いで適切な写真撮影と切り出し図を作成する[1,2]．また，浸潤の有無のみが悪性と判断する根拠になる組織型もあるので，腫瘍とその周囲組織を含めた標本作製を心がける．

　割面の性状の観察はきわめて重要である．通常，多形腺腫は境界明瞭な分葉状充実性腫瘍で，粘液軟骨間質の形成を反映する光沢のある灰白色状部分を呈している．ワルチン腫瘍は耳下腺下極に発生することが多く，カフェオレ色の泥状貯留物を容れる囊胞状形態をとり，その内部に乳白色のもろい充実性増殖部分を認めることがある．オンコサイトーマでは内部均一で境界明瞭な褐色調を呈する（図1）．唾液腺導管癌では腫瘍内部に大型の壊死が目立ち浸潤傾向が顕著である（図2）．このような所見がみられる場合は肉眼所見でほぼ診断が可能である．また臨床経過の長い多形腺腫例では多形腺腫由来癌の可能性を考慮し，多数の切片を標本化することを心がける．腺様囊胞癌では，肉眼的に認識できる腫瘍部から離れた部位にも組織学的に腫瘍が末梢神経に沿って広がって存在している場合があり，注意を要する．

　囊胞形成の有無は肉眼所見として有用で，ワルチン腫瘍，基底細胞腺腫（図3），囊胞腺腫，囊胞腺癌では切り出し時にも認識可能な大型囊胞腔を形成す

Ⅲ．病理標本の取扱い方　15

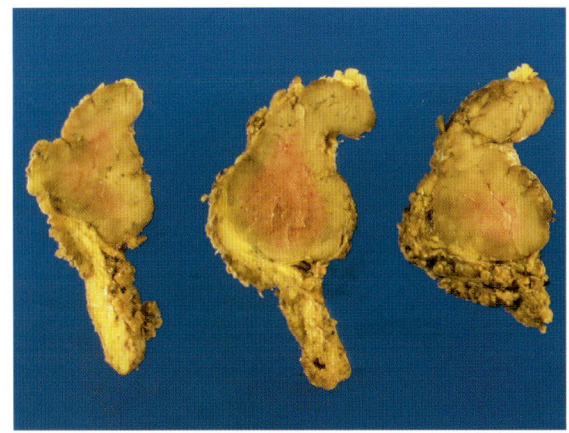

図1 ｜ オンコサイトーマの割面像
オンコサイトーマでは内部均一で境界明瞭な褐色調を呈する．

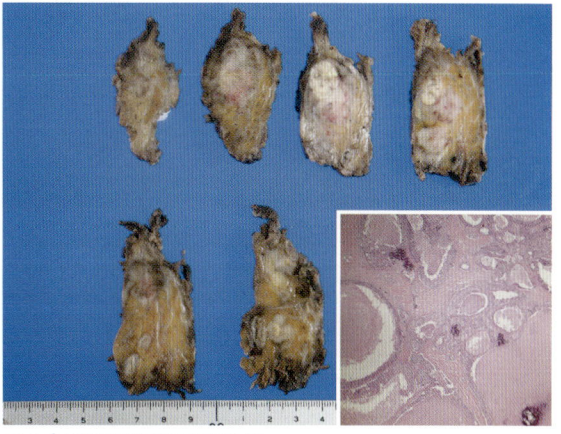

図2 ｜ 唾液腺導管癌の割面像
壊死を伴う乳白色調状の多結節状充実性腫瘍．周囲組織との境界は不明瞭である．inset：組織学的に面皰（コメド）壊死を伴う唾液腺導管癌管の像を呈する．

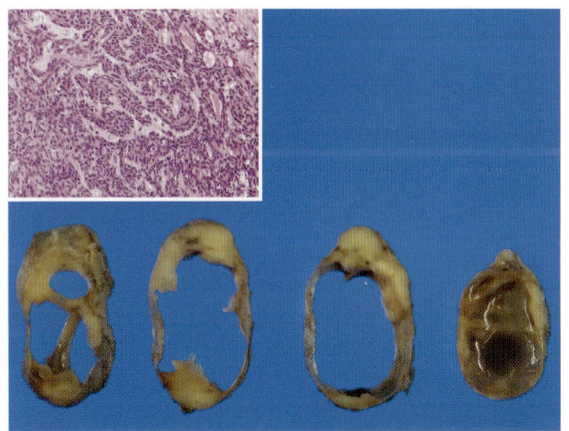

図3 ｜ 嚢胞化が顕著な基底細胞腺腫の割面と組織像
大型嚢胞化が目立つ腫瘍で，充実性の腫瘍成分は壁在部のみに観察される．inset：組織学的に管状索状型の基底細胞腺腫の像を呈していた．

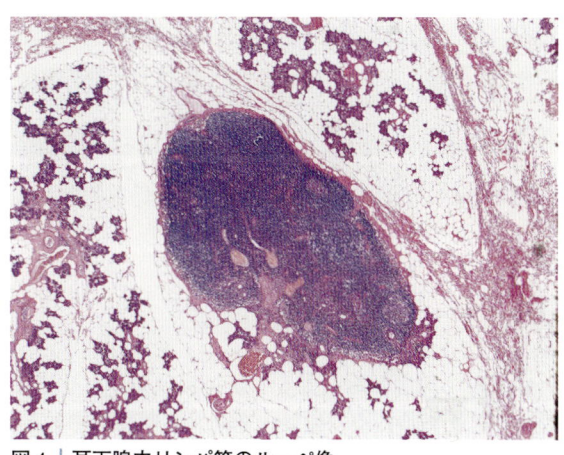

図4 ｜ 耳下腺内リンパ節のルーペ像
多形腺腫症例の背景非腫瘍性耳下腺内にみられた腺内リンパ節．

ることが多いことを知っておくとよい．また，粘表皮癌や乳腺相似分泌癌でも嚢胞形成を伴うことが少なくないので注意すべきである．

また耳下腺には生理的に非腫瘍性の腺内リンパ節が存在することがあり[3]，この腺内リンパ節が耳下腺腫瘍として認識，切除されることがときにあり注意が必要である（図4）．

2）オリエンテーションが複雑な症例

耳下腺はその周囲を頸部皮膚，下顎骨・咬筋，副咽頭間隙，側頭骨・外耳道に囲まれており，同部への腫瘍浸潤がある場合はオリエンテーションが複雑で，腫瘍の由来臓器，腫瘍進展範囲の判断や切除断端の評価が問題となることがある[2]．

図5に実例を示す．症例は40歳代の女性で難治性の外耳道腫瘍に対して頻回の生検が施行されたが，術前の確定診断が困難であった．造影CTで耳下腺上極に発生した耳下腺癌が上方，外耳道方向へ進展した可能性が強く疑われたので，手術材料を図5aのごとくに切り出しをし，腫瘍の外耳道方向への進展の確認と切除断端の適切な評価が可能であった（図5b）[4]．このような切片作製のためには術前の十分な画像情報と臨床情報が必要であり，術前カンファレンスなどで臨床的問題点を把握し，可能な場合は執

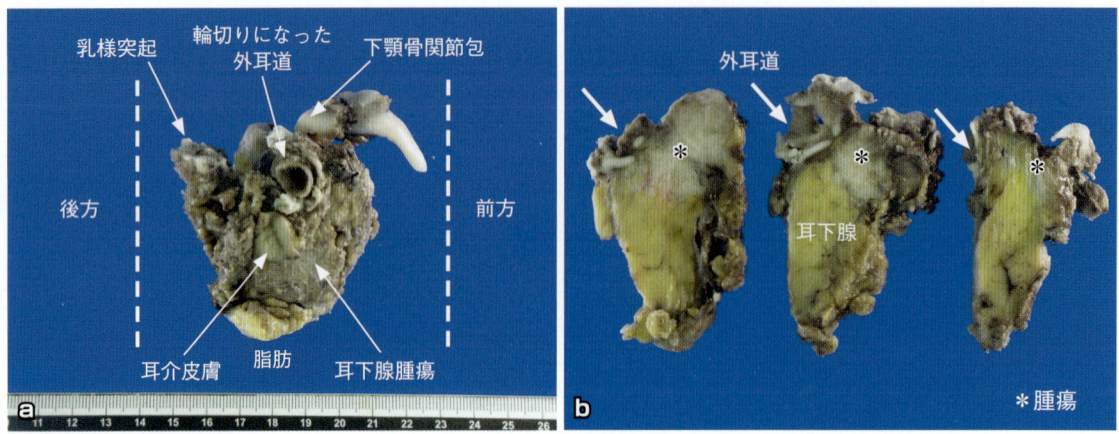

図5 | 耳下腺癌の外耳道進展例
a：右側頭部の切除材料を外方から観察したところ．下顎骨，乳様突起，耳介皮膚，耳下腺が合併切除されている．前額面（破線方向）で割面を作製した．b：耳下腺上極に発生した粘表皮癌（＊）が外耳道軟骨間を貫通して外耳道（矢印）方向へ進展していた．本例では術前の画像診断の情報をもとに適切な切り出しを行うことができた．

刀医の立ち合いのもとで切り出しを行うことが望ましい．

顎下腺腫瘍，舌下腺腫瘍では舌や下顎骨，神経や大血管などの周囲軟部組織との位置関係を把握して切り出しを進める．

おわりに

いずれの場合においても手術材料の切り出しにあたっては機械的でなく臨機応変な対応が必要である．そのためには局所解剖学と典型的な肉眼像に習熟し，臨床情報，画像診断，術前の穿刺吸引細胞診の結果を十分に参考にして切り出しと標本作製を行うべきである．

（浦野　誠）

文　献

1) Slootweg PJ, Gnepp DR：Guidelines for the dissection of head and neck specimens. in Gnepp DR (ed)："Diagnostic Surgical Pathology of the Head and Neck (2nd ed)", Saunders, Philadelphia, 2009, pp1145-1155
2) Hruban RH, et al（著），長村義之，安田政実（監訳）：外科病理標本の見方・切り出し方．メディカル・サイエンス・インターナショナル，1998, pp35-38
3) Ellis GL, Auclair PL：The normal salivary glands. in "AFIP Atlas of Tumor Pathology, Series 4, Fascicle 9. Tumors of the Salivary Glands", American Registry of Pathology, Washington, DC, 2008, pp 1-13
4) 浦野　誠，吉岡哲志，加藤久幸 他：サントリーニ裂孔を介し外耳道進展した耳下腺粘表皮癌の1例．頭頸部癌 40：443-447, 2014

第2部
組織型と診断の実際

第2部　組織型と診断の実際

1．悪性腫瘍

（1）腺房細胞癌

acinic cell carcinoma

1．定義・概念

　光顕的および電顕的に細胞質内にzymogen顆粒を有する漿液性腺房への分化を示す低悪性度腫瘍であり，筋上皮細胞の介在は伴わない[1]．WHO分類第1版（1972年）では良悪性境界腫瘍という位置づけで腺房細胞腫（acinic cell tumor）という名称で記載されていたが，その後再発転移症例が報告され，第2版（1991年）以降では腺房細胞癌（acinic cell carcinoma）という組織名になった．

　しかしながら唾液腺の腺房細胞癌は膵臓における同名の腫瘍とは異なり，単に腺房細胞のみでなく介在部導管細胞への分化を示すとされ，独特で多彩な組織パターンと細胞形態を呈する腫瘍群を包含していた[2,3]．

　そして近年，ETV6-NTRK3融合遺伝子の検討により，従来，濾胞型，乳頭嚢胞型あるいは一部の微小嚢胞型腺房細胞癌とされたものの多くが乳腺分泌癌と相同の唾液腺乳腺相似分泌癌（mammary analogue secretory carcinoma：MASC）であることが明らかになった．現状では上記融合遺伝子が証明された症例はMASCと診断される方向にあり，真の腺房細胞癌の診断は厳密になされるべきである．

2．臨床的事項

　頻度：全唾液腺腫瘍の約9％，唾液腺癌の17％を占めるとされる[1,4]が，今後MASCの解析が進むにつれて真の腺房細胞癌の発生頻度の記載に変更が生じる可能性がある．

　年齢および男女比：小児から90歳代まで幅広い年齢での報告があるが，20〜70歳代に多く，性差はやや女性に優勢である[1,4]．

　発生部位：大唾液腺発生が多く80％が耳下腺に発生し，頬粘膜，口唇などの小唾液腺発生例がそれに続く[1,4]．

　予後：その報告には施設間差がみられるが一般的に生命予後良好な腫瘍で，再発率15〜44％，リンパ節転移率7.9〜16％とされ，死亡例の報告は少ない[1-6]．少数ながら予後不良な脱分化例の報告がある[7,8]．

3．肉眼所見

　腫瘍径1〜3cmの線維増生に乏しい単発の髄様充実性腫瘍で，周囲組織との境界は明瞭なことが多い．割面の色調は暗褐色調〜黄白色調を呈し，出血を伴うことがある[4]（図1）．

4．組織学的・細胞学的所見

1）組織学的所見

　従来から主として4つの基本組織パターン［充実型（solid pattern），微小嚢胞型（microcystic pattern），乳頭嚢胞型（papillary-cystic pattern），濾胞型（follicular pattern）］と，それを構成する5つの細胞形態［漿液性腺房細胞（serous acinar cell），介在部導管細胞（intercalated duct cell），空胞細胞（vacuolated cell），淡明細胞（clear cell），非特異的腺細胞（non-specific glandular cell）］の混成からなるとされてきた．

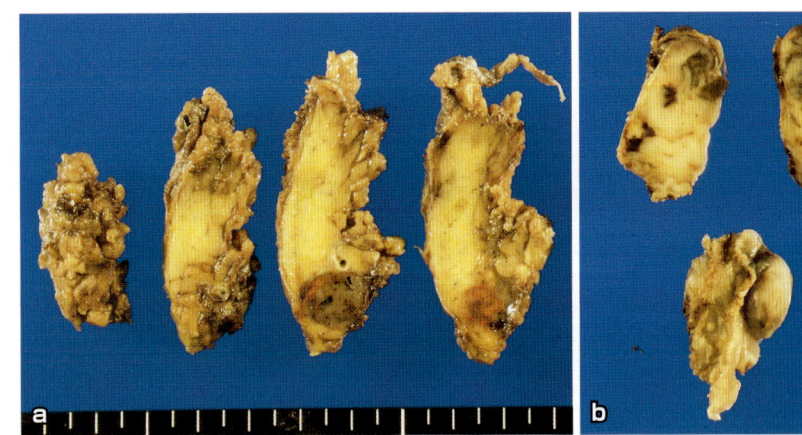
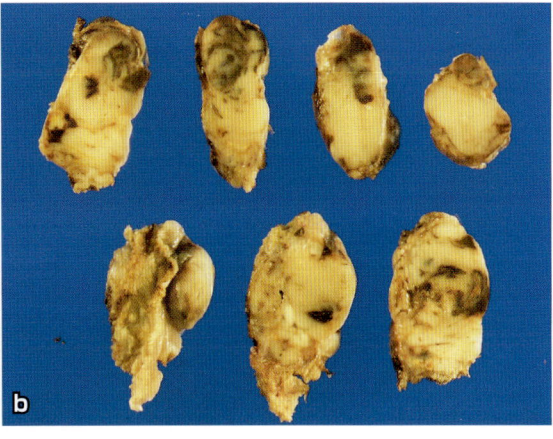

図1 | 腺房細胞癌の割面肉眼所見
a：暗褐色調の充実性腫瘍（耳下腺例）．b：出血を伴う黄白色調の充実性腫瘍（口蓋例）．

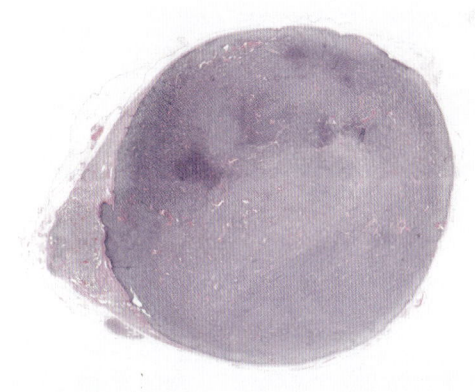

図2 | 充実型腺房細胞癌のルーペ像
内部均一な"blue dot tumor"の像を呈する境界明瞭で好塩基性の充実性腫瘍．

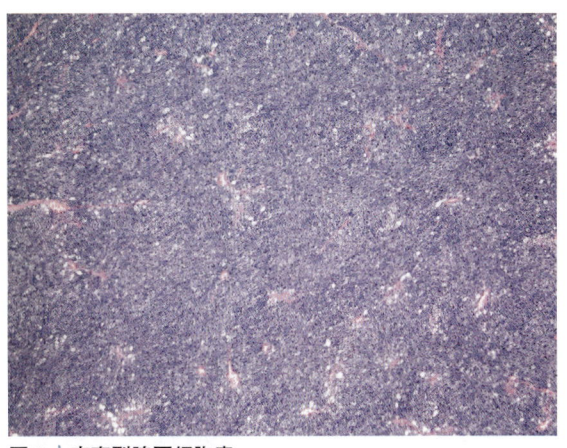

図3 | 充実型腺房細胞癌
唾液腺漿液性腺房を模倣する腫瘍細胞が脂肪織を伴わず，細血管間質を介して充実性〜胞巣状に増殖する．

　充実型ではいわゆる"blue dot tumor"の形状を示し（図2），唾液腺漿液性腺房を模倣する均一な腫瘍細胞が細血管間質を介して充実性，胞巣状，索状に増殖する（図3）．腫瘍細胞は核クロマチンに濃染する小型類円形核と好塩基性顆粒状細胞質を有し（図4），核の多型性には乏しい．diastase消化PAS染色で胞体内にzymogen顆粒が認められる（図5）．間質の線維増生を伴うことは少ない．
　微小囊胞型では介在部導管細胞を模倣するとされる淡好酸性〜暗調な腫瘍細胞の腺様〜充実性増殖部内に小〜中型の淡明な腔形成を認める（図6）．充実型に比して核はN/C比が高く，クロマチンは微細で核小体の出現をみることが多い（図7）．しかしながら核分裂像はまれである．diastase消化PAS染色陽性のzymogen顆粒は少数〜不明瞭なことが多い．

　甲状腺濾胞に類似し，淡好酸性分泌物を容れる濾胞状構造が主体をなす濾胞型の形態をとる場合や，拡張嚢胞内に腫瘍上皮が細血管間質を伴い乳頭状増殖する構造が目立つ乳頭囊胞型の場合，またdiastase消化PAS染色およびmucicarmine染色に陽性の粘液様分泌物の貯留をみる場合は，前述のMASCの可能性を考慮すべきである．副所見として，腫瘍内外にヘモジデリン沈着やコレステリン裂隙形成，リンパ組織の増生（tumor-associated lymphoid proliferation；TALP）がみられることがしばしばある[9]．

2）免疫組織化学的特徴

　腫瘍細胞はcytokeratin, lactoferrin, transferrin, α1-antitrypsin, α1-antichymotrypsin, IgA, CEA, S-100蛋白（図8），α-amylase（図9）に陽性となる

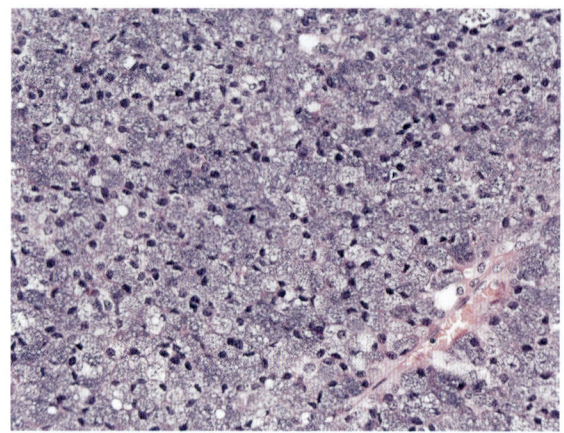

図4｜充実型腺房細胞癌
腫瘍細胞は核クロマチンに濃染する小型類円形核と好塩基性顆粒状細胞質を有する．N/C比は低く，核の多型性には乏しい．

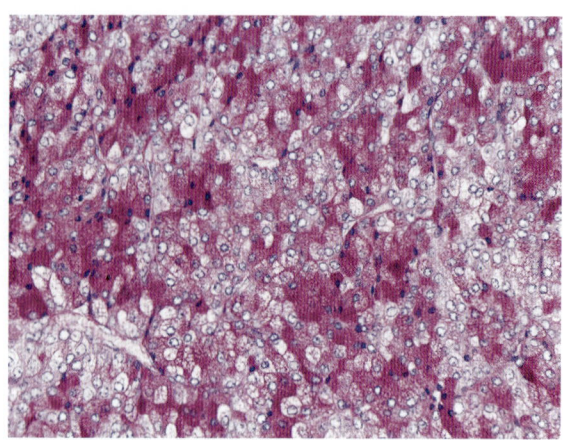

図5｜充実型腺房細胞癌
diastase消化PAS染色で胞体内にzymogen顆粒が認められる．

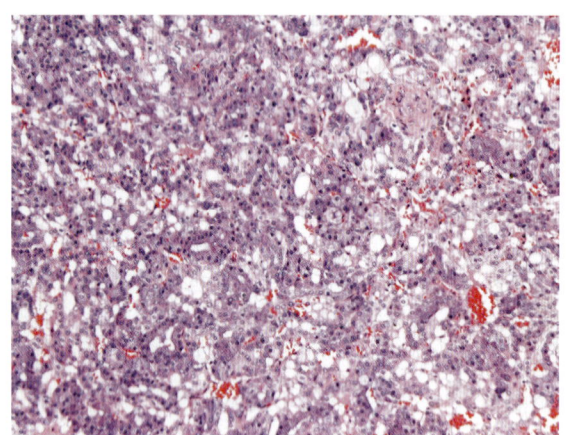

図6｜微小囊胞型腺房細胞癌
腫瘍細胞間に淡明な小型囊胞腔の形成を認める．

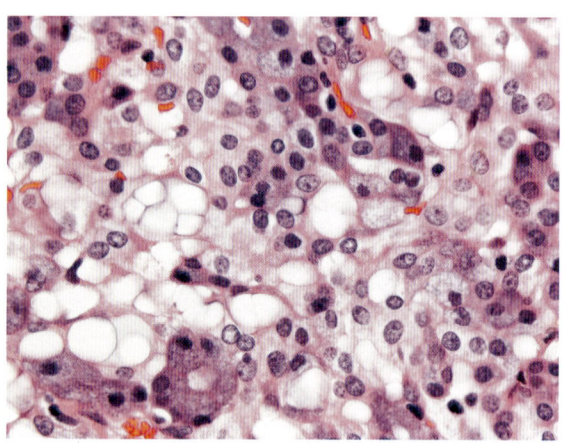

図7｜微小囊胞型腺房細胞癌
核はN/C比が高く，クロマチンは微細で核小体の出現をみるが，核分裂像には乏しい．

が，その程度はさまざまで特異的所見には乏しい[1,4,10]．近年，腺房細胞癌の診断においてDOG1 [discovered on GIST1, anoctamin-1 (ANO1)][11]（図10），SOX10（SRY-related HMG-box 10）（図11）[12]の陽性所見が有用とする報告がある．Ki-67（MIB-1）陽性率は10～20％の値をとることが多い[9]．

3）穿刺吸引細胞診所見

Papanicolaou染色では核小体が出現した円形核と細顆粒状細胞質を有する腫瘍細胞が平面的シート状～重積性に出現する（図12）．Giemsa染色で異染性を示す細胞質内顆粒をみることがある．核異型性に乏しい場合はときに非腫瘍性腺房細胞との鑑別が困難なことがあるが，腺房細胞癌の場合は内部に導管構造や脂肪織を含まず，細胞採取量が多いことが鑑別点になる[13]．

5．鑑別診断

充実性腺房細胞型では診断に迷うことは少ないと思われるが，その他の構造が主体をなす場合は以下の組織型との鑑別が重要である．

乳腺相似分泌癌（MASC）：濾胞型および乳頭囊胞型構造が主体で，充実性構造を示すことは少ない．腫瘍細胞の形態は空胞型細胞，好酸性細胞が目立つことが多い．zymogen顆粒を有する腫瘍細胞は認め

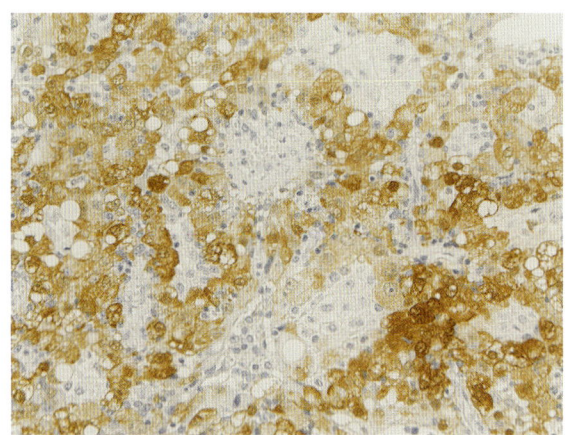

図 8 │ 腺房細胞癌のS-100蛋白免疫染色
腫瘍細胞の細胞質と一部の核に陽性を示す．

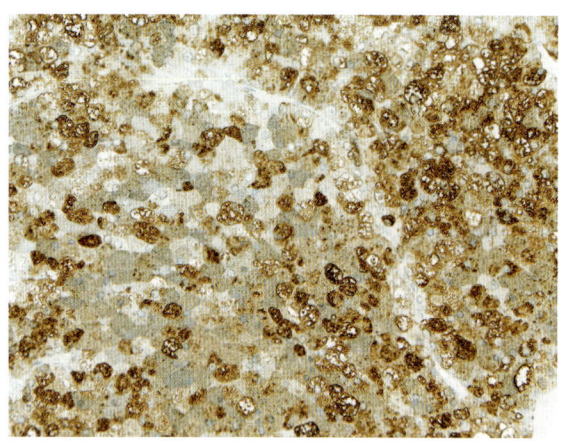

図 9 │ 腺房細胞癌のα-amylase免疫染色
腫瘍細胞の細胞質に陽性を示す．

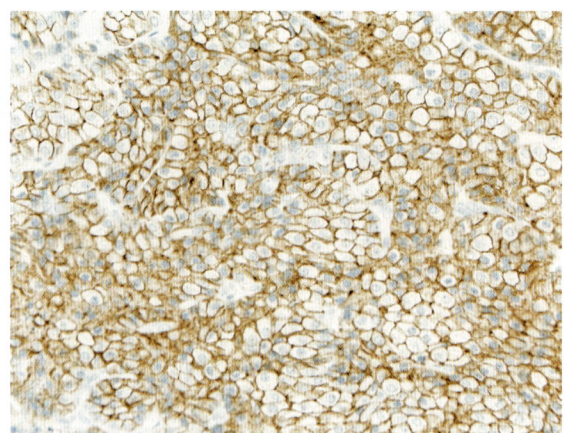

図 10 │ 腺房細胞癌のDOG1免疫染色
腫瘍細胞の細胞膜に陽性を示す．

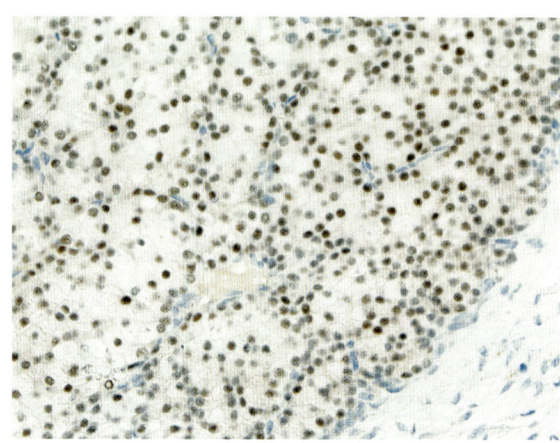

図 11 │ 腺房細胞癌のSOX10免疫染色
腫瘍細胞の核に陽性を示す．

られない．免疫染色でvimentin, S-100蛋白, CK19, mammaglobin, MUC1, adipophilinが高率に陽性になる．また，*ETV6-NTRK3*融合遺伝子が検出される．腺房細胞癌とMASCの主な鑑別点を**表1**に示す．

　低悪性篩状嚢胞腺癌：異型の弱い円柱系腫瘍細胞が嚢胞内あるいは拡張導管内に乳頭状〜篩状増殖する．基本的に非浸潤性増殖を呈し，嚢胞腔の外層はp63染色陽性の筋上皮細胞の配列が保たれる．

　多形態低悪性度腺癌：口蓋小唾液腺発生例では鑑別に考慮すべきであるが，本組織型では腺管状，乳頭状，索状，篩状などの多彩な組織像を呈する．免疫染色ではvimentin, S-100蛋白がびまん性に陽性を呈する．

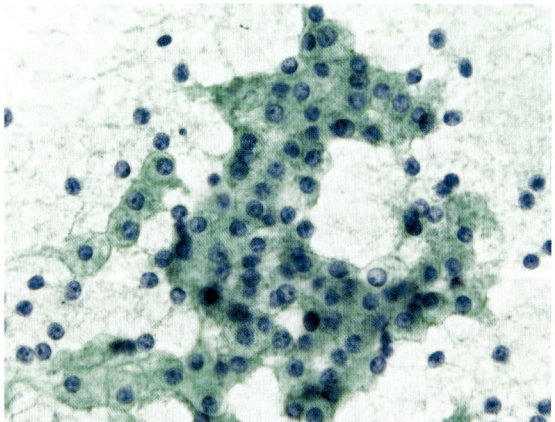

図 12 │ 腺房細胞癌の穿刺吸引細胞像
Papanicolaou染色で，核小体が出現した円形核と細顆粒状細胞質を有する腫瘍細胞の平面的シート状〜重積性集塊が認められる．

表1 | 腺房細胞癌と MASC の主な鑑別点

	囊胞化	主な組織パターン	主な細胞形態	zymogen顆粒	ETV6/NTRK3変異	主に陽性となる免疫染色
腺房細胞癌	まれ	充実型，微小囊胞型	腺房細胞	あり	なし	S-100, amylase, IgA, DOG1, SOX10 など
乳腺相似分泌癌（MASC）	ときにあり	乳頭囊胞型，濾胞型	介在部導管細胞，空胞細胞	なし	あり	vimentin, HMWCK, CK19, S-100, mammaglobin, IgA, MUC1, adipophilin, GATA3 など

HMWCK：high molecular weight cytokeratin

おわりに

　従来腺房細胞癌と報告されていた腫瘍群から MASC が除外され，真の腺房細胞癌の特徴が改めて明らかになりつつある[6,14]．腺房細胞癌に優勢あるいは特徴的な所見として，高齢症例，細胞質内 zymogen 顆粒の存在，囊胞を形成することはまれであること，充実型〜微小囊胞型の組織パターンが優勢なことが挙げられる．しかしながら HE 所見上，微小囊胞型パターンと濾胞型パターンはしばしば共存，移行的にみられ，その区別は客観性に乏しいことがあり，MASC との鑑別においては免疫染色所見，遺伝子学的検索結果と合わせて総合的に判断することが重要である．

（浦野　誠）

文　献

1) Ellis GL, Auclair PL：Acinic cell adenocarcinoma. in "AFIP Atlas of Tumor Pathology, 4th Series, Fascicle 9, Tumors of the Salivary Glands", ARP Press, Washington, DC, 2008, pp204-225
2) Batsakis JG, Chinn EK, Weimert TA, et al：Acinic cell carcinoma：a clinicopathologic study of thirty-five cases. J Laryngol Otol 94：325-340, 1979
3) Ellis GL, Corio RL：Acinic cell adenocarcinoma, a clinicopathologic analysis of 294 cases. Cancer 52：542-549, 1983
4) Ellis GL, Simpson RHW：Acinic cell carcinoma. in Barnes L, Eveson JW, Reichart P, et al（eds）："World Health Organization Classification of Tumours, Pathology and Genetics of Head and Neck Tumours", IARC Press, Lyon, 2005, pp216-218
5) Lewis JE, Olsen KD, Weiland LH：Acinic cell carcinoma：clinicopathologic review. Cancer 67：172-179, 1991
6) Chiosea S, Griffith C, Assaad A, et al：The profile of acinic cell carcinoma after recognition of mammary analog secretory carcinoma. Am J Surg Pathol 36：343-350, 2012
7) Henley JD, Geary WA, Jackson CL, et al：Dedifferentiated acinic cell carcinoma of the parotid gland：a distinct rarely described entity. Hum Pathol 28：869-873, 1997
8) Piana S, Cavazza A, Pedroni C, et al：Dedifferentiated acinic cell carcinoma of the parotid gland with myoepithelial features. Arch Pathol Lab Med 126：1104-1105, 2002
9) 浦野　誠，黒田　誠：唾液腺腺房細胞の検討―組織多彩性の理解と診断のポイント．診断病理 24：155-161, 2007
10) Childers ELB, Ellis GL, Auclair PL, et al：An immunohistochemical analysis of anti-amylase antibody reactivity in acinic cell adenocarcinoma. Oral Surg Oral Med Oral Pathol Oral Radiol Endod 81：691-694, 1996
11) Chenevert J, Duvvuri U, Chiosea S, et al：DOG1：a novel marker of salivary acinar and intercalated duct differentiation. Mod Pathol 25：919-929, 2012
12) Ohtomo R, Mori T, Shibata S, et al：Sox 10 is a novel marker of acinus and intercalated duct differentiation in salivary gland tumors：a clue to the histogenesis for tumor diagnosis. Mod Pathol 26：1041-1050, 2013
13) 廣川満良，田代　敬：腺房細胞癌の診断．病理と臨床 20：33-38, 2002
14) Schwarz S, Zenk J, Müller M, et al：The many faces of acinic cell carcinomas of the salivary glands：a study of 40 cases relating histological and immunohistological subtypes to clinical parameters and prognosis. Histopathology 61：395-408, 2012

第2部 組織型と診断の実際

1. 悪性腫瘍

(2) 粘表皮癌

mucoepidermoid carcinoma

1. 定義・概念

粘表皮癌（mucoepidermoid carcinoma）は粘液細胞（mucous cells），中間細胞（intermediate cells），扁平上皮様細胞（epidermoid cells）により特徴づけられる上皮性悪性腫瘍であり，オンコサイト様や明細胞様細胞も種々の割合で出現する[1,2]．形態学的に低悪性度，中悪性度，高悪性度に分類される．以前は粘表皮腫（mucoepidermoid tumour）と呼ばれ，腺腫と癌腫との中間に位置づけられていたが，現在ではこの用語は不適切である．腫瘍細胞は異型性を欠いていても転移が起こるなど，悪性腫瘍としての性格が明らかなことから，現在では癌腫と分類されている．

2. 臨床的事項

1) 頻度

唾液腺原発の上皮性悪性腫瘍のなかでは小児，成人を通じて最も頻度が高い[2]．患者の年齢分布は小児と高齢者でやや低いが，中間の各年代ではほぼ均一（11〜17％）である．平均年齢は約45歳であり，口蓋部腫瘍患者は約7歳若く，口唇や口腔底腫瘍の患者は約10歳高齢である．男女比は2：3と女性に多いが，舌腫瘍や臼歯後部腫瘍ではさらに女性の比率は高い．粘表皮癌の唾液腺における頻度は唾液腺腫瘍全体の8％，唾液腺悪性腫瘍全体の30％，大唾液腺悪性腫瘍の20％，小唾液腺悪性腫瘍の34％である．

2) 原発部位

粘表皮癌の53％は大唾液腺に生じ，耳下腺，顎下腺，舌下腺における頻度はそれぞれ45％，7％，1％である[1]．残り47％の粘表皮癌は小唾液腺に生じ，口蓋（19％）や頰粘膜（9％）に多く発生する．ときに良性腫瘍から二次的に発生することもあり，ワルチン腫瘍からは低悪性度腫瘍，多形腺腫からは高悪性度腫瘍のことが多い．

3) 症状・画像所見

多くの腫瘍は硬く，可動性のない無痛性の腫脹を示す．患者の2/3は症状がないが，1/3は疼痛，耳漏，麻痺，顔面神経痙攣，嚥下困難，出血，口瘻などの症状を伴う[2]．舌下腺腫瘍の場合は腫瘍が小さくとも有痛性のことがある．口腔内腫瘍では無痛性の限局性腫瘤を生じ（図1），通常4cm径を超えない．表層に発生した場合は赤青色を示し，粘液囊胞や血管性病変と類似することがある．口蓋腫瘍では腫瘍を覆う粘膜は乳頭状を示すことがあり，ときに画像上，皮質骨表面の変化を伴う．CTやMRIでは多くの腫瘍は辺縁明瞭であるが，形は不整であり，内部構造は不均一であることが多い（図2）．

4) 腫瘍の浸潤

耳下腺腫瘍は隣接する耳介前リンパ節に及び，さらに顎下腺領域に及ぶ．顎下腺腫瘍は顎下腺から上顎部のリンパ管に沿って浸潤する．口蓋腫瘍は上気道や頭蓋底に浸潤する．口唇腫瘍はオトガイ下リンパ節に浸潤し，口腔内腫瘍は顎下リンパ節，後耳介リンパ節，上内深頸リンパ節に転移する．遠隔転移

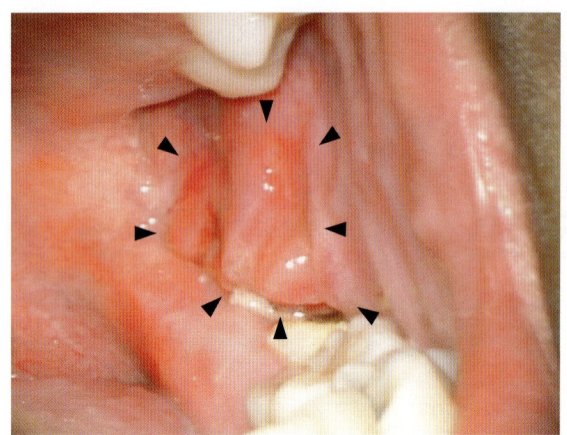

図1 | 左頬粘膜に生じた低悪性度粘表皮癌
表面粘膜には変化がない限局性腫瘤（矢頭）を認める．

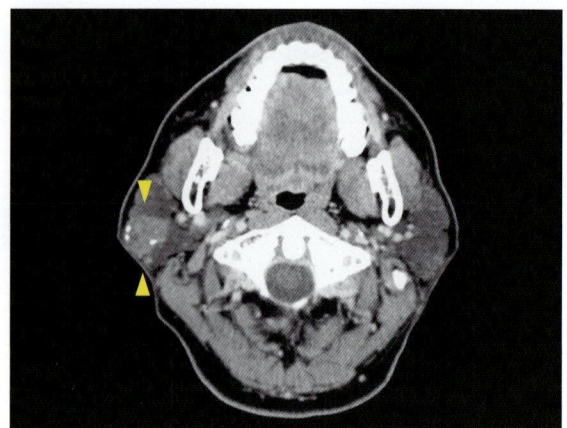

図2 | 低悪性度粘表皮癌のCT画像
右耳下腺に軽度にエンハンスされる直径3.0cmの腫瘤（矢頭）を認める．

は広く肺，肝，骨，脳に認められる．

5）臨床病期と治療

臨床病期は頭頸部癌診療ガイドラインに沿って決定される[3]．低い臨床病期の耳下腺腫瘍では通常，顔面神経を温存した腫瘍切除が行われる．断端が十分陰性ならば部分切除も全摘出術も予後に大きな差はない[4]．顎下腺腫瘍は予後不良を考慮して，全摘出術に加え，放射線治療も行われる．根治的頸部郭清術は最大径4cmを超える腫瘍や頸部リンパ節転移陽性患者に施行される．小唾液腺腫瘍に対してはマージンを十分確保した腫瘍摘出術が行われる．腫瘍が隣接する骨に浸潤している場合は骨の部分切除も行われる．高悪性度腫瘍の場合は選択的頸部郭清術も考慮される．補助放射線療法の効果はあまり期待できないが，切除断端が陽性の場合や臨床病期が高い腫瘍には効果があるかもしれない．補助化学療法に感受性を示す症例もある．陽子線治療や分子標的薬治療についてはさらなる知見の蓄積が必要である．

6）予後と予後因子

予後は腫瘍の悪性度，臨床病期，治療法により異なるが，多くの患者は良好な予後を示す．再発はしばしば外科的断端が陽性の場合に起きる．低悪性度腫瘍では転移を起こし死亡する患者は2〜5％であるが，高悪性度腫瘍では55〜80％と高くなる[5,6]．しかし，低悪性度腫瘍であっても顎下腺腫瘍の場合は13％の患者が死亡する[2]．低悪性度腫瘍の場合，所属リンパ節への転移はきわめてまれであり，また転移があっても不良予後とは関連しない可能性がある．遠隔転移を有する患者の予後は悪く，約2〜3年である．

3．肉眼所見

腫瘍は硬く，平滑であり，しばしば囊胞状を呈する．囊胞には，透明・淡褐色を呈し，ときに血液を含む粘液が認められる．腫瘍辺縁は明瞭で，部分的に被膜を有する症例もあるが，これらの所見は高悪性度腫瘍には当てはまらない．

4．組織学的所見

1）光顕所見

粘表皮癌は基本的に粘液細胞，中間細胞，扁平上皮様細胞から構成される．粘液細胞は明るい泡沫状の細胞質と辺縁部に偏在した核を有する立方状や円柱状の細胞で，正常組織の杯細胞とよく類似する（**図3a**）．細胞内粘液はPAS，アルシアンブルー，ムチカルミン染色で陽性を示す．中間細胞は粘液細胞や扁平上皮様細胞を取り囲む，より小型で，分化方向が不明瞭な細胞である．好塩基性の小さな核と少量の好酸性細胞質を有する（**図3b**）．扁平上皮様細胞の扁平上皮分化は弱く，細胞間橋や角化を認めることはまれである（**図3c**）．これら3種類の細胞が腫瘍上皮を構成するが，その比率は同一腫瘍内でも腫瘍間でも異なる．オンコサイト様細胞（**図4a**）や明細胞様細胞（**図4b**）もしばしば認められる．局所的な硬化像（**図4c**）もよくみられる所見である．神経浸潤，

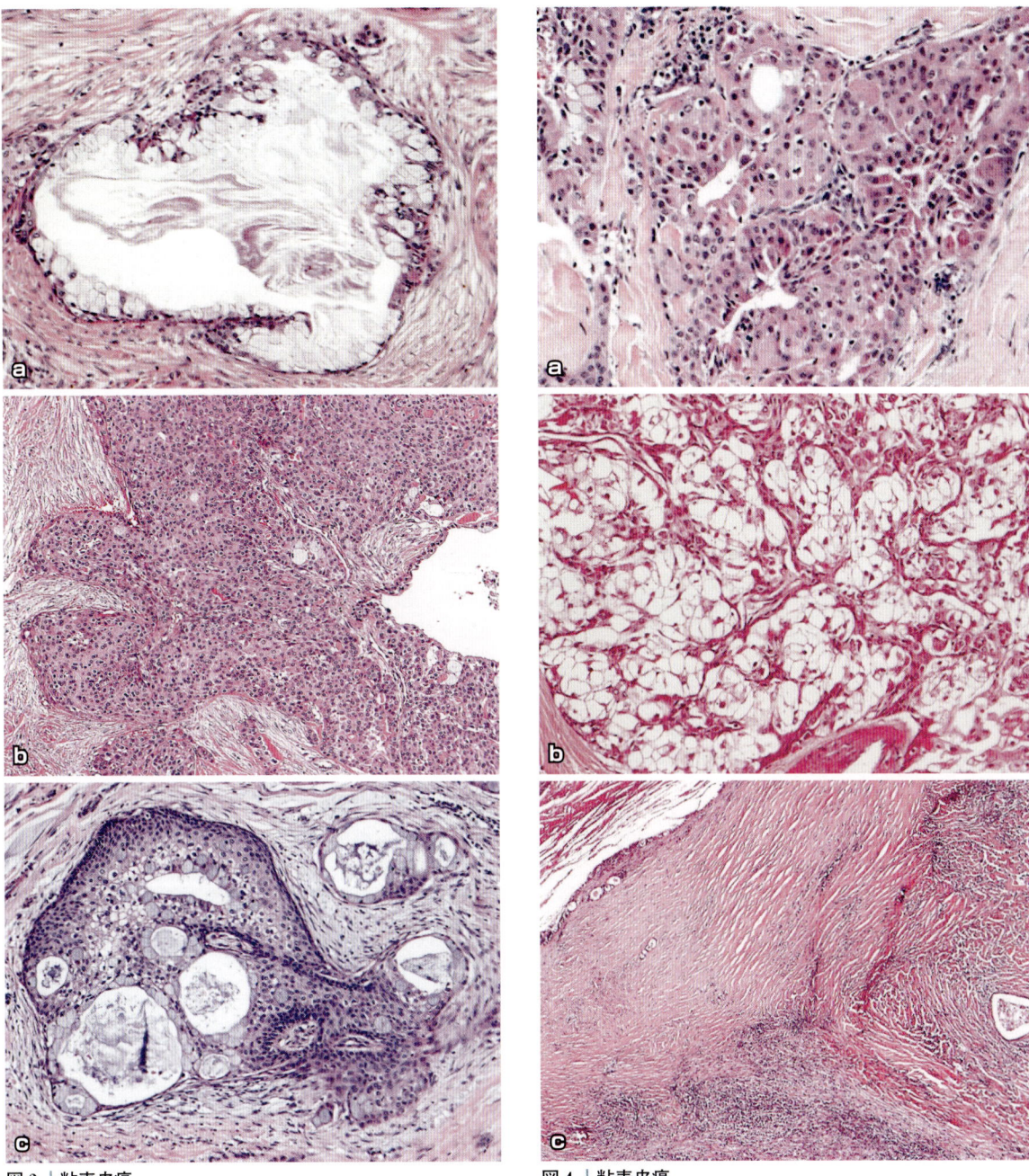

図3 | 粘表皮癌
粘液細胞（a），中間細胞（b），扁平上皮様細胞（c）が目立つ部位．

図4 | 粘表皮癌
オンコサイト（a），明細胞（b），線維化（c）が目立つ部位．

壊死，多数の核分裂像，細胞退形成，強い角化傾向はあまりみられず，これらの所見が顕著な場合は，低分化腺癌や腺扁平上皮癌などの他の高悪性度腫瘍も考慮する．粘表皮癌の粘液や上皮細胞成分が間質に遊出することはしばしばみられるが，炎症が惹起されるため，粘液囊胞の破裂との鑑別が困難になることがある．腫瘍辺縁ではときに胚中心を伴ったリンパ球浸潤（tumor-associated lymphoid proliferation；TALP）がみられ，粘表皮癌のリンパ節転移に類似することがある．また好酸球浸潤の強い症例もまれに認める．

2）オンコサイト型・明細胞型・硬化型

オンコサイトや明細胞の形態を示す腫瘍細胞が目

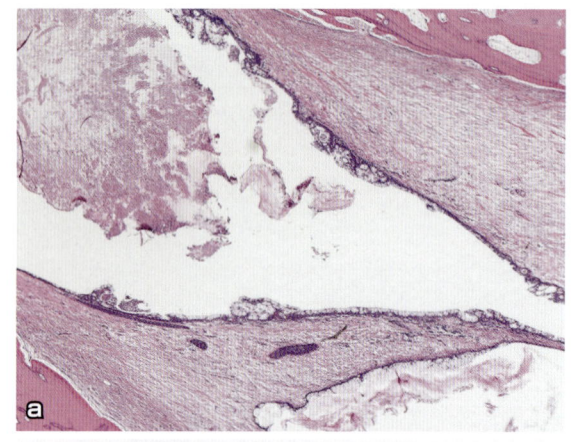

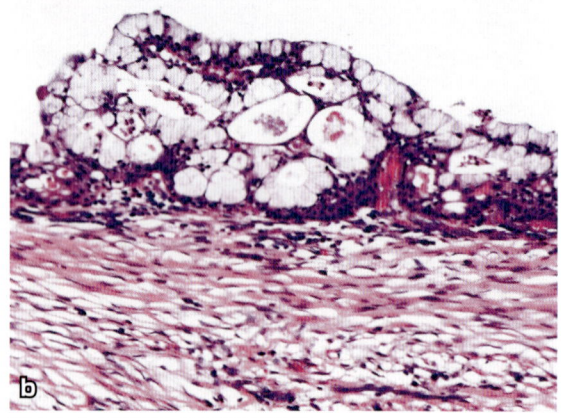

図5｜中心性粘表皮癌（低悪性度）
a：下顎骨（右上，左下に成熟骨組織を認める）内に粘液に富み囊胞を形成して増殖する腫瘍を認める．b：粘表皮癌は粘液細胞と中間細胞からなり，核異型に乏しい．

表1｜粘表皮癌の悪性度分類

パラメータ	ポイント値
囊胞成分＜20％	＋2
神経浸潤あり	＋2
壊死あり	＋3
核分裂像≧4/10HPF*	＋3
退形成あり	＋4
悪性度	ポイントスコア合計
低悪性度	0～4
中悪性度	5～6
高悪性度	7以上

＊HPF＝high-power field　　　（文献2より一部改変）

ある．これらを粘表皮癌と診断できるのは，この腫瘍に特徴的な部分を標本内に確認できるからである．間質の強い線維化・硬化を示す症例は硬化型と呼ばれ，ときに強い好酸球浸潤を伴う．これらの症例はまれであり，予後を含めた臨床像は十分に明らかではない．

3）中心性粘表皮癌（骨内性粘表皮癌）

粘表皮癌症例の約4％が顎骨内に発生し，中心性粘表皮癌または骨内性粘表皮癌と呼ばれている[2]．下顎骨が上顎骨より発生頻度が4倍高い．好発部位は下顎大臼歯部であり，画像的には境界明瞭な骨透過像が認められる．組織学的には低悪性度粘表皮癌の組織像を示すことが多い（図5）．通常，顎骨内には唾液腺組織が存在しないため，本腫瘍は顎骨内の異所性唾液腺由来と考えられてきた．しかし，現在では歯原性囊胞が由来であるとの考えが優勢である．保存的に治療された症例の40％が再発し，積極的に治療された症例の13％が再発したとの報告がある[2]．

4）悪性度分類

いくつかの悪性度分類が提唱されているが，確立した分類はない．しかし5つのパラメータ（囊胞成分，神経浸潤，壊死，核分裂像，退形成）を評点化・集計し，腫瘍を低悪性度，中悪性度，高悪性度と判定するAFIP分類は再現性が高く，一般に受け入れられている（表1）[2]．腫瘍を構成する細胞型は悪性度決定の判断基準要素には含まれていない．退形成（核の多形性，N/C比の上昇，大きな核小体，クロマチンの粗造や量の上昇）の有無はやや主観的な評価となるが，軽度な退形成も評価する[5]．この分類によると，低・中・高悪性度粘表皮癌はそれぞれ約80％，10％弱，約10％強を占める．顎下腺腫瘍は組織学的に低悪性度でも臨床的に悪性度の高い振る舞いを示す傾向にある．

a）低悪性度粘表皮癌

低悪性度粘表皮癌は多数の囊胞と一部の充実性成分からなる．囊胞腔内には分泌された粘液が貯留している．囊胞腫瘍上皮では円柱細胞様または杯細胞様粘液細胞が最表面に部分的あるいは広範囲に認められ，その外側（間質側）に中間細胞あるいは扁平上皮様細胞が配列している（図6a）．低悪性度腫瘍では概して扁平上皮様細胞の成分が少なく，粘液産生細胞成分あるいは中間細胞が腫瘍の主体をなす．中間細胞が主として増殖している部位（図6b）や，粘液

立つことがあり，これらの細胞が増殖の主体をなす場合は，それぞれオンコサイト型粘表皮癌，明細胞型粘表皮癌と分類する．明細胞はグリコーゲンを含み，ジアスターゼに感受性を示すPAS染色に陽性で

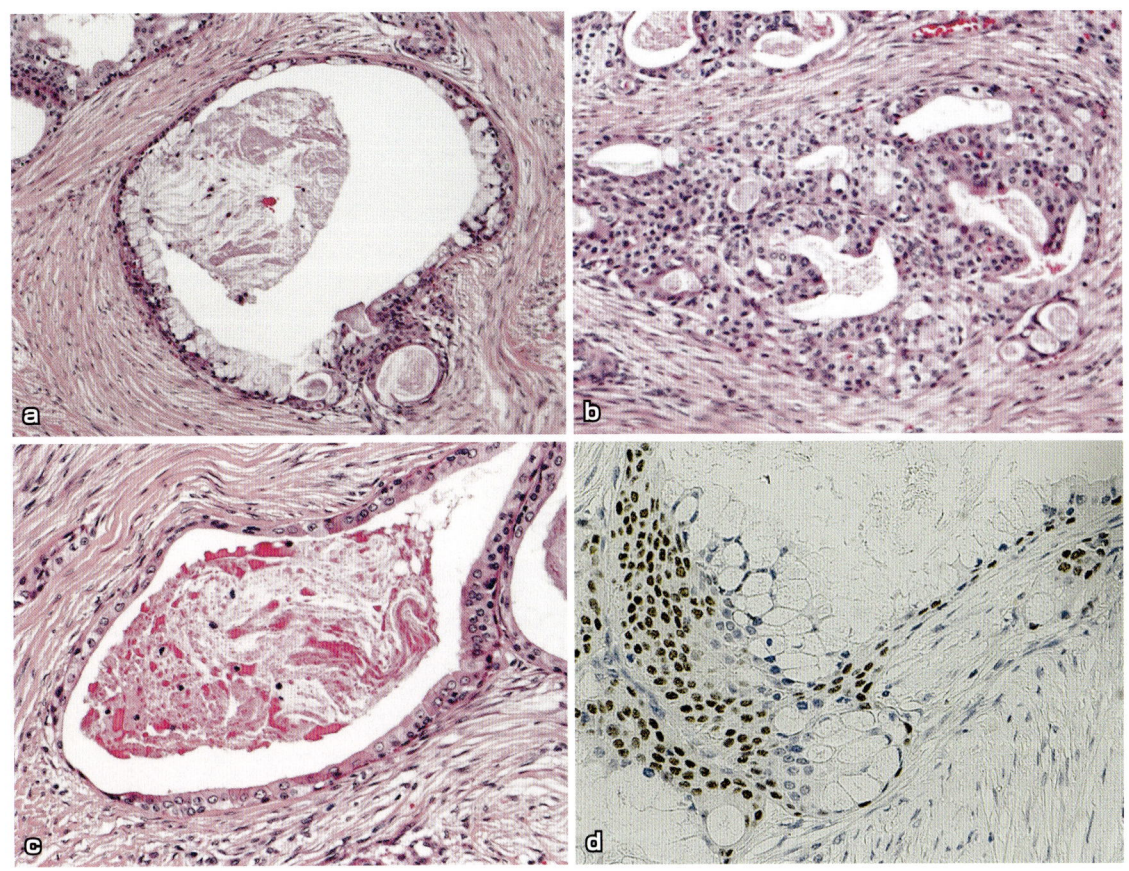

図6 | 低悪性度粘表皮癌
a：嚢胞上皮は内腔側に粘液細胞が配列し，非内腔側（間質側）に中間細胞が増殖している．本症例では扁平上皮様細胞は目立たない．間質に炎症細胞浸潤はほとんど認めない．b：中間細胞が主体を占める部位．c：粘液細胞を欠き，オンコサイト様中間細胞が2層性に配列し，ワルチン腫瘍に類似する部位．d：p63免疫染色では中間細胞の核に陽性シグナルを認めるが，粘液細胞の核には認めない．

細胞を欠く腫瘍性嚢胞もある（図6c）．どの腫瘍細胞成分も異型に乏しく，核分裂像を欠いている．腺組織や周囲組織への微小浸潤をみることはあるが，神経・脈管周囲への浸潤は通常みられない．嚢胞間には線維性間質が多く存在し，しばしば硝子化，まれに骨形成を伴うこともある．中間細胞はp63免疫染色に陽性を示す（図6d）．

b）中悪性度粘表皮癌

中悪性度粘表皮癌では嚢胞形成は少なく，主に充実性増殖を示す（図7a）．嚢胞形成が著明であっても細胞に異型が認められる場合は中悪性度に分類される．明細胞型粘表皮癌はこの悪性度に該当することが多い．本型ではしばしば中間細胞が主体で，粘液細胞数を上回り，充実性胞巣を形成する．中間細胞に混じって扁平上皮様細胞も一部に認められる．低悪性度型よりも周囲組織への浸潤が明らかに強く，細胞の異型性（図7b）や核分裂像も増強している．

c）高悪性度粘表皮癌

高悪性度粘表皮癌では嚢胞形成に乏しく，分化度の低い扁平上皮様細胞や中間細胞がもっぱら充実性に増殖する（図8a, b）．腫瘍細胞は扁平上皮様にみえても細胞間橋を認めることはまれで，角化傾向に乏しい．細胞異型と核分裂像が明らかに増しており，異型核分裂像がみられることもある．しばしば壊死巣（図8c）や神経浸潤が認められる（図8d）．組織像は一見低分化扁平上皮癌か未分化癌に類似するが，これらと粘表皮癌との鑑別には粘液細胞を同定する必要がある．しかしHE標本からはときに困難であり，PAS，アルシアンブルー，ムチカルミンなどの粘液染色が有用である（図8a inset）．腫瘍は被膜を欠いて唾液腺，軟組織や骨などへ広範囲に浸潤する．

5）細胞診断

粘表皮癌はしばしば嚢胞を形成するため，穿刺吸

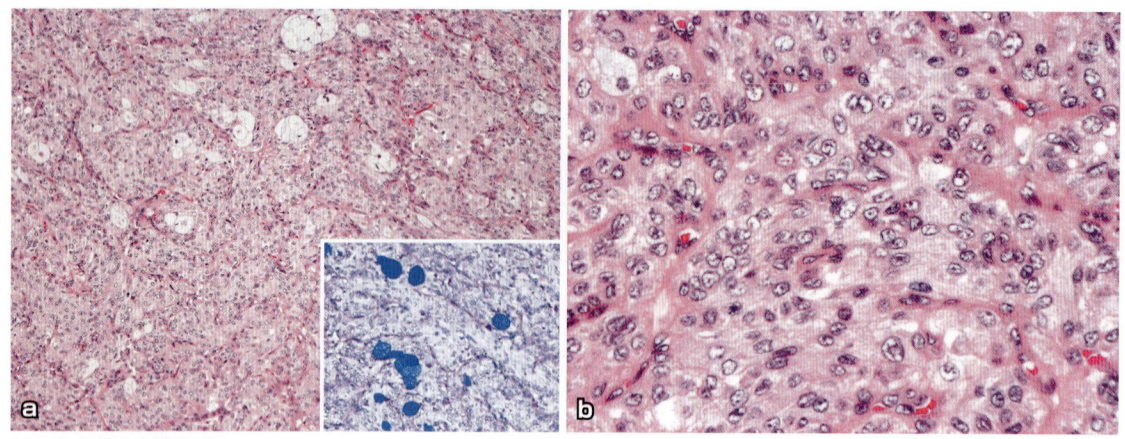

図7｜中悪性度粘表皮癌
a：囊胞形成は目立たない．inset：シート状に増殖する腫瘍細胞に混じって産生細胞（青）が認められる（PAS・アルシアンブルー染色）．b：腫瘍細胞の核異型は強いが核分裂像は目立たない．

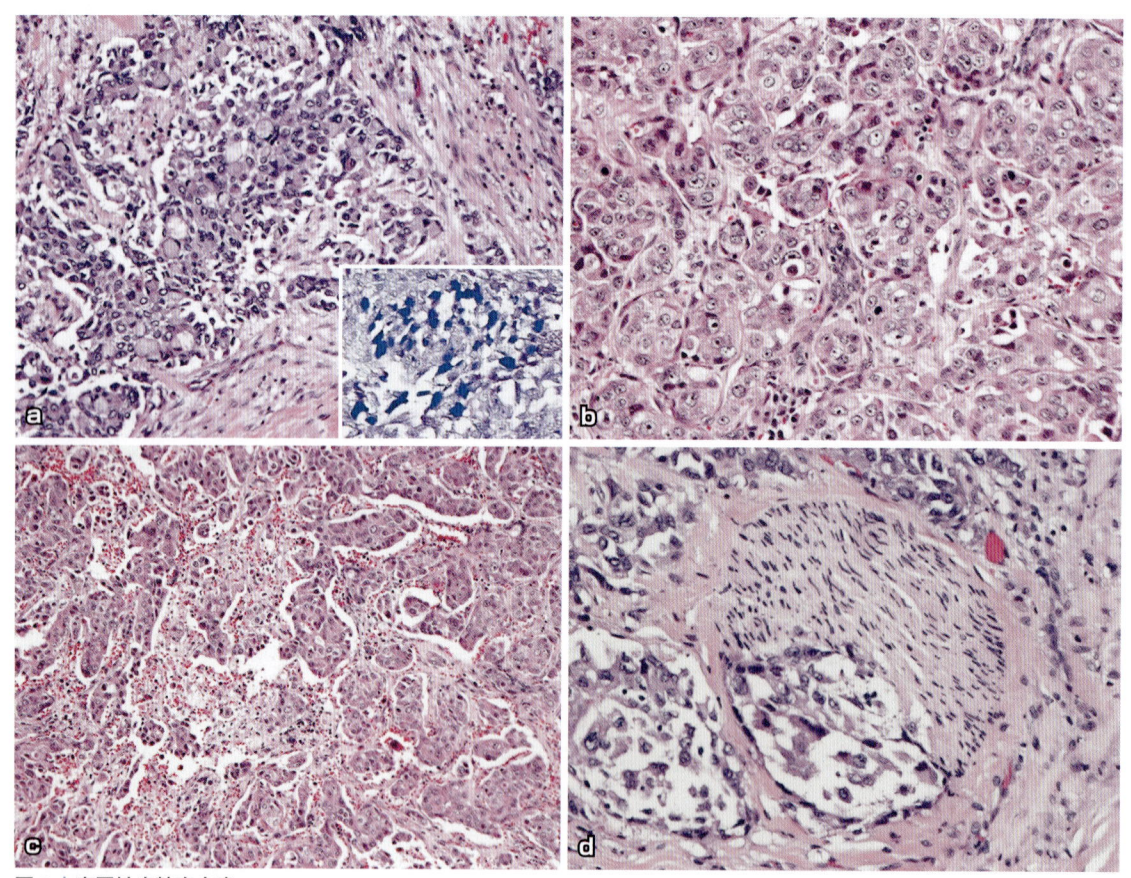

図8｜高悪性度粘表皮癌
a：腫瘍細胞はシート状に増殖し，囊胞形成は明らかではない．inset：腫瘍細胞の一部は粘液染色に陽性を示す（PAS・アルシアンブルー染色）．b：腫瘍細胞の核異型は強い．壊死（c）や神経浸潤（d）が明らかである．

引により囊胞内容物が吸引されてしまうことが多い．そのため，腫瘍細胞が十分採取されないなど細胞診断に支障をきたす[2]．低悪性度腫瘍では，粘液細胞，中間細胞，扁平上皮様細胞からなる細胞集団が観察される（図9）．しかし構成細胞が多彩であり，かつ細胞異型が弱いため，悪性診断に至らないことがある[7]．粘液細胞が少数である症例であっても，腫瘍囊胞から検体が採取されると粘液細胞が多く得られ

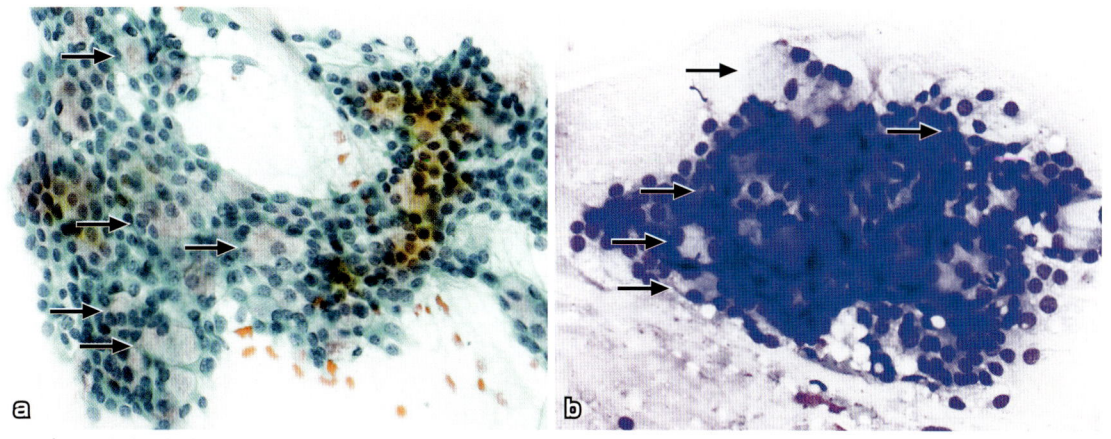

図9 | 粘表皮癌の細胞像
a：Papanicolaou染色ではライトグリーン陽性の中間細胞とオレンジG陽性の扁平上皮様細胞の集団の中に細胞質の豊富な大型の粘液細胞（矢印）を認める．b：Giemsa染色では密集した中間細胞の中に粘液細胞（矢印）を認める．中間細胞と扁平上皮様細胞の区別は困難である．

ることは念頭に置くべきである．高悪性度腫瘍では悪性腫瘍の診断は可能でも，粘液細胞が少ないため，粘表皮癌の確定診断に至る例は少数である．

6) 免疫染色

粘表皮癌は筋上皮細胞への分化を示さないため，α-smooth muscle actin，calponin，S-100（特異性は低い）などの筋上皮マーカーは陰性である．p63は筋上皮，基底細胞，扁平上皮にも陽性になるため，粘表皮癌の扁平上皮様細胞や中間細胞に陽性を示す（図6d）[8]．粘表皮癌のケラチン発現パターンはCK7＋/CK14＋/CK20－で，線条部導管細胞の発現パターンと類似する[9]．しかし，この発現パターンは他の唾液腺腫瘍にも認められ，粘表皮癌に特異的ではない．

5. 鑑別診断

粘表皮癌は構造的・細胞形態学的に多彩であるため，鑑別診断には多くの非腫瘍性・腫瘍性病変が含まれる．

壊死性唾液腺化生：唾液腺の虚血性変化に対する反応性病変と考えられている本病変は，おそらく外傷，腫瘍，炎症，血栓などに起因する．早期には腺房は壊死に陥り，残存する組織には扁平上皮化生が認められる．化生巣の間に粘液細胞が残存する場合，粘表皮癌に類似する．本症では小葉構造が保たれており，細胞異型や浸潤性増殖はなく，嚢胞形成や中間細胞は認められない．

オンコサイト性唾液腺腫瘍：オンコサイト型粘表皮癌との鑑別が必要となるオンコサイト性唾液腺腫瘍では，通常粘液細胞はみられない．ワルチン腫瘍に穿刺吸引生検などの侵襲を加えると，その刺激で扁平上皮化生や壊死，粘液細胞を伴うことがあり，リンパ球浸潤を伴う粘表皮癌との鑑別が必要となる．しかし，ワルチン腫瘍では中間細胞は目立たないとされる．

内反性導管乳頭腫：導管乳頭腫は主に口腔内小唾液腺の腺外排泄導管から発生するまれな良性腫瘍である．この腫瘍の内反性型は鼻腔や副鼻腔にみられる内反性乳頭腫と同様の組織像を示すが，嚢胞病変に扁平上皮，杯細胞が認められるため，粘表皮癌との鑑別が必要となる．本腫瘍では扁平上皮成分が大部分を占め，粘表皮癌にみられる多嚢胞性や浸潤性などの所見は認められない．

嚢胞腺腫・嚢胞腺癌：これらの腫瘍が扁平上皮や杯細胞への分化を呈することがあり，その組織像は低悪性度粘表皮癌のそれとよく類似する．しかし，嚢胞腺腫・嚢胞腺癌の上皮は通常単層性または2層性の立方状ないし円柱上皮であり，乳頭状増殖を示すことはあるが，充実性増殖は示さない．これに対して粘表皮癌では嚢胞上皮は多層性であり，かつ多種類の細胞から成り立っている．また乳頭状増殖はまれである．

扁平上皮癌：扁平上皮癌の腫瘍巣に非腫瘍性粘液陽性腺管が残存する症例などは高悪性度粘表皮癌との鑑別は難しい．逆に，高悪性度粘表皮癌で，粘液産生細胞を証明できないと原発性または転移性扁平

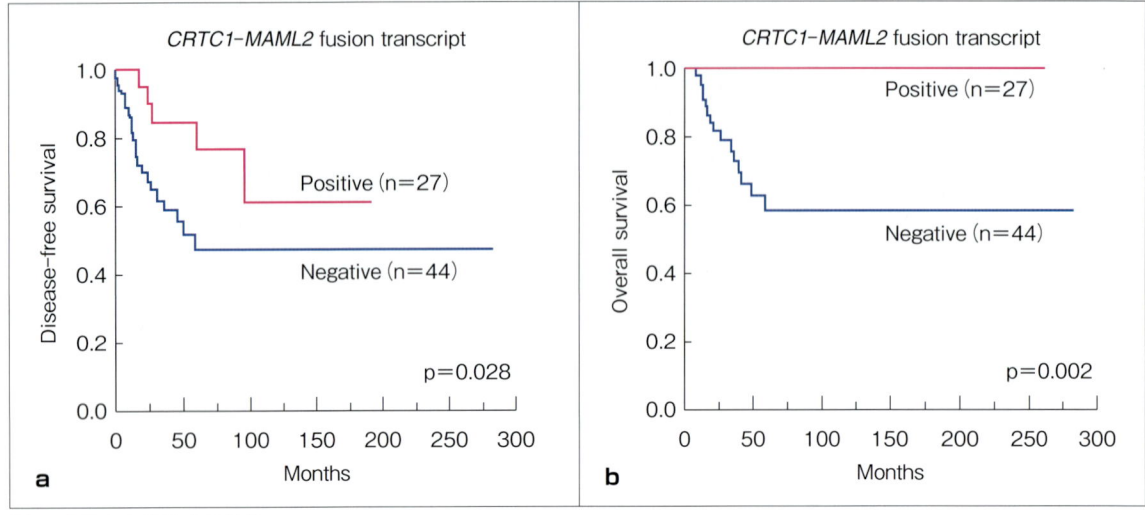

図10 | 粘表皮癌患者の予後
CRTC1-MAML2 キメラ遺伝子陽性患者は陰性患者より良好な予後を示す．a：無病生存率，b：全生存率．（文献11より一部改変）

上皮癌と診断してしまう可能性がある．扁平上皮癌では角化は粘表皮癌より目立つ．CK14やCK10の発現は扁平上皮癌では高く，高悪性度粘表皮癌では低いという報告もある．

　腺扁平上皮癌：多くの腺扁平上皮癌では腺癌成分と扁平上皮癌成分が分かれて存在するため，両者が同じ胞巣内に混在する粘表皮癌とは異なる．ときに両者が混在すると鑑別は難しいが，表層上皮に癌腫が存在，角化が目立つ．また腺扁平上皮癌では中間細胞は認められない．

　多形腺腫：粘液細胞と扁平上皮分化を伴う多形腺腫が粘表皮癌に類似することがある．また多形腺腫の筋上皮細胞集団と中間細胞の増殖が顕著な粘表皮癌との鑑別も必要である．しかし，これらの所見は部分的であり，多形腺腫の定型像が腫瘍組織の他部位に認められる．また形質細胞様腫瘍性筋上皮細胞は粘表皮癌では認められない．

　明細胞性腫瘍：明細胞腺癌や上皮筋上皮癌は明細胞型粘表皮癌との鑑別を要する．これらの腫瘍の明細胞はグリコーゲンを含み，まれに扁平上皮分化を示す．しかし，中間細胞と粘液細胞を示す腫瘍は粘表皮癌に限られる．上皮筋上皮癌では腺腔形成細胞を明細胞が取り囲む特徴的な管状構造を示す．

6. 遺伝子異常

　粘表皮癌に特徴的な染色体異常，t(11;19)(q21;p13)から2003年にCRTC1-MAML2キメラ遺伝子がクローニングされた[10]．この転座により19p13に位置するCRTC1［cyclic AMP/cyclic AMP-responsive element-binding protein（CREB）-regulated transcription coactivator 1］（MECT1，TORC1，WAMP1とも呼ばれる）の5′側（CREB蛋白結合領域）と11q21に位置するNotchシグナルの補活性因子であるMAML2（Mastermind-like gene family 2）の3′側（転写活性化因子領域）が結合し，新規の融合蛋白質が形成される．CRTC1-MAML2蛋白によって促進されるCREBもしくはNotch系の異常活性化が腫瘍発生におそらく関与しているが，前者がより重要であると考えられている．

　CRTC1-MAML2キメラ遺伝子は粘表皮癌症例の50％以上に認められる．このキメラ遺伝子は低悪性度または中悪性度腫瘍に多く陽性となり，高悪性度腫瘍に認められることはまれである．多くの遺伝子異常と異なり，このキメラ遺伝子陽性患者は良好な予後を示す（図10）[11]．これらの特徴は，アレイCGHを用いた研究からも明らかであり，キメラ遺伝子陽性症例は陰性症例より遺伝子異常が少ない．CRTC1遺伝子に代わって，同じCRTCファミリーのCRTC3遺伝子がMAML2遺伝子と転座している症例もまれにあるが，この遺伝子異常も腫瘍の組織学的低悪性度と良好な患者予後と関連している[12]．組織学的悪性度分類にはどうしても主観的な要素が含まれるが，この遺伝子異常は客観的指標として有用である．キメラ遺伝子陽性症例には機能温存的な手術を考慮できる余地がある．また，唾液腺悪性腫

図11 | 粘表皮癌に対する遺伝子解析

a：*CRTC1-MAML2*（上段，95 bp）および *CRTC3-MAML2*（下段，119 bp）キメラ遺伝子に対する RT-PCR 解析（パラフィン標本）．P：陽性コントロール，N：陰性コントロール，1〜5：*CRTC1-MAML2* キメラ遺伝子陽性症例，6：*CRTC3-MAML2* キメラ遺伝子陽性症例，7〜9：キメラ遺伝子陰性症例．b, c：*MAML2* 分離 FISH プローブを用いた *MAML2* 遺伝子異常の検索（パラフィン標本）．*MAML2* 遺伝子異常陽性症例（b）と *MAML2* 遺伝子異常陰性症例（c）．矢頭：分離シグナル，矢印：非分離シグナル．

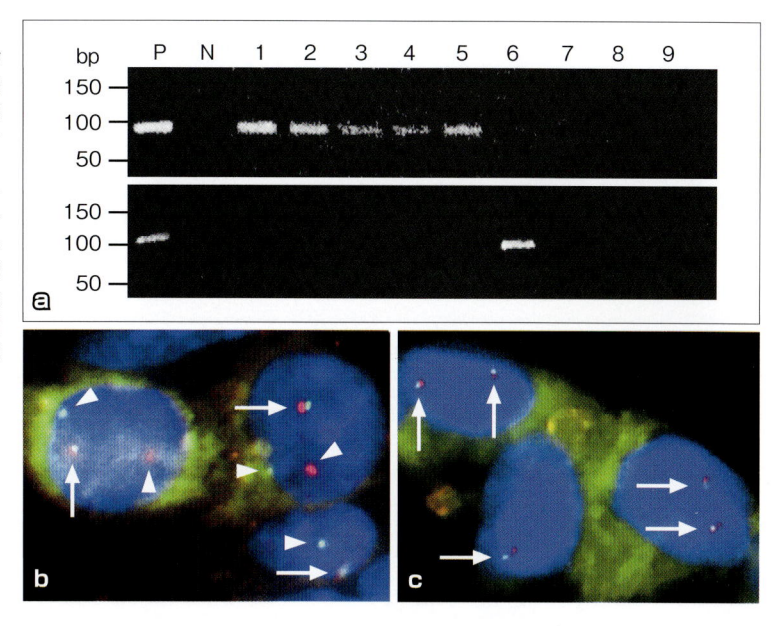

癌のなかでは本遺伝子異常は粘表皮癌に特異的と考えられており，診断困難例の補助診断としても有用である．

CRTC1/3-MAML2 キメラ遺伝子の有無はホルマリン固定生検組織や細胞診標本を用いて検索することができ，RT-PCR 法（**図11a**）や FISH 法（**図11b, c**）が用いられる．なかでも *MAML2* 遺伝子の分離を検索する FISH 法は *MAML2* の転座相手に左右されず，また転座の有無が確実に判定できるため，有用性が高い[13]．この異常遺伝子の検索は，腫瘍の病理診断，最適治療法の選択，予後推定に有用であり，おそらく今後必須の検査となっていくと考えられる．

明細胞型粘表皮癌，オンコサイト型粘表皮癌，中心性粘表皮癌症例の一部は *CRTC1-MAML2* キメラ遺伝子が陽性である．またワルチン腫瘍や歯原性嚢胞症例の一部もキメラ遺伝子陽性であり，これらの腫瘍と粘表皮癌との関連が注目される．

（稲垣　宏，伊地知圭）

文献

1) Goode RK, El-Naggar AK：Mucoepidermoid carcinoma. in Barnes EL, Eveson JW, Reichart P, et al (eds)："World Health Organization Classification of Tumours, Pathology and Genetics of Head and Neck Tumours", IARC Press, Lyon, 2005, pp219-220
2) Ellis GL, Auclair PL：Mucoepidermoid Carcinoma, AFIP Atlas of Tumor Pathology, ARP Press, Silver Spring, 2008, pp173-192
3) 日本頭頸部癌学会（編）：頭頸部癌診療ガイドライン，2013 年版，金原出版，2013, pp38-41
4) Tran L, Sadeghi A, Hanson D, et al：Major salivary gland tumors：treatment results and prognostic factors. Laryngoscope 96：1139-1144, 1986
5) Auclair PL, Goode RK, Ellis GL：Mucoepidermoid carcinoma of intraoral salivary glands. Evaluation and application of grading criteria in 143 cases. Cancer 69：2021-2030, 1992
6) Goode RK, Auclair PL, Ellis GL：Mucoepidermoid carcinoma of the major salivary glands：clinical and histopathologic analysis of 234 cases with evaluation of grading criteria. Cancer 82：1217-1224, 1998
7) Klijanienko J, Vielh P：Fine-needle sampling of salivary gland lesions. IV. Review of 50 cases of mucoepidermoid carcinoma with histologic correlation. Diagn Cytopathol 17：92-98, 1997
8) Butler RT, Spector ME, Thomas D, et al：An immunohistochemical panel for reliable differentiation of salivary duct carcinoma and mucoepidermoid carcinoma. Head Neck Pathol 8：133-140, 2014
9) Foschini MP, Marucci G, Eusebi V：Low-grade mucoepidermoid carcinoma of salivary glands：characteristic immunohistochemical profile and evidence of striated duct differentiation. Virchows Arch 440：536-542, 2002
10) Tonon G, Modi S, Wu L, et al：t(11;19)(q21;p13) translocation in mucoepidermoid carcinoma creates a novel fusion product that disrupts a Notch signaling pathway. Nat Genet 33：208-213, 2003
11) Okabe M, Miyabe S, Nagatsuka H, et al：MECT1-MAML2 fusion transcript defines a favorable subset of mucoepidermoid carcinoma. Clin Cancer Res 12：3902-3907, 2006
12) Nakayama T, Miyabe S, Okabe M, et al：Clinicopathological significance of the CRTC3-MAML2 fusion transcript in mucoepidermoid carcinoma. Mod Pathol 22：1575-1581, 2009
13) Noda H, Okumura Y, Nakayama T, et al：Clinicopathological significance of MAML2 gene split in mucoepidermoid carcinoma. Cancer Sci 104：85-92, 2013

第2部　組織型と診断の実際

1. 悪性腫瘍

(3) 腺様嚢胞癌

adenoid cystic carcinoma

1. 定義・概念

腺様嚢胞癌（adenoid cystic carcinoma；AdCC）は上皮細胞と筋上皮細胞からなり，篩状，導管様，充実性と形容される形態をとる悪性腫瘍である．緩徐な経過をとるが，浸潤性発育を呈し，進行性で通常死の転帰をとる予後不良の腫瘍である[1]．

2. 臨床的事項

AdCC は比較的まれな腫瘍であり，頭頸部領域に発生する悪性腫瘍の1％を占める．また，AdCC はすべての上皮性唾液腺腫瘍の約10％を占め，耳下腺，顎下腺などの大唾液腺のみならず，口蓋，舌，頬粘膜，口腔底などに分布する小唾液腺発生例もしばしば経験され，鼻腔，副鼻腔や気管，気管支の腺組織にも発生をみる[2]．AdCC はほぼすべての年齢層に発生をみるが，成年期，とくに50歳，60歳代の中高年層に多い．明らかな性差はないが，やや女性に多い．

最も一般的な症状は無痛性・緩徐発育性の腫瘤である．口蓋発生例では粘膜面に潰瘍を伴う．進行例では，AdCC がしばしば示す神経浸潤に関連して鈍痛，顔面神経麻痺を伴うこともある．リンパ節転移の頻度は低いが，局所再発をきたすことが多い．5年生存率は80〜60％程度であるが，10年生存率，15年生存率はそれぞれ50〜25％，35〜25％程度とされている．なお，管状型，篩状型は充実型に比較して予後はよいとされている[3]．

3. 肉眼所見

腫瘍は充実性で，境界は明瞭だが，被膜は存在しない．サイズはさまざまで，白色〜灰白色の充実性の硬い腫瘤を形成し，浸潤性を示す．壊死・出血は通常みられない（図1）．

4. 組織学的所見

腫瘍は導管上皮様細胞と，基底細胞様の腫瘍性筋上皮細胞の2種類の細胞からなる．後者が本腫瘍を構成する主たる細胞であり，濃染した角張った核と，しばしば淡明な胞体をもつ[4]．導管上皮様細胞は好酸性の細胞質と均一な円形核を伴う．

本腫瘍は組織構築から管状型，篩状型，充実型の3型に分類される．最も高頻度にみられる篩状型では，レンコン様あるいはスイスチーズ様と形容されるような小型嚢胞を伴った細胞胞巣の形成が特徴的である（図2〜5）．この小嚢胞は好塩基性でアルシアンブルー陽性のグリコサミノグリカン，好酸性，硝子様の基底膜様物質で満たされており，真の腺腔様構造ではなく，通常間質と連続する偽嚢胞であるが，上皮細胞に囲まれた小型の真の腺管構造も通常混在する．管状型では内腔側の上皮細胞と，その外側の筋上皮細胞からなる腺管構造，管状構造が認められる（図6, 7）．微小嚢胞構造や管状構造を欠き，腫瘍が均一な基底細胞様の腫瘍細胞のシート状の増殖からなる場合は充実型とされ（図8〜10），これらの3つの型が種々の割合で混在する腫瘍胞巣が形成される．扁平上皮化生や広範な壊死は伴わない．胞巣間

(3) 腺様嚢胞癌　33

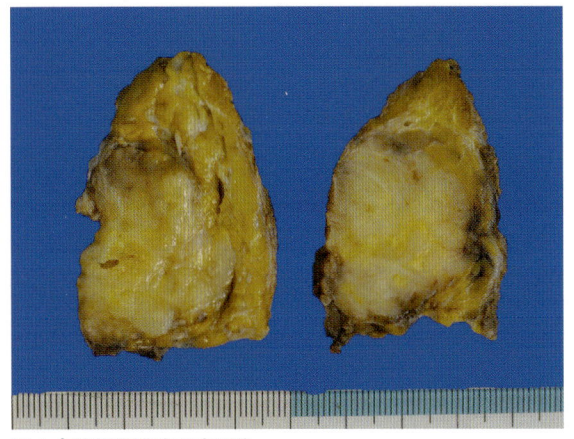

図1｜腺様嚢胞癌の肉眼像
耳下腺原発の腫瘍で，被膜を欠き，境界不明瞭な灰白色，充実性の腫瘍が認められる．

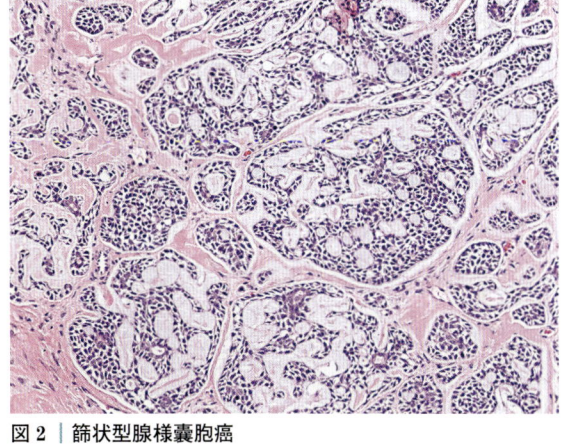

図2｜篩状型腺様嚢胞癌
大小の腫瘍胞巣が認められ，間質には硝子化を伴った線維性間質が認められる．腫瘍胞巣は複数の小嚢胞様構造がみられ，スイスチーズ様の篩状構造を呈している．

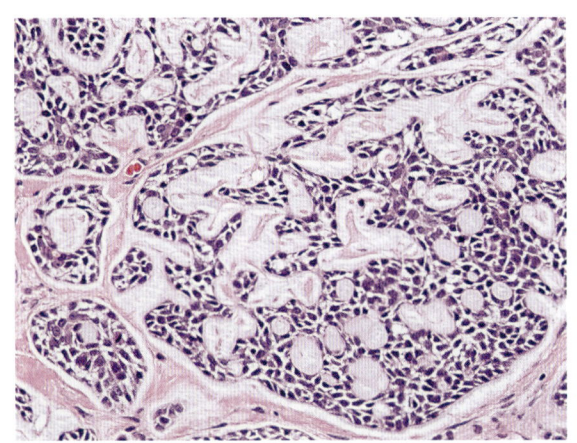

図3｜篩状型腺様嚢胞癌
腫瘍胞巣内の小嚢胞腔には粘液様物質が認められ，互いに吻合する像が認められ，一部で間質との間に連続性がみられる．

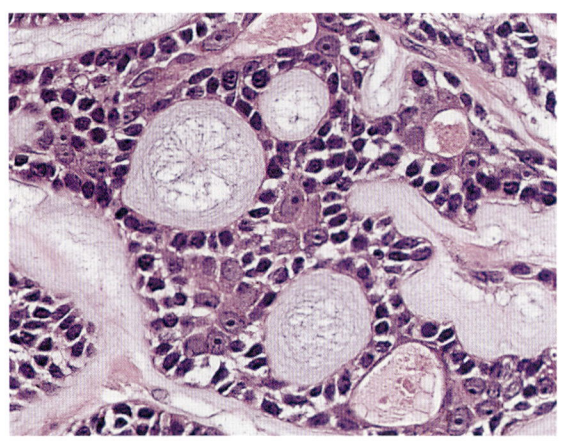

図4｜篩状型腺様嚢胞癌
腫瘍胞巣は，角張った濃染核と淡明な細胞質を有す腫瘍性筋上皮細胞と，核小体を伴ったやや淡染する核と好酸性の細胞質を有す導管上皮細胞から構成される．

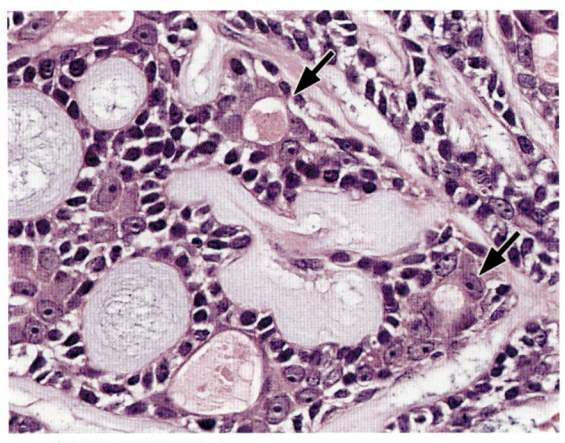

図5｜篩状型腺様嚢胞癌
腫瘍胞巣内には，基底膜様物質を容れた偽嚢胞に加えて，導管上皮細胞に囲まれた真の腺腔（矢印）も存在する．

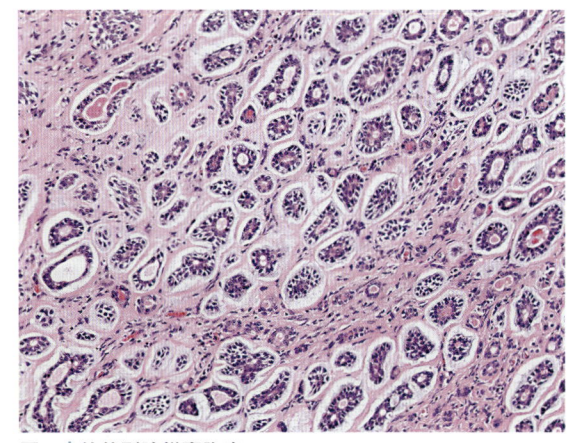

図6｜管状型腺様嚢胞癌
中心に腺腔を有する比較的小型の腫瘍胞巣の増殖が認められる．

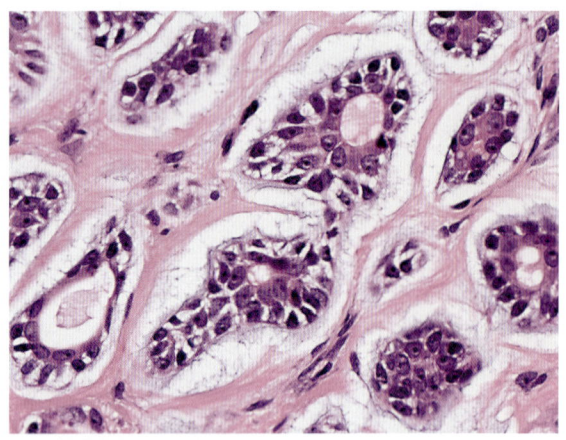

図7 | 管状型腺様嚢胞癌
導管上皮様細胞から構成される真の腺腔を，淡明な胞体と角張った濃染核をもつ数層の腫瘍性筋上皮細胞が取り囲んでいる．

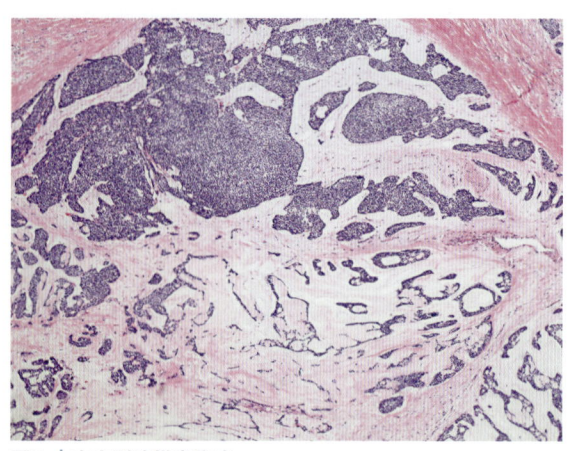

図8 | 充実型腺様嚢胞癌
図下方には篩状型，管状型腺様嚢胞癌が認められる．上方に大型の腫瘍胞巣が認められるが，嚢胞様構造や腺腔形成が認められず，充実性である．

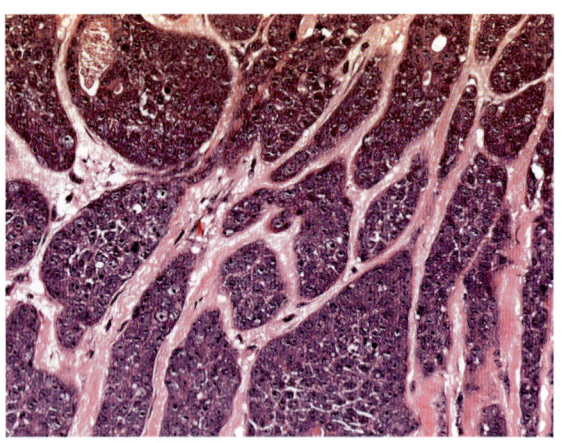

図9 | 充実型腺様嚢胞癌
腫瘍細胞は篩状型や管状型でみられる腫瘍性筋細胞よりやや大型で，核もやや淡染する．核小体をもつものも認められる．

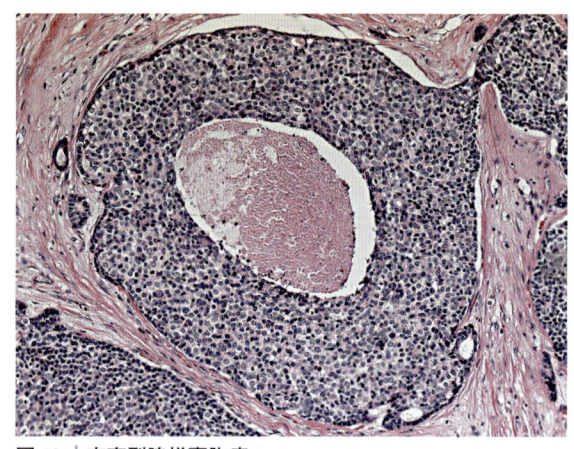

図10 | 充実型腺様嚢胞癌
腫瘍胞巣の中心に，篩状型や管状型ではみることのないコメド壊死が認められる．

の腫瘍間質は一般的に硝子様で，粘液様または粘液腫様のこともある．間質の硝子化が目立ち，上皮細胞が少なくみえることもある．神経周囲または神経内浸潤がしばしば観察され，AdCCの特徴像でもある（図11）．腫瘍が神経沿いに肉眼的な腫瘍境界を越えて進展する像もときにみられる．

管状型または篩状型の AdCC に低分化腺癌または未分化癌の成分を伴う脱分化型の報告例もみられ，TP53 の異常が関係している[3,5]．

穿刺吸引細胞診：腫瘍性筋上皮細胞が細胞集塊として，あるいは孤立散在性の裸核状腫瘍細胞として認められる．腫瘍性筋上皮細胞は小型でクロマチンに富む核と少量の細胞質を有し，核は類円形〜多角形で，比較的均一である．充実性集塊の部分では球状の粘液様物質（粘液球または硝子球）を取り囲むように配列する．これは篩状型 AdCC にみられる偽嚢胞を反映した細胞像と考えられ，AdCC にきわめて特徴的な所見である（図12）．

免疫染色：導管上皮様細胞は通常パンケラチンに陽性を示し（図13），CEA と EMA，S-100 にも陽性を示す．腫瘍性筋上皮細胞はケラチン，ビメンチン，muscle specific actin, calponin, p63, S-100 が陽性となる（図14, 15）[6]．また，GFAP も種々の程度に陽性を示す．CD117/c-kit の発現が高率にみられるが（図16）[7]，充実型でより強い発現がみられる．p53 は充実型でより強く発現する．laminin, type IV col-

(3) 腺様嚢胞癌　35

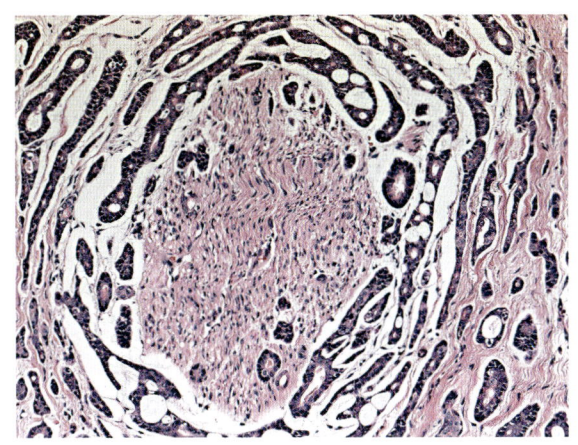

図11 ｜ 神経浸潤
末梢神経周囲および神経内に浸潤する腺様嚢胞癌が認められる．

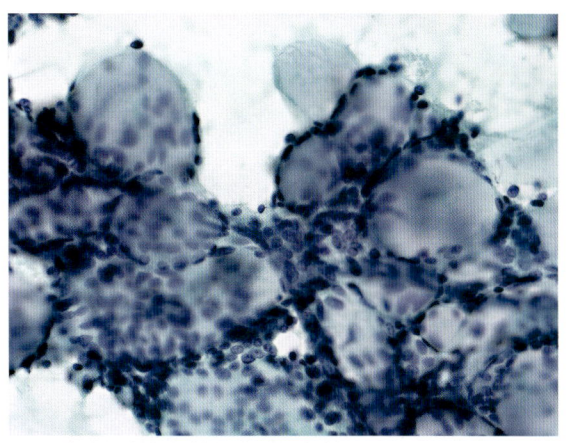

図12 ｜ 腺様嚢胞癌（穿刺吸引細胞診）
偽嚢胞に相当するいわゆる粘液球と，それを取り囲む小型の上皮細胞が認められ，腺様嚢胞癌に最も特徴的な細胞像である．

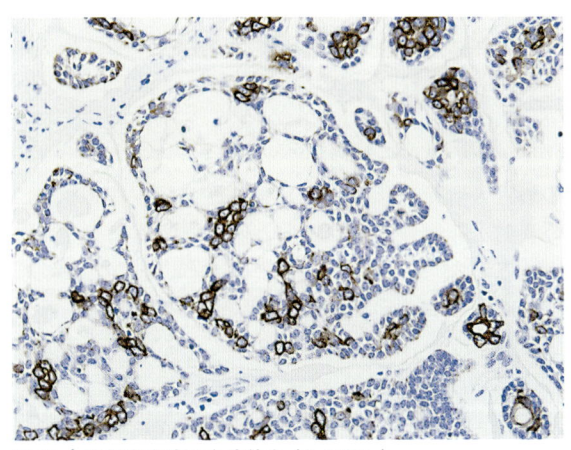

図13 ｜ 腺様嚢胞癌の免疫染色（ケラチン）
用いた抗体はAE1/AE3．腫瘍細胞のうち，導管上皮細胞が陽性を示している．

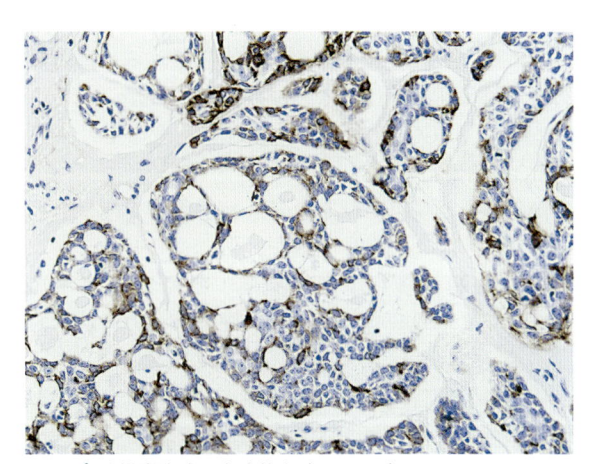

図14 ｜ 腺様嚢胞癌の免疫染色（α-SMA）
腫瘍性筋上皮細胞が陽性となる．

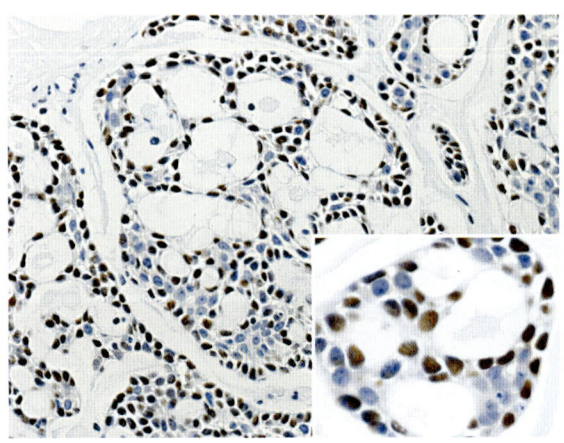

図15 ｜ 腺様嚢胞癌の免疫染色（p63）
腫瘍性筋上皮細胞の核が発現が認められる．inset：強拡大像．

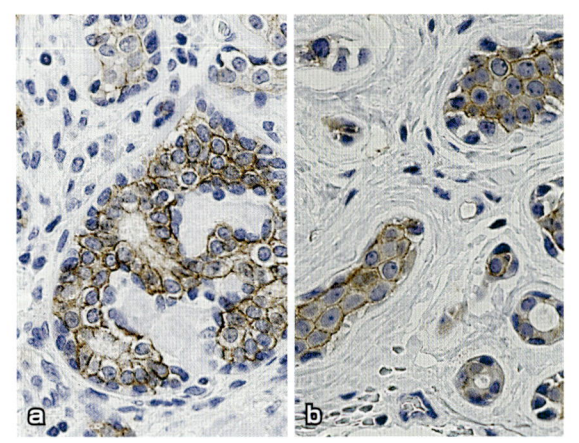

図16 ｜ 腺様嚢胞癌の免疫染色（c-kit）
腺様嚢胞癌の多くの症例が種々の程度のc-kit発現を示す．

lagen, fibronectin など，基底膜構成物質が偽囊胞内容部分で陽性となる．高率に MYB の発現がみられる[8]．

5．鑑別診断

上述のように特徴的な増殖パターンがみられるので AdCC の診断は通常容易であるが，管状・篩状構造を呈する腫瘍，上皮・筋上皮細胞の二相性がみられる腫瘍，腫瘍細胞が基底細胞様である腫瘍が鑑別の対象となる．多形腺腫（PA），多型低悪性度腺癌（PLGA），上皮筋上皮癌，基底細胞腺腫，基底細胞癌，基底細胞様扁平上皮癌がそれに該当する．

多形腺腫（PA）：PA は間葉組織，とくに軟骨組織の存在が鑑別点となる．形質細胞様あるいは紡錘形の筋上皮細胞は PA の特徴である．また，導管を取り巻く腫瘍性筋上皮細胞が導管から離れるにつれ疎になる像が PA ではしばしば観察されるが，このような像は AdCC ではみられない．生検標本による cellular variant の PA との鑑別が問題となるが，GFAP の免疫染色が役立つ（PA は通常強い陽性を示す）．

基底細胞腺腫，基底細胞癌：とくに充実型の AdCC では基底細胞腺腫，基底細胞癌との鑑別診断が必要となる場合がある．基底細胞腺腫では AdCC と異なり浸潤性増殖や細胞の多形がみられない．基底細胞腺癌は浸潤性を示すが，細胞形態は基底細胞腺腫とよく類似しており，両者いずれにも AdCC で観察される角張った核や淡明な細胞質は通常みられない．また，基底細胞腺腫，基底細胞癌では胞巣周囲の柵状配列が鑑別点となる．

類基底扁平上皮癌（basaloid squamous cell carcinoma）：類基底扁平上皮癌も鑑別の対象に挙がる．類基底扁平上皮癌では基底細胞様の腫瘍細胞が充実胞巣や偽腺管構造を呈しながら増殖するが，扁平上皮癌の成分を含んでおり，AdCC との鑑別点となる．また，類基底扁平上皮癌では粘膜上皮に異形成や上皮内癌などの腫瘍性変化が認められる．

多型低悪性度腺癌（PLGA）：PLGA は篩状構造・管状構造を呈し，神経浸潤も認められる．発生部位も含めて AdCC との共通点が多いが，その生物学的悪性度は大いに異なるので，鑑別診断上，最も重要なものの一つと思われる．PLGA では立方〜円柱状，卵円形泡沫核と好酸性胞体を有し，AdCC における角張った濃染核や淡明な胞体はみられず，この細胞形態がまず AdCC と異なる．PLGA の導管構造は単層性である．また PLGA では血管や神経を中心とした同心円状構造を呈する像がみられるが，このような像は AdCC ではみられない．免疫染色では AdCC で陽性を示す α-SMA，calponin が PLGA では多く陰性であるので，有用である．

上皮筋上皮癌：上皮筋上皮癌は AdCC 同様，腫瘍細胞に上皮細胞と腫瘍性筋上皮細胞との 2 層性があるが，上皮筋上皮癌ではこの 2 層性がより明瞭である．また上皮筋上皮癌の筋上皮細胞は淡明豊富な胞体と円形核を有し，角張った核をもつ AdCC の筋上皮細胞と異なった形態を示す．さらに上皮筋上皮癌では篩状構造はあってもごく一部である．

6．発癌メカニズム

比較ゲノムハイブリダイゼーション（CGH）やアレイ CGH（aCGH）を用いた研究では，1p，5q，6q，9p，9q，12q，13q，14q，17p，Xp の欠失，8q，11q，16p，16q，19p，22q のコピー数増加が示されている．また 25 例の最近の研究では 6q23 の LOH が高頻度にあり，この異常と組織学的グレードとの間に関連があることが示された[9]．

AdCC では t(6;9)(q22-23;p23-24) による融合遺伝子 MYB-NFIB が報告されている[10]．6 番染色体上の MYB の DNA 結合・転写調節領域と，9 番染色体上の NFIB の末端部位とが融合し，腫瘍細胞において MYB の転写調節活性を上昇させると考えられている．MYB の発現レベルは一般的に正常組織と比較して AdCC では上昇しており，免疫染色では核が強陽性に染まる．MYB の転写活性亢進が AdCC 発生のいわゆるファーストヒットと考えられている[11]．

c-kit は AdCC で発現亢進がみられるが，c-kit 遺伝子の突然変異の頻度については結論が得られていない[12〜16]．

p53 の発現異常や突然変異は再発例に多く，p53 の遺伝子異常は AdCC の初期発生よりも再発により関わっていると考えられる[17]．

7．予後と予後推定因子

組織型，腫瘍発生部位，臨床病期，骨浸潤の有無，術後の遺残などが生存率に影響する．一般的に管状型，篩状型は，30％以上充実部分を含む充実型

より予後がよい傾向がある．充実型では非充実型と比較して早期から転移が生じ，生命予後も不良である[3]．神経浸潤の予後への影響は結論づけられていないが，神経浸潤が生命予後や再発率，転移率に関係するとする報告もみられる[18]．腫瘍サイズと臨床病期も重要な予後因子であり，腫瘍径が4cmを超える症例は予後不良とされている[19]．転移は，いうまでもなく予後不良因子であるが，リンパ節転移の頻度は高くない．血行性転移は25～55％にみられ，標的臓器は肺，骨，脳，肝であり，遠隔転移症例の5年生存率は20％である[1]．初発部位も予後に関係し，鼻腔・副鼻腔発生例は予後不良とされている[20]．

広範切除が治療の第一選択となる．現在のところ広範切除と術後放射線照射が標準的な治療戦略であるが，重量子線治療の対象疾患でもある．

〈駄阿　勉〉

文　献

1) El-Naggar AK, Huvos AG：Adenoid cystic carcinoma. in Barnes L, et al (eds)"World Health Organization Classification of Tumours, Pathology and Genetics of Head and Neck Tumours", IARC Press, Lyon, 2005, pp221-226
2) Eveson JW, Cawson RA：Salivary gland tumours. A review of 2410 cases with particular reference to histological types, site, age and sex distribution. J Pathol 146：51-58, 1985
3) Szanto PA, Luna MA, Tortoledo ME, et al：Histologic grading of adenoid cystic carcinoma of the salivary glands. Cancer 54：1062-1069, 1984
4) Azumi N, Battifora H：The cellular composition of adenoid cystic carcinoma. An immunohistochemical study. Cancer 60：1589-1598, 1987
5) Nagao T, Gaffey TA, Serizawa H, et al：Dedifferentiated adenoid cystic carcinoma：a clinicopathologic study of 6 cases. Mod Pathol 16：1265-1272, 2003
6) Emanuel P, Wang B, Wu M, et al：p63 Immunohistochemistry in the distinction of adenoid cystic carcinoma from basaloid squamous cell carcinoma. Mod Pathol 18：645-650, 2005
7) Mino M, Pilch BZ, Faquin WC：Expression of KIT (CD117) in neoplasms of the head and neck：an ancillary marker for adenoid cystic carcinoma. Mod Pathol 16：1224-1231, 2003
8) West RB, Kong C, Clarke N, et al：MYB expression and translocation in adenoid cystic carcinomas and other salivary gland tumors with clinicopathologic correlation. Am J Surg Pathol 35：92-99, 2011
9) Stallmach I, Zenklusen P, Komminoth P, et al：Loss of heterozygosity at chromosome 6q23-25 correlates with clinical and histologic parameters in salivary gland adenoid cystic carcinoma. Virchows Arch 440：77-84, 2002
10) Brill LB 2nd, Kanner WA, Fehr A, et al：Analysis of MYB expression and MYB-NFIB gene fusions in adenoid cystic carcinoma and other salivary neoplasms. Mod Pathol 24：1169-1176, 2011
11) Moskaluk CA：Adenoid cystic carcinoma：clinical and molecular features. Head Neck Pathol 7：17-22, 2013
12) Vila L, Liu H, Al-Quran SZ, et al：Identification of c-kit gene mutations in primary adenoid cystic carcinoma of the salivary gland. Mod Pathol 22：1296-1302, 2009
13) Jeng YM, Lin CY, Hsu HC：Expression of the c-kit protein is associated with certain subtypes of salivary gland carcinoma. Cancer Lett 154：107-111, 2000
14) Holst VA, Marshall CE, Moskaluk CA, et al：KIT protein expression and analysis of c-kit gene mutation in adenoid cystic carcinoma. Mod Pathol 12：956-960, 1999
15) Tetsu O, Phuchareon J, Chou A, et al：Mutations in the c-Kit gene disrupt mitogen-activated protein kinase signaling during tumor development in adenoid cystic carcinoma of the salivary glands. Neoplasia 12：708-717, 2010
16) Sung JY, Ahn HK, Kwon JE, et al：Reappraisal of KIT mutation in adenoid cystic carcinomas of the salivary gland. J Oral Pathol Med 41：415-423, 2012
17) Papadaki H, Finkelstein SD, Kounelis S, et al：The role of p53 mutation and protein expression in primary and recurrent adenoid cystic carcinoma. Hum Pathol 27：567-572, 1996
18) Vrielinck LJ, Ostyn F, van Damme B, et al：The significance of perineural spread in adenoid cystic carcinoma of the major and minor salivary glands. Int J Oral Maxillofac Surg 17：190-193, 1988
19) Hamper K, Lazar F, Dietel M, et al：Prognostic factors for adenoid cystic carcinoma of the head and neck：a retrospective evaluation of 96 cases. J Oral Pathol Med 19：101-107, 1990
20) Takagi D, Fukuda S, Furuta Y, et al：Clinical study of adenoid cystic carcinoma of the head and neck. Auris Nasus Larynx 28 (Suppl)：S99-102, 2001

第2部 組織型と診断の実際

1. 悪性腫瘍

(4) 多型低悪性度腺癌

polymorphous low-grade adenocarcinoma (PLGA)

1. 定義・概念

多型低悪性度腺癌（polymorphous low-grade adenocarcinoma；PLGA）は上皮性悪性腫瘍で，組織学的な増殖パターンの多様性と細胞学的な均一性を特徴とする[1]．ほとんどの症例は低悪性であるが，形質転換を示す侵襲性の強い症例も報告されている[2]．欧米では悪性小唾液腺腫瘍の20％前後を占め，粘表皮癌に次いで頻度の高い腫瘍型として報告されているが，本邦を含むアジアでは数％未満と少ない[3]．

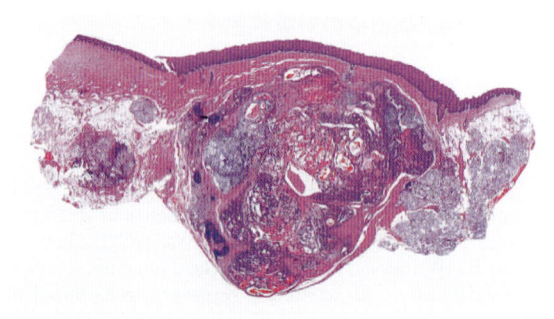

図1 多型低悪性度腺癌
腫瘍の境界は比較的明瞭である．

2. 臨床的事項

もっぱら口腔小唾液腺に発生し，大唾液腺例は少ない．約60％が口蓋に生じ，次いで頬粘膜（20％），上口唇（15％）に多い[4,5]．涙腺や鼻腔などの報告例もごく少数ある．性差は報告によって異なるが，一般に女性に約2倍多い．約70％の症例が50〜70歳に発生し，診断時の患者平均年齢は約55歳である[4,5]．

腫瘍は比較的緩徐に増殖する無痛性限局性小腫瘤として認められる．腫瘍の自覚から初診までの期間は平均約3年と長く，10年以上の経過を示すものもある．腫瘍の最大径は通常1〜3cmであるが，ときに数cmに及ぶものも報告されている[4,5]．腫瘍表面を覆う粘膜は正常であることが多いが，口腔内の腫瘍では機械的な刺激に伴う潰瘍形成を伴うこともある．腫瘍を覆う粘膜に粗造感がある場合はPLGAの可能性を示唆するという報告もある[6]．

3. 肉眼所見

腫瘍は弾性硬で，割面では黄白色の分葉状結節を示す．境界は比較的明瞭であるが，明らかな被膜はみられない．

4. 組織学的所見

PLGAの組織学的特徴は，①組織学的増殖パターンの多様性，②細胞学的な均一性，③周囲組織への浸潤性である．

肉眼像に一致して腫瘍の境界は比較的明瞭である（図1）が，明らかな被膜を欠き周囲組織への浸潤傾向を示す（図2）．口蓋では隣接する骨内への浸潤を示すこともある．

腫瘍組織は充実性，腺管状，篩状，導管状，索状，乳頭状，囊胞状配列など多様な組織パターンを示す（図3）．いわゆるsingle-file様配列がしばしば腫瘍辺縁部にみられる（図4）．これらの組織パター

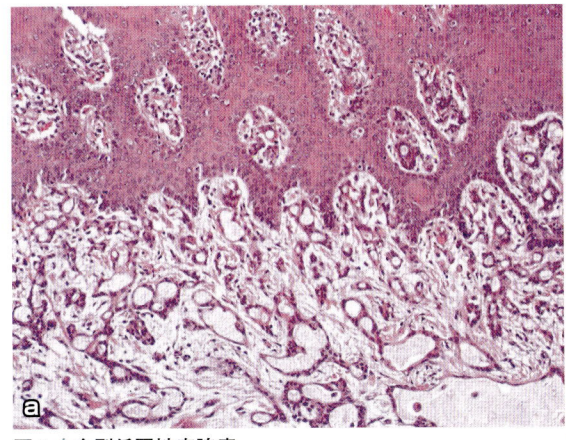

(4) 多型低悪性度腺癌 39

図2 | 多型低悪性度腺癌
腫瘍は明らかな被膜を欠き周囲組織への浸潤傾向を示す．
a：被覆粘膜上皮への浸潤，b：周囲脂肪組織への浸潤，c：神経周囲への浸潤．

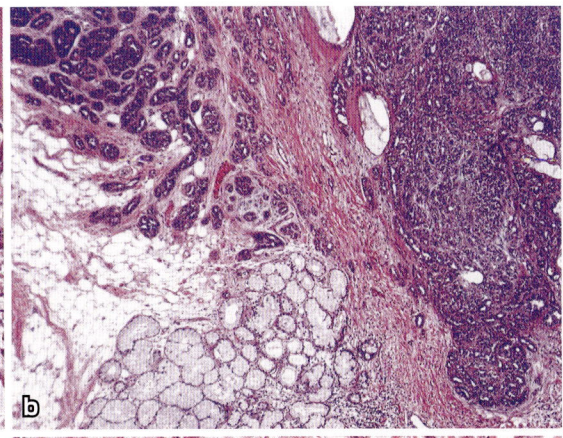

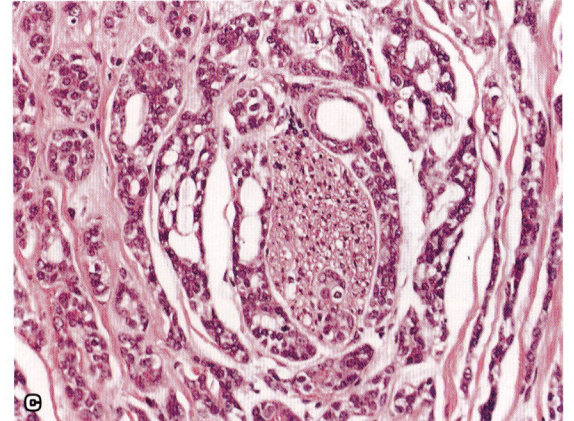

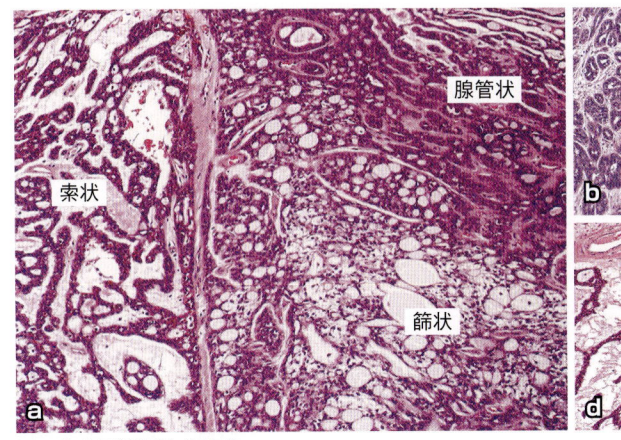

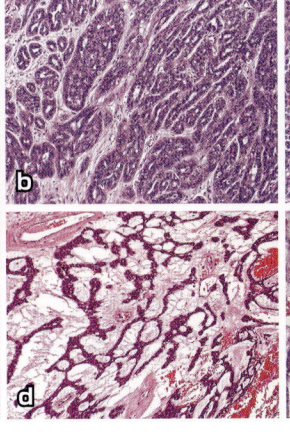

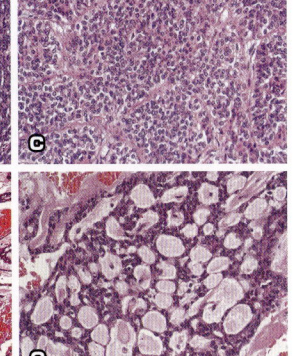

図3 | 多型低悪性度腺癌
腫瘍は多様な組織パターンを示す．a：同一腫瘍内に腺管状，索状，篩状，乳頭状の配列が観察される．多型低悪性度腺癌には腺管状（b），充実性（c），索状（d），篩状（e）など多様な組織パターンが観察される．

ンの割合は同一腫瘍の部位によって，あるいは症例によって異なる．しばしば神経周囲や血管周囲に浸潤し，神経や血管を中心に同心状配列（targetoid appearance）を示す．腺管状配列を示す部分では，立方形細胞よりなる単層性腺管がそのほとんどを占める（図5）．

腫瘍細胞は一般に立方〜円柱状の均一な小型〜中間大の細胞で，卵円形の明るい核と中等量の好酸性〜両染性細胞質を有する．腫瘍細胞の異型性は目立たず，核分裂像もまれで壊死巣の形成もない．こ

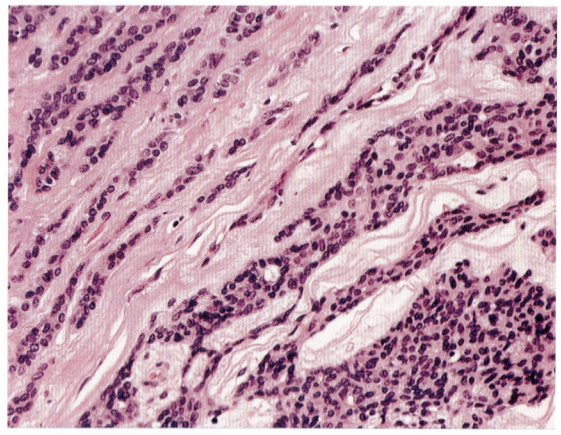

図4 | **多型低悪性度腺癌**
腫瘍辺縁部にはしばしばいわゆる single-file 様配列がみられる.

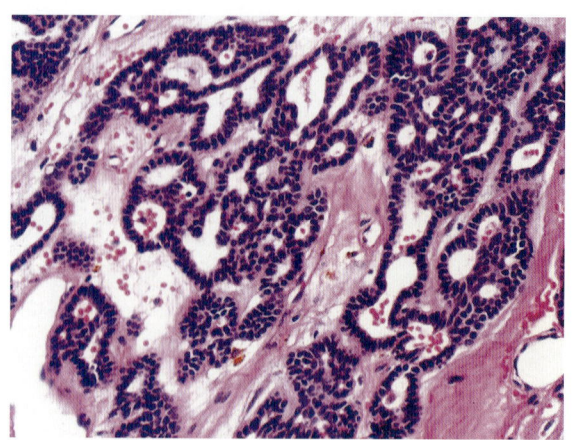

図5 | **多型低悪性度腺癌**
腺管状配列を示す部分はもっぱら単層性腺管からなる.

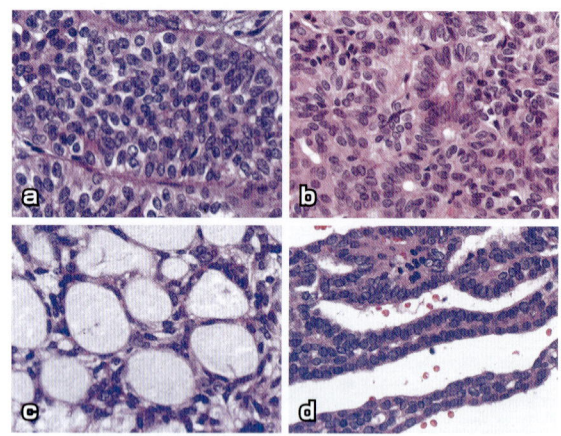

図6 | **多型低悪性度腺癌**
腫瘍は均一な小型〜中間大の細胞よりなる. 腫瘍細胞は卵円形の明るい核と中等量の好酸性〜両染性細胞質を有する. 腫瘍細胞の異型性は目立たない. 腫瘍細胞の均一さと bluntness は組織配列パターンにかかわらず共通している.

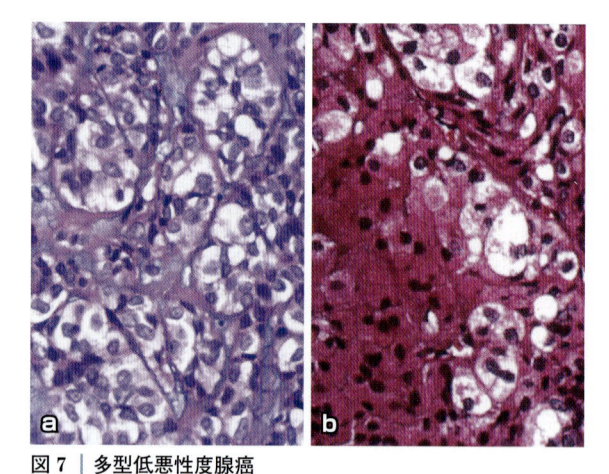

図7 | **多型低悪性度腺癌**
ところにより明細胞化(a)やオンコサイト化(b)が観察される.

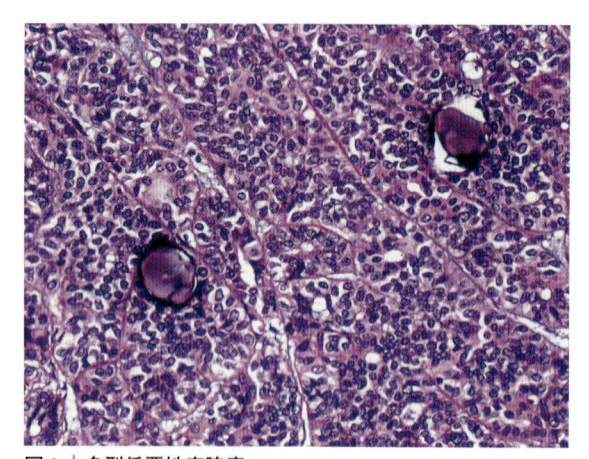

図8 | **多型低悪性度腺癌**
ときに腺腔内に小石灰化物がみられる.

のような腫瘍細胞の均一さと bluntness（おとなしさ）は，組織配列パターンにかかわらず共通している（**図6**）. ところにより明細胞化やオンコサイト化を示すこともある（**図7**）. ときに腺腔内に小石灰化物がみられる（**図8**）. 間質はしばしば線維化や硝子化を示し，粘液様基質に富むこともある（**図9**）.

　免疫組織化学所見：組織パターンや腺腔形成の有無にかかわらず，大多数の腫瘍細胞にサイトケラチン，ビメンチン，S-100蛋白のびまん性陽性反応が観察される（**図10**）. すなわち，PLGAでは一つの細胞に腺上皮と腫瘍性筋上皮マーカーの両方が発現されている. 同様に上皮膜抗原（EMA）も多くの細胞にびまん性の陽性反応がみられたとする報告もあるが，

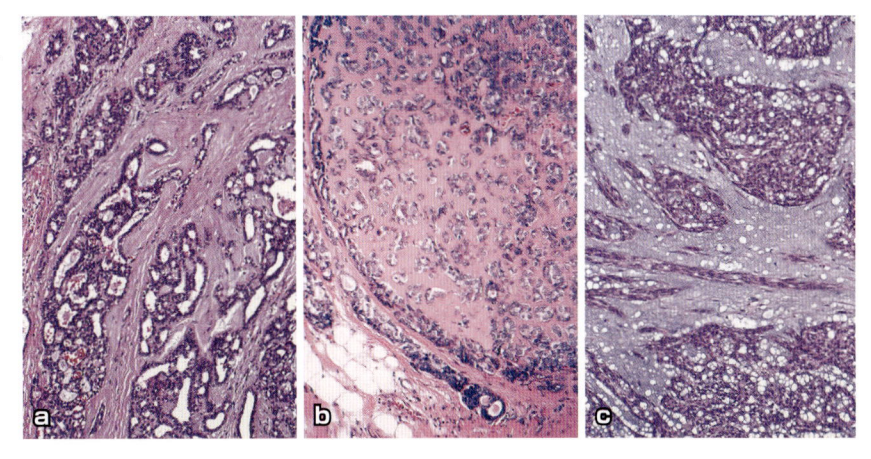

図9 | 多型低悪性度腺癌
間質はしばしば線維化(a)や硝子化(b)を示したり，粘液様基質に富む(c)．

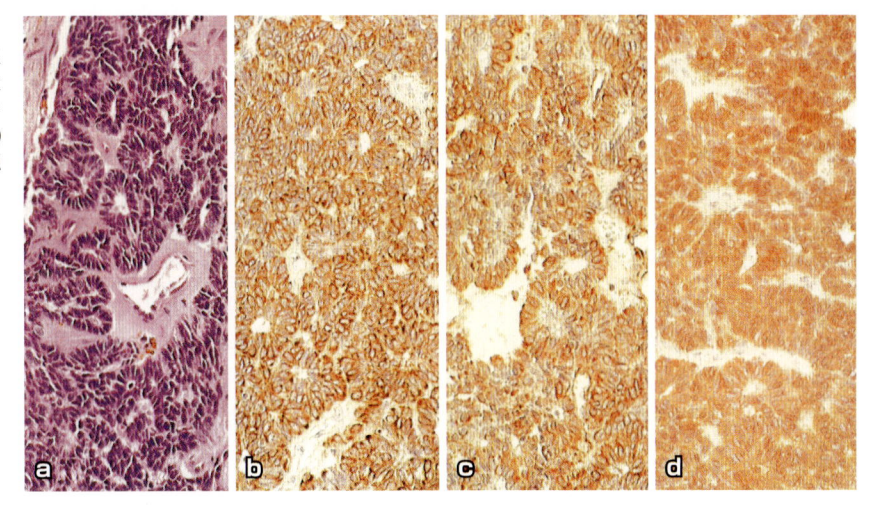

図10 | 多型低悪性度腺癌
a：HE染色．組織パターンや腺腔形成の有無にかかわらず，大多数の腫瘍細胞にサイトケラチン(b)，ビメンチン(c)，S-100蛋白(d)のびまん性陽性反応が観察される．

腺腔形成細胞の腺腔面にのみ陽性反応がみられる症例も多い．その他，癌胎児性抗原(CEA)，グリア線維性酸性蛋白(GFAP)[7]，Bcl-2[8]，galectin-3[9]などの陽性所見を示す症例も報告されている．

超微所見：導管上皮細胞と筋上皮の性格をもつ細胞が認められる．すなわち，腺腔形成細胞の腺腔面には多数のmicrovilliが観察され，明らかな腺性分化が観察される．一方，胞巣の外層細胞には基底側の細胞質内にmicrofilamentやmicropinocytotic vesicleがみられ，筋上皮性分化が確認できる．単層性腺管形成部ではこれら2種類の細胞に特徴的な超微所見がしばしば一つの細胞に共存している．腫瘍胞巣は基底板で囲まれ，細胞間には豊富な粘液様基質が貯留している．

5．鑑別診断

PLGAに特徴的な増殖パターンの多様性や構成細胞の均一性ならびに免疫染色性などから鑑別診断は比較的容易であるが，小さな生検標本による診断などでは腺様嚢胞癌や多形腺腫との鑑別が必要となることもある．

腺様嚢胞癌：周囲組織や神経周囲への浸潤性性格，篩状構造をはじめとする増殖パターン，細胞異型に乏しい点など，PLGAと多くの共通性がある．PLGAにみられる導管様構造はもっぱら単層性であり，腺様嚢胞癌に特有な上皮・筋上皮2層性の導管構造は少ない(図11)．篩状部でも腺様嚢胞癌では二相性分化が明らかで偽嚢胞間に真の腺腔が観察されるが，PLGAでは明らかでない(図12)．

個々の細胞の特徴を注意深く比較してみると，典型例では腺様嚢胞癌の核はPLGAのそれよりもhyperchromaticで角張っており，細胞質の染色性もPLGAに比べてかなり低く，しばしばclearになるなど，両腫瘍の構成細胞は細胞学的にかなり異なっている(図12)．また，PLGAでは大多数の細胞がサイ

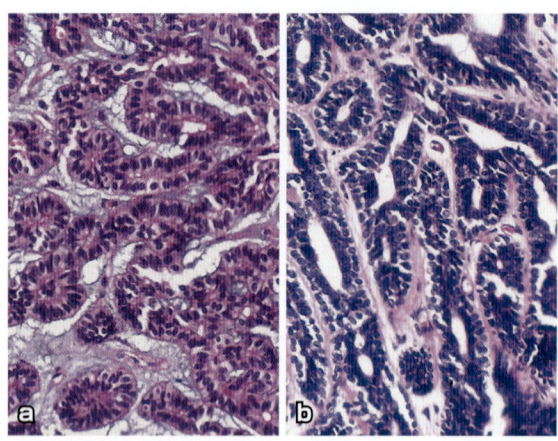

図11 | 多型低悪性度腺癌(a)と腺様嚢胞癌(b)の鑑別(腺管形成部)
多型低悪性度腺癌にみられる腺管はもっぱら単層性であるのに対し(a), 腺様嚢胞癌の腺管は上皮・筋上皮2層性である(b).

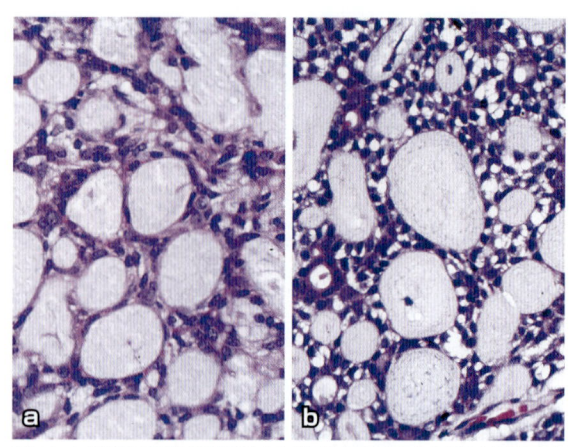

図12 | 多型低悪性度腺癌(a)と腺様嚢胞癌(b)の鑑別(篩状部)
腺様嚢胞癌では二相性分化が明らかで偽嚢胞間に真の腺腔が観察されるが(b), 多型低悪性度腺癌では明らかでない(a). また, 腺様嚢胞癌の核は多型低悪性度腺癌の核よりもhyperchromaticで角張っている. 細胞質の染色性も多型低悪性度腺癌に比べて低い.

トケラチン, ビメンチン, S-100蛋白にびまん性の陽性反応を示すのに対し, 腺様嚢胞癌では部分的な染色性しか示さず, とくにS-100蛋白は真の腺腔形成細胞にのみ陽性である(図13). すべてのPLGAではp63が陽性でp40が陰性であることが鑑別診断に用いることができるという報告[10]や, 腺様嚢胞癌にはc-kitが全例に染まるのに対してPLGAでは25%であることを鑑別に使えるという報告もある[11]. さらに細胞増殖活性の指標であるKi-67やPCNAの陽性率は両腫瘍で異なり, 腺様嚢胞癌では10%を超えるのに対しPLGAでは1〜2%と有意に低く, 鑑別診断に有用である[12,13](図14).

多形腺腫：多形腺腫のうち, いわゆる"mixed appearance"に乏しく細胞成分に富む症例や, 逆にPLGAで基質成分に富むものでは, ときにPLGAとの鑑別が問題となることがある. 多形腺腫, とりわけ口蓋に生じる多形腺腫にはしばしば被膜形成が認められないが, PLGAにみられるのと同等の明らかな浸潤像はない. また, 多形腺腫にみられる導管形成部では上皮-筋上皮2層性構造を示すのに対して, PLGAでは単層の腺管が主体を占める. また, 多形腺腫ではしばしばplasmacytoid cellが観察されるが, PLGAでは通常みられない.

乳頭状嚢腺癌：乳頭状配列の共通性から鑑別が必要となることもあるが, PLGAでは乳頭状増殖パターンを示す領域が部分的に存在するのみであるのに対し, 乳頭状嚢腺癌ではほとんど全域にわたって乳頭状ないし乳頭嚢胞状配列が観察される. 乳頭状嚢腺癌では構成細胞の異型性も一般に高度で, 細胞学的にもPLGAと異なる.

なお, PLGAを乳頭状ならびに非乳頭状亜型に大別し, 前者に相当するものを低悪性度乳頭状腺癌(low-grade papillary adenocarcinoma)として記載したものもあるが, 再発・転移率が高く, 遠隔転移, 腫瘍死もみられるなどの点でPLGAと異なり, 現在ではその多くが乳頭状嚢腺癌に相当すると考えられている[14].

舌の篩状腺癌(cribriform adenocarcinoma of the tongue)：1999年に初めて記載された新しい腫瘍型で, 約3/4の症例が舌, とりわけ舌根部に生じる[15]. 口蓋にも約10%の症例でみられる. 甲状腺の乳頭癌と類似した組織像を呈し, 糸球体様の乳頭嚢胞状配列(glomeruloid arrangement)や篩状, 小嚢胞状, 腺管状, 充実性など多様な増殖パターンを示し, 比較的均一で異型性の目立たない細胞からなる点でPLGAに似る. また, 遠隔転移はなく, 予後も良好であり, PLGAの一型とすべきか独立した腫瘍型とすべきかはいまだ確定的ではない. しかし, 初診時に約7割の症例で頸部リンパ節への転移病巣を示すことが報告されており, この点でPLGAと異なる.

6. 組織発生

免疫組織化学的染色性や超微所見から, PLGAは腺上皮, 筋上皮両性格を示す細胞からなり, 介在部導管由来が考えられる. PLGAにおける細胞遺伝学

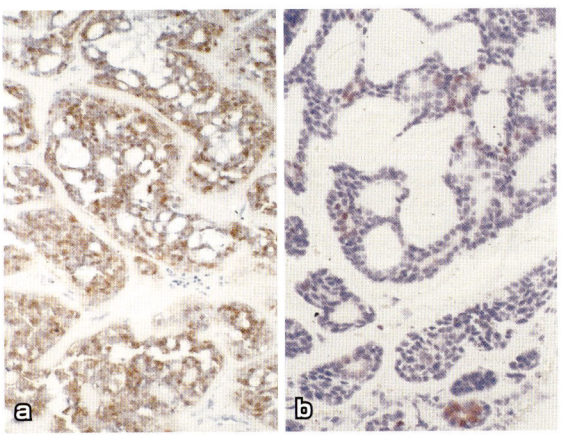

図13 | 多型低悪性度腺癌（a）と腺様嚢胞癌（b）の鑑別（S-100蛋白の免疫組織化学染色性）
多型低悪性度腺癌では大多数の細胞がS-100蛋白にびまん性の陽性反応を示すのに対し（a），腺様嚢胞癌では真の腺腔形成細胞を中心に一部の細胞のみに陽性である（b）．

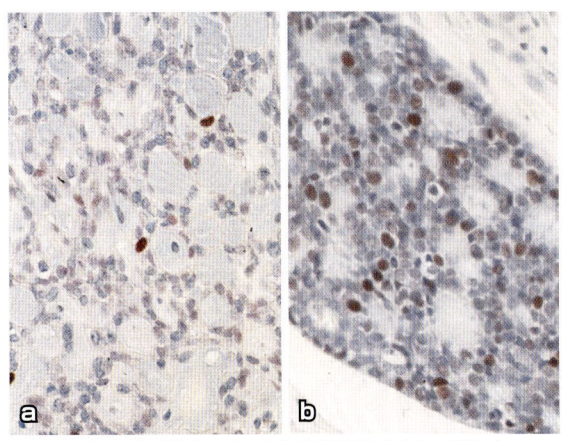

図14 | 多型低悪性度腺癌（a）と腺様嚢胞癌（b）の鑑別（PCNAの免疫組織化学染色性）
PCNAの陽性率は腺様嚢胞癌では10％を超えるのに対し（b），多型低悪性度腺癌では1〜2％である（a）．

的変化が12番染色体の長腕と短腕にしばしばみられる．また73％の症例でprotein kinase D1（*PRD1*）の変異があり，PLGAの診断予後マーカーとして有用であることが報告されている[16]．

（高田　隆）

文　献

1) Barnes EL, Eveson JW, Reichart P, et al (eds)：Tumours of the salivary glands. in "World Health Organization Classification of Tumours, Pathology and Genetics of Head and Neck Tumours", IARC Press, Lyon, 2005, pp209-281
2) Simpson R, Pereira M, Ribeiro A, et al：Polymorphous low-grade adenocarcinoma of the salivary glands with transformation to high-grade carcinoma. Histopathology 41：250-259, 2002
3) de Araujo VC, Passador-Santos F, Turssi C, et al：Polymorphous low-grade adenocarcinoma：an analysis of epidemiological studies and hints for pathologists. Diagn Pathol 8：6, 2013
4) Evans HL, Luna MA：Polymorphous low-grade adenocarcinoma：a study of 40 cases with long-term follow up and an evaluation of the importance of papillary areas. Am J Surg Pathol 24：1319-1328, 2000
5) Castle JT, Thompson LD, Frommelt RA, et al：Polymorphous low grade adenocarcinoma：a clinicopathologic study of 164 cases. Cancer 86：207-219, 1999
6) Chi AC, Neville BW：Surface papillary epithelial hyperplasia (rough mucosa) is a helpful clue for identification of polymorphous low-grade adenocarcinoma. Head Neck Pathol 2014 Oct 17 [Epub ahead of print]
7) Anderson C, Krutchkoff D, Pedersen C, et al：Polymorphous low grade adenocarcinoma of minor salivary gland：a clinicopathologic and comparative immunohistochemical study. Mod Pathol 3：76-82, 1990
8) Perez-Ordonez B, Linkov I, Huvos AG：Polymorphous low-grade adenocarcinoma of minor salivary glands：a study of 17 cases with emphasis on cell differentiation. Histopathology 32：521-529, 1998
9) Ferrazzo KL, Alves SM Jr, Santos E, et al：Galectin-3 immunoprofile in adenoid cystic carcinoma and polymorphous low-grade adenocarcinoma of salivary glands. Oral Oncol 43：580-585, 2007
10) Rooper L, Sharma R, Bishop JA：Polymorphous low grade adenocarcinoma has a consistent p63＋/p40－immunophenotype that helps distinguish it from adenoid cystic carcinoma and cellular pleomorphic adenoma. Head Neck Pathol 2014 Jun 27 [Epub ahead print]
11) El-Nagdy S, Salama NM, Mourad MI：Immunohistochemical clue for the histological overlap of salivary adenoid cystic carcinoma and polymorphous low-grade adenocarcinoma. Interv Med Appl Sci 5：131-139, 2013
12) Skálová A, Simpson RH, Lehtonen H, et al：Assessment of proliferative activity using the MIB1 antibody help to distinguish polymorphous low grade adenocarcinoma from adenoid cystic carcinoma of salivary glands. Pathol Res Pract 193：695-703, 1997
13) Saghravanian N, Mohtasham N, Jafarzadeh H：Comparison of immunohistochemical markers between adenoid cystic carcinoma and polymorphous low-grade adenocarcinoma. J Oral Sci 51：509-514, 2009
14) Hunter JB, Smith RV, Brandwein-Gensler M：Low-grade papillary adenocarcinoma of the palate：the significance of distinguishing it from polymorphous low-grade adenocarcinoma. Head Neck Pathol 2：316-323, 2008
15) Michal M, Skálová A, Simpson RH, et al：Cribriform adenocarcinoma of the tongue：a hitherto unrecognized type of adenocarcinoma characteristically occurring in the tongue. Histopathology 35：495-501, 1999
16) Weinreb I, Piscuoglio S, Martelotto LG, et al：Hotspot activating PRKD1 somatic mutations in polymorphous low-grade adenocarcinomas of the salivary glands. Nat Genet 46：1166-1169, 2014

第2部　組織型と診断の実際

1．悪性腫瘍

(5) 上皮筋上皮癌

epithelial-myoepithelial carcinoma

1．定義・概念

　腺腔形成を示す導管上皮様の腫瘍細胞とその外層を取り囲む腫瘍性筋上皮細胞からなる二相性パターンを示す悪性腫瘍である．二相性を示すその他の唾液腺腫瘍と比較し，大型で淡明な細胞質を有する筋上皮細胞が特徴的である．1972年にDonathらにより上皮筋上皮癌（epithelial-myoepithelial carcinoma；EMC）という名称が提唱されたが，それ以前より，adenomyoepithelioma，clear cell adenoma，glycogen-rich adenoma/adenocarcinoma，clear cell carcinoma，salivary duct carcinomaなどのさまざまな名称で報告されていた[1]．前三者の名称に示されるように，良性腫瘍の範疇に含まれていた経緯もあるが，その後の症例の蓄積により，再発や転移をきたすことが明らかにされ，現在では低悪性度の癌として捉えられている．

2．臨床的事項

　全唾液腺腫瘍の1％程度を占めるまれな腫瘍である[2]．AFIP（Armed Forces Institute Pathology）アトラスによると，全唾液腺腫瘍の1％，唾液腺悪性腫瘍の2％を占める[3]．50～60歳代に好発する．女性に多い（2倍程度）とする報告と，性差はないとする報告がある．6～7割の症例は耳下腺に発生し，顎下腺，口蓋，頬粘膜などにも生じる．東京大学医学部附属病院で2000～2013年の間に上皮筋上皮癌と診断された症例は7例（男女比4：3，年齢57～87歳，耳下腺6例，軟口蓋1例）であり，全唾液腺腫瘍（487例）の1.4％，唾液腺癌（138例）の5.1％を占める．

　臨床的には，数ヵ月～数年にわたって緩徐に発育する無痛性の腫瘤として自覚されることが多い．疼痛，顔面神経麻痺，急速増大を示す症例は高悪性度成分（脱分化成分）を伴っている可能性がある．

　外科手術により完全に摘出された症例での予後は比較的良好であり，疾患特異的生存率は5年で94％，10年で82％との報告がある[4]．3割程度に再発がみられるが，局所再発のほか，リンパ節転移（20％程度），肺，腎臓，脳，骨などへの遠隔転移（2～35％）をきたす場合もある．予後不良因子としては，切除断端陽性，脈管侵襲，壊死，筋上皮成分の多形性，高増殖能，脱分化成分の併存，aneuploidyなどが報告されている[4,5]．腫瘍による死亡率は10％未満である[2]．

3．肉眼所見

　2～3cmほどの大きさのものが多く，ときに10cmを超えるものもある．比較的境界明瞭な腫瘤を形成し，辺縁は分葉状を呈する．線維性被膜を欠くことが多いが，部分的にみられることもある．割面は白色，灰白色，黄白色充実性であり，ときに出血，壊死，囊胞状の変化を伴う（図1）．

4．組織学的所見

　分葉状あるいは多結節状を呈し，ときに囊胞状の変化を示す（図2）．充実性，管状あるいは乳頭状の

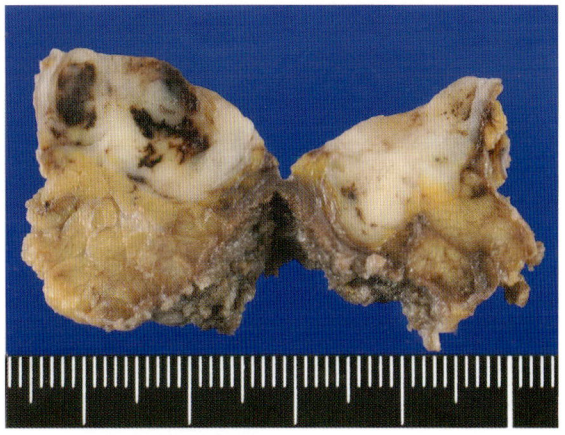

図1 │ 上皮筋上皮癌の肉眼像
白色充実性で辺縁分葉状を呈する．比較的境界明瞭であるが，被膜は明らかではない．

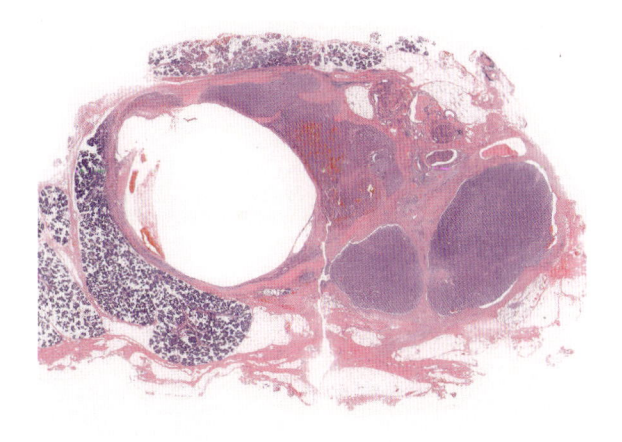

図2 │ 上皮筋上皮癌のルーペ像
充実性の部分と嚢胞性変化を伴う部分がみられる．部分的に線維性被膜を有する．

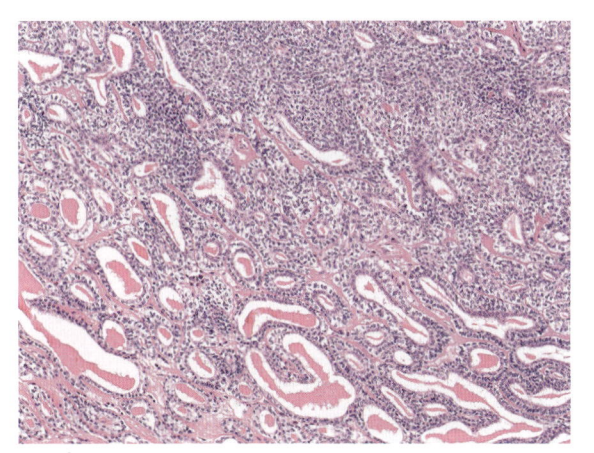

図3 │ 上皮筋上皮癌
2層性を示す腺管の密な増殖と充実性増殖を示す部分が移行的に認められる．

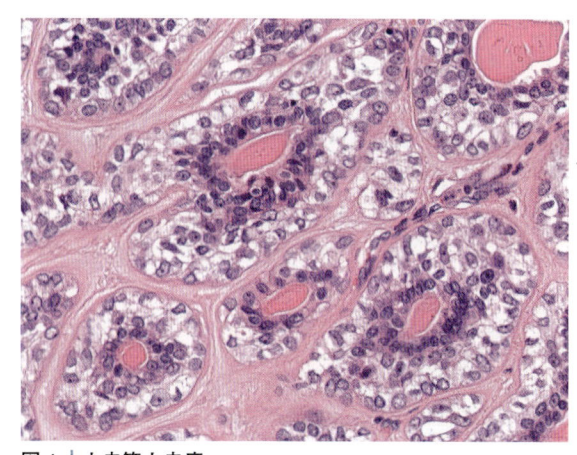

図4 │ 上皮筋上皮癌
導管上皮様細胞からなる腺腔形成とその外層を取り巻く筋上皮細胞（clear myoepithelial cell）からなる2層性腺管．

成分が混在してみられる（**図3**）．導管上皮様細胞と筋上皮細胞からなる2層性の腺管形成を特徴とする（**図4**）．腺腔を形成する導管上皮様細胞は類円形の核と好酸性細胞質を有する立方〜円柱状の細胞であり，その周囲を取り囲むように大型，多角形の筋上皮細胞の増殖がみられる．上皮筋上皮癌にみられる筋上皮細胞は淡明な細胞質を有しており（clear myo-epithelial cell），ジアスターゼにより消化されるPAS陽性顆粒（グリコーゲン）を豊富に含む．導管上皮様細胞に比べて核はやや大きく，軽度の大小不同を示す．筋上皮細胞はときに紡錘形となり，細胞境界が不明瞭となる（**図5**）．扁平上皮化生や脂腺への分化（後述する）を示すこともある（**図6**）．導管上皮様細胞と筋上皮細胞の割合は同一腫瘍内あるいは症例間においてもさまざまであり，2層性の明瞭な腺管が

密に増殖する例や，筋上皮細胞の充実性増殖が主体であり，導管上皮様細胞による腺腔形成が見出しがたい例なども経験される（**図7**）．これらの2層性の腺管や充実性胞巣はしばしばPAS陽性の基底膜様の線維性隔壁により明瞭に区画される（**図8**）．また，間質に豊富な硝子様の基底膜様物質の産生を伴うこともある（**図9**）．乳頭状の増殖を示す症例においても上皮の2層性は保持されており，表層に導管上皮様細胞，基底側に筋上皮細胞が配列する（**図10**）．

導管上皮様細胞および筋上皮細胞のいずれにおいても細胞異型は軽度なことが多い．核分裂像は0〜2個/10HPF程度であり，主に筋上皮細胞にみられる．まれに8〜10個/10HPF程度までの増加を示す例もある．

腫瘍の辺縁部では周囲組織に対し浸潤性あるいは

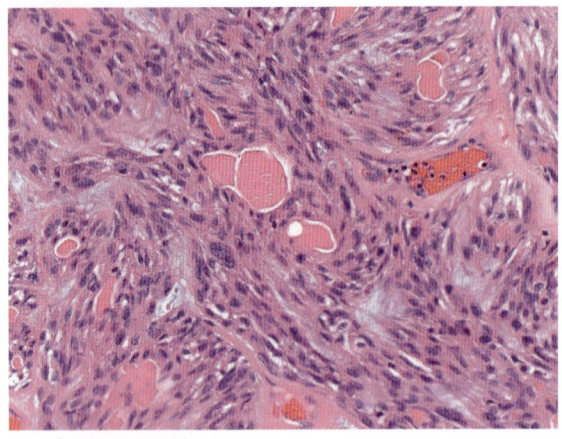

図5 | 上皮筋上皮癌
紡錘形の形態を示す筋上皮細胞．胞巣内には導管上皮様細胞による腺腔形成がみられ，内腔に好酸性の分泌物を容れる．

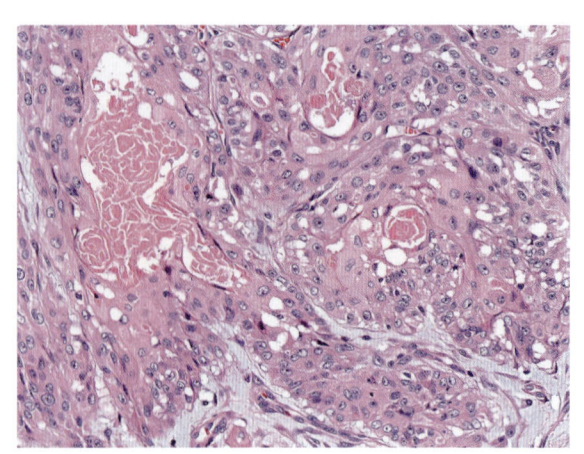

図6 | 上皮筋上皮癌
扁平上皮への分化を示す症例．

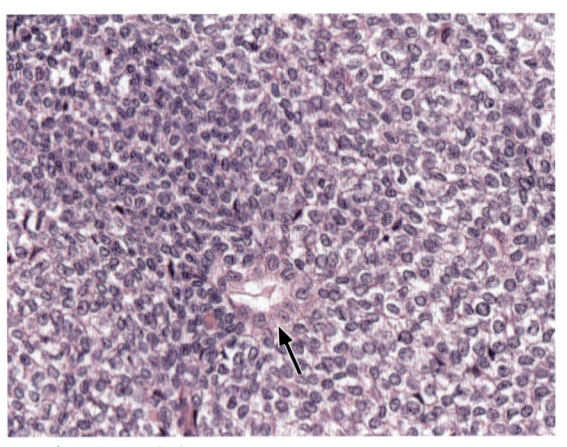

図7 | 上皮筋上皮癌
淡明な細胞質を有する筋上皮細胞の充実性増殖．ごくわずかに導管上皮様細胞による腺腔形成（矢印）がみられる．

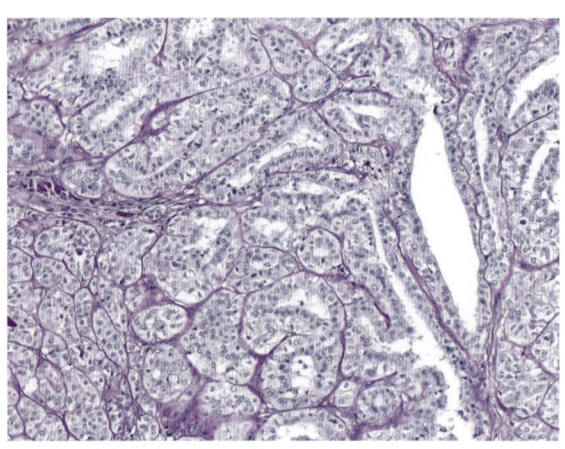

図8 | 上皮筋上皮癌（PAS染色）
2層性腺管を取り囲む基底膜様構造．

圧排性の増殖を示す．腫瘍内に壊死を伴うこともある（18％）．脈管侵襲（11％）および神経周囲浸潤（34％）も認められる．

上記の特徴はほぼすべての症例に共通して認められる所見であるが，近年，以下のような複数の組織亜型が提唱されている[4,6~8]．

oncocytic EMC：腫瘍の50％以上にオンコサイト（好酸性，微細顆粒状の細胞質を有し，ミトコンドリアに富む）様変化が認められるものと定義される[6]．上皮筋上皮癌の8％程度を占める．典型的な上皮筋上皮癌の2層性の腺管よりはやや大型の腺管を形成し，しばしば乳頭状増殖を示す．腺腔内に石灰化を伴う（**図11**）．次に挙げるsebaceous EMCと併存しているものも多く，oncocytic-sebaceous EMCと呼ばれることもある．

sebaceous EMC：少なくとも腫瘍の10％以上に脂腺への分化を示す成分がみられるものと定義され，上皮筋上皮癌の14％程度に認められる[8]．典型的な上皮筋上皮癌の成分と混在して，脂腺細胞が胞巣状に認められる．脂腺細胞は淡明な泡沫状の細胞質を有するもの，小型の脂肪滴が充満したもの，大型の脂肪滴により核が偏在したものなどの種々の形態を示す（**図12**）．

apocrine EMC：導管上皮様細胞にアポクリン細胞の特徴（豊富な好酸性顆粒状細胞質を有し，apical snoutsや断頭分泌を示す）が認められ，かつandrogen receptor（AR）が陽性となるものと定義される[6]．乳頭状の増殖はあまりみられないが，篩状あるいはRoman bridge様の増殖を示すことがある．

double clear EMC：筋上皮細胞だけではなく，導

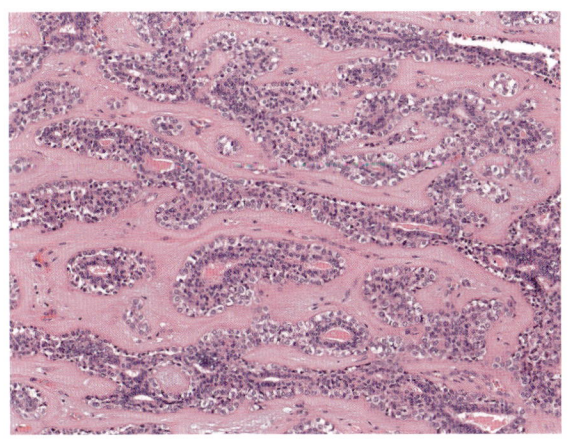

図 9 | 上皮筋上皮癌
間質に豊富な基底膜様物質を伴う症例．基底細胞腺腫との鑑別を要する．

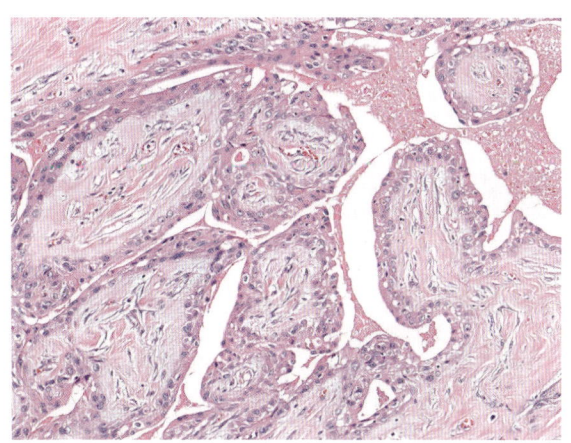

図 10 | 上皮筋上皮癌
乳頭状増殖を示す成分．上皮の2層性は保持されている．

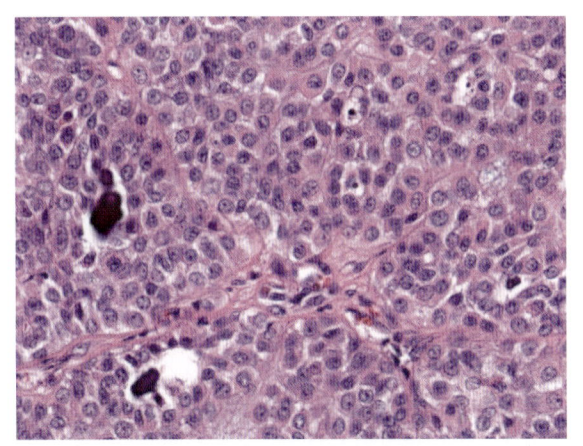

図 11 | oncocytic epithelial-myoepithelial carcinoma
好酸性の強い細胞質を有する細胞が主体である．石灰化を伴う．

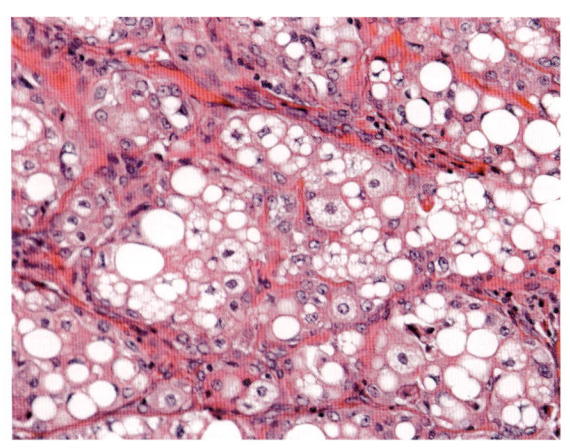

図 12 | sebaceous epithelial-myoepithelial carcinoma
泡沫状の細胞質を有するもの，大小の脂肪滴を含むものが混じる．

管上皮様細胞も淡明細胞の形態を示す[4]．通常の上皮筋上皮癌に比べ，導管上皮様成分の割合が多く，大型の腺管を形成する傾向にある．

　EMC with high grade transformation：通常の上皮筋上皮癌の成分とともに高悪性度の成分を伴うものであり，従来から脱分化を示す上皮筋上皮癌（dedifferentiated EMC）と呼ばれてきた症例や，高度の多形性を示す症例（EMC with anaplasia）などが含まれる[9〜11]．通常の上皮筋上皮癌よりも10歳ほど高齢者に生じ（平均72歳），予後不良である[10]．高悪性度成分は低分化な腺癌あるいは未分化癌の像のほか，紡錘形，淡明細胞，形質細胞様など筋上皮への分化を示すもの，扁平上皮への分化を伴うものもある．腫瘍細胞には高度の多形性がみられ，広範な壊死，核分裂像やKi-67 indexの増加が認められる．

　多形腺腫由来EMC：多形腺腫由来癌における癌の成分として，まれに上皮筋上皮癌が認められることがある．

5．免疫組織化学的特徴

　導管上皮様細胞および筋上皮細胞はいずれも上皮由来であり，CK（AE1/AE3，CAM5.2）に陽性となる．しかし，導管上皮様細胞が強く陽性となるのに対し，筋上皮細胞は染色性が弱く，部分的である（図13）．この染色性の違いにより，HE染色では判別しがたい腺腔構造がより明瞭となる．導管上皮様細胞はEMAやCEAにも陽性を示す．

　筋上皮細胞には種々の筋上皮マーカーが陽性となる．とくにp63は感度が高く，腫瘍性筋上皮細胞の

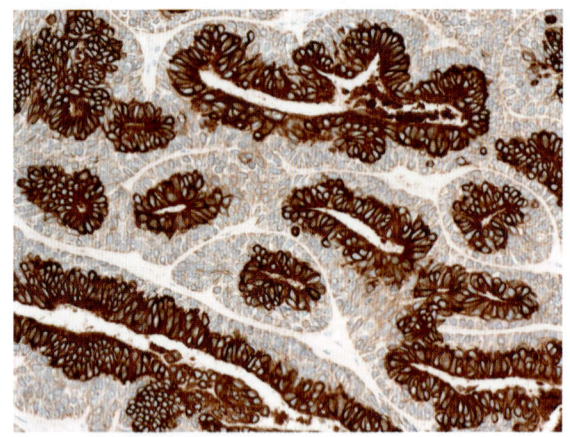

図13 上皮筋上皮癌（AE1/AE3免疫染色）
導管上皮様細胞が強く陽性を示すのに対し，筋上皮細胞の染色性は弱い．

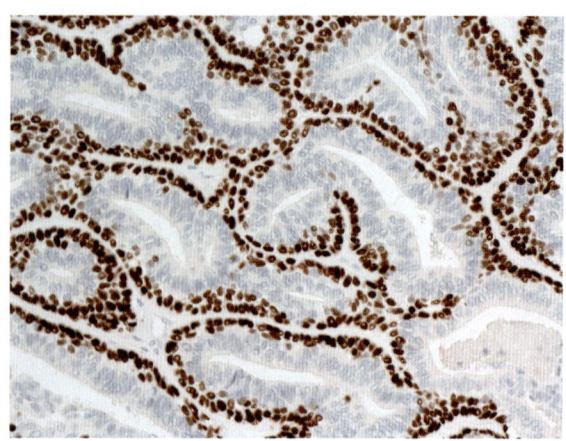

図14 上皮筋上皮癌（p63免疫染色）
筋上皮細胞に高感度に陽性となる．

ほとんどに陽性となる（図14）．筋上皮への分化を示すには少なくとも1つ以上の平滑筋特異的マーカー（α-SMA，calponin，muscle-specific actin）が陽性となることが必須である．典型的な2層性の腺管を形成している場合は，平滑筋マーカーの陽性像が明らかなことが多い．筋上皮細胞の充実性増殖が主体の症例では，びまん性に陽性になる場合とごく一部に限られる場合など，症例によりさまざまである．その他の筋上皮マーカーであるGFAPやS-100も陽性となるが，前者は感度が低く，後者は筋上皮細胞のみならず導管上皮様細胞にも陽性を示すことがあるため特異性が低い．

oncocytic EMCは抗ミトコンドリア抗体で陽性となる．sebaceous EMCでは脂肪関連蛋白であるadipophilinやperilipinが陽性となり，EMA染色で特徴的な泡状の陽性像を示す[8]．sebaceous EMCではAR陰性であるが，apocrine EMCでは陽性となる．またapocrine EMCではGCDFP15も陽性を示す[6]．

6．細胞診所見

筋上皮細胞は大型で淡明な細胞質を有し，シート状，球状の集塊あるいは孤立性に認められる（図15）．しばしば裸核状を呈する．導管上皮様細胞は小～中型でN/C比が高く，平面的なシート状集塊や小型の腺腔を形成する[12,13]．このような上皮の二相性が確認できる場合は診断可能であるが，実際は穿刺吸引細胞診のみでの組織型の確定は困難なことが多い[14]．硝子様基質あるいは硝子球を伴う場合は，腺様囊胞癌や多形腺腫との鑑別が問題となる．

7．鑑別診断

上皮筋上皮癌と鑑別が問題となる腫瘍には，上皮の二相性を示す腫瘍と淡明細胞が主体となる腫瘍が挙げられる．

多形腺腫：部分的に上皮筋上皮癌ときわめて類似した像を呈することがあり，小さな生検材料では鑑別に苦慮する．上皮筋上皮癌における筋上皮成分が主に淡明な筋上皮系細胞からなるのに対し，多形腺腫では筋上皮細胞の形態はより多彩で，間質に移行するように増殖するパターンが特徴的である．また，軟骨などの間葉系成分は上皮筋上皮癌にはみられない．良悪の鑑別には浸潤の有無が最も重要である．

基底細胞腺腫/腺癌：基底膜に囲まれた2層性の腺管を形成し，しばしば豊富な基底膜様（硝子様）基質を伴う点で上皮筋上皮癌と共通しているが，基底細胞腺腫/腺癌はN/C比の高い基底細胞様細胞からなる点が異なる．また基底細胞腺腫では間質にS-100陽性の線維芽細胞様細胞の増生を伴うことがあるが，上皮筋上皮癌にはみられない．

腺様囊胞癌：上皮筋上皮癌ではごくまれに篩状構造を示すことがあるが，特徴的な偽腺腔を形成する篩状構造が広範に認められる場合は腺様囊胞癌を考える．限られた生検材料で，2層性の管状成分が優勢な場合は両者の鑑別は難しい．腺様囊胞癌にみられる筋上皮細胞はより小型でクロマチンに富んだ角ばった核を有しており，鑑別に有用である．

筋上皮癌：筋上皮成分が優勢な場合，筋上皮癌との鑑別が問題となる．HE像で導管上皮様細胞による腺腔形成が不明瞭な場合は，CKやEMAの免疫

染色を用いることで腺管構造を確認できる．

粘表皮癌：扁平上皮への分化，淡明細胞の出現という点では粘表皮癌も鑑別に挙がるが，粘液細胞の有無や免疫染色による上皮の二相性（腫瘍性筋上皮成分の有無）の確認が鑑別に有用である．ただし，粘表皮癌ではp63が扁平上皮細胞や中間細胞に陽性となるため，鑑別には平滑筋特異的マーカーの発現を確認する必要がある．

明細胞癌：小唾液腺に生じる低悪性度の腫瘍であり，細胞質内グリコーゲンに富む淡明細胞の増殖からなる．上皮筋上皮癌の淡明細胞が筋上皮へ分化した細胞であるのに対し，明細胞癌の細胞には筋上皮マーカーは陰性である．

オンコサイト癌，唾液腺導管癌，脂腺癌：oncocytic EMCあるいはsebaceous EMCに相当する症例では，それぞれオンコサイト癌や唾液腺導管癌，あるいは脂腺癌との鑑別が問題となるが，いずれの場合においても上皮の二相性が重要な鑑別点となる．また，唾液腺導管癌や脂腺癌においては細胞異型が高度であることが多く，臨床的にも悪性度が高いなどの点からも区別される．

8．遺伝子異常

上皮筋上皮癌の腫瘍発生に関連する遺伝子異常についての検討は少なく，特異的な転座や融合遺伝子などは発見されていない．最近の報告では，上皮筋上皮癌15例のうち4例にHRAS遺伝子のexon 3（codon 61）に変異が認められた[15]．この変異は高悪性度成分を伴う症例や多形腺腫由来の上皮筋上皮癌にはみられず，臨床的な悪性度との関連は現段階では明らかではない．

（牛久　綾）

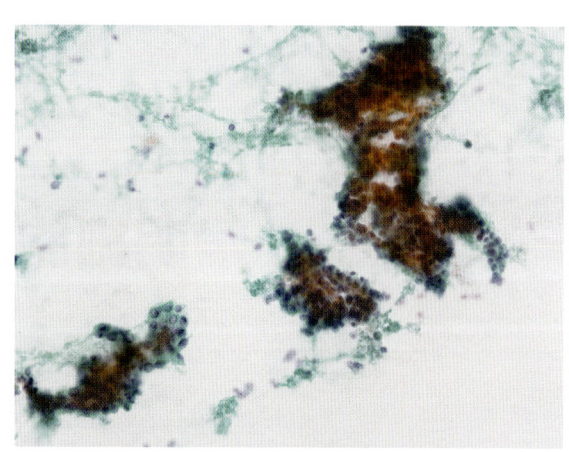

図15｜上皮筋上皮癌（穿刺吸引細胞診）
腺腔様の構造がうかがわれる細胞集塊と裸核細胞．

文　献

1) Donath K, Seifert G, Schmitz R : Diagnosis and ultrastructure of the tubular carcinoma of salivary gland ducts. Epithelial-myoepithelial carcinoma of the intercalated ducts. Virchows Arch A Pathol Pathol Anat 356 : 16-31, 1972
2) Barnes L, Eveson JW, Reichart P, et al (eds) : World Health Organization Classification of Tumours, Pathology and Genetics of Head and Neck Tumours, IARC Press, Lyon, 2005
3) Ellis GL, Auclair PL : Tumors of the Salivary Glands (AFIP Atlas of Tumor Pathology), 4th Series, ARP Press, Silver Spring, 2008
4) Seethala RR, Barnes EL, Hunt JL : Epithelial-myoepithelial carcinoma : a review of the clinicopathologic spectrum and immunophenotypic characteristics in 61 tumors of the salivary glands and upper aerodigestive tract. Am J Surg Pathol 31 : 44-57, 2007
5) Fonseca I, Soares J : Epithelial-myoepithelial carcinoma of the salivary glands. A study of 22 cases. Virchows Arch A Pathol Anat Histopathol 422 : 389-396, 1993
6) Seethala RR, Richmond JA, Hoschar AP, et al : New variants of epithelial-myoepithelial carcinoma : oncocytic-sebaceous and apocrine. Arch Pathol Lab Med 133 : 950-959, 2009
7) Seethala RR : Oncocytic and apocrine epithelial myoepithelial carcinoma : novel variants of a challenging tumor. Head Neck Pathol 7 (Suppl 1) : S77-84, 2013
8) Shinozaki A, Nagao T, Endo H, et al : Sebaceous epithelial-myoepithelial carcinoma of the salivary gland : clinicopathological and immunohistochemical analysis of 6 cases of a new histologic variant. Am J Surg Pathol 32 : 913-923, 2008
9) Nagao T : "Dedifferentiation" and high-grade transformation in salivary gland carcinomas. Head Neck Pathol 7 (Suppl 1) : S37-47, 2013
10) Roy P, Bullock MJ, Perez-Ordonez B, et al : Epithelial-myoepithelial carcinoma with high grade transformation. Am J Surg Pathol 34 : 1258-1265, 2010
11) Yang S, Chen X : Epithelial-myoepithelial carcinoma with high grade transformation. Int J Oral Maxillofac Surg 41 : 810-813, 2011
12) Arora VK, Misra K, Bhatia A : Cytomorphologic features of the rare epithelial-myoepithelial carcinoma of the salivary gland. Acta Cytol 34 : 239-242, 1990
13) Carrillo R, Poblet E, Rocamora A, et al : Epithelial-myoepithelial carcinoma of the salivary gland. Fine needle aspiration cytologic findings. Acta Cytol 34 : 243-247, 1990
14) Chen L, Ray N, He H, et al : Cytopathologic analysis of stroma-poor salivary gland epithelial/myoepithelial neoplasms on fine needle aspiration. Acta Cytol 56 : 25-33, 2011
15) Chiosea SI, Miller M, Seethala RR : HRAS mutations in epithelial-myoepithelial carcinoma. Head Neck Pathol 8 : 146-150, 2014

第2部　組織型と診断の実際

1．悪性腫瘍

(6) 明細胞癌 NOS

clear cell carcinoma, not otherwise specified（NOS）

1．定義・概念

　淡明な胞体を有する単一な腫瘍細胞の増殖よりなる低悪性の癌腫である[1]．AFIP Atlas 第4版（2008）では明細胞腺癌（clear cell adenocarcinoma）の名称で記載されており[2]，富グリコーゲン腺癌（glycogen-rich adenocarcinoma）[3]，硝子化明細胞癌（hyalinizing clear cell carcinoma）[4]や明細胞癌（clear cell carcinoma）[5]として報告された腫瘍も明細胞癌 NOS に含まれる．
　唾液腺腫瘍では，明細胞癌 NOS 以外にも上皮筋上皮癌がグリコーゲン顆粒を蓄積した明細胞を特徴的な構成細胞とする．また，粘表皮癌，腺房細胞癌，筋上皮腫/筋上皮癌などさまざまな腫瘍型にも明細胞が出現し，明細胞が増殖の主体である場合にはそれぞれの腫瘍型の明細胞型（clear cell variant）とされる．明細胞癌 NOS は，それらの腫瘍型に特異的な組織像を示さない腫瘍と定義されている[1]．

2．臨床的事項 [1,2,6,7]

　発生頻度は低く，AFIP のデータによれば全唾液腺腫瘍の 1.2％，悪性唾液腺腫瘍の 2.4％である．
　50歳以上の中高年に多く，小児にはごくまれで，男女差はないとするものと女性に多いという報告がある．小唾液腺に好発し，口蓋例が最も多く，舌，口唇，頰粘膜，口底や臼後部などにも発生する．大唾液腺発生例はごく少数であるが，耳下腺に多い．
　緩徐な増大を示す無痛性腫瘤として自覚される．浸潤性に増殖し，表面を覆う粘膜上皮の潰瘍，下在の骨表面の吸収や周囲組織との癒着を生じることもある．大きさは 3cm 以下のものが多い．
　低悪性で，外科的切除により予後は良好である．再発（16％）やまれに頸部リンパ節，肺などへの転移（3.7％）が生じる．なお，少数ではあるが aggressive な経過をたどる variant が報告されている．

3．肉眼所見

　境界不明瞭な灰白色充実性腫瘍で，出血や壊死は認めない．間質の硝子化が強い場合には瘢痕様を呈する．

4．組織学的所見

　腫瘍細胞はシート状，索状，島状の充実性胞巣を形成して増殖する（図1）．多くは口腔粘膜下に位置し，被膜を欠く．周囲との境界は不明瞭で，唾液腺や筋肉，脂肪などの軟組織に浸潤性に増殖し（図2），神経周囲浸潤も観察される．表面を覆う粘膜上皮の反応性増生（偽上皮腫様過形成）を伴うことがあり，腫瘍胞巣と連続する（図3）と扁平上皮癌との鑑別が必要となる．多角形，類円形の明細胞の単調な充実性増殖が定型像であり，ときに淡好酸性胞体を有する細胞を混在する（図4）．細胞境界は明瞭で，核は濃縮性の円形～多角形で偏在する傾向がある（図5）．細胞の大きさは不揃いであるが，核異型は軽度で，分裂像はまれであり，通常壊死は伴わない．細胞質内には PAS 染色陽性でジアスターゼ処理によって消化される豊富なグリコーゲン顆粒を有することが多

(6) 明細胞癌 NOS　51

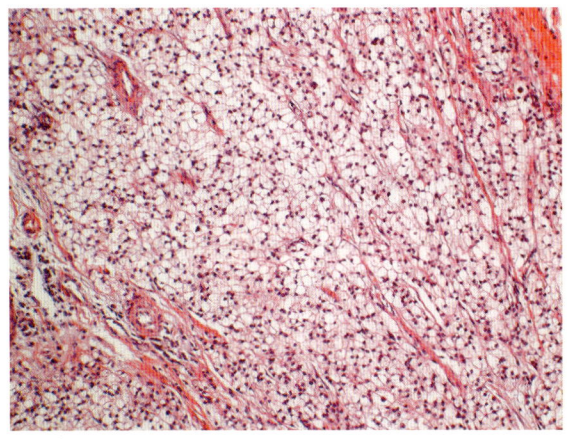

図1 ｜ 明細胞癌 NOS
淡明な胞体を有する均一な細胞が細い結合組織間質を伴い，シート状に増殖する．

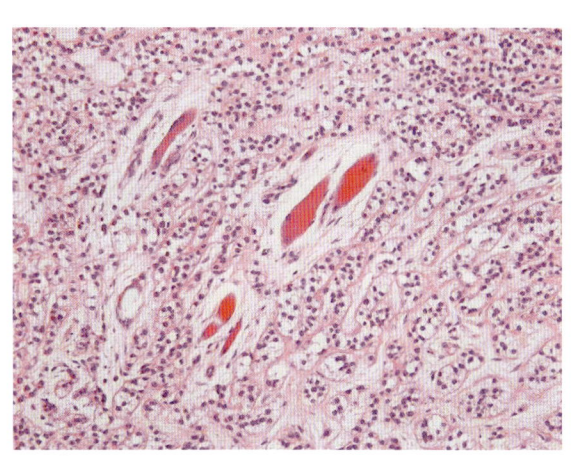

図2 ｜ 明細胞癌 NOS
筋組織内に浸潤性に増殖する．

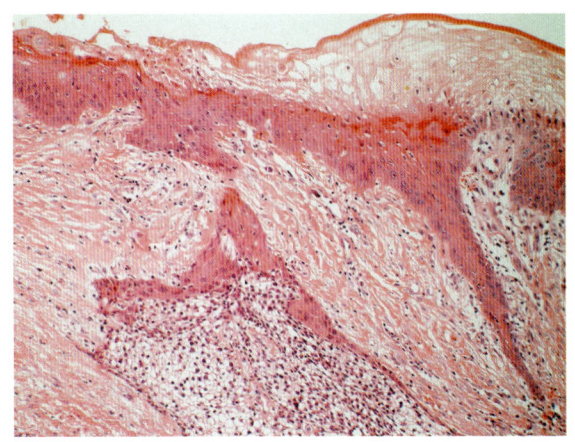

図3 ｜ 明細胞癌 NOS
腫瘍は口腔粘膜下に発生し，反応性に増生する粘膜上皮と連続している．

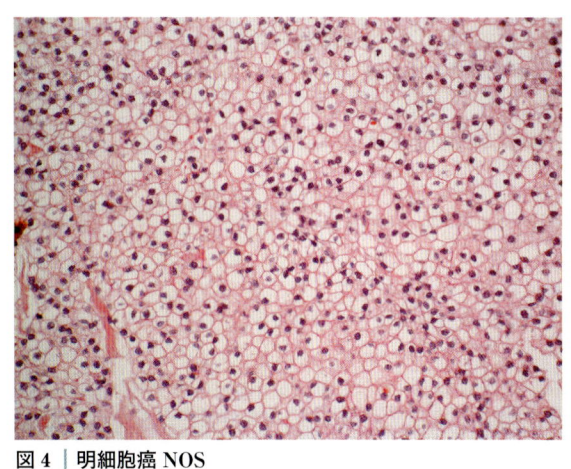

図4 ｜ 明細胞癌 NOS
多角形，類円形の明細胞が充実性に増殖し，淡好酸性胞体を有する細胞を混在する．細胞異型や分裂像に乏しい．

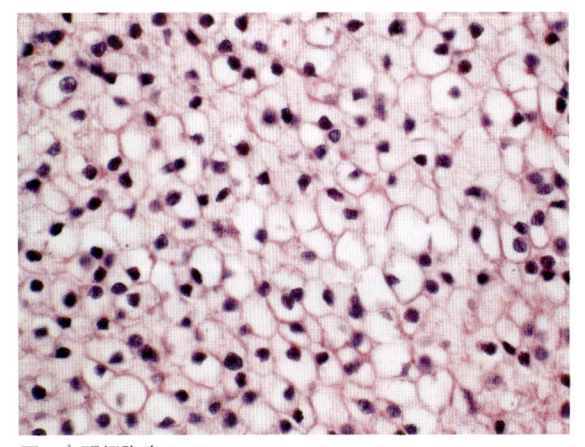

図5 ｜ 明細胞癌 NOS
細胞境界は明瞭で，多角形〜円形の濃縮性偏在核を有する．

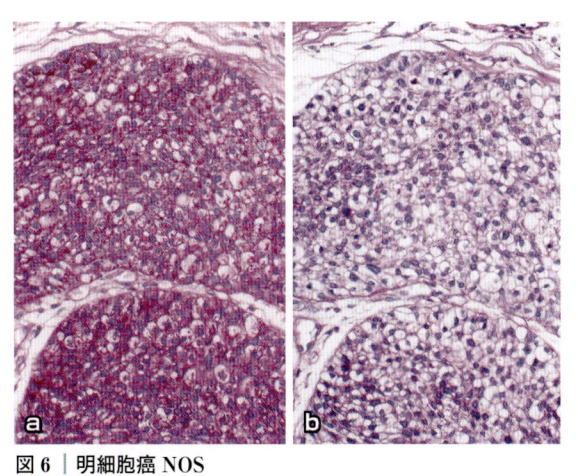

図6 ｜ 明細胞癌 NOS
a：PAS染色．細胞質にはグリコーゲン顆粒を大量に含む．
b：ジアスターゼ消化後．

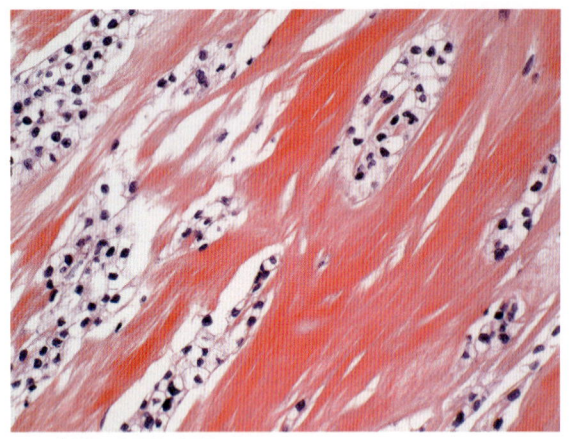

図7 硝子化明細胞癌
間質は高度の硝子化を伴う．

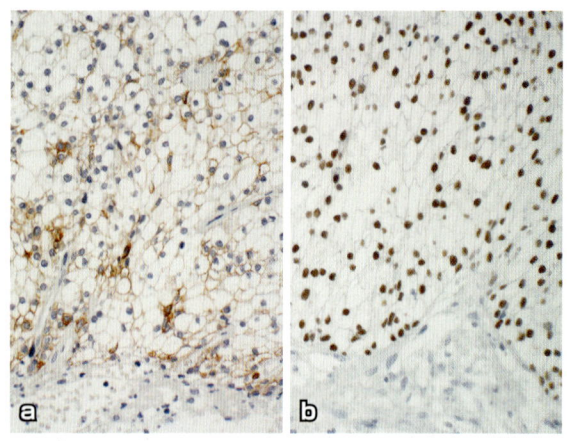

図8 明細胞癌 NOS
腫瘍細胞は EMA（a），p63（b）陽性である．

表1 唾液腺明細胞性腫瘍

	良 性	悪 性
唾液腺実質から発生	筋上皮性分化あり 　筋上皮腫，明細胞型 筋上皮性分化なし 　オンコサイトーマ，明細胞型 　脂腺腺腫	筋上皮性分化あり 　上皮筋上皮癌 　筋上皮癌，明細胞型 筋上皮性分化なし 　明細胞癌 NOS 　粘表皮癌，明細胞型 　腺房細胞癌，明細胞型 　オンコサイト癌，明細胞型 　脂腺癌
他の臓器/組織からの浸潤・転移		明細胞性歯原性癌 腎細胞癌 悪性黒色腫/明細胞肉腫

い（図6）が，固定条件の違いや染色過程での流出によりその量はさまざまである．細胞質内のグリコーゲン顆粒の保存にはカルノア固定やアルコール固定が適している．明細胞癌 NOS は HE 染色標本でわかる明らかな腺腔形成や扁平上皮への分化を欠くのが一般的であるが，小領域にみられる例も報告されている[8]．散在性に少数の細胞が粘液を有することもある．脂肪は含まない．

胞巣間には種々の量の線維性間質が介在し，強い硝子化を伴う太い膠原線維がみられる場合には硝子化明細胞癌（hyalinizing clear cell carcinoma）（図7）と呼ばれる[4]．

免疫組織化学的には，腫瘍細胞は cytokeratin（AE1/AE3，CAM5.2，CK14，34βE12 など），EMA が種々の程度に陽性（図8a）である．α-SMA，calponin，GFAP などの筋上皮マーカーは陰性で，S-100 蛋白も一般には陰性であるが，p63 は陽性となる場合が多い（図8b）[9]．腫瘍細胞の免疫形質や超微形態から，導管上皮あるいは扁平上皮との共通性が報告されている[10,11]．なお，硝子化明細胞癌に特異的に検出される融合遺伝子 *EWSR1-ATF1*[12] については TOPICS（次頁）に記載した．

5. 鑑別診断 [1,2,6〜11]

唾液腺腫瘍では，細胞質の淡明な腫瘍細胞が増殖の主体をなす腫瘍型を明細胞性腫瘍（clear cell tumor）の名称で統括する（表1）．明細胞癌 NOS もそのなかに含まれ，他の明細胞性腫瘍との鑑別が必要となる．ここでは主なものを取り上げる（詳しくは第3部Ⅲ参照）．

粘表皮癌，明細胞型（mucoepidermoid carcinoma, clear cell variant）：粘表皮癌は最も発生頻度の高い悪性唾液腺腫瘍で小唾液腺での発生も多く，富

グリコーゲン性の明細胞を主体とする明細胞型では明細胞癌 NOS との鑑別が問題となる．両腫瘍型では筋上皮性分化がなく，免疫染色性も類似している．明細胞癌 NOS にも散在性に少数の粘液細胞を認めることがあるが，粘液細胞が腔を囲んだり，集簇して出現している場合には粘表皮癌を考える．また，粘表皮癌では類表皮細胞も基本的な構成成分で，明細胞型であっても明細胞と混在していることが多い．近年，明細胞癌 NOS には EWSR1-ATF1 融合遺伝子が，粘表皮癌には CRTC1/3-MAML2 融合遺伝子が特異的に形成されていることが報告され，その固定が鑑別に有用とされている．

上皮筋上皮癌（epithelial-myoepithelial carcinoma）：腺上皮細胞が腺管を形成し，その外側をグリコーゲン顆粒を有する 1～多層の明細胞が取り囲む．明細胞癌 NOS とは異なり，明細胞は筋上皮性分化を示し，S-100，vimentin，α-SMA，calponin などを種々の程度に発現する．

筋上皮腫/筋上皮癌，明細胞型（myoepithelioma/myoepithelial carcinoma, clear cell variant）：上皮筋上皮癌と同様に筋上皮性分化を示す明細胞よりなる．腺管形成はないか，限局性でごく少数である．なお，前述のように p63 は明細胞癌 NOS でも発現がみられ，鑑別には使用できない．

明細胞化のみられる腺房細胞癌やオンコサイトーマ/オンコサイト癌，歯原性腫瘍である明細胞性歯原性癌，転移性腫瘍なども鑑別に挙がるが，それぞれの特徴像や原発巣の確認により鑑別される．

（小川郁子）

TOPICS 硝子化明細胞癌，明細胞性歯原性癌と EWSR1-ATF1 融合遺伝子

骨軟部や造血系腫瘍に加えて，さまざまな臓器に発生する上皮性腫瘍においても染色体相互転座により形成される腫瘍特異的な融合遺伝子の同定が相次ぎ，その検出は診断の確定，治療法の選択などに用いられている．近年，唾液腺腫瘍でも粘表皮癌，乳腺相似分泌癌などに腫瘍特異的な融合遺伝子が見出され，硝子化明細胞癌にも t(12;22)(q13;q12) による EWSR1-ATF1 融合遺伝子が報告された[12]．この融合遺伝子は，明細胞肉腫で最初に同定され，硝子化明細胞癌では80％以上の症例に認められている．一方，その他の唾液腺腫瘍にはみられず，診断的価値が高い．最近，顎骨に発生する明細胞性歯原性癌でも EWSR1-ATF1 融合遺伝子の存在が報告された[13]．両腫瘍型は発生母地は異なるが，組織学的類似性のみならず同じ融合遺伝子を有することから，その異同について議論がある．

文献

1) Ellis G : Clear cell carcinoma, not otherwise specified. in Barnes L, Eveson JW, Reichart P, et al (eds) : "World Health Organization Classification of Tumours, Pathology and Genetics of Head and Neck Tumours", IARC Press, Lyon, 2005, pp227-228
2) Ellis GL, Auclair PL : (Hyalinizing) clear cell adenocarcinoma. in Ellis GL, Auclair PL (eds) : "Tumors of the Salivary Glands. AFIP Atlas of Tumor Pathology, 4th Series, Fascicle 9", ARP Press, Washington, DC, 2008, pp301-309
3) Mohamed AH, Cherrick HK : Glycogen-rich adenocarcinoma of minor salivary glands. A ligh and electron microscopic study. Cancer 36 : 1057-1066, 1975
4) Milchgrub S, Gnepp DR, Vuitch F, et al : Hyalinizing clear cell carcinoma of salivary gland. Am J Surg Pathol 18 : 74-82, 1994
5) Simpson RH, Sarsfield PT, Clarke T, et al : Clear cell carcinoma of minor salivary glands. Histopathology 17 : 433-438, 1990
6) Kauzman A, Tabet JC, Stiharu TI : Hyalinizing clear cell carcinoma : a case report and review of the literature. Oral Surg Oral Med Oral Pathol Oral Radiol Endod 112 : e26-34, 2011
7) Weinreb I : Hyalinizing clear cell carcinoma of salivary gland : a review and update. Head Neck Pathol 7 (Suppl 1) : S20-29, 2013
8) Wang B, Brandwein M, Gordon R, et al : Primary salivary clear cell tumors—a diagnostic approach : a clinicopathologic and immunohistochemical study of 20 patients with clear cell carcinoma, clear cell myoepithelial carcinoma, and epithelial-myoepithelial carcinoma. Arch Pathol Lab Med 126 : 676-685, 2002
9) Shah AA, LeGallo RD, van Zante A, et al : EWSR1 genetic rearrangements in salivary gland tumors : a specific and very common feature of hyalinizing clear cell carcinoma. Am J Surg Pathol 37 : 571-578, 2013
10) Ogawa I, Nikai H, Takata T, et al : Clear cell tumors of minor salivary gland origin. An immunohistochemical and ultrastructural analysis. Oral Surg Oral Med Oral Pathol 72 : 200-207, 1991
11) Dardick I, Leong I : Clear cell carcinoma : review of its histomorphogenesis and classification as a squamous cell lesion. Oral Surg Oral Med Oral Pathol Oral Radiol Endod 108 : 399-405, 2009
12) Antonescu CR, Katabi N, Zhang L, et al : EWSR1-ATF1 fusion is a novel and consistent finding in hyalinizing clear-cell carcinoma of salivary gland. Genes Chromosomes Cancer 50 : 559-570, 2011
13) Bilodeau EA, Weinreb I, Antonescu CR, et al : Clear cell odontogenic carcinomas show EWSR1 rearrangements : a novel finding and a biological link to salivary clear cell carcinomas. Am J Surg Pathol 37 : 1001-1005, 2013

第2部 組織型と診断の実際

1. 悪性腫瘍

(7) 基底細胞腺癌

basal cell adenocarcinoma

1. 定義・概念

基底細胞腺癌（basal cell adenocarcinoma）は基底細胞様細胞（basaloid cell）が主体の良性腫瘍である基底細胞腺腫（basal cell adenoma）の悪性型で，まれな低悪性度の癌腫である[1]．基底細胞腺腫と同様，1991年のWHO分類より腫瘍名が掲げられた[2]．ほとんどの基底細胞腺癌が de novo の発生であるが，まれに基底細胞腺腫の悪性転化症例もみられる[3]．

2. 臨床的事項

全悪性唾液腺腫瘍の3％に満たない，この腫瘍の90％以上が耳下腺に発生し，とくに浅葉に好発する[3]．顎下腺，小唾液腺発生例（頬粘膜，上口唇，口蓋など）もまれにみられる．性差はなく，平均年齢は60歳代で，成人に発生する[3]．

低悪性度唾液腺癌であるが，局所再発率が高い．大唾液腺例ではリンパ節転移がまれにみられ，遠隔転移はほとんどないが，小唾液腺例では肺転移を伴う死亡例も存在する[1,4,5]．

3. 肉眼所見

基底細胞腺腫に類似し，灰白色，黄白色，褐色のさまざま色調がみられる．境界明瞭であることもあるが，浸潤部では不明瞭である（図1）．腺腫と異なり出血・壊死を伴うこともある．

4. 組織学的所見

基底細胞腺癌は細胞異型や多形性に乏しく，細胞像によって基底細胞腺腫との鑑別が困難な場合がある．生検で局所的にみると鑑別困難な症例もみられ，切除例での周囲組織への浸潤（図2a），リンパ管・静脈・神経侵襲の像（図2b）で判断をすることがある．核分裂像が目立たないことも多いが，強拡10視野中4個以上の核分裂像，ないしは5％以上のKi-67標識率が悪性の指標という報告もある[4]．

基底細胞類似の筋上皮系細胞の増殖を主体とし，基底細胞腺腫と類似しているため，腺腫と同様に，充実型（solid pattern）（図3a），膜性型（membraneous pattern）（図3b），管状型（tubular pattern）（図4），索状型（trabecular pattern）の亜型分類が適用され，まれに篩状型（cribriform pattern）もみられる．充実型が最も多く，さまざまな大きさや形状の胞巣を形成し，胞巣間は膠原線維や線維組織で隔てられている．基底細胞腺腫ほどではないが胞巣辺縁の柵状配列や胞巣内の腺腔形成がみられる（図5）．胞巣内部には扁平上皮への分化を伴うこともある（図6）．膜性型は腫瘍胞巣周囲に好酸性硝子様基底膜が取り囲み，硝子様基底膜はPAS染色に陽性である．

免疫組織化学的には基底細胞腺腫と共通であり，腺腔形成細胞には腺上皮系［サイトケラチン，EMA（図7a），CEAなど］，非腺腔形成細胞には筋上皮-基底細胞系［α-smooth muscle actin（SMA）（図7b），calponin，CK14，p63，S-100蛋白，vimentinなど］の各種マーカーが陽性である．基底細胞腺腫の間質でみられるS-100蛋白陽性の紡錘形細胞は，基底細

(7) 基底細胞腺癌   55

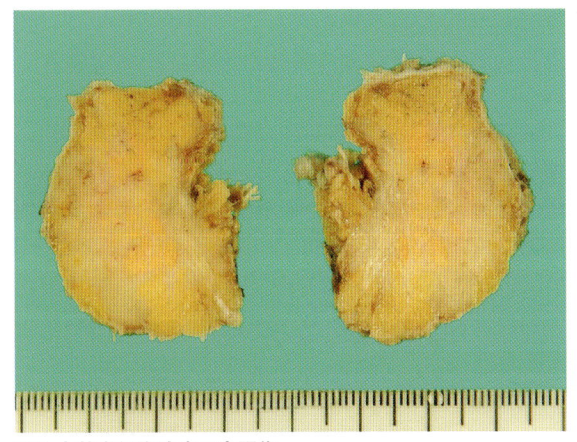

図1 | 基底細胞腺癌の肉眼像
耳下腺原発例．黄白色調，境界不明瞭な腫瘍を認める．（静岡県立がんセンター 草深公秀先生のご厚意による）

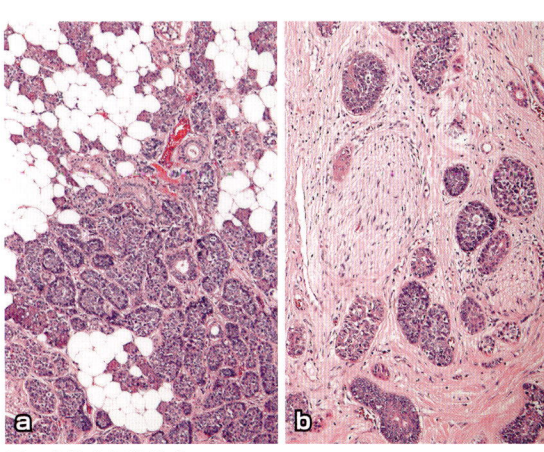

図2 | 基底細胞腺癌
a：被膜は欠如し，腫瘍は非腫瘍部耳下腺，周囲脂肪組織へ浸潤している．b：腫瘍の神経周囲侵襲像を認める．

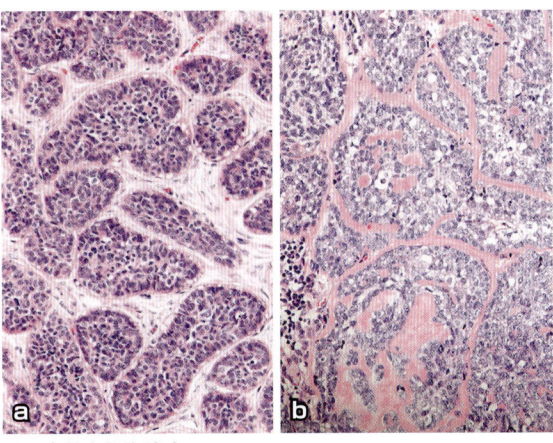

図3 | 基底細胞腺癌
a：充実型．基底細胞様細胞の充実性胞巣が散見される．b：膜性型．充実性や一部索状の腫瘍胞巣が増殖しており，硝子様間質によって分離され，胞巣内への硝子様物質もみられる．

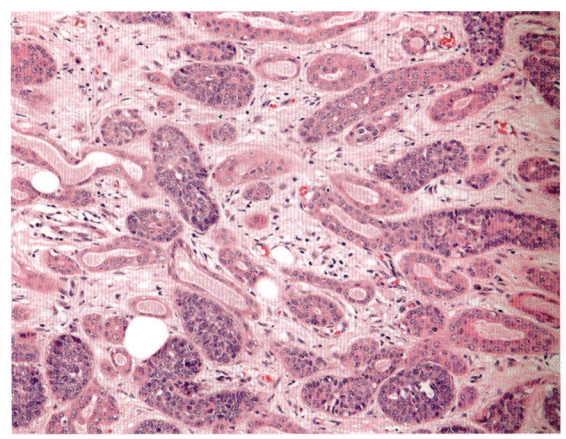

図4 | 基底細胞腺癌（管状型と充実型）
二層性の腺管と充実性胞巣の増殖がみられる．

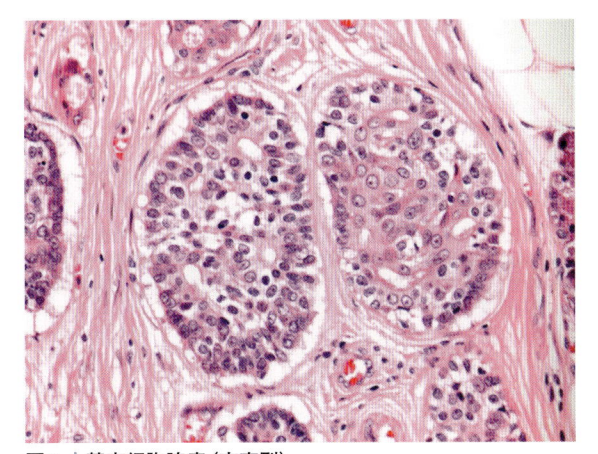

図5 | 基底細胞腺癌（充実型）
充実性胞巣内に腺腔形成がみられる．

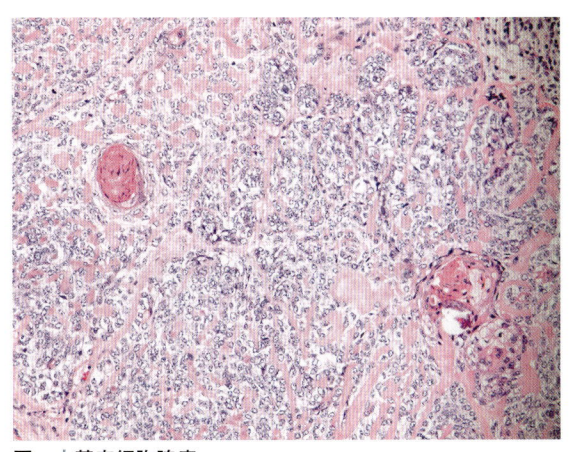

図6 | 基底細胞腺癌
基底細胞様細胞の扁平上皮への分化を伴っている．

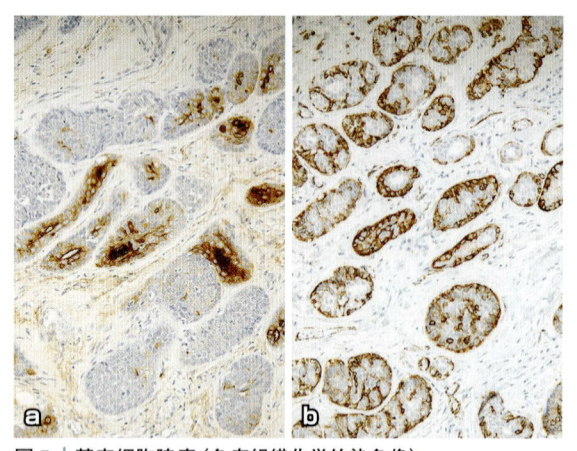

図7 基底細胞腺癌（免疫組織化学的染色像）
a：EMA．b：α-SMA．腺腔形成側の細胞にEMAが陽性（a）．非腺腔形成側の細胞にα-SMAが陽性である（b）．

胞腺癌ではほとんどみられない[6]．

5．鑑別診断

基底細胞腺腫：肉眼では腫瘍割面の出血・壊死が指標となり，組織学的所見については前述のとおりである．

腺様嚢胞癌：基底細胞様細胞/筋上皮様細胞で，充実型や篩状型構造をとる腺様嚢胞癌は，基底細胞腺癌に比べ予後不良であるため明確に区別する必要がある．腺様嚢胞癌では細胞の形態がより角張った形状で，濃染核を伴うことや，扁平上皮への分化がほとんどみられないことが鑑別点になる[3]．免疫組織化学的検索では染色性で確実に鑑別することは困難であるが，基底細胞腺癌ではβ-cateninが高率に発現し[7]，腺管形成をするものでは腺様嚢胞癌は腺腔側にCK14が陽性になることがある[8]．

基底様扁平上皮癌：扁平上皮癌の亜型であり，基底細胞様細胞と扁平上皮成分の増殖がみられる高悪性度腫瘍である．基底様扁平上皮癌の好発部位は上気道，舌などであり，基底細胞腺癌の好発部位である耳下腺とは異なるが，小唾液腺発生例がときに鑑別の対象となる[9]．基底様扁平上皮癌は基底細胞腺癌よりも細胞・核異型が強い．また多くが粘膜上皮に由来し，被覆上皮の異形成や上皮内癌あるいは表在型の扁平上皮癌を伴う．基底細胞腺癌ではこれらの所見は通常みられない．免疫組織化学的検索では，基底細胞系マーカーのCK14，p63が陽性になるだけではなく，筋上皮系マーカーのα-SMA，S-100蛋白なども陽性になる場合があり，鑑別ができない[9,10]．

唾液腺芽腫：唾液腺芽腫は類基底細胞が充実性に増殖し，篩状構造を呈することがあり，鑑別に挙がるが，新生児や乳幼児の大唾液腺にみられる先天性腫瘍であるため発症年齢により鑑別は容易である[11]．成人例はきわめてまれに認められるが[12]，核の柵状配列はほとんどみられず，細胞異型もより強い傾向がある[11]．

（矢田直美）

文　献

1) Ellis GL, Auclair PL：AFIP Atlas of Tumor Pathology. Tumors of the Salivary Glands, 4th Series, ARP Press, Silver Spring, 2008, pp 269-281
2) Seifert G, Sobin LH：Histological Typing of Salivary Gland Tumours. World Health Organization International Histological Classification of Tumours, 2nd ed, Springer-Verlag, Berlin, 1991
3) Ellis G：Basal cell adenocarcinoma. in Barnes L, Eveson JW, Reichart P, et al（eds）："World Health Organization Classification of Tumours, Pathology and Genetics of Head and Neck Tumours", IARC Press, Lyon, 2003, pp229-230
4) Nagao T, Sugano I, Ishida Y, et al：Basal cell adenocarcinoma of the salivary glands：comparison with basal cell adenoma through assessment of cell proliferation apoptosis, and expression of p53 and bcl-2. Cancer 82：439-447, 1998
5) Ellis GL, Wiscovitch JG：Basal cell adenocarcinoma of the major salivary glands. Oral Surg Oral Med Oral Pathol 69：461-469, 1990
6) 原田博史：基底細胞腺癌．日本唾液腺学会（編）：唾液腺腫瘍アトラス，金原出版，2005, pp110-112
7) Jung MJ, Roh JL, Choi SH, et al：Basal cell adenocarcinoma of the salivary gland：a morphological and immunohistochemical comparison with basal cell adenoma with and without capsular invasion. Diagn Pathol 8：171-178, 2013
8) Ogawa Y, Toyosawa, Ishida T：Keratin 14 immunoreactive cells in pleomorphic adenoma and adenoid cystic carcinoma of salivary gland. Virchows Arch 437：58-68, 2000
9) Banks ER, Frierson HF Jr, Mills SE, et al：Basaloid squamous cell carcinoma of the head and neck. A clinicopathologic and immunohistochemical study of 40 cases. Am J Surg Pathol 16：939-956, 1992
10) Serrano MF, El-Mofty SK, Gnepp DR, et al：Utility of high molecular weight cytokeratins, but not p63, in the differential diagnosis of neuroendocrine and basaloid carcinoma of the head and neck. Hum Pathol 39：591-598, 2008
11) Ellis GL：What's new in the AFIP fascicle on salivary gland tumors：a few highlights from the 4th Series Atlas. Head Neck Pathol 3：225-230, 2009
12) Dardick I, Daley TD, McComb RJ：Sialoblastoma in adults：distinction from adenoid cystic carcinoma. Oral Surg Oral Med Oral Pathol Oral Radiol Endod 109：109-116, 2010

第2部　組織型と診断の実際

1．悪性腫瘍

(8) 脂腺癌・脂腺リンパ腺癌

sebaceous carcinoma, sebaceous lymphadenocarcinoma

1．脂腺癌

1）定義・概念

脂腺癌（sebaceous carcinoma）はさまざまな成熟度を呈し，かつ種々の程度の多形性と核異型，浸潤性を示す脂腺細胞のシート状あるいは胞巣状配列からなる悪性腫瘍と定義されている[1〜3]．脂腺腺癌（sebaceous adenocarcinoma）と呼ばれることもある[4]．

2）臨床的事項

全身を対象とした1,349例の検討では，脂腺癌の発生部位として頭頸部原発が70％以上を占めている[5]．その内訳は眼瞼皮膚38.7％，口唇と眼瞼と外耳とを除く顔面皮膚26.8％，体幹皮膚13.3％，頭皮および頸部皮膚8.7％，上肢および肩の皮膚3.9％，外耳皮膚3.2％，下肢および臀部の皮膚1.6％となっている[5]．

唾液腺原発の脂腺癌はまれであり，これまでに少なくとも44例の文献的報告がある[3]．その内訳は，耳下腺29例（そのうち2例は多形腺腫由来の脂腺癌），口腔8例（頬粘膜由来が最多），顎下腺3例，舌下腺1例，喉頭蓋谷1例，喉頭蓋1例，下咽頭1例である[3]．男女比はほぼ1：1である[2,4]．好発年齢層は2峰性で，30歳代と70〜80歳代にピークがある（年齢幅17〜93歳，平均年齢69歳）[2,3]．患者は有痛性の腫瘍を自覚することが多く，顔面神経麻痺や，腫瘍による皮膚固定を認めることもある[2〜4]．

低異型度や低ステージの脂腺癌では腫瘍に対する広範切除術が選択される[1,3]．高異型度や高ステージの脂腺癌では補助療法として放射線療法や化学療法が施行されることもある[1〜4]．しかしながら，まれな腫瘍のためデータが乏しく，最適な治療法に関する有意義な結論は得られていない[2,4]．約1/3の症例は再発し，5年全生存率は62％との報告がある[1,3,4]．

3）肉眼所見

腫瘍の最大径は0.6〜9.5cmで，色調は黄色，淡褐色，灰白色，白色あるいは淡いピンク色を呈する[3]．腫瘍は境界明瞭ないしは部分的に被包化され，辺縁部は圧排性あるいは局所浸潤性の発育様式を呈することが多い．

4）組織学的所見

唾液腺原発の脂腺癌の組織形態学的特徴は眼瞼・皮膚原発のものと大差がない[1〜4,6,7]．すなわち，基本的にはsebocytic cellとbasaloid cellの2種類の腫瘍細胞から構成され，両者は形態学的移行性を示す（図1）[1〜4,6,7]．sebocytic cellは細胞質内に脂肪滴を豊富に含み，多形性を示す比較的大型の細胞形態によって特徴づけられる[1〜4,6,7]．basaloid cellはgerminative cellとも呼ばれ，N/C比の高い比較的小型の細胞形態によって特徴づけられ，腫瘍胞巣辺縁部に配置する傾向があるが，良性脂腺系腫瘍のように胞巣辺縁部に整然と配置することは少ないと思われる[1〜4,6,7]．神経周囲侵襲が症例の20％以上に認められるが，血管侵襲はまれと報告されている[1〜3]．高分化型の脂腺癌ではsebocytic cellは多空胞状あるいは泡沫状の豊富な細胞質と異型性のある核とを有し，脂腺への分化を容易に認識できるが，低分化型の脂

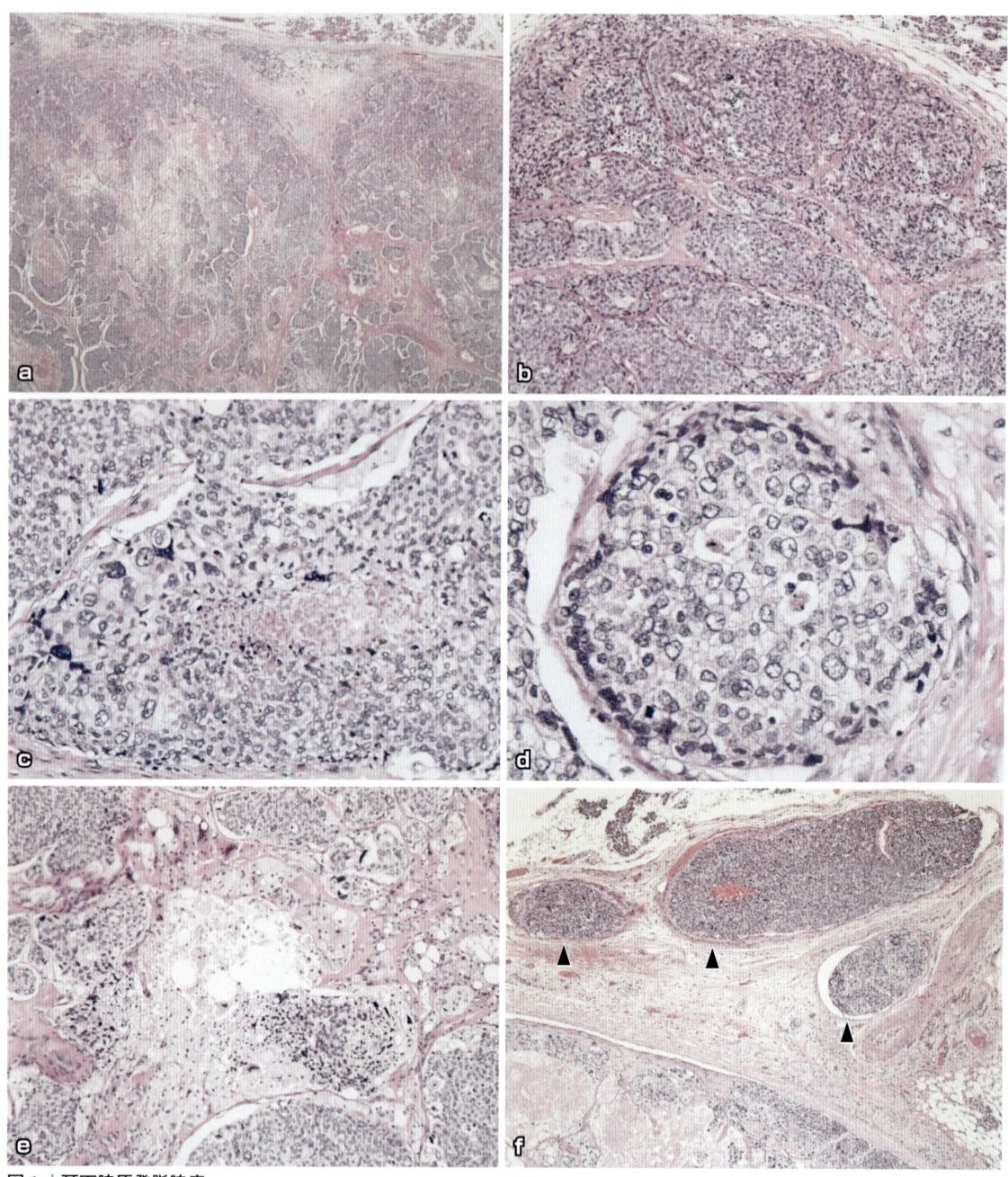

図1｜耳下腺原発脂腺癌
a：さまざまな大きさの腫瘍胞巣と線維性間質を示す．b：浸潤性の腫瘍胞巣を示す．c：核異型の目立つ腫瘍細胞と胞巣中心部の壊死巣を示す．d：多空胞状あるいは泡沫状の豊富な細胞質を有する比較的大型のsebocytic cellは胞巣中心部に，N/C比の高い比較的小型のbasaloid cellは胞巣辺縁部にみられ，両者に形態学的移行性が認められる．e：溢出した脂質に対する黄色肉芽腫を示す．f：病巣周辺部に認められた脈管侵襲（矢頭）を示す．

腺癌ではsebocytic cellの細胞質内脂肪産生量が乏しくなるとともに，腫瘍細胞の異型性や多形性，核分裂像（ときに異常核分裂像）がより目立ち，脂腺への分化を認識することが難しくなる[2]．扁平上皮への分化は脂腺癌にほぼ共通して認められる[1,2,4]．また，ときに導管様構造が目立ち，種々の大きさの囊胞状拡張を示すことがある[2]．まれに粘液細胞がまばらに出現し，筋上皮細胞への分化や，溢出した脂質に対する黄色肉芽腫の形成，あるいは好酸性化生といった現象が認められることもある[2]．高異型度の

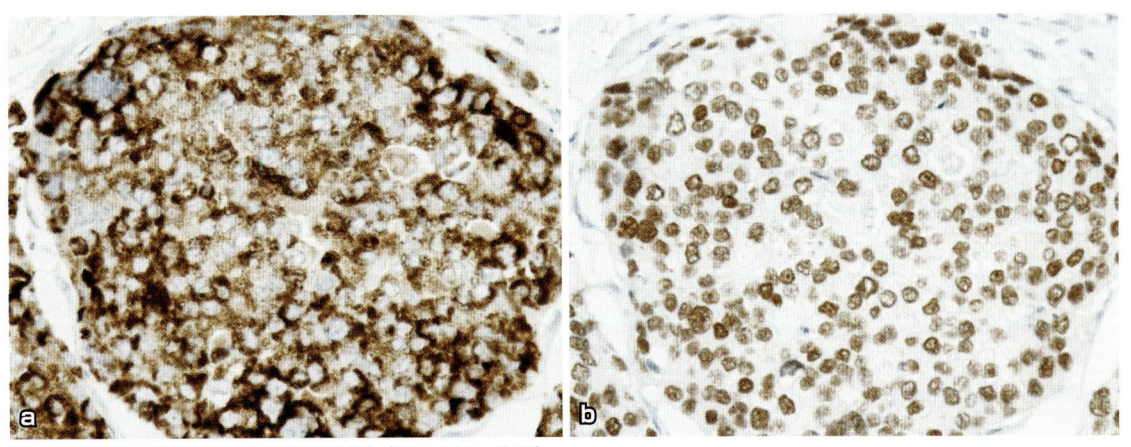

図2 | 耳下腺原発脂腺癌（免疫組織化学）（図1と同一症例）
a：腫瘍細胞の細胞質はadipophilin抗体に陽性反応を示す．b：腫瘍細胞の核はp63抗体に陽性反応を示す．

脂腺癌では壊死巣や線維化巣がみられることも珍しくない[2]．

酵素組織化学的には，脂肪染色（oil red OやSudan Ⅲなど）により腫瘍細胞の細胞質内に脂肪滴を証明できる[1,8]．

唾液腺原発の脂腺癌の免疫組織化学的検討に関しては症例報告が主体であり，その発症頻度の低さから，多数症例を扱った一貫性のある検討結果は得られていない．それゆえに症例報告ごとに免疫染色に使用している抗体のクローンや反応条件，陽性・陰性の判定基準が異なっている可能性がある．とはいえ，既報告例にみる限り，眼瞼・皮膚原発の脂腺癌と唾液腺原発の脂腺癌とは免疫組織化学的に共通する所見が多いと思われることから，ここでは眼瞼・皮膚原発の脂腺癌の一般的な免疫組織化学的特徴について触れる．腫瘍細胞は一般的にbroad CK（AE1/AE3），CK7，CK CAM5.2（CK 7/8），epithelial membrane antigen（EMA），epithelial antigen（Ber-EP4），CK15, androgen receptorに陽性を示す[6,7]．ただし，EMAやandrogen receptorは脂腺癌の分化度が低くなると陰性になることがある[9]．脂腺癌を構成するsebocytic cellのマーカーとしてadipophilinが，basaloid cellのマーカーとしてp63がよく知られている（図2）[3,7]．しかし，これらのマーカーはいずれも脂腺癌に対する感度は高いが特異度は低い点に注意が必要である．たとえば，他の組織型の腫瘍でも中性脂肪滴を合成していればadipophilinが陽性になりうるし，基底細胞や筋上皮細胞への分化傾向を有する腫瘍であればp63が陽性になりうる．なお，眼瞼・皮膚原発の脂腺癌では腫瘍細胞は一般的にcarcinoembryonic antigenに陰性を示すことが多い[6,7]．こうした眼瞼・皮膚原発の脂腺癌の免疫組織化学的特徴が唾液腺原発の脂腺癌においてどの程度あてはまるかについては今後の検討課題と考えられる．

5）鑑別診断

唾液腺原発の脂腺癌の主な鑑別疾患として，その形態学的類似性や部分的なオーバーラップから，脂腺腺腫や粘表皮癌，乳腺相似分泌癌，扁平上皮癌，基底細胞腺癌，腺様嚢胞癌（充実型）などが挙げられる．脂腺腺腫との鑑別では，腫瘍の異型性や核分裂像，浸潤性発育傾向が脂腺癌で目立つ点が強調されている[3]．粘表皮癌との鑑別には粘液染色が重視されており，粘表皮癌では細胞質内に粘液を含有する腫瘍細胞（粘液産生細胞）が相当数観察されるのに対し，脂腺癌ではそのような粘液産生細胞は存在しないか，ごくまれにしか観察されない[3]．乳腺相似分泌癌ではbasaloid cellは通常みられない[10,11]．脂腺癌の脂腺分化が形態学的に明瞭な場合には，扁平上皮癌や基底細胞腺癌，腺様嚢胞癌（充実型）との鑑別は容易であるが，脂腺分化が乏しくなるにつれてこれらの疾患との鑑別は難しくなる．扁平上皮癌や基底細胞腺癌，腺様嚢胞癌（充実型）との鑑別に迷う症例では，酵素組織化学や免疫組織化学，電子顕微鏡的検索などの所見を加味して総合的に判断することが望まれる[12]．

上記疾患以外に，脂腺分化を一部に伴う各種の癌腫が鑑別に挙げられる[13,14]．このような症例の病理

診断では病変の全体像の把握が不可欠となる．なお，脂腺癌以外に，腫瘍細胞が脂肪滴を合成する各種癌腫の唾液腺転移も鑑別の対象になりうる．たとえば，頭頸部や乳腺では lipid-rich carcinoma [15] が，泌尿器では淡明細胞型腎細胞癌 [16] や尿路上皮癌の lipid cell variant [17] が，消化器では膵神経内分泌腫瘍の lipid-rich variant [18] などがこれに該当する．これらの疾患との組織学的鑑別には原発巣の情報とともに basaloid cell の有無が重視される．さらにまた腫瘍の組織型に特異性の高いマーカーが既知の場合には，そのマーカーの発現の有無を調べることが鑑別に有用である．

2. 脂腺リンパ腺癌

1）定義・概念

脂腺リンパ腺癌（sebaceous lymphadenocarcinoma）は脂腺リンパ腺腫の悪性のカウンターパートであり，脂腺リンパ腺腫の癌化を特徴とする悪性上皮性腫瘍と定義されている [1～4]．

2）臨床的事項

脂腺リンパ腺癌はきわめてまれな疾患であり，これまでに7例が報告されている [19～25]．内訳は男性5例，女性2例で，年齢の幅は36～87歳までとなっており，6例は耳下腺原発で，1例は傍耳下腺リンパ節原発である．患者の自覚症状としては，1ヵ月～20年以上にわたる腫瘤が多く，腫瘍の増大とともに疼痛を伴う例もある．1例で病巣部皮膚の変色とリンパ管癌症を伴うリンパ節転移が報告されている [25]．

既報告全例が病巣の外科的切除術を受けており [19～25]，そのうち4例は放射線療法も受けている [19,20,22,24,25]．治療後フォローアップされている6例の観察期間は4ヵ月～14年で，脂腺リンパ腺癌による死亡例はこれまでのところ報告されていない [19～22,24,25]．脂腺リンパ腺癌は局所再発傾向の強い低悪性度の腫瘍で，遠隔転移はまれであると考えられている [2]．

3）肉眼所見

腫瘍径は1.2～7.0cmで，肉眼的には割面は淡褐色～灰白色調の色調を呈し，比較的境界が明瞭であるが，局所浸潤を伴う [19～25]．

4）組織学的所見

脂腺リンパ腺癌は部分的に被包化されるも局所浸潤を伴う [1～4]．通常，典型的な脂腺リンパ腺腫の成分が癌腫成分とまじりあうか癌腫成分に隣接する [1～4]．脂腺リンパ腺腫の成分に細胞異型はみられないが，癌腫成分では細胞異型や核分裂像の増加，あるいは異常核分裂像がみられる [1～4]．癌腫成分として脂腺癌や扁平上皮癌，唾液腺導管癌，腺様嚢胞癌，上皮筋上皮癌，低分化型癌などの組織亜型がこれまでに報告されており，同一腫瘍内に複数の組織亜型が混在することもある [19～25]．また，ときに組織球の集簇や異物型巨細胞反応，神経周囲浸襲を伴う [1,3]．オンコサイトはみられない [3]．

5）鑑別診断

脂腺リンパ腺癌の鑑別疾患には，脂腺腺腫や脂腺リンパ腺癌以外の唾液腺原発の癌腫などが挙げられる．これらとの鑑別には病巣の全体像の把握が不可欠であり，十分なサンプリングを行い，癌腫成分の見落としや脂腺腺腫成分の見落としに注意することが肝要である．

（大城　久）

文　献

1) Gneep DR：Malignant sebaceous tumours. in Barnes L, Eveson JW, Reichart P, et al (eds)："World Health Organization Classification of Tumours, Pathology and Genetics of Head and Neck Tumours", IARC Press, Lyon, 2005, p231
2) Eveson JW, Nagao T：Sebaceous carcinoma and sebaceous lymphadenocarcinoma. in Barnes L (ed)："Surgical Pathology of the Head and Neck", 3rd ed, Informa, New York, 2009, pp567-568
3) Gnepp DR：My journey into the world of salivary gland sebaceous neoplasms. Head Neck Pathol 6：101-110, 2012
4) Ellis GL, Auclair PL：Sebaceous adenocarcinoma and sebaceous lymphadenocarcinoma. in "Tumors of the Salivary Glands. AFIP Atlas of Tumor Pathology, Series 4", ARP Press, Washington, DC, 2008, pp377-383
5) Dasgupta T, Wilson LD, Yu JB：A retrospective review of 1349 cases of sebaceous carcinoma. Cancer 115：158-165, 2009
6) Weedon D：Malignant sebaceous tumors. in "Weedon's Skin Pathology", 3rd ed, Churchill Livingstone, New York, 2010, pp777-778
7) Calonje E, Brenn T, Lazar A, et al：Sebaceous carcinoma. in "McKee's Pathology of the Skin", 4th ed, Elsevier Saunders, Philadelphia, pp1501-1505, 2012
8) Siriwardena BS, Tilakaratne WM, Rajapakshe RM：A case of sebaceous carcinoma of the parotid gland. J Oral Pathol Med 3：121-123, 2003
9) Bayer-Garner IB, Givens V, Smoller B：Immunohistochemical staining for androgen receptors：a sensitive marker of sebaceous differentiation. Am J Dermatopathol 21：426-431, 1999

10) Skálová A, Vanecek T, Sima R, et al：Mammary analogue secretory carcinoma of salivary glands, containing the ETV6-NTRK3 fusion gene：a hitherto undescribed salivary gland tumor entity. Am J Surg Pathol 34：599-608, 2010
11) Mariano FV, dos Santos HT, Azañero WD, et al：Mammary analogue secretory carcinoma of salivary glands is a lipid-rich tumour, and adipophilin can be valuable in its identification. Histopathology 63：558-567, 2013
12) Oshiro H, Iwai T, Hirota M, et al：Primary sebaceous carcinoma of the tongue. Med Mol Morphol 43：246-252, 2010
13) Cramer SF, Gnepp DR, Kiehn CL, et al：Sebaceous differentiation in adenoid cystic carcinoma of the parotid gland. Cancer 46：1405-1410, 1980
14) Shinozaki A, Nagao T, Endo H, et al：Sebaceous epithelial-myoepithelial carcinoma of the salivary gland：clinicopathologic and immunohistochemical analysis of 6 cases of a new histologic variant. Am J Surg Pathol 32：913-923, 2008
15) Oshiro H, Nagao J, Nagashima Y, et al：Ethmoidal lipid-rich carcinoma with focal glandular structures. Arch Otolaryngol Head Neck Surg 135：511-514, 2009
16) Mentrikoski MJ, Wendroth SM, Wick MR：Immunohistochemical distinction of renal cell carcinoma from other carcinomas with clear-cell histomorphology：utility of CD10 and CA-125 in addition to PAX-2, PAX-8, RCCma, and adipophilin. Appl Immunohistochem Mol Morphol 22：635-641, 2014
17) Kojima Y, Takasawa A, Murata M, et al：A case of urothelial carcinoma, lipid cell variant. Pathol Int 63：183-187, 2013
18) Singh R, Basturk O, Klimstra DS, et al：Lipid-rich variant of pancreatic endocrine neoplasms. Am J Surg Pathol 30：194-200, 2006
19) Linhartova A：Sebaceous glands in salivary gland tissue. Arch Pathol 98：320-324, 1974
20) Gnepp DR：Sebaceous neoplasms of salivary gland origin：a review. Pathol Annu 18(Part 1)：71-102, 1983
21) Gnepp DR, Brannon R：Sebaceous neoplasms of salivary gland origin：report of 21 cases. Cancer 53：2155-2170, 1984
22) Croitoru CM, Mooney JE, Luna MA：Sebaceous lymphadenocarcinoma of salivary glands. Ann Diagn Pathol 7：236-239, 2003
23) Shukla M, Panicker S：Synchronous sebaceous lymphadenoma with squamous cell carcinoma—case report. World J Surg Oncol 1：30, 2003
24) Ahn SH, Park SY：Sebaceous lymphadenocarcinoma of parotid gland. Eur Arch Otorhinolaryngol 263：940-942, 2006
25) Claudius K, Ginzkey C, Gattenlöhner S, et al：A red cheek as first clinical sign of a sebaceous lymphadenocarcinoma of the parotid gland with lymphangiosis carcinomatosa and lymph node metastases. Am J Dermatopathol 33：e50-53, 2011

第2部 組織型と診断の実際

1．悪性腫瘍

(9) 嚢胞腺癌

cystadenocarcinoma

1．定義・概念

嚢胞状（cystic）・乳頭状嚢胞状（papillary-cystic）の増殖を主体とする腺癌組織で，嚢胞腺腫の悪性型とされる．唾液腺腫瘍には嚢胞状や乳頭状嚢胞状の構造を伴う組織型は少なくないが，それらの各特徴的所見を欠いた腫瘍群が嚢胞腺癌（cystadenocarcinoma）で，嚢胞状腺癌，NOS（cystic adenocarcinoma, not otherwise specified）といった捉え方もできる．従来，低悪性乳頭状嚢胞腺癌（low-grade papillary cystadenocarcinoma），悪性乳頭状嚢胞腺腫（malignant papillary cystadenoma），粘液産生性乳頭状腺癌（mucus-producing adenopapillary carcinoma）などのほか，1991年のWHO分類における乳頭状嚢胞腺癌（papillary cystadenocarcinoma），粘液性嚢胞腺癌（mucinous adenocarcinoma）も嚢胞腺癌に含まれる．当初，低悪性唾液腺導管癌（low-grade salivary duct carcinoma）として報告された組織型は，2005年のWHO分類で嚢胞腺癌の亜型，低悪性度篩状嚢胞腺癌（low-grade cribriform cystadenocarcinoma）として収載された[1～3]．

2．臨床的事項

まれな組織型であるが，耳下腺例が多く，次いで口蓋，上唇，頬粘膜が好発部位とされる[2,4]．そのほか顎下腺，舌下腺，舌，臼後部など種々の部位の発生例も報告されている．50歳代以上の高齢者に多く，性差はない．無症候性の腫瘍として比較的緩慢な発育を示すものが多い．局所再発や転移の頻度は低く，低悪性度の唾液腺腫瘍と考えられているが，高悪性度症例の報告もある[4～9]．

3．組織学的所見

大型の嚢胞を形成する場合は肉眼的に透明粘稠性や，褐色調の内容物を容れた大小の嚢胞構造が確認できる．被膜形成は認めないものの周囲組織との境界が比較的明瞭な場合も多い．種々の大きさ・形状を呈する嚢胞状胞巣が浸潤性に増殖するのが基本的なパターンであるが，嚢胞状や乳頭状嚢胞状を伴い各特徴的な所見を呈する組織型以外の症例を包含するため，嚢胞腺癌の組織像は多彩である（図1～4）．

良性型の嚢胞腺腫とは異なり，通常単層性で（図1b），内腔側へ種々の程度の乳頭状増殖を示す乳頭状嚢胞状の所見を呈する例が多い（図2, 3, 4）．篩状構造や充実性の小胞巣が混在してみられる場合もある（図2b, 3a）．腫瘍は大小の立方状や円柱状細胞で構成される例が多く，それらが種々の割合で混在して認められる例もある．粘液産生細胞が主体をなす例や，淡明細胞，オンコサイトの目立つものもみられるが，扁平上皮成分は通常みられず，粘表皮癌との相違点である．細胞の異型は軽度で，分裂像も目立たない[1～4]．

4．鑑別診断

嚢胞腺腫とは浸潤性増殖像や2層構造の有無が異なる．部分像として嚢胞状や乳頭状嚢胞状を呈する各種唾液腺腫瘍との鑑別が必要で，低悪性度篩状嚢

(9) 囊胞腺癌　63

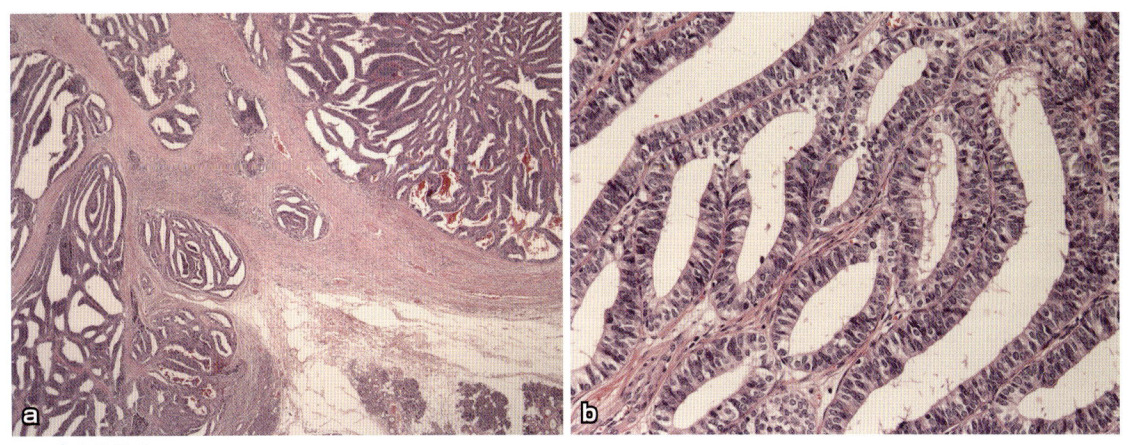

図1 │ 囊胞腺癌
a：大小多数の囊胞状拡張を呈しながら周囲唾液腺組織へ浸潤性の増殖を示す．b：円柱上皮性腫瘍細胞が単層性〜偽重層性配列をし，密な増殖を示す．（a, b：横浜労災病院 長谷川直樹先生のご厚意による）

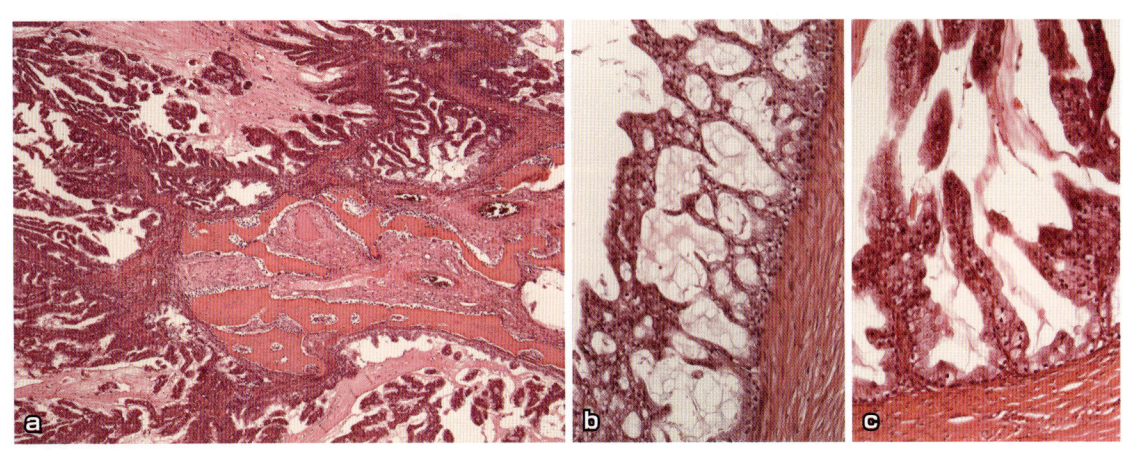

図2 │ 囊胞腺癌
a：顎下腺に生じた囊胞腺癌が下顎骨を破壊するなど高度の浸潤性増殖を示す．b：篩状構造を呈する部位．c：細い血管結合組織軸を伴いながら乳頭状増生を呈する部位．

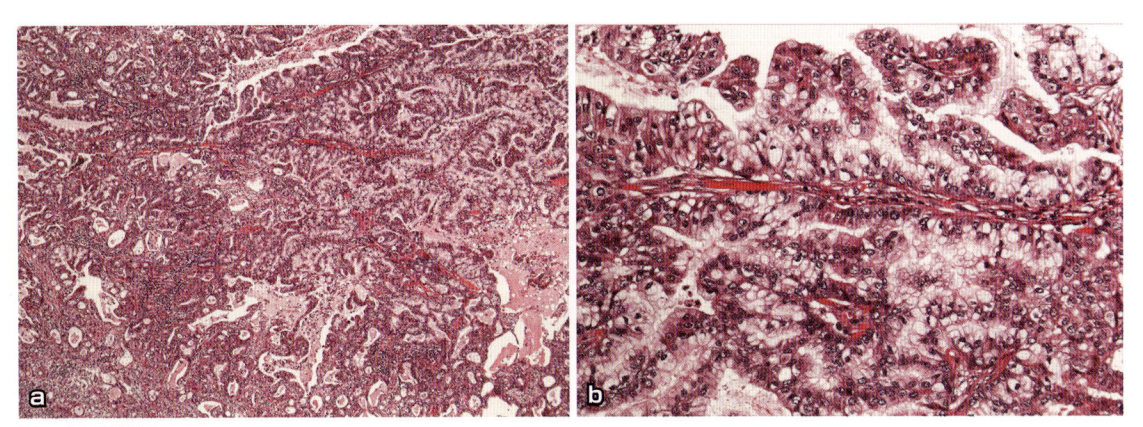

図3 │ 囊胞腺癌
a, b：粘液産生の目立つ腫瘍細胞が乳頭状囊胞状などの増殖パターンを示す．

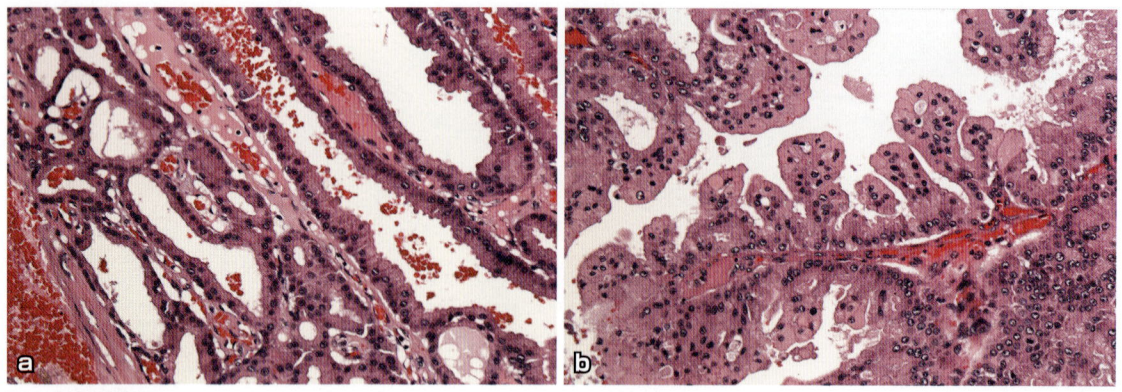

図4 | 囊胞腺癌
a, b：好酸性で一部アポクリン分泌様を示す細胞が，囊胞状，乳頭状や篩状などの増殖を示す．（a, b：JR札幌病院 佐々木真由美先生のご厚意による）

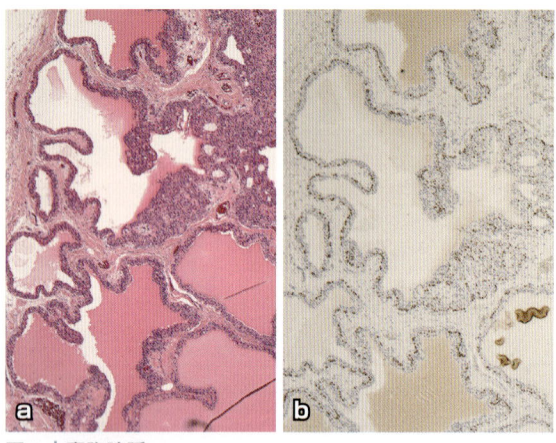

図5 | 囊胞腺腫
a：被膜形成が不明瞭で多房性の囊胞状構造を示すが，2層構造を有する点が囊胞腺癌と異なる．b：2層構造の外側小型細胞がp63免疫組織染色に陽性を示す．（a, b：手稲渓仁会病院 篠原敏也先生のご厚意による）

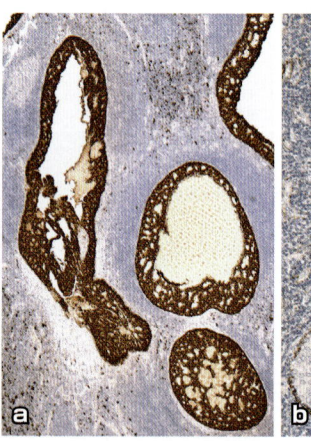

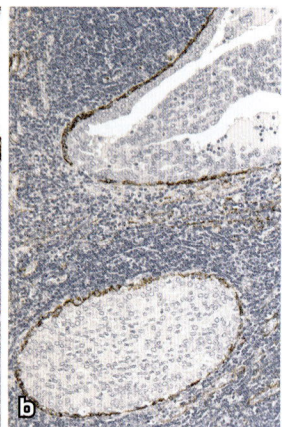

図6 | 低悪性度篩状囊胞腺癌
a：腫瘍細胞がS-100蛋白免疫組織染色に強陽性を示す．b：胞巣周囲に平滑筋アクチン免疫組織染色陽性を示す筋上皮細胞の裏装を認める．

胞腺癌，乳頭状囊胞状亜型の腺房細胞癌，乳腺相似分泌癌，唾液腺導管癌，多型低悪性度腺癌，低悪性度粘表皮癌などが該当する．それぞれの特徴的な組織像，免疫染色性を確認することで囊胞腺癌と鑑別することが可能である（図5, 6）．各組織型の特徴を把握・確認し，部分像だけでなく，全体像を観察したうえで鑑別することが大切である[1〜3]．

（大内知之）

文献

1) 大内知之：囊胞腺癌．日本唾液腺学会（編）：唾液腺腫瘍アトラス，金原出版，2005, pp115-117
2) Ellis GL, Auclair PL：Cystadenocarcinoma. in "AFIP Atlas of Tumor Pathology (4th Series, Fascicle 9), Tumors of the Salivary Glands", ARP Press, Washington, DC, 2008, pp281-289
3) 二階宏昌：囊胞腺腫と囊胞腺癌．腫瘍鑑別診断アトラス 唾液腺，文光堂，2006, pp66-71
4) Foss RD, Ellis GL, Auclair PL：Salivary gland cystadenocarcinomas. A clinicopathologic study of 57 cases. Am J Surg Pathol 20：1440-1447, 1996
5) Pollett A, Perez-Ordonez B, Jordan RCK, et al：High-grade cystadenocarcinoma of the tongue. Histopathology 31：185-188, 1997
6) 伊賀弘起，原田耕志，川又 均 他：耳下腺に発生した乳頭状囊胞腺癌の1例．日本口腔外科学会雑誌 42：1109-1111, 1996
7) Harimaya A, Somekawa Y, Sasaki M, et al：Cystadenocarcinoma (papillary cystadenocarcinoma) of the submandibular gland. J Laryngol Otol 120：1077-1080, 2006
8) 伊達貴和子，鎌谷宇明，吉濱泰斗 他：臼後部に生じた囊胞腺癌の一例．Dent Med Res 31：41-43, 2011
9) Velagala SR, Peethala CV, Akhtar S：Papillary cystadenocarcinoma in the palate—A case report. J Res Adv Dent 3：228-231, 2014

第2部 組織型と診断の実際

1. 悪性腫瘍

(10) 低悪性度篩状嚢胞腺癌

low-grade cribriform cystadenocarcinoma

1. 定義・概念

　低悪性度篩状嚢胞腺癌（low-grade cribriform cystadenocarcinoma；LGCCA）は種々の程度に拡張した嚢胞状構造と篩状構造を主体とする腫瘍で，組織学的には乳腺の atypical ductal hyperplasia や ductal carcinoma in situ と類似する[1,2]．旧来，低悪性唾液腺導管癌（low-grade salivary duct carcinoma；low-grade SDC）とされてきたものの多くがこれに相当するものと考えられ，臨床的挙動や免疫組織化学上の特徴の差異などから WHO 分類改訂とともに改称，第3版からは嚢胞腺癌（cystadenocarcinoma）の亜型と位置づけられた．嚢胞腺癌も腺房細胞癌（acinic cell carcinoma）などと同様に旧来より低悪性の癌腫として知られている[3]．

2. 臨床的事項・肉眼所見

　中年以降の成人に多く，多くは耳下腺にみられるが，少数は小唾液腺にも発生する．肉眼的には嚢胞状の領域が優位で，多房性から単房性までさまざまだが，1cm あまりの小型の病変もときに遭遇される．名称のとおりきわめて予後良好な低悪性癌であり，遠隔転移はおろか再発をきたす症例さえまれである．
　AFIP アトラス第4シリーズでは嚢胞腺癌が唾液腺悪性腫瘍の2％とされており，同等以上にまれなものと考えられる．

3. 組織学的所見

　円柱状ないし立方状上皮を主体とし，嚢胞腺癌と同様に粘液細胞や扁平上皮を混じることもある．全体的には嚢胞構造が優位を占める病変であるが，大小の篩状構造も形成され（図1），旧来 low-grade SDC の特徴として述べられてきたように広範な導管内進展が顕著な特徴である[1,2]．細胞異型や核分裂像には乏しく，壊死はほとんどまずみられない．嚢胞状構造内には長短さまざまな乳頭状構造が突出し（図2），ときに複雑な分岐や吻合を伴う独特な anastomosing な像を呈することもある．篩状構造は境界明瞭な特徴的形状を呈し，周囲には濃染調の核を有する小型で，しばしば扁平化した細胞が配列し（図3），これは既存の導管に由来する非腫瘍性の筋上皮細胞と考えられている．同様の細胞は嚢胞構造周囲にもみられるため，嚢胞部分もほとんどの場合"見かけ上"の2層性を呈する．間質への浸潤はほとんどないか，あってもごく軽微ではあるが，きわめてまれながら初発時すでに（施術までの経過がきわめて長かった可能性はあるが）リンパ節転移を伴ったものも遭遇され，これは浸潤性増殖をきたした証左でもある．間質は線維性で，乳頭状構造に隣接して，あるいはこの間質内部に砂粒体に類似する石灰化をみることもある．また，おそらくは嚢胞状構造の破綻による出血，ヘモジデリン沈着，コレステリン結晶の析出，これに対する異物反応が現れることも多い．既述のとおり嚢胞腺癌の亜型であるが，嚢胞腺癌自体も tumor-associated lymphoid proliferation（TALP）を伴う腫瘍の代表として知られており[4]，当

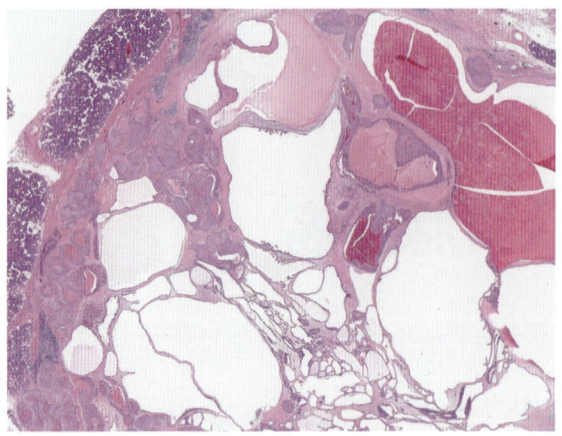

図1│耳下腺のLGCCA
病変は境界明瞭で，大小の囊胞および篩状構造よりなる．

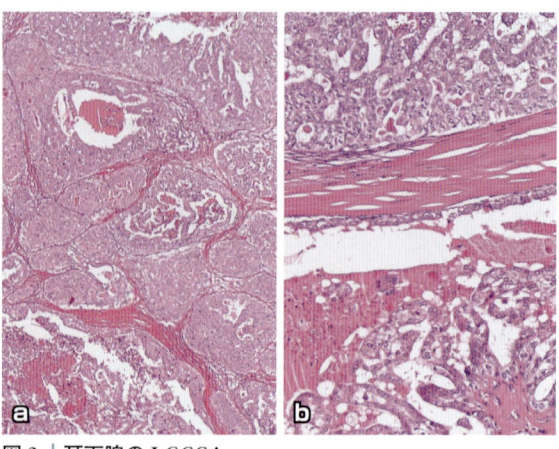

図2│耳下腺のLGCCA
個々の構造も比較的境界明瞭で，囊胞腔内乳頭状構造が突出する．

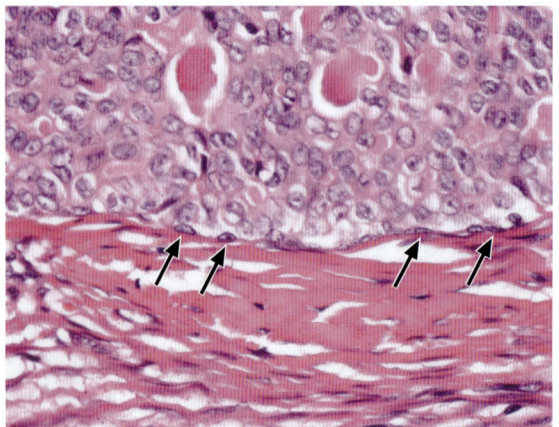

図3│耳下腺のLGCCA（図2と同一症例）
構造周囲には小型で扁平化した非腫瘍性の筋上皮細胞が配列する（矢印）．

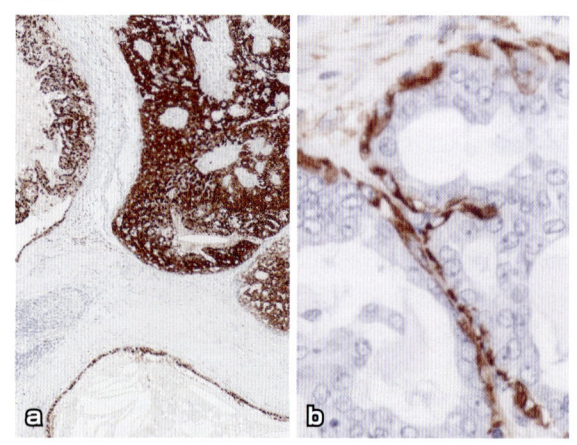

図4│耳下腺のLGCCAの免疫組織化学（図2と同一症例）
広範なS-100蛋白陽性反応を呈するが（a），平滑筋アクチンでは図3の非腫瘍性筋上皮細胞のみが陽性を呈する（b）．

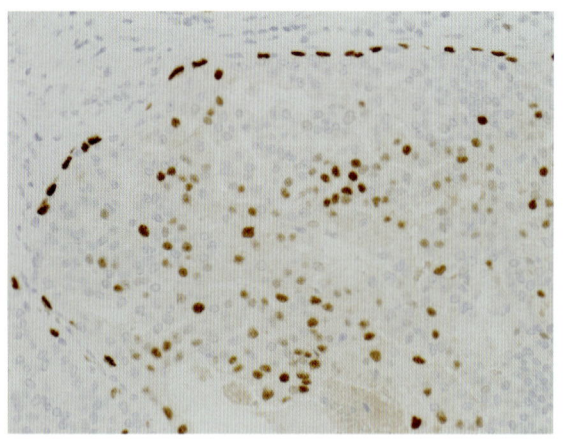

図5│耳下腺のLGCCAの免疫組織化学（図2と同一症例）
p63では構造辺縁に配列する図3と同様の非腫瘍性筋上皮細胞が陽性を呈する．構造内部の陽性細胞は扁平上皮化生を伴った腫瘍細胞である．

然LGCCAがTALPを伴うこともあり得る．この場合，間質は密で，しばしばリンパ濾胞を伴う成熟したリンパ組織に占められる．

　免疫組織化学的には，サイトケラチンに陽性，vimentinにも陽性のことがある．またS-100蛋白が広範に強陽性を示すことが大きな特徴で（図4a），この点は唾液腺導管癌（SDC）とは大きく異なる．ほとんどの症例ではGCDFP-15やandrogen receptorに陰性であり，Her2/neuも通常陰性とされる．また扁平上皮化生を伴う場合はその箇所が高分子ケラチンやp63に陽性を呈する（図5）．記載例数は少ないが，mammaglobinに陽生を呈する症例もみられる（図6）．

4．鑑別診断

　主な鑑別診断としては，SDC，papillary-cystic

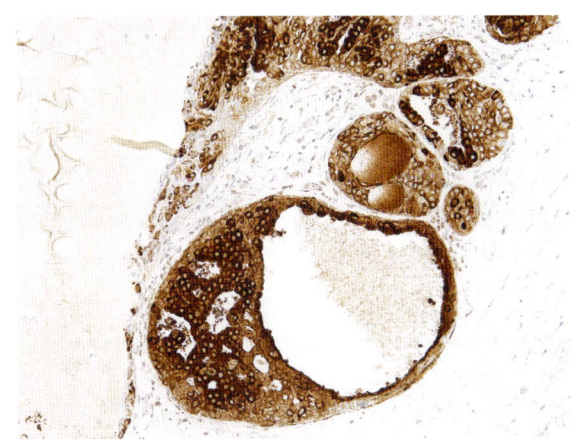

図6 | 耳下腺のLGCCAの免疫組織化学
別症例．本例では腫瘍細胞は広範にmammaglobin強陽性反応を呈する．

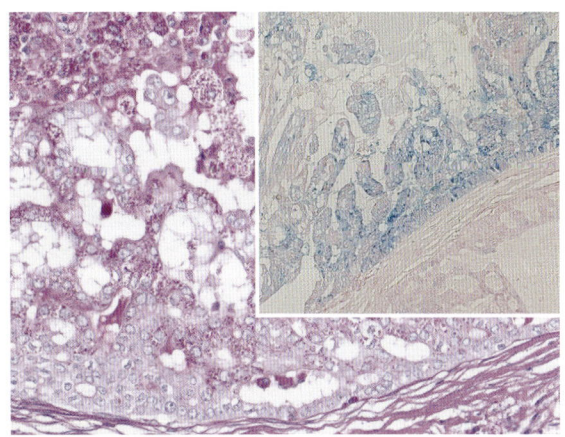

図7 | 耳下腺のLGCCA（図2と同一症例）
腫瘍細胞に取り込まれたヘモジデリン色素はベルリン青染色（inset）とともにジアスターゼ消化後PAS染色にも陽性を呈する．

typeの腺房細胞癌，嚢胞腺癌が挙げられる．WHO分類第3版に初めて記載されてまだ日も浅いためまだその実態は明確に認識されているとは言い難く，乳頭状および嚢胞状の増殖様式が目立つ点から当初はpapillary-cystic typeの腺房細胞癌と誤認される事例が多くみられた．また細胞質内に取り込まれたヘモジデリンはベルリン青と同時にPAS染色にも陽性を呈し（図7），これをチモーゲン顆粒と誤認しないよう注意が必要である．SDCについては，通常高悪性の癌腫として扱われ，コメド壊死が特徴的であるが，病変全域が顕著な異型を示すとは限らず，このような例では注意が必要である．しかし，S-100蛋白は通常陰性ないし反応があってもごく限局的であり，この点はLGCCAと大きく異なる．これまでの記載ではLGCCAでは浸潤部より導管内進展の部分が著しく優位であり，通常classicalな嚢胞腺癌を含めた上記三者がこれほど広範な導管内進展をきたすとは考え難いため，最も重要な鑑別点と考えられる[5]．加えてS-100蛋白に強陽性である点も通常の嚢胞腺癌との有力な鑑別点である．このようにLGCCAの診断には非浸潤部の構造を取り囲む既存の筋上皮細胞の的確な認識が必須であり[6,7]，これを検出にはactin, calponin, p63などの免疫組織化学が有効である（図4b, 5）．

なお，近年提唱された新しい概念である乳腺相似分泌癌（mammary analogue secretory carcinoma；MASC）も従来これを包含してきた腺房細胞癌と同様に考えればよい．また，MASCが高率にmammaglobinを発現することからMASCの診断に有用なマーカーとする向きもあるが，腺房細胞癌はもとよりLGCCAのなかにもmammaglobinを発現するものがあり，その特異性は完全なものではない[8]．よって，定義上MASCの確定にはFISHなどによる遺伝子検索が必要となるが，LGCCAの確定に際しMASCを否定するには広範な導管内進展を示せばよく，遺伝子検索などはとくに必要ない．

（原田博史）

文　献

1) Delgado R, Klimstra D, Albores-Saavedra J：Low grade salivary duct carcinoma. A distinctive variant with a low grade histology and a predominant intraductal growth pattern. Cancer 78：958-967, 1996
2) Brandwein-Gensler M, Hille J, Wang BY, et al：Low-grade salivary duct carcinoma：description of 16 cases. Am J Surg Pathol 28：1040-1044, 2004
3) Foss RD, Ellis GL, Auclair PL：Salivary gland cystadenocarcinomas. A clinicopathologic study of 57 cases. Am J Surg Pathol 20：1440-1447, 1996
4) Auclair PL：Tumor-associated lymphoid proliferation in the parotid gland. A potential diagnostic pitfall. Oral Surg Oral Med Oral Pathol 77：19-26, 1994
5) Skalova A：Mammary analogue secretory carcinoma of salivary gland origin：an update and expanded morphologic and immunohistochemical spectrum of recently described entity. Head Neck Pathol 7：S30-36, 2013
6) 原田博史：唾液腺原発Low-grade cribriform cystadenocarcinoma（LGCCA）の病理組織学的特徴．日本病理学会会誌 99：24, 2010（抄）
7) 原田博史，大内知之：稀な唾液腺腫瘍の病理―近年新たに報告された腫瘍型を含めて―．病理と臨床 29：602-608, 2011
8) Bishop JA, Yonescu R, Batista D, et al：Utility of mammaglobin immunohistochemistry as a proxy marker for the ETV6-NTRK3 translocation in the diagnosis of salivary mammary analogue secretory carcinoma. Hum Pathol 44：1982-1988, 2013

第2部 組織型と診断の実際

1. 悪性腫瘍

(11) 粘液腺癌

mucinous adenocarcinoma

1. 定義・概念

粘液腺癌（mucinous adenocarcinoma）は唾液腺原発であり，粘液湖の中に上皮性の異型細胞集塊が浮遊するように増殖する腺癌と定義される．通常，細胞成分より粘液成分のほうが多い．大腸・胃の粘液腺癌あるいは乳腺や皮膚の粘液癌に類似した組織像を呈する．疾患概念上，唾液腺の colloid carcinoma と呼ばれた時期もある[1,2]．

2. 臨床的事項

唾液腺原発の粘液腺癌の発生頻度はきわめてまれである．好発年齢は42〜86歳（平均64.5歳）で，性別はやや男性に多い．好発部位は口蓋腺（43％），舌下腺であり，顎下腺が次に続き，耳下腺例はさらにまれである[3]．通常，発育は緩慢で，無痛性のドーム状腫瘤が主訴の場合が多い．ときに鈍痛を伴う場合がある．予後に関しても概ね良好な場合が多いが，小唾液腺原発の症例は所属リンパ節転移（63％）や局所再発をしやすく，47％が原病死しているので，小唾液腺原発の場合にはやや予後不良と考えられる[4]．通常，放射線治療抵抗性であるので，手術による完全切除が第一選択となる．

3. 肉眼所見

周囲との境界は比較的明瞭で，割面では光沢感のある半透明なゼラチン様物質が大小の囊胞腔内に充満した病変としてみられる（図1, 2）．とくに骨に浸潤した場合には，骨髄内にゼラチンが詰まっているようにみえることもある．

4. 組織学的所見

被膜はなく，線維性隔壁で境された多量の粘液湖を形成して，その中に上皮性異型細胞の集塊が浮いているように浸潤していく．比較的圧排性の浸潤を示すが，骨髄に入ると骨髄腔を置換するように進展する（図3）．腫瘍細胞は通常いびつな形状を示す立方状〜平坦〜円柱状であり，通常，細胞質は淡い好塩基性〜淡明で，核は偏在しており，核形もやや不整である．線維性間質が粘液湖の中にほつれるようにみえることも多い（図4, 5）．細胞異型は軽度〜中等度で，核分裂像はまれである．核小体はあまり目立たない．構成細胞は1種類で腺上皮からのみなり，2層性は認めない．腫瘍全体の50％以上に粘液湖があり，間質に接している腫瘍細胞が17％以下であるものを「粘液産生性囊胞腺癌」と区別して「コロイド腺癌（粘液腺癌）」とする立場もある[5]．ときに粘液産生細胞が小乳頭状や篩状に配列することもある．

粘液湖の粘液はアルシアンブルー，PAS あるいはムチカルミン染色に陽性である（図6）．免疫染色では CK（サイトケラチン）AE1/AE3 や CAM5.2, CK7, CK19 などの単層上皮のマーカーが陽性であり，それに対して CK5/6 や CK14, p40, p63 あるいは α-SMA などの筋上皮マーカーは陰性である．Ki-67 標識率は細胞成分が少ないので計測しにくいが，30％前後である．粘液分子では MUC2 や MUC5AC, CEA が陽性になるとされているが，自験例では

(11) 粘液腺癌　69

図1 | 口蓋〜歯肉に発生した粘液腺癌
抜歯窩からゼリー状の腫瘍がみえるが，表面粘膜には不整を認めない．

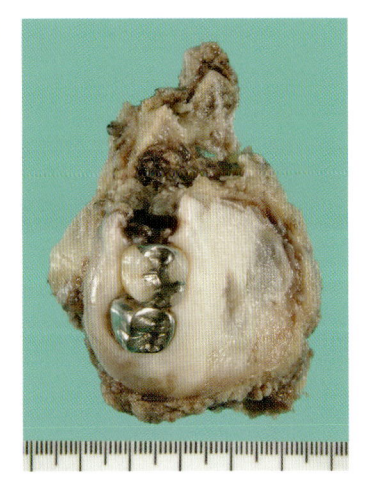

図2 | 粘液腺癌の割面
口蓋骨内に暗灰色調のゼリー状の腫瘍が充満している．

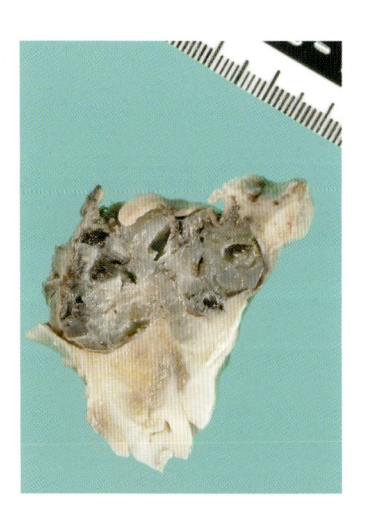

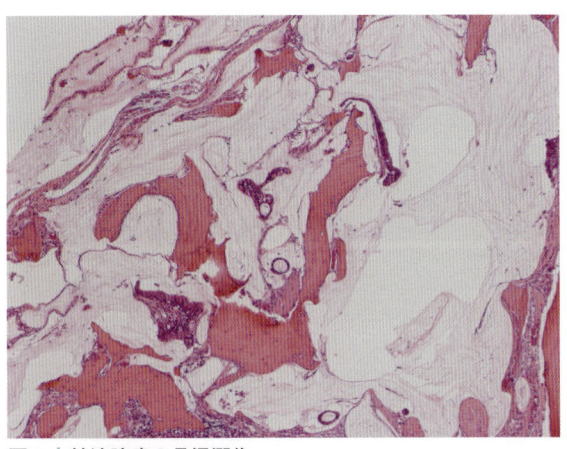

図3 | 粘液腺癌の骨浸潤像
多量の粘液湖とその中に異型腺上皮の小塊が浮遊している．残存骨は不規則に吸収されている．

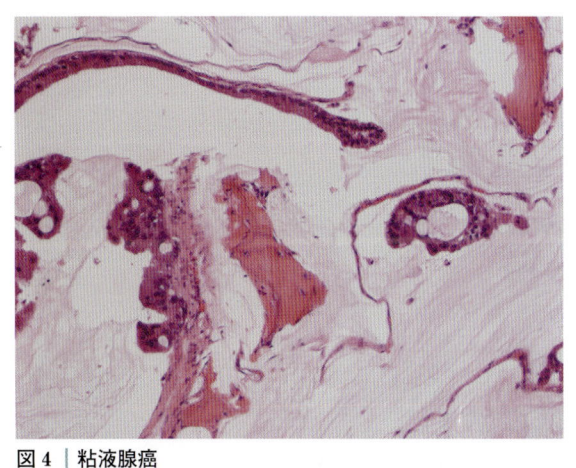

図4 | 粘液腺癌
やや好酸性の胞体を有する腺上皮の小塊が粘液湖の中に浮遊している．一部はほつれた間質に接している．

MUC2やMUC5AC以外にCA125が強陽性であった（図7）．DNA ploidy解析では転移巣の1例のみでaneuploidyを示し，ほとんどはdiploidyである[6]．

5．鑑別診断

粘液の豊富に産生する他の腫瘍，たとえば富粘液性粘表皮癌や富粘液型唾液腺導管癌，粘液産生型囊胞腺癌などが鑑別対象となる．通常，富粘液性粘表皮癌は基底細胞あるいは扁平上皮細胞を伴っており，それらの細胞はp63やCK5/6が陽性になる点で鑑別できる（図8, 9）．また粘表皮癌の場合には杯細胞（goblet cell）が目立つのも特徴であり，ときには明細胞もみられるので，その点でも鑑別可能である．一方，富粘液型唾液腺導管癌は通常GCDFP-15やandrogen receptorあるいはHer2が陽性になり，細

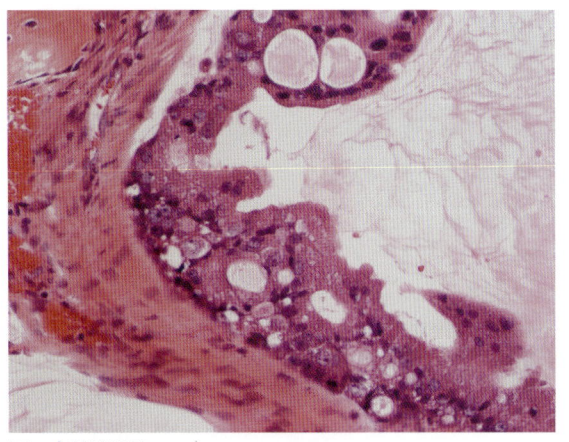

図5 | 粘液腺癌
核異型の弱い，やや好酸性の腺上皮が粘液湖とともに認められ，間質に接している．不規則な管腔様構造を内部に示す．

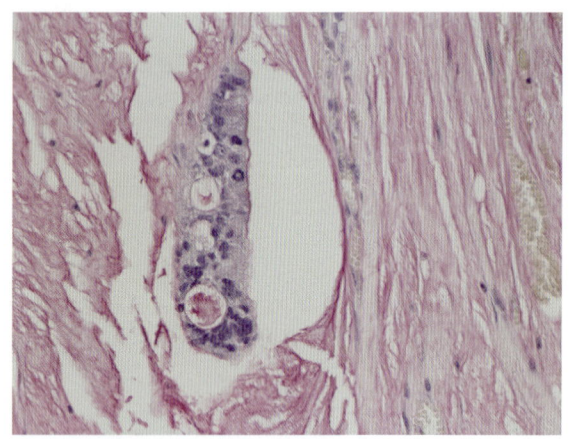

図6｜粘液腺癌（ムチカルミン染色）
ムチカルミンに陽性の粘液湖とともに腫瘍細胞にも陽性所見を呈する．

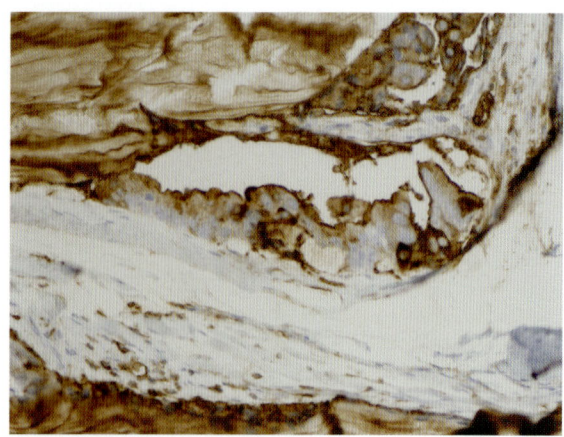

図7｜粘液腺癌（CA 125の免疫染色）
腫瘍細胞の細胞膜および粘液はCA125に強陽性になる．

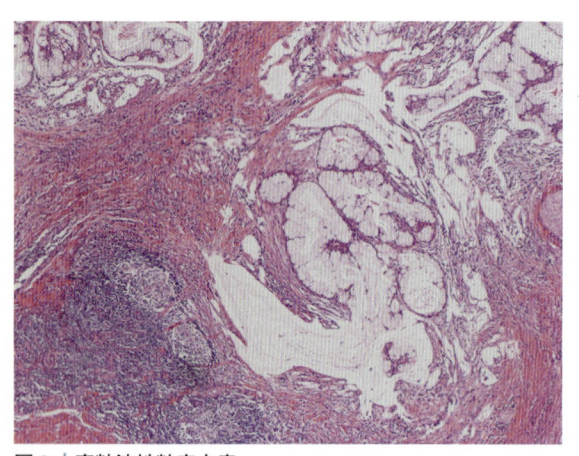

図8｜富粘液性粘表皮癌
耳下腺症例．粘液湖の中にgoblet cellからなる腫瘍細胞塊を認める．

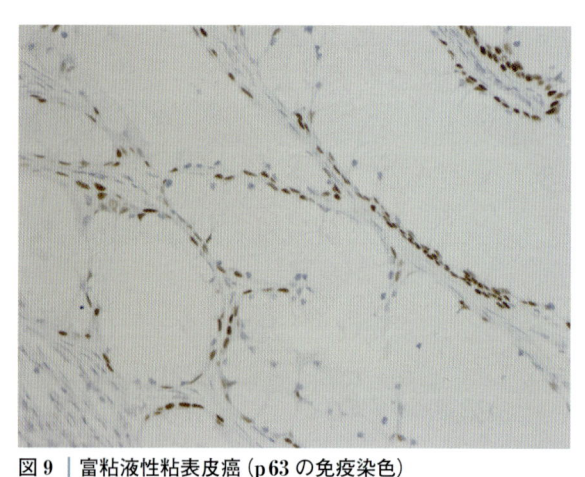

図9｜富粘液性粘表皮癌（p63の免疫染色）
耳下腺症例．goblet cellからなる腫瘍胞巣の基底部にp63陽性（基底）細胞を認める．

胞も好酸性で大きく，細胞異型も強いのが特徴であり，どこかに通常型の唾液腺導管癌の成分が認められることから鑑別できる[7]．粘液産生型囊胞腺癌の場合は通常大小の囊胞が腫瘍性粘液細胞で裏装されており，その中に粘液が詰まっているパターンをとる．すなわち，粘液湖に上皮集塊が浮遊するパターンはとらない，あるいは17％以上の腫瘍細胞が間質に接している[5]．

小唾液腺原発の印環細胞癌も近年報告されているが，この場合には粘液湖は形成せず，p63陽性でcalponin陰性になる点でも鑑別できる[8]．転移性粘液（腺）癌も可能性はないわけではないが，渉猟した限り報告はない．大腸癌の転移であれば，CDX-2陽性とCK20陽性/CK7陰性のパターンで鑑別できるかもしれない．また，皮膚や乳腺の粘液癌ではestrogen receptorやprogesterone receptorが陽性となるが[9,10]，全身検索が重要である．

（草深公秀）

文　献

1) Sun KH, Gao Y, Li TJ：Mucinous adenocarcinoma. in Barnes L, Eveson JW, Reichart P, et al (eds)："World Health Organization Classification of Tumours, Pathology and Genetics of Head and Neck Tumours", IARC Press, Lyon, 2005, p234

2) Ellis GL, Auclair PL：Mucinous adenocarcinoma. in "AFIP Atlas of Tumor Pathology, Tumors of the Salivary Glands, 4th Series, Fascicle 9", ARP Press, Washington, DC, 2008, pp383-386

3) Gao Y, Di P, Peng X, et al：Mucinous adenocarcinoma of salivary glands. Zhonghua Kou Qiang Yi Xue Za Zhi 37：

356-358, 2002
4) Ide F, Mishima K, Tanaka A, et al : Mucinous adenocarcinoma of minor salivary glands : a high-grade malignancy prone to lymph node metastasis. Virchows Arch 454 : 55-60, 2009
5) Yakirevich E, Sado E, Klorin G, et al : Primary mucin-producing tumours of the salivary glands : a clinicopathological and morphometric study. Histopathology 57 : 395-409, 2010
6) Vargas PA, Torres-Rendon A, Speight PM : DNA ploidy analysis in salivary gland tumours by image cytometry. J Oral Pathol Med 36 : 371-376, 2007
7) Terasaki M, Terasaki Y, Wakamatsu K, et al : A mucin-rich variant of salivary duct carcinoma with a prominent mucinous component, a tumor that mimics mucinous adenocarcinoma. Oral Surg Oral Med Oral Pathol Oral Radiol 116 : e210-214, 2013
8) Bastaki J, Summersgill K : Signet-ring cell(mucin-producing) adenocarcinoma of minor salivary glands : report of a case. Oral Surg Oral Med Oral Pathol Oral Radiol Endod 110 : e33-36, 2010
9) Kazakov DV, Suster S, LeBoit PE, et al : Mucinous carcinoma of the skin, primary, and secondary. A clinicopathologic study of 63 cases with emphasis on the morphologic spectrum of primary cutaneous forms : homologies with mucinous lesions in the breast. Am J Surg Pathol 29 : 764-782, 2005
10) Breiting L, Dahlstrom K, Christemsen L, et al : Primary mucinous carcinoma of the skin. Am J Dermatol Pathol 29 : 595-596, 2007

第2部　組織型と診断の実際

1．悪性腫瘍

(12) オンコサイト癌

oncocytic carcinoma

1．定義・概念

　オンコサイト癌（oncocytic carcinoma）は，ミトコンドリアが増加した好酸性顆粒状の細胞質と核異型を有するオンコサイトからなる悪性上皮性腫瘍である[1]．良性のオンコサイトーマから悪性転化して生じる場合もある[1]．まれに細胞像が良性のオンコサイトーマと同じであっても局所再発後に遠隔転移をきたす例があり，このような腫瘍もオンコサイト癌に分類される[2,3]．

2．臨床的事項

　頻度は全唾液腺腫瘍の1％未満で，大変まれな腫瘍である[4]．耳下腺に好発するが（約80％），顎下腺や小唾液腺に発生することもある．25～90歳の幅広い年齢の成人に発生しうるが，60歳以上に最も多い[1]．男性にやや多い傾向がある．無痛性のことが多いが，耳下腺発生例では痛みや顔面神経麻痺を伴っていることがある．良性オンコサイトーマの悪性転化が示唆される症例では，緩徐に経過していた腫瘍が急速に増大することがある．オンコサイト癌は悪性度が高く，しばしば再発（約60％）や転移（約80％）をきたす[4~6]．転移は，リンパ節，肺，肝臓，骨に加え，腎臓や甲状腺へ転移した例も報告されている[4]．予後因子は確立されたものはないが，腫瘍径が大きいものや遠隔転移例の経過は不良である[4]．

3．肉眼所見

　被膜を欠き，周囲構造に対して浸潤性に増殖をする．単結節性もしくは多結節性腫瘍を呈する（図1）．割面は充実性で，褐色から灰白色調を呈し，ときに壊死や出血を伴う．

4．組織学的所見

　典型的には，豊富な好酸性顆粒状細胞質を有する異型オンコサイトが充実性，島状，索状，管状あるいは孤立散在性に増殖している（図2）[5]．細胞質はエオシン好性の微細顆粒状で，ミトコンドリアが異常に増加している（図3）．核は中心性に位置し，核腫大，多形性，明瞭な核小体，核分裂像を伴っている．癌細胞は周囲の唾液腺実質や結合組織に対して破壊性浸潤を示す．ときに圧排性浸潤することもある．また，神経周囲浸潤（図4），脈管浸潤や凝固壊死もしばしば観察される．
　良性オンコサイトーマと同様に，ミトコンドリアが豊富であることを反映してPTAH染色が陽性となる（図5）[1]．免疫染色では抗ミトコンドリア抗体が陽性となる[6]．電子顕微鏡ではミトコンドリアが細胞質に充満しているのが観察される[7]．

5．鑑別診断

　オンコサイトーマ：オンコサイトとしての形質は同じだが，異型に乏しく，壊死や浸潤・破壊性増殖を欠く．虚血性の梗塞を生じることがあるので，オ

(12) オンコサイト癌　73

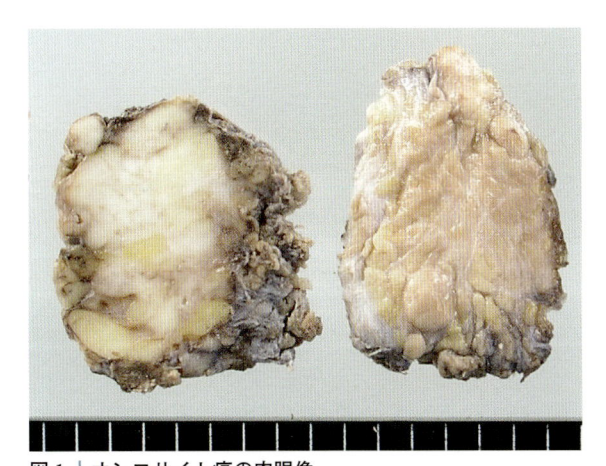

図1 ｜ オンコサイト癌の肉眼像
褐色から灰白色の割面を呈し，周囲に浸潤性に増殖している．

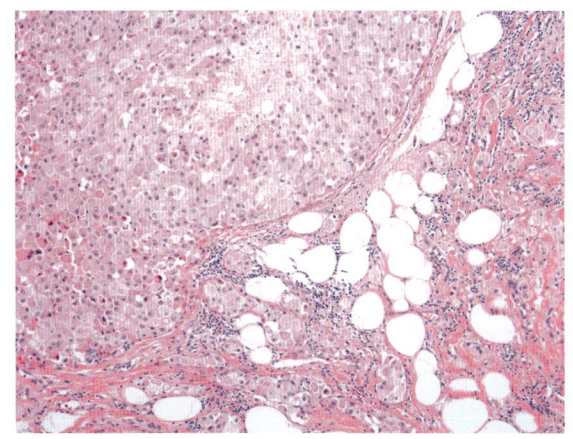

図2 ｜ オンコサイト癌
癌細胞は胞巣状や索状パターンで増殖し，間質に浸潤している．胞巣内部には壊死が観察される．

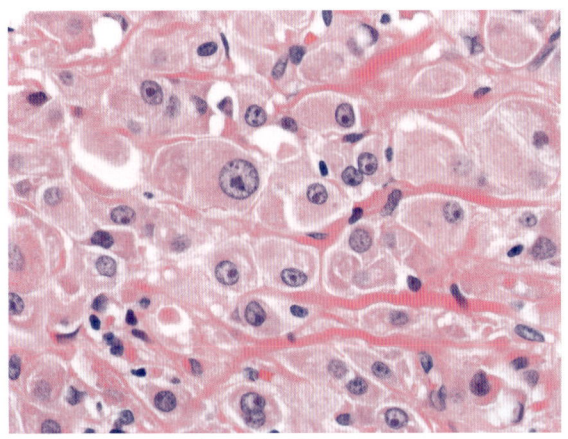

図3 ｜ オンコサイト癌の細胞所見
癌細胞は好酸性顆粒状の豊富な細胞質を有する．核小体は明瞭で，核異型が認められる．

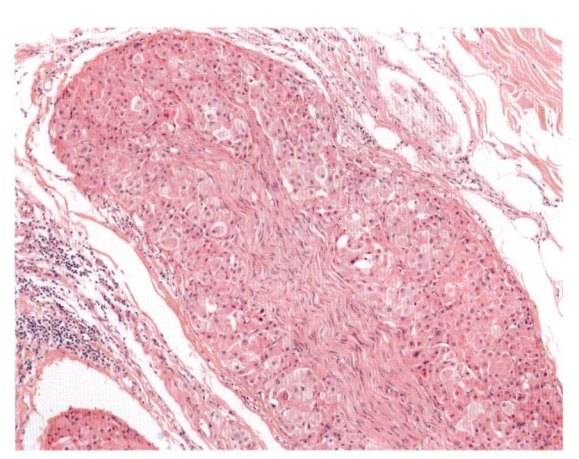

図4 ｜ オンコサイト癌の神経周囲浸潤

ンコサイト癌における凝固壊死と鑑別が重要である[2]．

　悪性度不明のオンコサイト腫瘍：悪性の特徴を十分に満たしていないオンコサイト腫瘍，すなわち，直ちにオンコサイト癌とするには核異型，核分裂数あるいは浸潤の程度が不十分な腫瘍を oncocytic neoplasm of uncertain malignant potential と位置づけることを提唱している研究者もいる[2]．

　oncocytic adenomatous nodular hyperplasia (multifocal nodular oncocytic hyperplasia)：オンコサイトーマと同様の好酸性細胞が多発性・多結節性に増殖する（図6）．またしばしば線維性被膜が不明瞭であり一見悪性腫瘍を連想させるかもしれないが，各々の結節の境界は明瞭で，破壊性・浸潤性増殖は

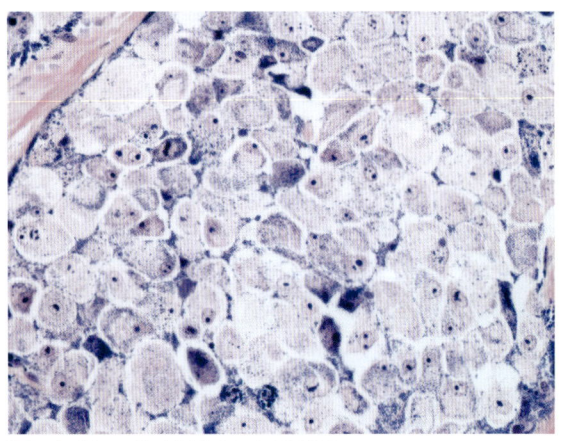

図5 ｜ オンコサイト癌の PTAH 染色
細胞質が顆粒状に陽性になる．

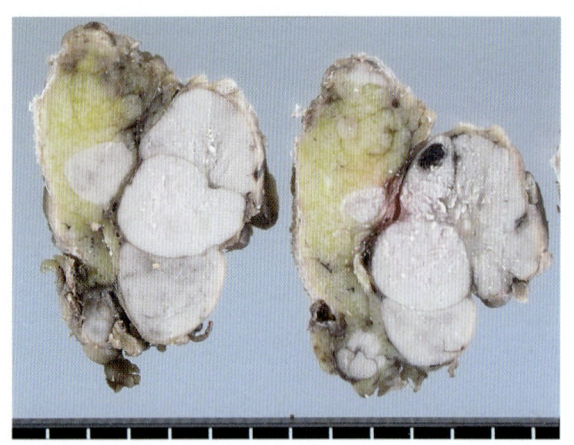

図6 | oncocytic adenomatous nodular hyperplasia の肉眼像
境界明瞭な結節が多発している．

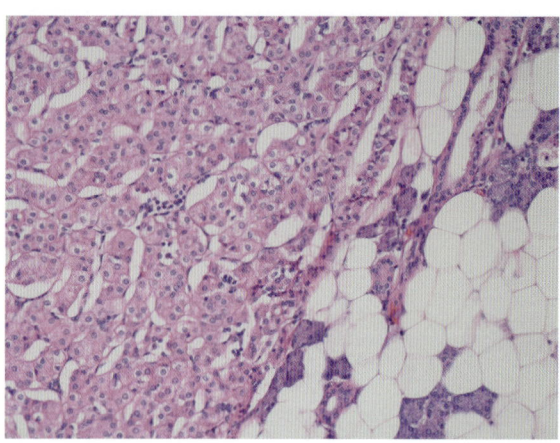

図7 | oncocytic adenomatous nodular hyperplasia
線維性被膜は不明瞭だが，浸潤性増殖や核異型はない．

なく，核異型や壊死もみられないことからオンコサイト癌と鑑別できる（図7）．

　唾液腺導管癌：好酸性細胞質という点では類似するが，唾液腺導管癌を構成するのはアポクリン分化した悪性細胞である．GCDFP15やアンドロゲン受容体（AR）が陽性となる．

　オンコサイト分化を伴う唾液腺腫瘍：粘表皮癌，上皮筋上皮癌，筋上皮性腫瘍でオンコサイト化生（分化）を伴うことがあるが，多くの場合は限局している．ときにオンコサイト化生が著明になり，注意が必要である．オンコサイトに気をとられずに，本来の特徴的な組織像を見出すことや免疫染色により細胞形質・分化方向を確認することが重要である．

6．発生メカニズム

　何らかのミトコンドリアを推測している研究者もいるが，不明である[8]．

（山元英崇）

文　献

1) Sciubba JJ, Shimono M : Oncocytic carcinoma. in Barnes L, Eveson JW, Reichart P, et al (eds) : "World Health Organization Classification of Tumours, Pathology and Genetics of Head and Neck Tumours", IARC Press, Lyon, 2005, p235
2) Chan JKC, Cheuk W : Tumors of the salivary glands. in Fletcher CDM (ed) : "Diagnostic Histopathology of Tumors (4th ed)", Elsevier Saunders, Philadelphia, 2013, pp301-302
3) Sugimoto T, Wakizono S, Uemura T, et al : Malignant oncocytoma of the parotid gland : a case report with an immunohistochemical and ultrastructural study. J Laryngol Otol 107 : 69-74, 1993
4) Goode RK, Corio RL : Oncocytic adenocarcinoma of salivary glands. Oral Surg Oral Med Oral Pathol 65 : 61-66, 1988
5) Brandwein MS, Huvos AG : Oncocytic tumors of major salivary glands. A study of 68 cases with follow-up of 44 patients. Am J Surg Pathol 15 : 514-528, 1991
6) Shintaku M, Honda T : Identification of oncocytic lesions of salivary glands by anti-mitochondrial immunohistochemistry. Histopathology 31 : 408-411, 1997
7) Johns ME, Regezi JA, Batsakis JG : Oncocytic neoplasms of salivary glands : an ultrastructural study. Laryngoscope 87 : 862-871, 1977
8) Capone RB, Ha PK, Westra WH, et al : Oncocytic neoplasms of the parotid gland : a 16-year institutional review. Otolaryngol Head Neck Surg 126 : 657-662, 2002

第2部　組織型と診断の実際

1．悪性腫瘍

(13) 唾液腺導管癌

salivary duct carcinoma

1．定義・概念

　唾液腺導管癌（salivary duct carcinoma；SDC）は乳管癌に類似した侵襲性の腺癌と定義される．Kleinsasserらが1968年に3例を報告し，1980年代半ば以降に広く認識を得た臨床病理学的に他と異なる唾液腺腫瘍である[1]．WHO分類には1991年の改訂時に加えられ，2005年版では肉腫様亜型[2]，富粘液亜型[3]，浸潤性微小乳頭亜型[4,5]が記載されている．低悪性SDCとして提唱された疾患群[6]は，低悪性度篩状嚢胞腺癌として嚢胞癌の亜型に分類された．ほかに改訂時に認識されていなかった in situ のみからなる導管内SDCがある[7,8]．de novo 症例より多形腺腫由来癌としての発生が多く，癌腫としては頻度の高い組織型の一つと考えられる．

2．臨床的事項

　全唾液腺腫瘍の約2％と報告されるが，実際にはさほどまれな腫瘍ではない．高齢者（平均65歳）に多く，男性（男女比は4：1），耳下腺（90％程度）に好発するが小唾液腺での報告もある[8〜11]．自覚症状として，急速増大を示す腫瘍である場合が多く，顔面神経麻痺をしばしば伴う．非常に悪性度の高い腫瘍で，頸部リンパ節転移や遠隔転移（肺，骨，脳，肝など）が高率にみられる．他の臓器と同様に微小乳頭状構造が浸潤部でみられる場合や[4,5]，一般的な予後不良因子（腺被膜外浸潤，リンパ節転移4個以上）を有する症例では有意に予後不良となる．SDCは5〜7年以内に75％が死亡すると報告されている．頸部癌診療ガイドライン2013年版ではSDCと診断されると術後補助療法（放射線治療）が推奨されている．しかし，SDCの診断基準を満たすなかにも予後良好な群が存在し，追加治療を要しない症例群もある．

3．肉眼所見

　腫瘍径は約1〜10cm（平均3.5cm），白色〜黄褐色調の境界不明瞭な腫瘤を形成することが多い（図1a）．非浸潤性の病変が主体の場合には境界明瞭なこともある．内部は充実性のことが多いが，内部に結節（図1b）や小嚢胞腔を認めることがあり，嚢胞内部には壊死物がみられる．

4．組織学的所見

　乳管癌に類似した組織像を呈し，非浸潤性乳管癌に類似する篩状構造や，乳頭状，充実性の増殖パターンやコメド壊死を伴うRoman-bridge様の所見が特徴である（図2）[12,13]．ただし，コメド壊死はSDCに特異的な所見ではない[14]．導管内の進展様式とり，周囲を1層の筋上皮/基底細胞に囲まれる（図3）．導管内進展が正常な小葉内にみられ，介在部導管や腺房まで及ぶことがある（図4a）．浸潤性増殖が著明な部では高度の線維化や硝子化を示すことがある（図4b）．神経周囲浸潤（図5a）や脈管侵襲（図5b）が高頻度にみられる．腫瘍細胞は大型で好酸性胞体を有し，核分裂像や多核細胞も比較的目立つ．SDCは浸潤性乳管癌のhigh-grade（乳癌取扱い規約の核グレード分類ではGrade 3に相当）の像を呈する割合が

75

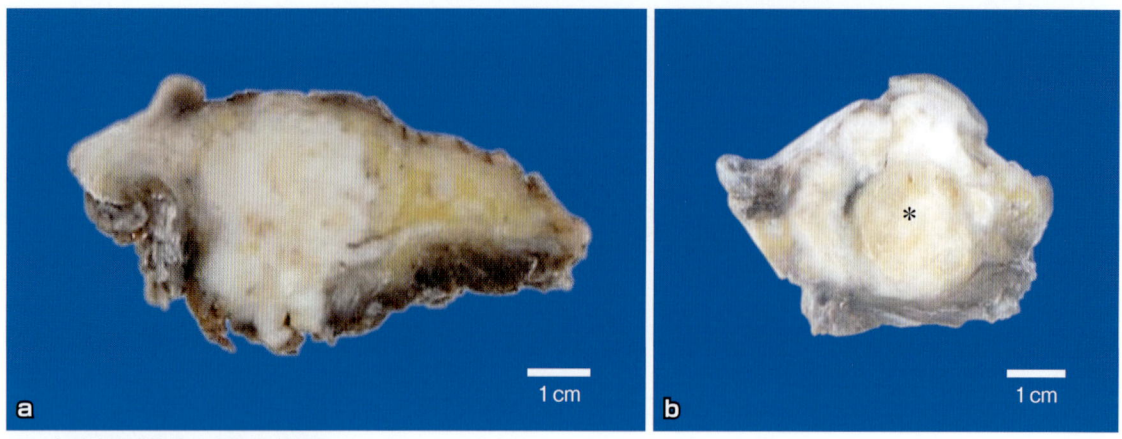

図1 唾液腺導管癌の肉眼像（割面）
a：*de novo* の症例では耳下腺組織内に黄白色調の境界不明瞭な腫瘍を認める．b：多形腺腫由来癌の症例では耳下腺組織内の腫瘍内部に類円形の腫瘤（＊）を認める．

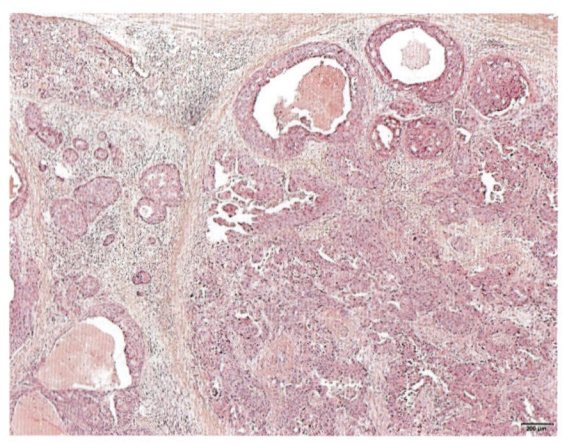

図2 唾液腺導管癌
腫瘍は内部に壊死を伴う囊胞腔を形成し，篩状（Roman-bridge 様）ないしは充実性胞巣を形成している．囊胞部より不規則な胞巣を形成し，浸潤性に増殖している．

多いが，異型の程度はさまざまで異型のやや弱い症例もみられる（図6）．ときに粘液保有細胞やアポクリン様の断頭分泌の像を示すこともある（図7）．

免疫染色では，上皮系マーカーのサイトケラチンや EMA には陽性を示す．androgen receptor（AR）と gross cystic disease fluid protein-15（GCDFP15/BRST2）には高頻度に陽性を示す[13,14]．human epithelial growth factor receptor type 2（Her2）に陽性を示すものは約40％程度あり（FISH 法による *HER2* 遺伝子増幅も同程度）[15]．AR，GCDFP15，Her2/neu は診断確定の際に補助的に用いることができる（図8）．しかし，乳管癌で用いるその他のバイオマーカーである progesterone receptor，estrogen receptor には一般的に陰性である[13,16]．prostatic specific antigen（PSA）が血清学的・免疫組織化学的に陽性を示すことがある．Ki-67 標識率は 35～80％と唾液腺癌としては高い．細胞質には mitochondria が比較的よく染まり，CEA や lactalbumin が高率に陽性を示すこともある．α-SMA，p63，CK14，S-100 は通常陰性である．

組織学的亜型として，典型的な導管癌の像と紡錘形ないし多形の腫瘍細胞からなる肉腫様亜型（図9a）[2]，細胞外の粘液湖の形成，腫瘍胞巣の浸潤を伴う富粘液亜型（図9b）[3]，桑実状の小型胞巣とその周囲の空隙からなる浸潤性微小乳頭亜型がある（図9c）[4,5]．

5．鑑別診断

高悪性度粘表皮癌，腺様囊胞癌，腺房細胞癌，囊胞腺癌（低悪性度篩状囊胞腺癌），上皮筋上皮癌，オンコサイト癌，多型低悪性度腺癌，腺癌 NOS，他臓器からの転移などとの鑑別が必要になる[13,14,16]．

腺様囊胞癌：充実型の場合にはコメド壊死様の所見を呈し，核も通常の2～3倍程度に腫大することがあり鑑別が難しくなることあるが（図10a），腫瘍性筋上皮細胞による偽腺管が確認されれば鑑別は可能である．また，浸潤先端部には管状型や篩状型の成分がみつかることが多く，鑑別可能なことが多い．

粘表皮癌：粘表皮癌とは形態学的な鑑別が非常に難しいことがある．一般的に SDC では扁平上皮様の像をとらないとされるが，富粘液亜型とは容易に区別できない．免疫染色を補助的に用いるならば p63 が有用で，粘表皮癌では陽性，SDC では陰性となる．

囊胞腺癌：囊胞腺癌とは篩状構造があり，形態的

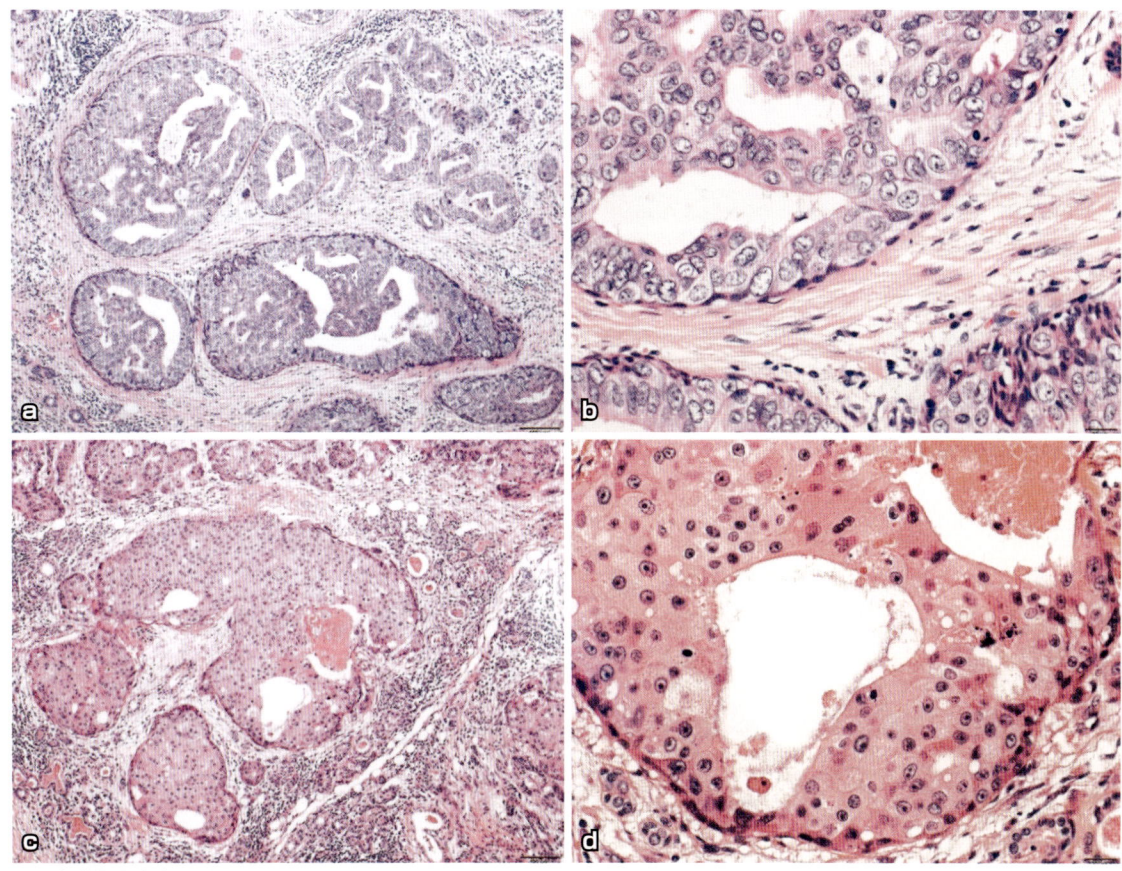

図3 | 導管内病変のバリエーション

a, b：細胞質が比較的乏しく，核の大小不同やくびれなど多形性が強い腫瘍細胞からなる．腺管内の増殖は乳頭状ないしは篩状構造をとる．c, d：好酸性胞体を有し，核は比較的均一で核小体が目立つ腫瘍細胞からなる．腺管内に充実性に増殖し，コメド壊死を伴う．

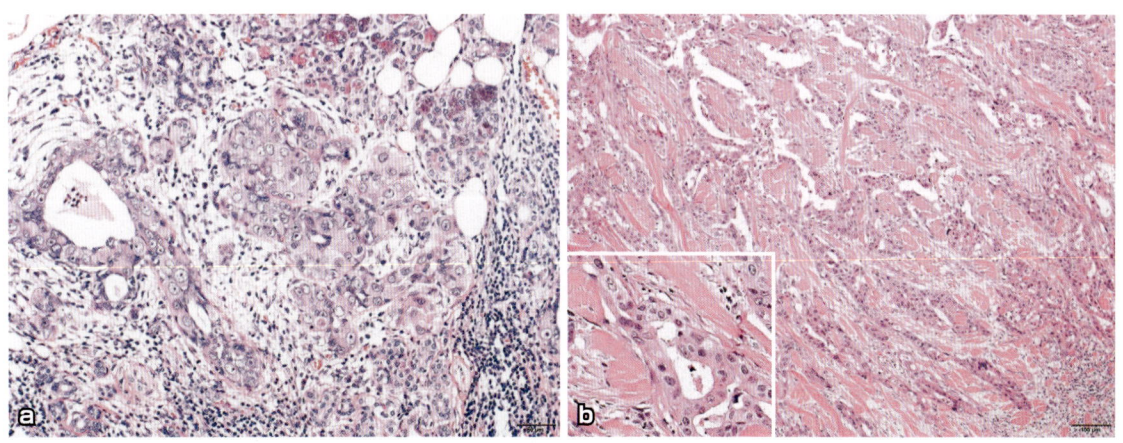

図4 | 病変進展部の特徴

a：導管内進展が介在導管部および腺房に及ぶ．b：浸潤部では線維化ないしは硝子化した間質を伴い，索状胞巣を形成して浸潤していることが比較的多くみられる．inset：拡大像．

に比較的類似する点が多いが，AR，GCDFP15が陰性となる．

多形腺腫由来癌：この場合にはSDCを癌腫成分として有する頻度が高い．とくに多形腺腫内部の成分では特徴的なRoman-bridge様の構造を呈することが多い（**図11**）．多形腺腫内部の癌のスクリーニン

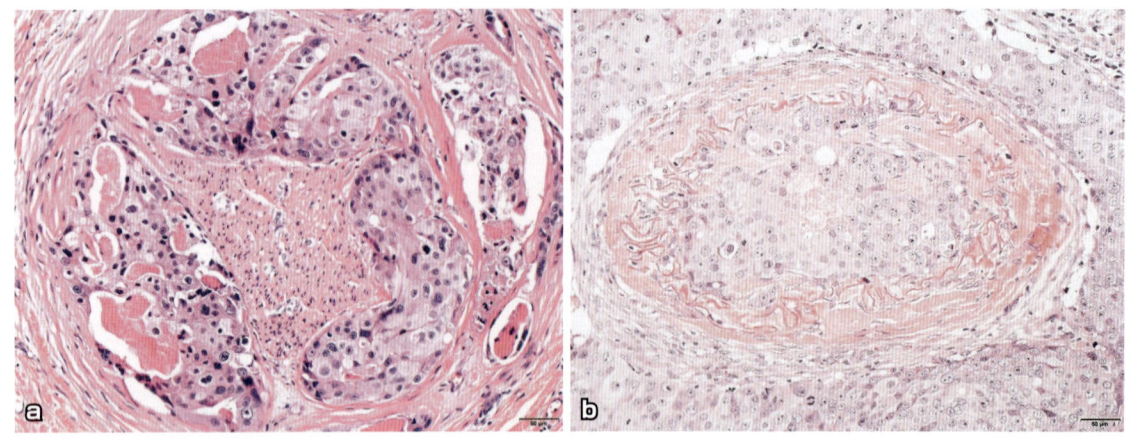

図5 | 神経周囲浸潤と脈管侵襲
唾液腺導管癌では神経周囲浸潤（a）や脈管侵襲（b）が目立つことが多い．浸潤の強い症例においても，この部にコメド壊死のパターンを見出すことができる場合がある．

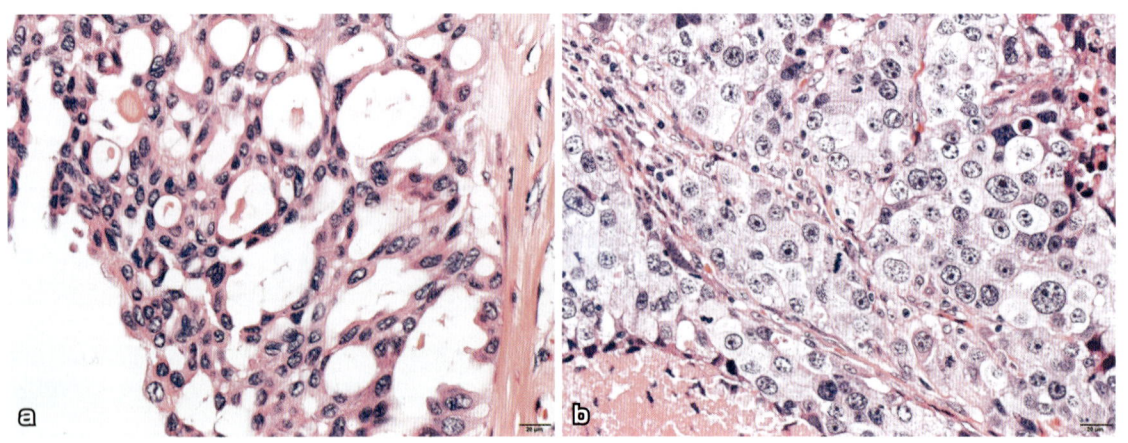

図6 | 核異型度のバリエーション
a：腺管構造が目立ち，核の形態や大きさが比較的揃っている．核分裂像も目立たない．b：腺管構造が不鮮明で，核の大小不同が目立ち，大型の核小体が1〜数個みられる．核分裂像も目立つ．

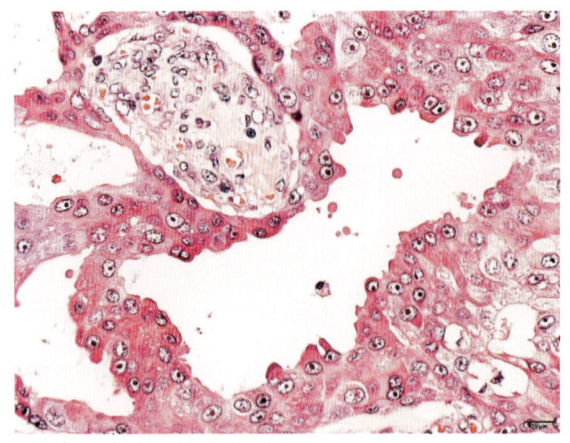

図7 | アポクリン分泌様の像
癌の内部には腺管内腔に側に apical snouts と呼ばれる突出がみられることがある．

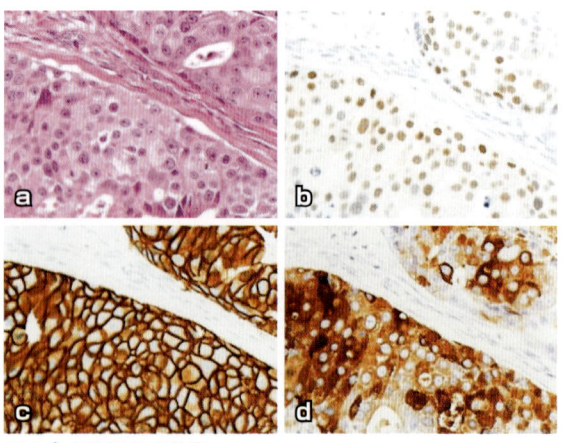

図8 | 免疫染色の特徴
a：HE染色で好酸性胞体を有する腫瘍細胞からなる．b：抗AR抗体に核に陽性を示す．c：抗HER2/neu抗体に細胞膜に陽性を示す（Score 3相当）．d：抗GCDFP15抗体に細胞質に陽性を示す．

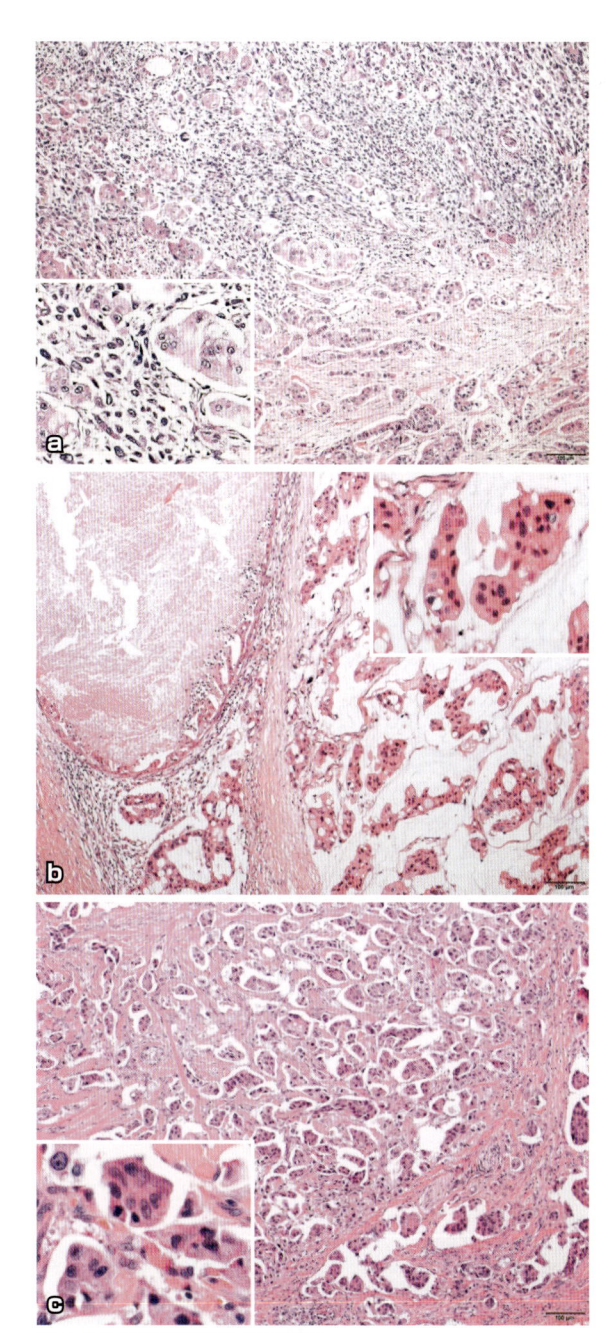

図9 | 唾液腺導管癌の組織亜型

a：肉腫様亜型．通常の唾液腺導管癌の胞巣と紡錘形の肉腫様癌の移行がみられる．b：富粘液亜型．導管内病変と粘液湖内に浸潤する癌とに移行像がみられる．c：浸潤性微小乳頭亜型．小型の胞巣を形成して浸潤している．inset（a～c）：拡大像．

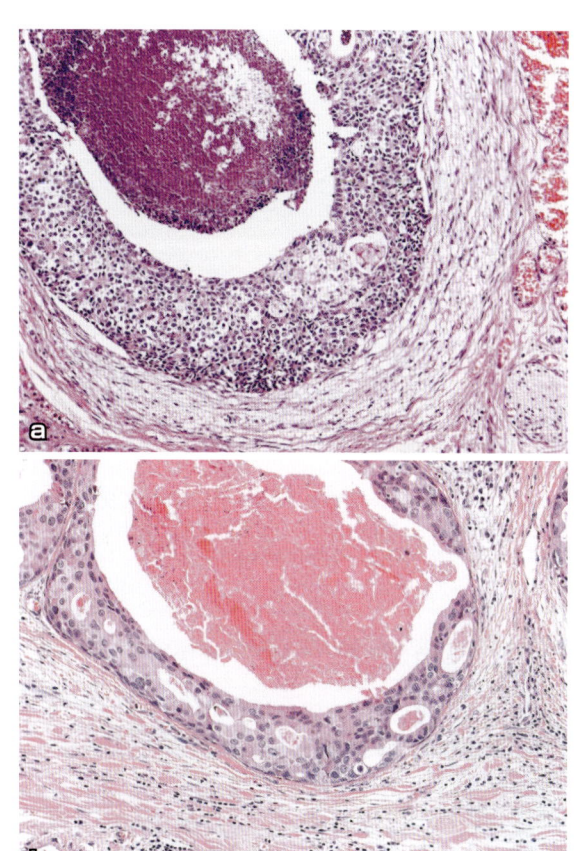

図10 | 鑑別を要する組織型

a：腺様嚢胞癌の充実型部で，胞巣中心にコメド壊死を伴っている．胞巣内部は腺上皮様細胞と腫瘍性筋上皮の2種類の細胞が混在している．核が小型で淡明な胞体を有する腫瘍性筋上皮を見出せる．b：唾液腺導管癌のRoman-bridge様のコメド壊死を伴う部で，上皮細胞のみからなる篩状構造がみられる．

グは形態学的に行うが，比較的早期よりAR発現がみられることから抗AR抗体の染色が有用である（図12）[15]．

乳癌，前立腺癌の転移：形態学的・免疫組織化学的に区別が難しいことがある．

（佐藤由紀子）

文　献

1) Kleinsasser O, Klein HJ, Hübner G：Salivary duct carcinoma. A group of salivary gland tumors analogous to mammary duct carcinoma. Arch Klin Exp Ohren Nasen Kehlkopfheilkd 192：100-105, 1968
2) Henley JD, Seo IS, Dayan D, et al：Sarcomatoid salivary duct carcinoma of the parotid gland. Hum Pathol 31：208-213, 2000
3) Simpson RH, Prasad AR, Lewis JE, et al：Mucin-rich variant of salivary duct carcinoma：a clinicopathologic and immunohistochemical study of four cases. Am J Surg Pathol 27：1070-1079, 2003
4) Michal M, Skálová A, Mukensnabl P：Micropapillary carcinoma of the parotid gland arising in mucinous cystadenoma. Virchows Arch 437：465-468, 2000
5) Nagao T, Gaffey TA, Visscher DW, et al：Invasive micropapillary salivary duct carcinoma：a distinct histologic variant with biologic significance. Am J Surg Pathol 28：319-326, 2004
6) Delgado R, Vuitch F, Albores-Saavedra J：Salivary duct carcinoma. Cancer 72：1503-1512, 1993

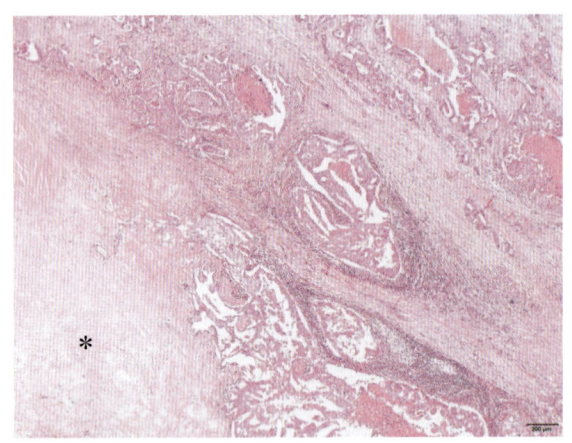

図11｜多形腺腫由来癌
多形腺腫（＊）の内部および外部に癌の浸潤がみられる．多形腺腫内部に唾液腺導管癌としての特徴的な像を見出せるが，浸潤部では特徴を欠いている場合が多い．

TOPICS 病理報告書に記載すべき項目

①組織型
②脈管侵襲，神経周囲浸潤
③切除断端

以上については通常記載がなされると思われるが，他にも予後に影響を及ぼす因子が明らかとなっており，以下の項目も合わせて記載すべきであると思われる．

④腺被膜外浸潤
⑤リンパ節節外浸潤
⑥多形腺腫成分の有無と浸潤程度
⑦組織亜型

今後加えていく必要があるものとしては以下の項目がある．

⑧核グレード
⑨AR，Her2/neuの発現

SDCの診断の際には，補助的にこれらの発現をみることがあるが，これらは治療標的となる可能性があり，限られた施設ではすでに治療が試みられている．

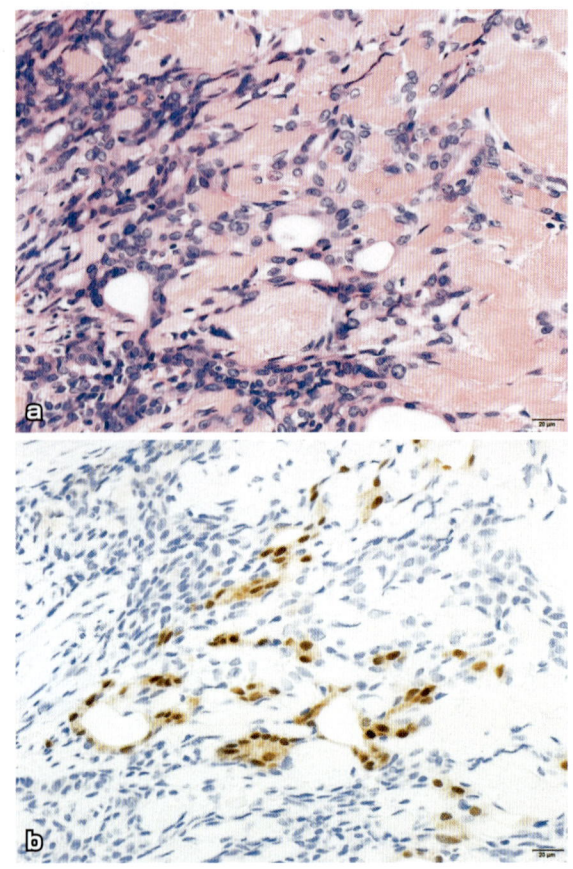

図12｜多形腺腫内癌の初期の病変
a：HE所見で核の腫大を認める．b：抗AR抗体で核および細胞質に陽性を示す．二相性の内側の上皮細胞が癌化するが，比較的初期より陽性を示す．

---

7) Simpson RH, Desai S, Di Palma S：Salivary duct carcinoma in situ of the parotid gland. Histopathology 53：416-425, 2008
8) Simpson RH：Salivary duct carcinoma：new developments—Morphological variants including pure in situ high grade lesions ; proposed molecular classification. Head Neck Pathol 7 (Suppl 1)：S48-58, 2013
9) Myers EN, Ferris RL (eds)：Salivary Gland Disorders, Springer, Berlin, 2007
10) Lewis JE, McKinney BC, Weiland LH, et al：Salivary duct carcinoma, clinicopathologic and immunohistochemical review of 26 cases. Cancer 77：223-230, 1996
11) Barnes L, Rao U, Krause J, et al：Salivary duct carcinoma. Part 1. A clinicopathologic evaluation and DNA analysis of 13 cases with review of the literature. Oral Surg Oral Med Oral Pathol 78：64-73, 1994
12) Ellis GL, Auclair PL：Salivary duct carcinoma. in "Tumors of the Salivary Glands. Atlas of Tumor Pathology, 3rd Series, Fascicle 17", Armed Forces Institute of Tumor Pathology, Washington, DC, 1996, pp324-334
13) Gnepp DR (ed)：Diagnostic Surgical Pathology of the Head and Neck, 2nd ed, WB Saunders, Philadelphia, 2009, pp497-502
14) Bruce MW：Atlas of Head and Neck Pathology, 2nd ed, WB Saunders, Philadelphia, 2008, pp661-664
15) Masubuchi T, Tada Y, Maruya S, et al：Clinicopathological significance of androgen receptor, HER2, Ki-67 and EGFR expressions in salivary duct carcinoma. Int J Clin Oncol 20：35-44, 2015
16) 大内智之：唾液腺導管癌．日本唾液腺学会（編）：唾液腺腫瘍アトラス，金原出版，2005, pp120-124
17) 大内智之：佐藤昌亜明，浅沼広子 他：Salivary duct carcinoma ex pleomorphic adenomaにおける悪性転化の過程とandrogen receptor発現様式に関する検討．日本唾液腺学会雑誌 45：76-78, 2004

第2部 組織型と診断の実際

1. 悪性腫瘍

(14) 乳腺相似分泌癌

mammary analogue secretory carcinoma (MASC)

1. 定義・概念

2002年にHirokawaら[1]が唾液腺腺房細胞癌と乳腺分泌癌の組織近似性を指摘していたが、その後2010年にSkalovaら[2]が融合遺伝子の検討をもとに提唱した組織型で、近年新しく認知された唾液腺癌である。従来、唾液腺腺房細胞癌はその組織像の多彩性が特徴とされていたが、主として乳頭嚢胞型および濾胞型腺房細胞癌もしくは嚢胞腺癌と診断されていたもののなかに乳腺分泌癌（secretory carcinoma of the breast）と相同の *ETV6-NTRK3* 融合遺伝子を有する腫瘍群が明らかになり、乳腺相似分泌癌（mammary analogue secretory carcinoma：MASC）と命名された。

2. 臨床的事項

頻度：新しい疾患概念であり真の頻度は定かでないが、これまで腺房細胞癌と診断されてきた症例の半数近くが本組織型の可能性があり、発生頻度は唾液腺癌の10％相当と推定される。

年齢および男女比：当初Skalovaらが報告した16例では有意な性差はなく、平均46歳（21～75歳）であった[1]。その後のMASC 92例の総説[3]ではやや男性に優位だが明らかな性差はなく、平均年齢44歳で、4例が18歳未満であった。

発生部位および症状：その約70％が耳下腺に発生する[3]。顎下腺[4]や頰粘膜、口唇などの小唾液腺発生例の報告[2]もある。腫瘍径の平均は2cm[3]で、多くは緩徐に増大する無痛性腫瘤を形成する。

予後：多くの例ではT2までの早期例で手術され術後の経過は良好である[3]が、肺、胸膜、骨転移をきたした死亡例もあり[2]、腺房細胞癌と比して予後不良傾向が指摘されている。局所再発率15％、リンパ節転移率20％、遠隔転移率5％とされ、高悪性度腫瘍成分を含む予後不良な high grade transformation 例の報告もある[5]。

3. 肉眼所見

通常、境界明瞭な腫瘍で充実性もしくは嚢胞形成性であるが、腺房細胞癌に比して嚢胞形成傾向が高い。割面の色調は白色、黄白色、暗赤色調などさまざまである（図1）。

4. 組織学的・細胞学的所見

1) 組織学的所見

組織像は多彩で、複数の組織パターンが混在することがほとんどであるが、乳頭嚢胞型パターンと濾胞型パターンが主体をなすことが多い。乳頭嚢胞状を呈する部分では、線維性被膜形成を伴う嚢胞状構造がみられ、その内部に腫瘍細胞が好酸性分泌物の貯留、コレステリン裂隙、ヘモジデリン顆粒の沈着を伴いながら血管間質を有し乳頭状に増殖する（図2, 3）。腫瘍細胞は核縁が肥厚した円形核と核小体の出現を認め、細胞質内に多数の微細な空胞を有する空胞型細胞の形態をとる（図4）。

濾胞状部分では、介在部導管型腫瘍細胞が小型～中型の腔内に好酸性貯留物を容れる甲状腺濾胞に類

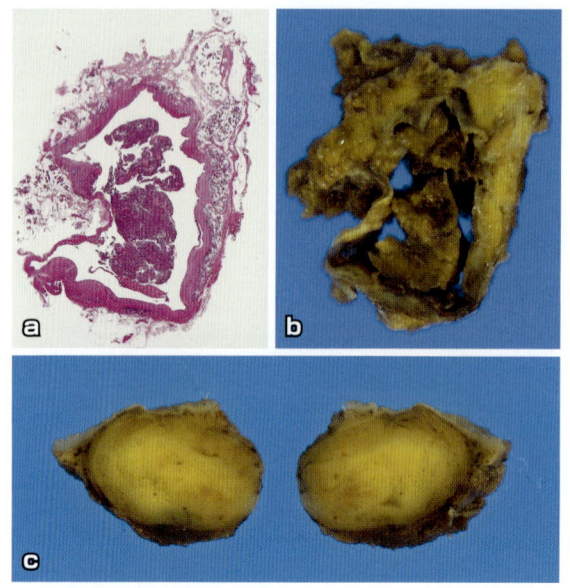

図1 | 乳腺相似分泌癌の割面所見
a, b：耳下腺例．a：ルーペ像．b：固定後肉眼像．嚢胞内に褐色調腫瘍の乳頭状髄様増殖を認める．c：口唇例．内部均一な灰白色調充実性腫瘍を認める．

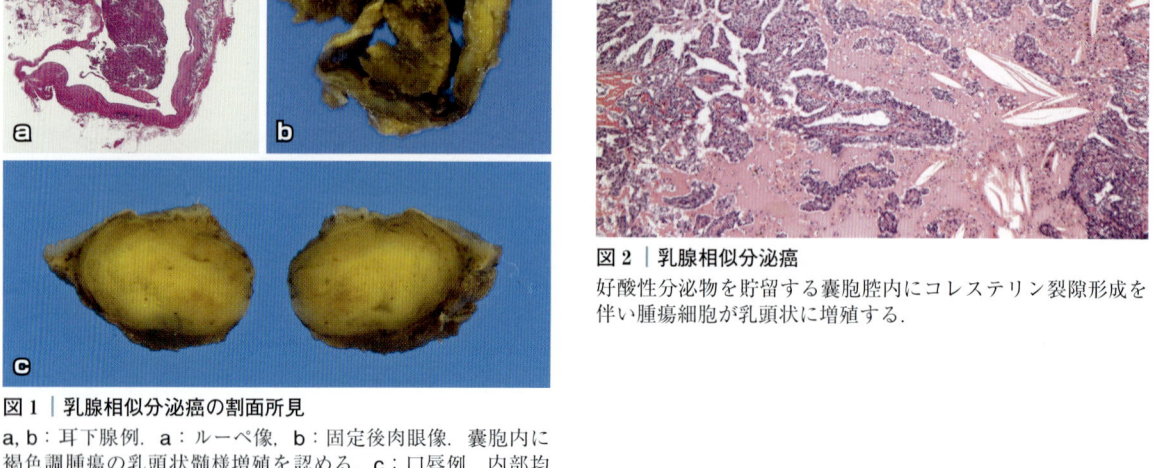

図2 | 乳腺相似分泌癌
好酸性分泌物を貯留する嚢胞腔内にコレステリン裂隙形成を伴い腫瘍細胞が乳頭状に増殖する．

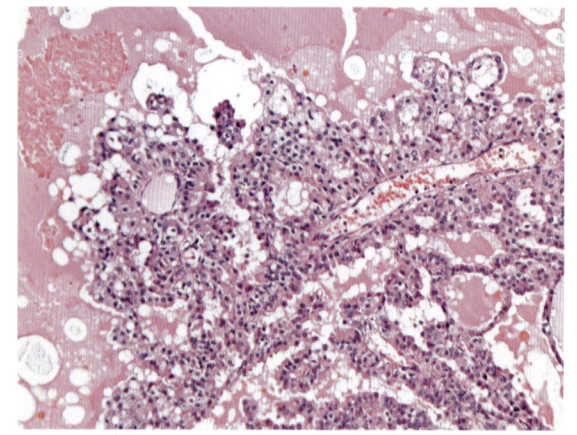

図3 | 乳腺相似分泌癌
腫瘍細胞が血管間質の茎を有し，乳頭状に増殖している．

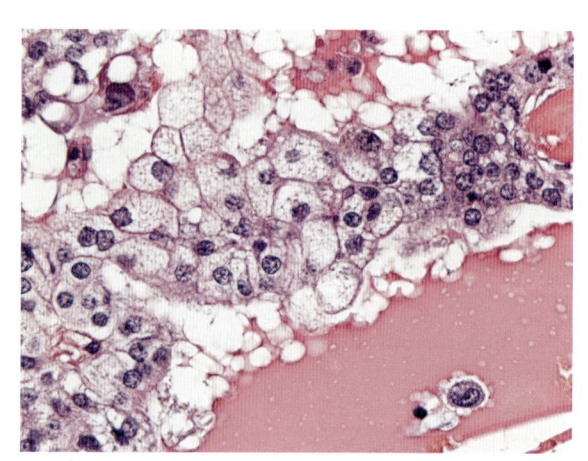

図4 | 乳腺相似分泌癌
腫瘍細胞は核小体の出現した円形核と空胞状細胞質を有する．

似する構造をとり増殖する（図5, 6）．この形態は乳腺分泌癌の組織像ときわめて類似している（図6 inset）．腫瘍細胞の核は N/C 比が増し，核小体が明瞭な類円形で細胞質は両染性〜空胞状である（図7）．濾胞様構造内および乳頭状上皮間の淡好酸性粘液様分泌物は diastase 消化 PAS 染色陽性，mucicarmine 染色に陽性である．しかし腫瘍細胞自体には diastase 消化 PAS 染色で zymogen 顆粒を認めない．

微小嚢胞型構造は腺房細胞癌の組織像と overlap するものであり，HE 所見上その鑑別はきわめて困難である（図8）．充実性増殖部分をみることもある．

high grade transformation を伴う例では濾胞状構造部分に接して，異型に富む腫瘍細胞が壊死を伴い充実性増殖する像を認める（図9）．

2）免疫組織化学的特徴

腫瘍細胞は vimentin, CK CAM 5.2, CK 34βE 12, S-100 蛋白（図10），CK 19, mammaglobin（図11），MUC 1 に高率に陽性を呈し，また種々の程度に GCDFP（gross cystic disease fluid protein）-15, IgA, STAT（signal transducer and activator of transcription）5a, adipophilin（図12），GATA 3（GATA binding

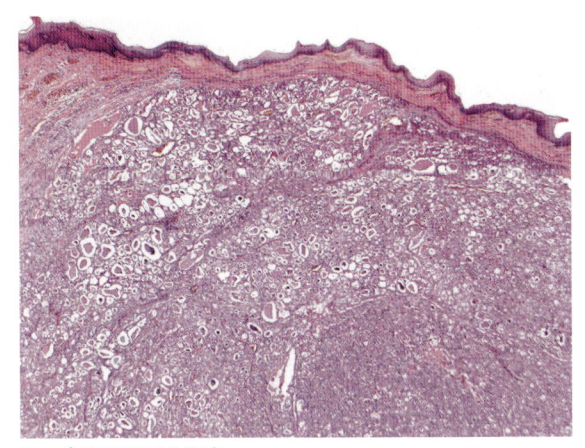

図5｜乳腺相似分泌癌
口唇発生例．被覆重層扁平上皮下に濾胞状〜充実性腫瘍が形成されている．

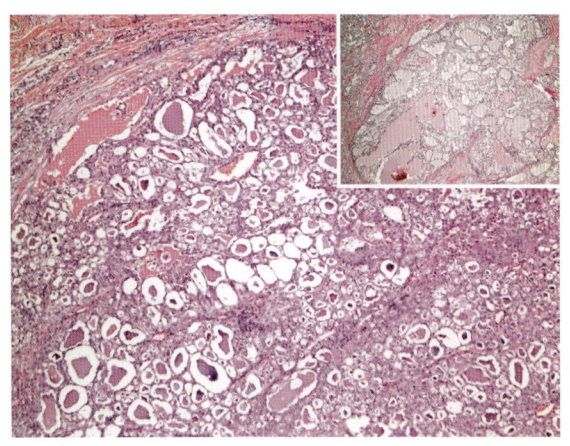

図6｜乳腺相似分泌癌
甲状腺濾胞に類似する好酸性物質の貯留をみる濾胞状構造．inset：乳腺分泌癌の組織像．（鈴鹿中央総合病院 村田哲也先生のご厚意による）

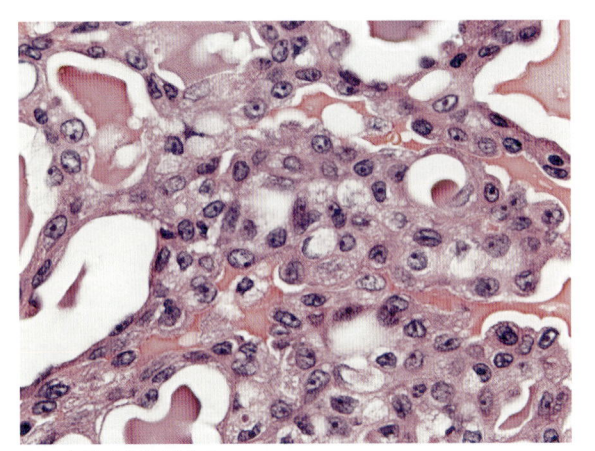

図7｜乳腺相似分泌癌
介在部導管型細胞が濾胞状構造をとり増殖する．腫瘍細胞の核はN/C比が増し，核小体が明瞭な類円形で細胞質は両染性〜空胞状である．

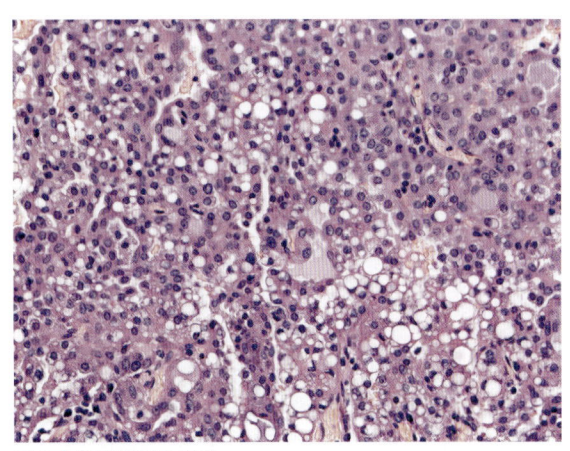

図8｜乳腺相似分泌癌
微小囊胞型パターンが優勢な部分は腺房細胞癌に類似し鑑別が困難である．

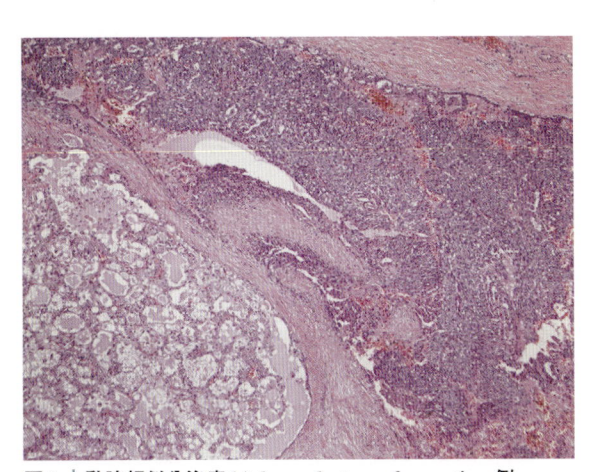

図9｜乳腺相似分泌癌 high grade transformation 例
濾胞状構造をとる MASC 像（左下）に隣接して，異型に富む腫瘍細胞が充実性増殖する high grade transformation 部分をみる（右上）．（金沢医科大学 佐藤勝明先生のご厚意による）

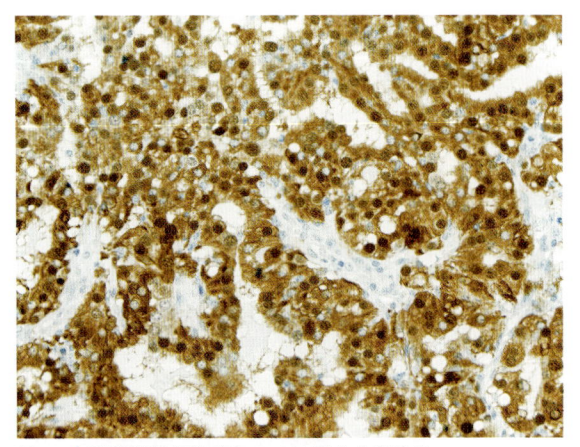

図10｜乳腺相似分泌癌の S-100 蛋白免疫染色
腫瘍細胞の核と細胞質に陽性を示す．

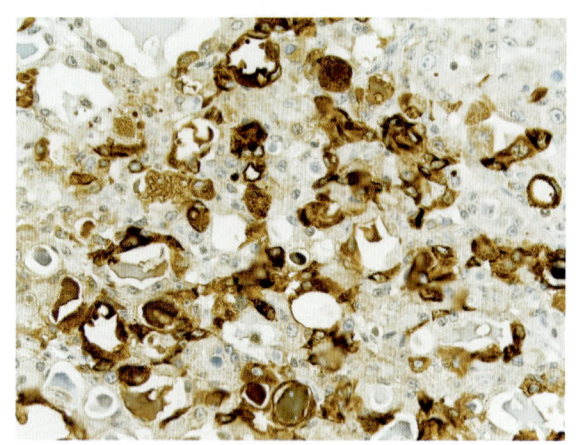

図11 乳腺相似分泌癌のmammaglobin免疫染色
腫瘍細胞の細胞質に種々の程度に陽性を示す．

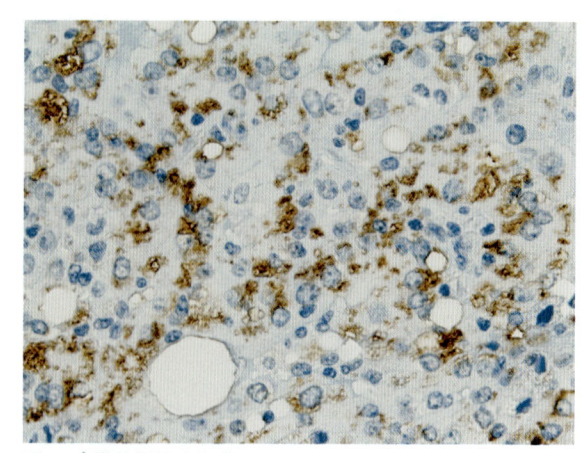

図12 乳腺相似分泌癌のadipophilin免疫染色
腫瘍細胞の一部に陽性を示す．

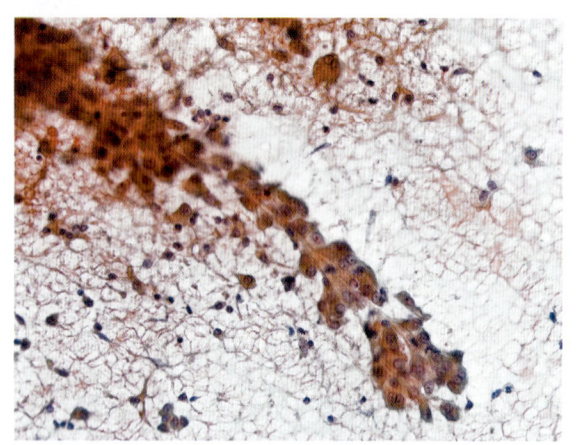

図13 乳腺相似分泌癌の穿刺吸引細胞像（Papanicolaou染色）
組織球背景内に，血管間質を軸とする乳頭状好酸性細胞集塊が観察される．

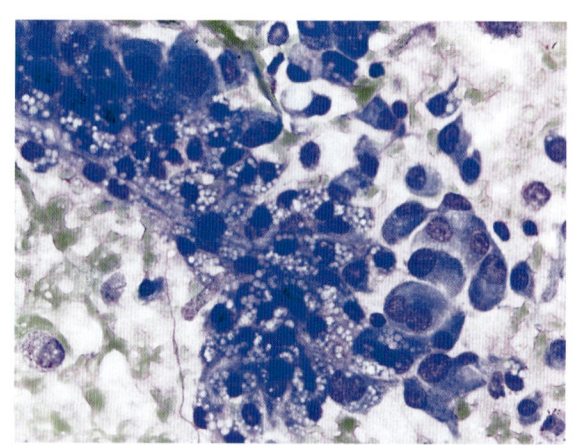

図14 乳腺相似分泌癌の穿刺吸引細胞像（Giemsa染色）
核小体の出現，核の偏在する異型上皮および多数の細胞質内小空胞を有する空胞細胞からなる平面的上皮集塊をみる．

protein 3），MUC4に陽性を呈するとされる[2~8]．α-amylase染色は通常陰性である[8]．またp63陽性の筋上皮-基底細胞の存在を指摘する報告がみられる[4,9]．

3）穿刺吸引細胞診所見

Papanicolaou染色で粘液性背景内に緩い結合性を示す合胞体様上皮集塊や乳頭状集塊（図13）が，Giemsa染色ではN/C比が高く核が偏在する孤在性異型細胞や，胞体内に多数の微小空胞を有する細胞からなる平面的集塊（図14）が認められる[3]．

5．遺伝子学的所見

染色体転座t(12;15)(p13;q25)に伴う*ETV6-NTRK3*遺伝子融合がRT-PCR法，direct sequence法（図15a），FISH法（図15b）にて確認される．この融合遺伝子はマウス乳腺の乳管上皮，筋上皮のtransformation activityを示すchimeric tyrosine kinaseをコードし，乳腺分泌癌およびMASC以外では乳児型線維肉腫，先天性間葉芽腎腫，急性骨髄性白血病で生じている[10]．

6．鑑別診断

腺房細胞癌：充実性腺房細胞型以外の亜型は組織学的にMASCとのoverlapがあり，HE像のみでの鑑別は困難なことが多い．とくに微小嚢胞型パターンは腺房細胞癌，MASCともにしばしばみられることから注意が必要である．腺房細胞癌ではdiastase陽性zymogen顆粒の確認が重要である．免疫染色で腺房細胞癌でのamylase陽性率は50~70％程度であ

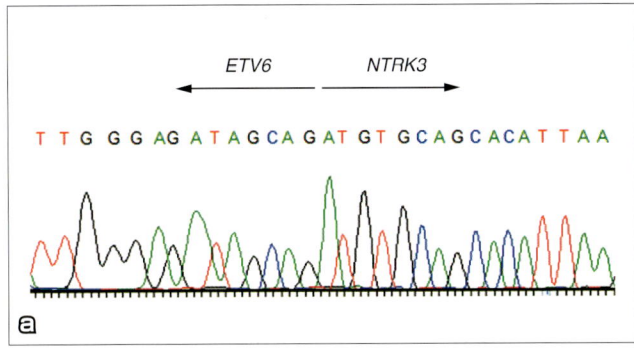

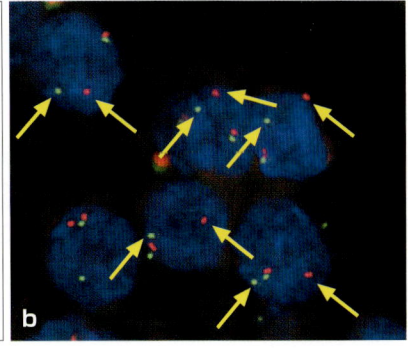

図15 | 乳腺相似分泌癌の *ETV6-NTRK3* 融合遺伝子
ETV6-NTRK3 間の遺伝子融合が direct sequence 法（a）で，*ETV6* の break apart signal（矢印）が FISH 法（b）で確認される．

り，S-100 蛋白もしばしば陽性となる．腺房細胞癌では *ETV6-NTRK3* 遺伝子融合は認められない．

低悪性度篩状嚢胞腺癌：異型に乏しい上皮が拡張導管様構造内に乳頭状～篩状増殖する．通常腫瘍増殖は大半が導管内にとどまり，浸潤増殖像はないか，あっても微小浸潤相当である．胞巣辺縁には p63 陽性の筋上皮細胞の縁取りが認められる．免疫染色では通常 vimentin，S-100 蛋白，CK19，mammaglobin 陽性で MASC に類似するが，GCDFP-15，HER2，androgen receptor は陰性である．*ETV6-NTRK3* 遺伝子融合は認められない．

低悪性度粘表皮癌：粘液に富み高分子サイトケラチンが陽性になる点からは MASC が鑑別に考慮されるが，MASC では扁平上皮様細胞，中間細胞からなる腫瘍細巣は認めない．粘表皮癌は通常 S-100 蛋白陰性，p63 陽性であり，その 50% 以上では *CRTC1-MAML2* 融合遺伝子が検出される．

おわりに

現状では，従来乳頭嚢胞型および濾胞型腺房細胞癌とされていた腫瘍の多くが MASC として再認識，分類されつつある．①小唾液腺発生例，② zymogen 顆粒を欠くあるいは不明瞭な乳頭嚢胞状および濾胞状構造，③嚢胞性腫瘍，④小児，若年発症例については，MASC の可能性を考慮して融合遺伝子の検索と複数の免疫染色マーカーを用いた総合的診断が望まれる．

（浦野　誠）

文　献

1) Hirokawa M, Sugihara K, Sai T, et al：Secretory carcinoma of the breast：a tumour analogous to salivary gland acinic cell carcinoma? Histopathology 40：223-229, 2002
2) Skalova A, Vanecek T, Sima R, et al：Mammary analogue secretory carcinoma of salivary glands, containing the *ETV6-NTRK3* fusion gene：a hitherto undescribed salivary gland tumor entity. Am J Surg Pathol 34：599-608, 2010
3) Sethi R, Kozin E, Remenschneider A, et al：Mammary analogue secretory carcinoma：update on a new diagnosis of salivary gland malignancy. Laryngoscope 124：188-195, 2014
4) Conner A, Perez-Ordonez B, Shago M, et al：Mammary analog secretory carcinoma of salivary gland origin with the *ETV6* gene rearrangement by FISH：expanded morphologic and immunohistochemical spectrum of a recently described entity. Am J Surg Pathol 36：27-34, 2012
5) Skalova A, Vanecek T, Majewska H, et al：Mammary analogue secretory carcinoma of salivary glands with high-grade transformation：report of 3 cases with the ETV6-NTRK3 gene fusion and analysis of TP53, β-catenin, EGFR, and CCND1 genes. Am J Surg Pathol 38：23-33, 2014
6) Mariano FV, Dos Santos HT, Azanero WD, et al：Mammary analogue secretory carcinoma of salivary glands is a lipid-rich tumour, and adipophilin can be valuable in its identification. Histopathology 63：558-567, 2013
7) Bishop JA, Yonescu R, Batista D, et al：Utility of mammaglobin immunohistochemistry as a proxy marker for the *ETV6-NTRK3* translocation in the disgnosis of salivary mammary analogue secretory carcinoma. Hum Pathol 44：1982-1988, 2013
8) Urano M, Nagao T, Miyabe S, et al：Characterization of mammary analogue secretory carcinoma of the salivary gland：discrimination from its mimics by the presence of the *ETV6-NTRK3* translocation and novel surrogate markers. Hum Pathol 46：94-103, 2015
9) Laco J, Svajdler M, Andrejs J, et al：Mammary analog secretory carcinoma of salivary glands：a report of 2 cases with expression of basal/myoepithelial markers（calponin, CD10 and p63 protein）. Pathol Res Pract 209：167-172, 2013
10) Tognon C, Knezevich SR, Huntsman D, et al：Expression of the *ETV6-NTRK3* gene fusion as a primary event in human secretory breast carcinoma. Cancer Cell 2：367-376, 2002

第2部 組織型と診断の実際

1. 悪性腫瘍

(15) 腺癌 NOS

adenocarcinoma, not otherwise specified

1. 定義・概念

　腺上皮への分化を示す唾液腺癌のなかで，粘表皮癌，腺様囊胞癌，腺房細胞癌，乳腺相似分泌癌，唾液腺導管癌，多型低悪性度腺癌，基底細胞腺癌，上皮筋上皮癌などの固有な組織型と診断できるいずれの特徴的な組織所見を欠くものである．除外診断的なカテゴリーでありwastebasket的な位置づけにならざるを得ず，その診断において観察者間不一致がある程度生じることはやむを得ないものと思われ，正確な疾患頻度や臨床病理学的データの集積が困難な傾向がある．すなわち，病理診断精度が向上することで腺癌 NOS の相対的頻度は減少することになる．
　一般に腺癌 NOS は高悪性度な腫瘍であることが多く，単独の組織型として診断されること以外に多形腺腫由来癌における癌腫成分として認められる頻度も高い．

2. 臨床的事項

　頻度：欧米での教科書的な頻度は粘表皮癌に次いで多く唾液腺悪性腫瘍の約17％とされる[1]が，他の報告では8.8〜44.7％と記載に広い幅が生じている[2]．
　年齢および男女比：平均年齢は58歳（3〜94歳）で，10歳未満の小児例は3％相当できわめてまれである[1,2]．性差は報告により異なっており[2〜4]，一定の傾向は明らかでない．
　発生部位：60％が大唾液腺，とくに耳下腺に発生し，40％が小唾液腺例で，口蓋，頬粘膜，口唇の報告がある[2]．無症状の場合もあるが，深部に浸潤を

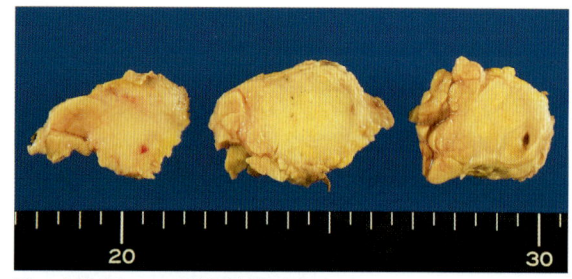

図1 ｜ 腺癌 NOS の割面肉眼所見
耳下腺内の径2cm大で黄色〜白色調の周囲との境界不鮮明な充実性腫瘍．

伴う有痛性腫瘤で発見されることが多い．
　予後：高分化（low grade）症例の多くはリンパ節転移，遠隔転移はなく，切除後の予後は良好である．低分化（high grade）症例ではStage Ⅲ以上の進行例が多く，再発，肺転移を生じ死亡率が高い[5]．

3. 肉眼所見

　腫瘍径は2〜8cmで，境界が不明瞭あるいは部分的に明瞭な白色〜黄色調の充実性腫瘍を形成し（図1），出血・壊死を伴いながら周囲へ浸潤することが多い[2]．

4. 組織学的・細胞学的所見

1）組織学的所見
　他臓器の腺癌同様，腺腔形成の程度により高〜低分化型に分類することが可能で，異型性に比較的乏しい管状構造を主体とする高分化型から，胞巣状〜

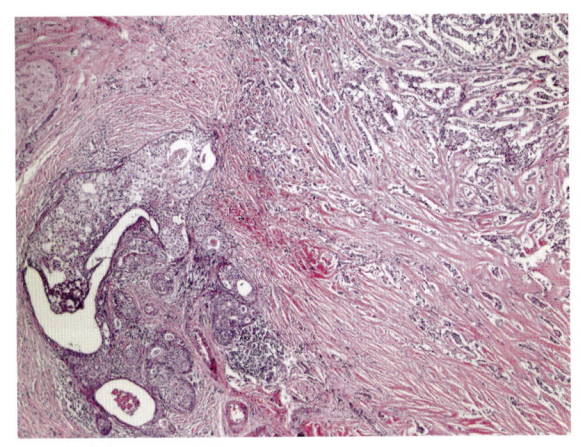

図2 | 腺癌 NOS
高度の間質線維増生を伴いながら腫瘍が大小の胞巣状～索状に浸潤増殖する．

図3 | 腺癌 NOS
異型に富む好酸性腫瘍細胞が篩状，融合腺管状に増殖している．

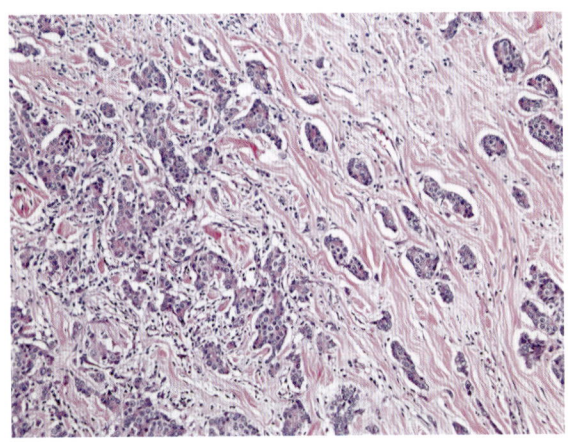

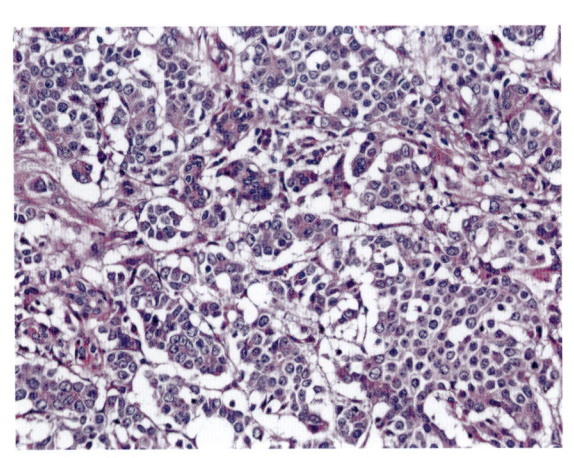

図4 | 腺癌 NOS
分化の低い腫瘍細胞が不整な胞巣状，島状～索状に浸潤増殖している．

図5 | 腺癌 NOS
腫瘍細胞がやや結合性の緩い胞巣状発育をしている．

篩状構造が主体をなす中分化型（図2, 3），また索状，充実型腺癌の形態をとる低分化型（図4, 5）がある．腫瘍細胞は N/C 比が増し，核小体が出現した類円形核としばしば好酸性細胞質を有し，多数の核分裂像を認める．分化が低くなるにつれて核異型性は強くなることが多い（図6）．間質の線維増生，壊死や神経周囲腔浸潤を伴う（図7）ことがある．通常，扁平上皮への分化は示さない．

本組織型は腺上皮のみからなる単相性腫瘍の形態をとることが多く，腺上皮-筋上皮の二相性をみる場合は腺様嚢胞癌，基底細胞腺癌，上皮筋上皮癌，多形腺腫由来癌などとの慎重な鑑別を要する．粘液産生はそれを認める場合も認めない場合もある．乳頭状構造や嚢胞形成を伴うことは少なく，これらの組織パターンが優勢な場合は他の固有な組織型を考慮すべきである．

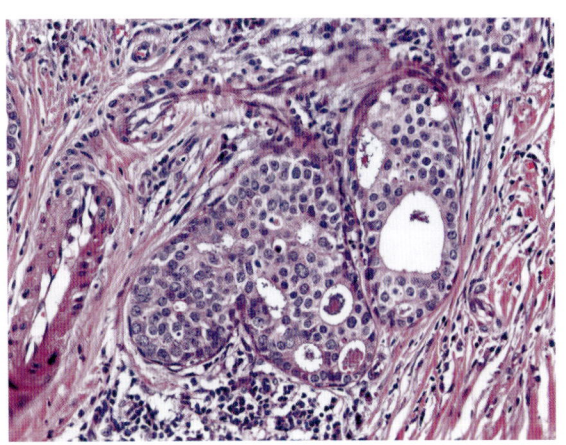

免疫染色では CK AE1/AE3, CK7, CEA 陽性，CK20, CDX-2 陰性の非特異的な腺癌のパターンを呈することが多い．

2）穿刺吸引細胞診所見

Papanicolaou 染色では，壊死性および炎症性背景内に，核クロマチンに富む偏在核とライトグリーン好性の細胞質を有する高度異型上皮細胞が結合のやや緩い集塊として出現する．粘液は目立たないことが多く，特徴に乏しい腺癌の像を呈する．

5．鑑別診断

唾液腺導管癌：異型に富む好酸性腫瘍細胞が，し

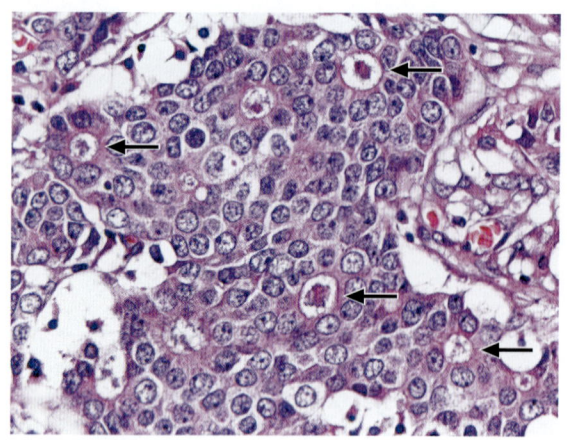

図6 腺癌 NOS
核小体明瞭な大型異型核と好酸性細胞質を有する腫瘍細胞がシート状に増殖し，胞巣内に腺腔形成（矢印）を伴う．

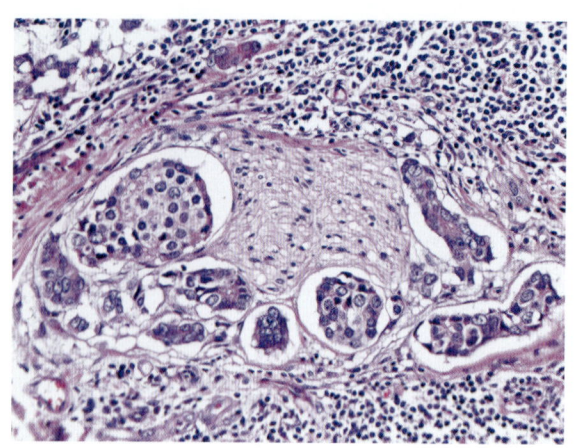

図7 腺癌 NOS
著明な神経周囲腔浸潤を認める．

ばしば面皰型を呈するコメド壊死と間質線維増生を伴いながら篩状〜索状に浸潤増殖する像は腺癌 NOS に類似する．現状では免疫組織化学的に androgen receptor, GCDFP-15, mammaglobin, HER2 が陽性の場合は唾液腺導管癌とみなし，これらが陰性の場合は腺癌 NOS と診断することが多い．

　腺様嚢胞癌：好酸性胞体を有する小型で不明瞭な腺管形成細胞と，クロマチンの増した多角形核を有する非腺腔形成性筋上皮/基底細胞が，真腺腔と偽腺腔を形成しながら篩状構造をとり増殖する組織パターンが主体をなす．しかしながら低分化な腺癌 NOS と低分化型充実性腺様嚢胞癌の鑑別はときに困難である．腺様嚢胞癌では高頻度に *MYB-NFIB* 融合遺伝子がみられ，その検索が有用なことがある．

　腺房細胞癌：小型核と好塩基性胞体を有する腫瘍細胞が主として充実性〜微小嚢胞状構造をとり増殖する．多くの症例で細胞質内に diastase 消化 PAS 染色陽性の zymogen 顆粒が認められる．腺癌 NOS に比して核異型性は弱いことが多い．免疫染色で α1-antitrypsin, S-100 蛋白, α-amylase, IgA, DOG1, SOX10 が陽性になる．

　乳腺相似分泌癌：空胞状〜淡好酸性腫瘍細胞が主として乳頭嚢胞型〜濾胞型構造をとり増殖し，アルシアンブルーおよび mucicarmine 陽性粘液の貯留をみる．*ETV6-NTRK3* 融合遺伝子が認められる．免疫染色で vimentin, CK19, mammaglobin, MUC1, adipophilin の陽性率が高い．

　多型低悪性度腺癌：口蓋小唾液腺発生例では鑑別に考慮すべき組織型である．腺管状，篩状，乳頭状，索状，充実性などの組織像の多彩性と低い核異型性，免疫染色で vimentin, S-100 蛋白のびまん性陽性像が特徴的である．

おわりに

　病理医は組織診断にあたって安易にこの診断名を使用することなく，既存の組織型あるいは新しいカテゴリーに分類できるかを常に考えるべきである．適切かつ十分な標本作製をしたうえでの詳細な組織像の観察と，種々の免疫染色や遺伝子学的検索をもってしても特定の名称を与えることのできない症例に限ってこの診断名を付すようにしたい．

（浦野　誠）

文　献

1) Auclair P, van der Wal JE：Adenocarcinoma, not otherwise specified. in Barnes L, Eveson JW, Reichart P, et al (eds)："World Health Organization Classification of Tumours, Pathology and Genetics of Head and Neck Tumours", IARC Press, Lyon, 2005, pp238-239
2) Ellis GL, Auclair PL：Adenocarcinoma, not otherwise specified. in "AFIP Atlas of Tumor Pathology, 4th Series, Fascicle 9, Tumors of the Salivary Glands", ARP Press, Washington, DC, 2008, pp196-204
3) Gnepp DR, Henley JD, Simpson RHW, et al：Adenocarcinoma, not otherwise specified. in Gnepp DR (ed)："Diagnostic Surgical Pathology of the Head and Neck, 2nd ed", Saunders, Philadelphia, 2009, pp520-521
4) Li J, Wang BY, Nelson M, et al：Salivary adenocarcinoma, not otherwise specified, a collection of orphans. Arch Pathol Lab Med 128：1385-1394, 2004
5) Spiro RH, Huvos AG, Strong EW：Adenocarcinoma of salivary origin. Clinicopathological study of 204 patients. Am J Surg 144：423-431, 1982

第2部　組織型と診断の実際

1．悪性腫瘍

(16) 筋上皮癌

myoepithelial carcinoma

1．定義・概念

　筋上皮癌（myoepithelial carcinoma）は筋上皮腫の悪性型とみなされるまれな唾液腺腫瘍で，ほぼ腫瘍全体が腫瘍性筋上皮細胞からなる[1,2]．悪性筋上皮腫（malignant myoepithelioma）とも呼ばれる[3〜5]．本腫瘍では多様な組織構造や細胞形態がみられるため，HE染色標本のみでの診断は困難なときが多く，腫瘍細胞の筋上皮性性格をみるのに免疫組織化学的検索が欠かせない[6,7]．

2．臨床的事項

　全唾液腺腫瘍の1％以下の発生率とされるが，本腫瘍は多彩な組織像を呈するため"悪性混合腫瘍"など他の診断名として報告されている症例も多く，実際の頻度はこれよりも高いものと思われる[1,7]．現在まで200例を超える報告がある[3〜5,8〜13]．平均発症年齢は55歳で，良性型の筋上皮腫よりも約10歳高い[1]．性差はない．耳下腺に好発するが，小唾液腺にも全体の約1/4の発生をみる．小唾液腺ではとくに口蓋に多い．また顎下腺のほかにも，まれながら上顎洞，喉頭，気管支での報告もある[11]．半数以上の症例では先行病変として多形腺腫あるいは筋上皮腫が存在する[4,5,8,13]．
　症例によって生物学的態度に幅があるが，一般的に中〜高悪性度の腫瘍と考えられている．再発率は約30％，転移率は約40％で，約35％は腫瘍死する[1,13]．遠隔転移先としては肺，肝，骨，脳が多い．予後因子として細胞増殖能，浸潤の程度，神経周囲浸潤の有無，細胞異型が挙げられる[5]．先行病変（多形腺腫や筋上皮腫）の有無や細胞型と生物学的態度との関連性はないとされている[5,8]．

3．肉眼所見

　割面上，被膜を欠く充実性・結節状で灰白色調腫瘤として認められる（図1）．膠様を呈することが多く，黄色調の壊死巣や囊胞変性を伴うこともある．平均腫瘍径は3.5cmであるが，20cmに達するものもある[8]．

4．組織学的所見

　筋上皮癌は唾液腺腫瘍のなかでも病理診断学的に苦慮するものの一つである．組織学的に腫瘍は被膜を有さず，浸潤性に増殖している．多結節状で舌を伸ばしたような圧排性の浸潤様式をとることが多い（図2）．組織構造は充実性（図3），シート状（図4），索状，網状（図5），レース状，粘液腫様（図6），微小囊胞状，偽腺管状（図7），束状，偽乳頭状など多岐にわたり，種々の程度の粘液性（図8）あるいは硝子様基質（図9）を伴う．腫瘍胞巣中心部はしばしば壊死や細胞成分に乏しい粘液腫様変性により偽囊胞状となる（図10）．導管上皮への分化（導管形成）は原則的に確認されない[2]．
　筋上皮腫と同様に腫瘍を構成する優位な細胞形態により，類上皮細胞型（epithelioid cell type）（図11a），紡錘細胞型（spindle cell type）（図11b），類形質細胞型（plasmacytoid cell type）（図11c），および明細胞

90　第2部　1. 悪性腫瘍

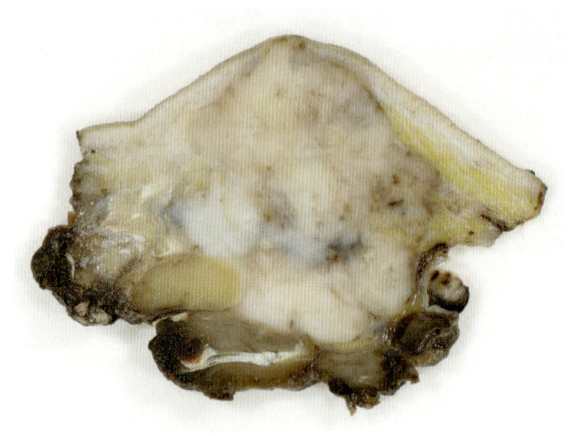

図1 筋上皮癌（肉眼割面像）
充実・結節状で浸潤を示す灰白色調腫瘤をみる．

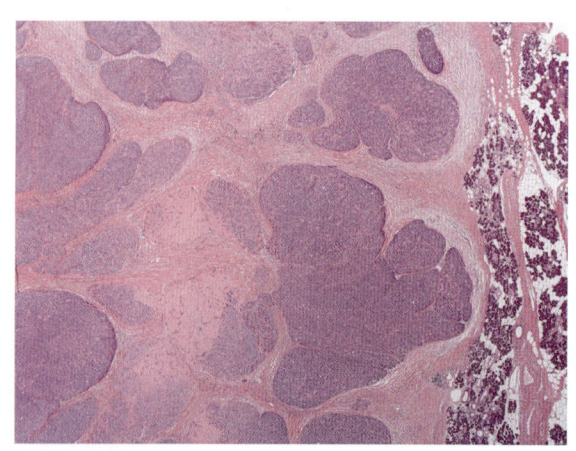

図2 筋上皮癌
多結節状で舌状の圧排性浸潤を示す．

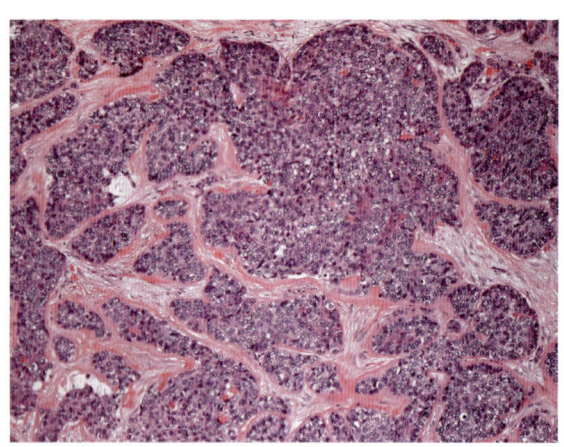

図3 筋上皮癌
不整な充実性胞巣形成をみる．

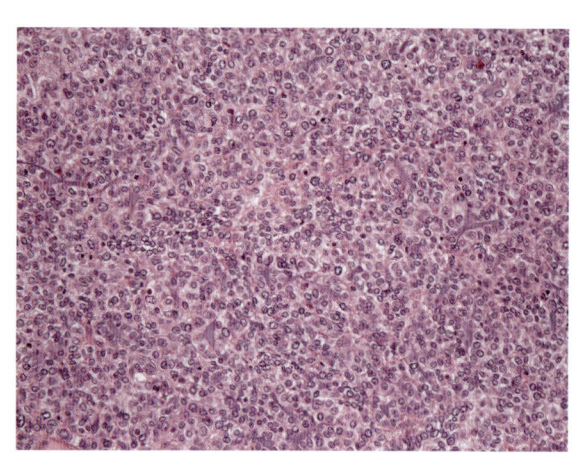

図4 筋上皮癌
シート状に増殖している．

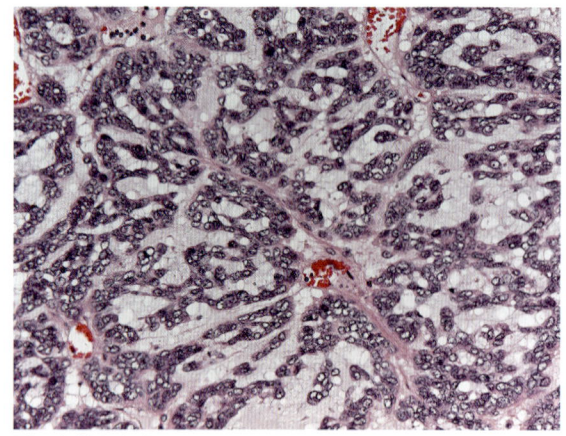

図5 筋上皮癌
網状パターンを示す．

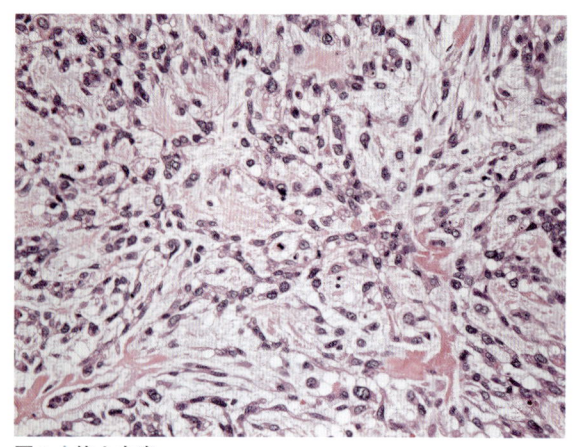

図6 筋上皮癌
粘液腫様の増殖パターンを呈する．

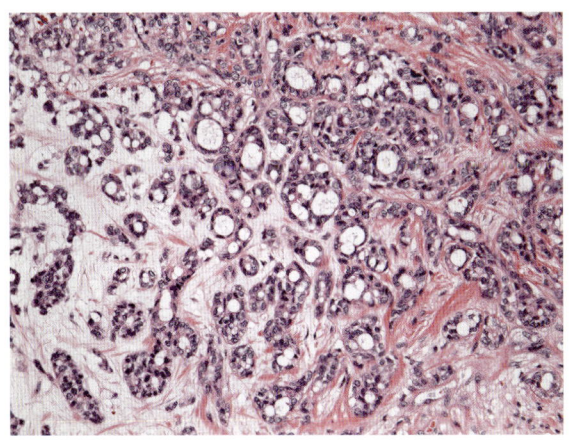

図7 | 筋上皮癌
偽腺管状構造を示す．導管構造と見間違えないようにする．

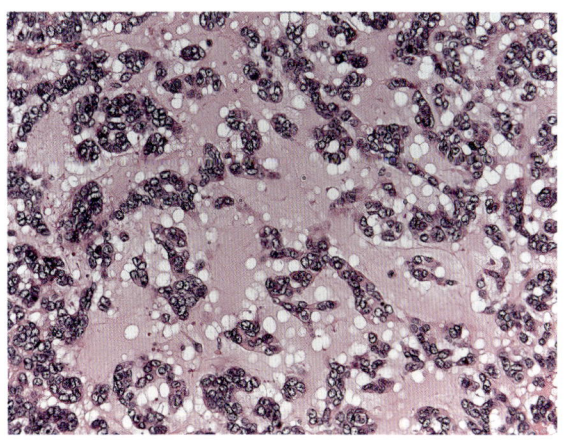

図8 | 筋上皮癌
豊富な粘液性基質中に腫瘍細胞が索状や小集塊状に認められる．

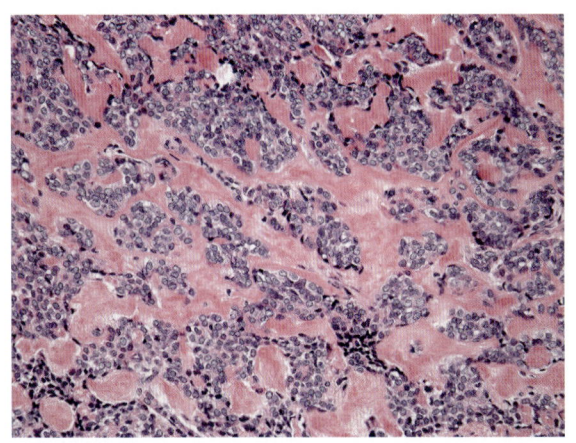

図9 | 筋上皮癌
硝子様基質を伴う．

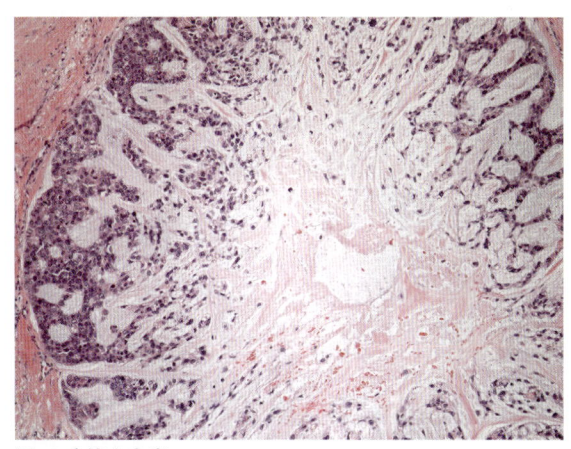

図10 | 筋上皮癌
胞巣中心部が壊死や細胞成分に乏しい粘液腫様変性をきたしている．

型（clear cell type）（**図11d**）[12]の4型に亜分類される．類上皮細胞型が最も多くみられるが，しばしばこれらの細胞型が混在したり，中間型の細胞も認められる．類上皮細胞は多角形をしており，中心核と粗なクロマチンを有する．この細胞は硝子様あるいは粘液様基質内にシート状や索状に増殖し，ときに偽腺管構造を示す．紡錘細胞型は密な錯綜配列をなす．明細胞は豊富なグリコーゲンを含有しており，通常類上皮細胞型にみられる．類形質細胞では核が偏在し，細胞質は硝子様である．粘液様基質内に細胞質内粘液を含有した印環細胞様あるいは空胞状の腫瘍細胞が島状あるいは索状に認められる症例があり，粘液亜型（mucinous variant）[14]や分泌亜型（secretory variant）[15]として報告されている．また，扁平上皮や軟骨への分化がみられることがある（**図12**）．まれに破骨型多核巨細胞の出現をみる．すべての組織亜型を通じて，腫瘍細胞の異型性は症例により筋上皮腫との区別がつきづらいほど軽度なもの（**図13a**）から高度とさまざまであるが，ときに強い多形性を示す（**図13b**）．核分裂像は目立つ症例が多い．神経周囲浸潤と脈管侵襲はそれぞれ44％と16％にみられる[8]．同一腫瘍内には多形腺腫や筋上皮腫成分が存在していることが多い．唾液腺導管癌との混成癌（hybrid carcinoma）症例[16]や低悪性度筋上皮癌から"未分化癌"へ"脱分化"した症例[17]の報告もある．

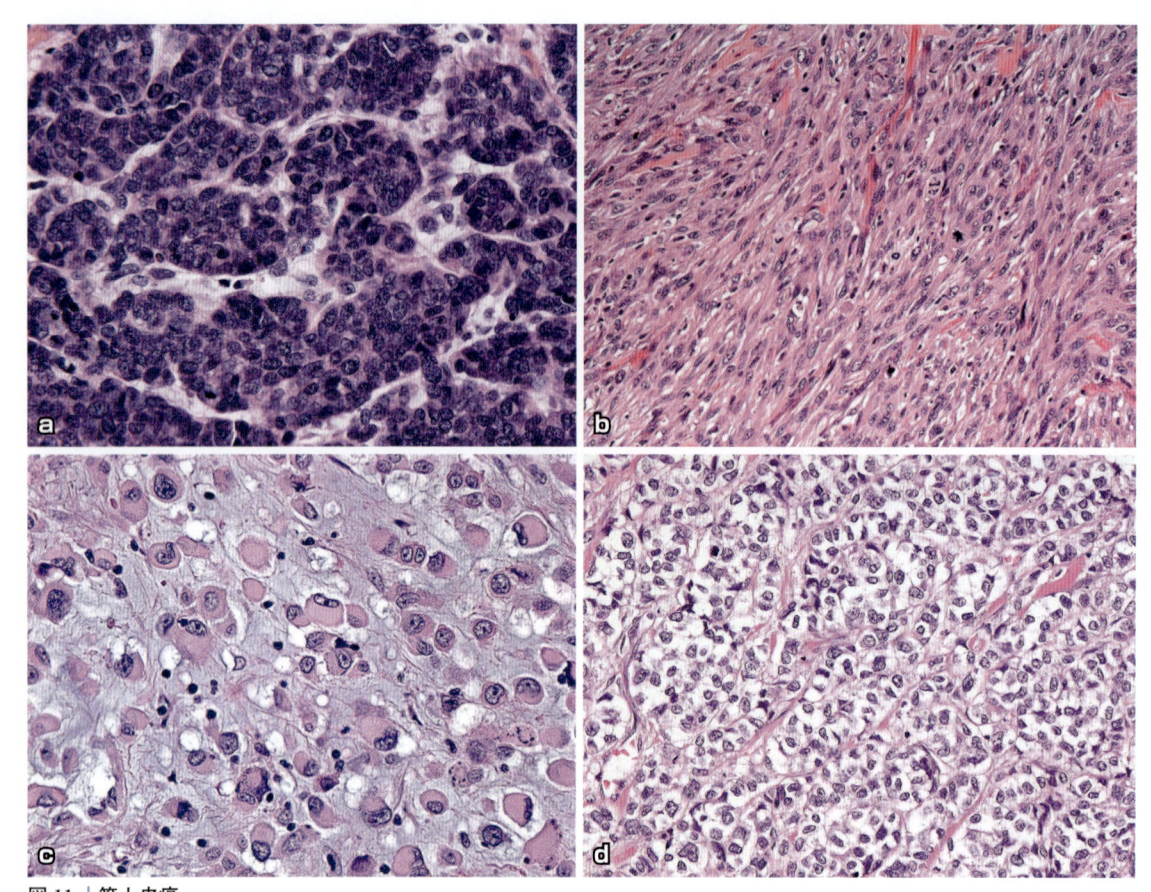

図11 │ 筋上皮癌
a：類上皮細胞型，b：紡錘細胞型，c：類形質細胞型，および d：明細胞型の腫瘍細胞を示す．

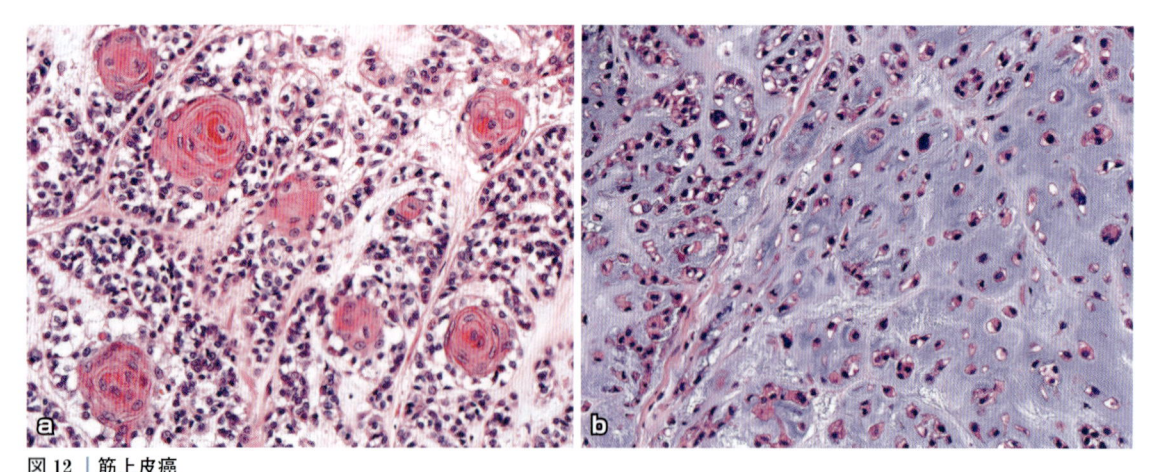

図12 │ 筋上皮癌
a：ところどころで癌真珠様の扁平上皮分化を示す．b：好塩基性基質を伴う軟骨への分化がみられる．

5．免疫組織化学的所見

　腫瘍細胞は種々の段階の筋上皮分化を示す．本腫瘍は，ほぼ全例で pan-CK（AE1/AE3）（**図 14a**），S-100 蛋白（**図 14b**），vimentin，および p63 が陽性となる．他の筋上皮マーカーの陽性率は，calponin（75〜100％）（**図 14c**），α-SMA（50〜86％）（**図 14d**），CK14（53〜80％），caldesmon（50％），MSA（31〜

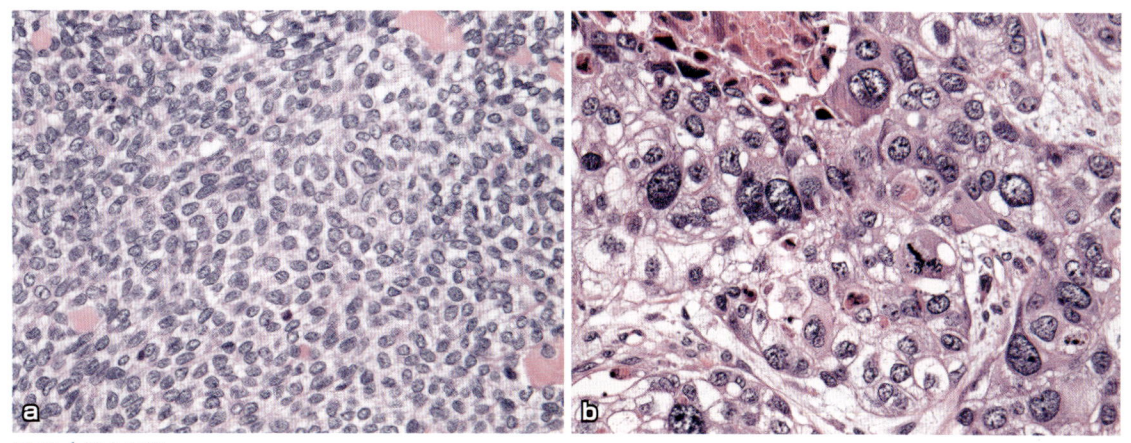

図 13 │ 筋上皮癌
a：腫瘍細胞の異型性は軽度である．b：強い多形性を示す症例．

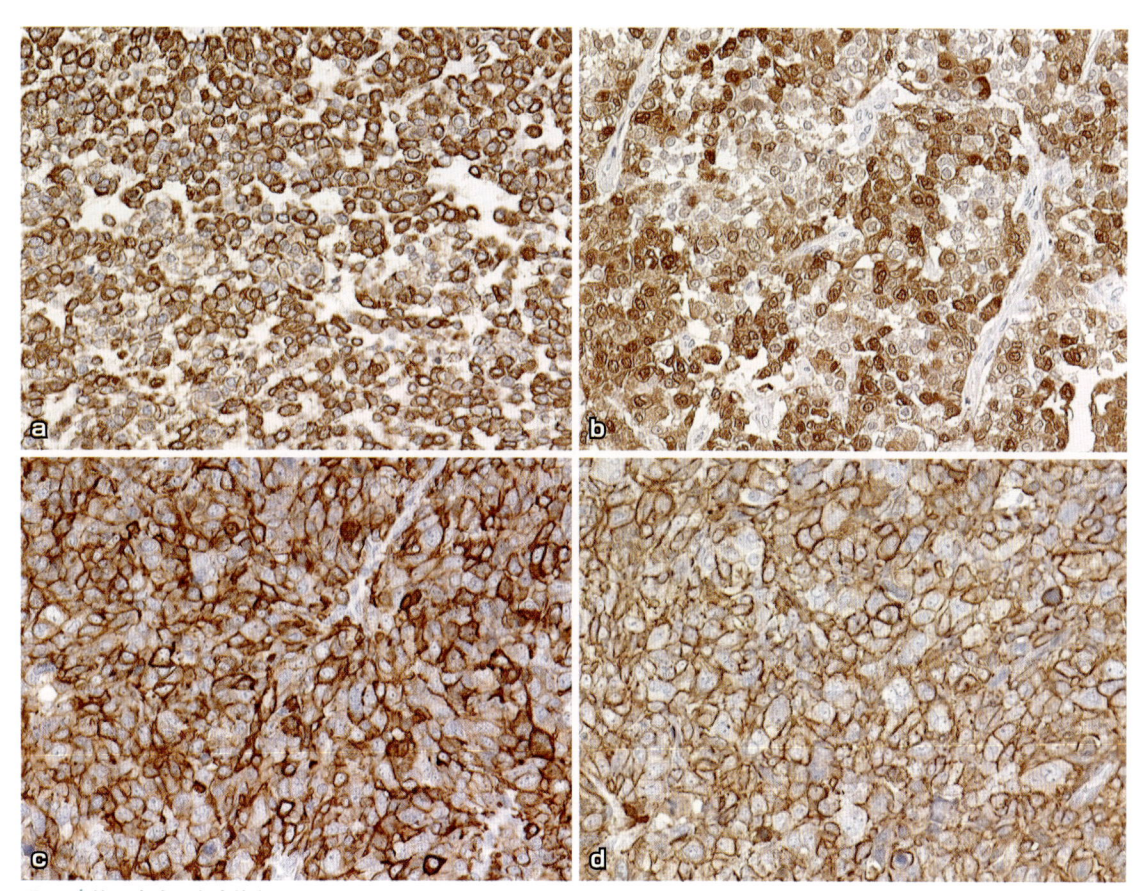

図 14 │ 筋上皮癌の免疫染色
腫瘍細胞は，a：pan-CK（AE1/AE3），b：S-100蛋白，c：calponin，d：α-SMA いずれのマーカーにもびまん性に陽性を示す．

70％），GFAP（31〜50％），smooth muscle myosin heavy chain（30％）と報告によって幅がある[5,8,13]．したがって，腫瘍性筋上皮細胞を同定するにはできる限り多くの抗体による検索が望ましい．筆者は，限られた切片での検索には感度や特異性などの面から pan-CK（AE1/AE3），calponin，α-SMA，p63，および S-100 蛋白の使用を基本にしている[7]．CEA や desmin は通常陰性である．Ki-67 標識率は10％

以上となる．p53は約半数の症例で陽性を示す．

6．鑑別診断

　本腫瘍の組織像は多彩であるため，いろいろな腫瘍との鑑別を要する．良性型である筋上皮腫とは浸潤（最も重要），細胞異型，および壊死の有無や細胞増殖能に注目して鑑別する．Ki-67標識率が10％を超える場合には筋上皮癌を強く疑う[5]．

　ほかに癌肉腫，上皮筋上皮癌，明細胞癌NOS（硝子化明細胞癌），多型低悪性度腺癌，および肉腫や悪性黒色腫などの非上皮性悪性腫瘍が鑑別すべき腫瘍として挙げられる．筋上皮癌では基本的に導管構造がみられないこと，上皮様細胞集塊と粘液様基質を伴う間葉系配列を示す成分とは常に移行してみえ，境界不明瞭であることが癌肉腫との鑑別点となる．筋上皮マーカーを用いた免疫染色も両者の区別に役立つ．上皮筋上皮癌では導管構造が認められる．明細胞癌NOS（硝子化明細胞癌）は基本的に導管上皮細胞由来の腫瘍と考えられ，筋上皮への分化はみられない．なお，明細胞型筋上皮癌では硝子化明細胞癌と同様に*EWSR1*遺伝子の再構成を有する症例があり，興味がもたれる[12]．多型低悪性度腺癌に特徴的な管状，篩状，および乳頭状構造は筋上皮癌では認められない．非上皮性悪性腫瘍とはCKの発現の有無など免疫組織化学的染色様式が異なる．

（長尾俊孝）

文　献

1) Skálová A, Jäkel KT：Myoepithelial carcinoma. in Barnes L, Eveson JW, Reichart P, et al（eds）："World Health Organization Classification of Tumours, Pathology and Genetics of Head and Neck Tumours", IARC Press, Lyon, 2005, pp240-241
2) Ellis GL, Auclair PL：Myoepithelial carcinoma. in "AFIP Atlas of Tumor Pathology：Tumors of the Salivary Glands, 4th Series, fascicle 9", Armed Forces Institute of Pathology, Washington, DC, 2008, pp341-349
3) Crissman JD, Wirman JA, Harris A：Malignant myoepithelioma of the parotid gland. Cancer 40：3042-3049, 1977
4) Di Palma S, Guzzo M：Malignant myoepithelioma of salivary glands：clinicopathological features of 10 cases. Virchows Archiv A Pathol Anat Histopathol 423：389-396, 1993
5) Nagao T, Sugano I, Ishida Y, et al：Salivary gland malignant myoepithelioma：a clinicopathologic and immunohistochemical study of 10 cases. Cancer 83：1292-1299, 1998
6) Eveson JW, Nagao T：Diseases of the salivary glands. in Barnes L(ed)："Surgical Pathology of the Head and Neck", Informa Healthcare, New York, 2009, pp475-648
7) Nagao T, Sato E, Inoue R, et al：Immunohistochemical analysis of salivary gland tumors：application for surgical pathology practice. Acta Histochem Cytochem 45：269-282, 2012
8) Savera AT, Sloman A, Huvos A, et al：Myoepithelial carcinoma of the salivary glands：a clinicopathologic study of 25 cases. Am J Surg Pathol 24：761-774, 2000
9) Hungermann D, Roeser K, Buerger H, et al：Relative paucity of gross genetic alterations in myoepitheliomas and myoepithelial carcinomas of salivary glands. J Pathol 198：487-494, 2002
10) Yang S, Li L, Zeng M, et al：Myoepithelial carcinoma of intraoral minor salivary glands：a clinicopathological study of 7 cases and review of the literature. Oral Surg Oral Med Oral Pathol Oral Radiol Endod 110：85-93, 2010
11) Kane SV, Bagwan IN：Myoepithelial carcinoma of the salivary glands：a clinicopathologic study of 51 cases in a tertiary cancer center. Arch Otolaryngol Head Neck Surg 136：702-712, 2012
12) Skálová A, Weinreb I, Hyrcza M, et al：Clear cell myoepithelial carcinoma of salivary glands showing EWSR1 rearrangement：molecular analysis of 94 salivary gland carcinomas with prominent clear cell component. Am J Surg Pathol 39：338-348, 2015
13) Su YX, Roberts DB, Hanna EY, et al：Risk factors and prognosis for myoepithelial carcinoma of the major salivary glands. Ann Surg Oncol (in press)
14) Gnepp DR：Mucinous myoepithelioma, a recently described new myoepithelioma variant. Head Neck Pathol 7 (Suppl 1)：S85-89, 2013
15) Bastaki JM, Purgina BM, Dacic S, et al：Secretory myoepithelial carcinoma：a histologic and molecular survey and a proposed nomenclature for mucin producing signet ring tumors. Head Neck Pathol 8：250-260, 2014
16) Nagao T, Sugano I, Ishida Y, et al：Hybrid carcinomas of the salivary glands：report of nine cases with a clinicopathologic, immunohistochemical, and p53 gene alteration analysis. Mod Pathol 15：724-733, 2002
17) Ogawa I, Nishida T, Miyauchi M, et al：Dedifferentiated malignant myoepithelioma of the parotid gland. Pathol Int 53：704-709, 2003

第2部　組織型と診断の実際

1. 悪性腫瘍

(17) 多形腺腫由来癌

carcinoma ex pleomorphic adenoma

1. 定義・概念

多形腺腫由来癌(carcinoma ex pleomorphic adenoma；CXPA)は，先行する多形腺腫(pleomorphic adenoma；PA)の悪性転化により生じた癌と定義され，PAと悪性成分が混在する癌，もしくは以前にPAの既往がある部位に発生した癌がこれに含まれる[1]．

多段階的な悪性化進展：CXPAは多形腺腫内で悪性転化した細胞が多形腺腫の範囲を越えて周囲に浸潤していくと考えられており，多段階的な悪性化進展モデルが提唱されている(図1)[2,3]．すわなち，進展度により，導管内癌(intraductal carcinoma もしくは carcinoma *in situ*)，被膜内癌(intracapsular carcinoma)，被膜外浸潤癌(extracapsular invasive carcinoma)に分けることができる(図1)．なお，導管内癌と被膜内癌を合わせて非浸潤癌と呼ばれることもあるが，狭義の"非浸潤癌"は導管内癌である．

導管内癌は，悪性化の初期像を示しており，多形腺腫内の導管上皮が癌細胞に置換された状態である．癌細胞の周囲は良性の筋上皮細胞で囲まれており，導管構造が保持されている．癌細胞は異型が強い上皮細胞で，乳腺の非浸潤性乳管癌に似た細胞像を示す．

被膜内癌は，癌細胞が導管構造(筋上皮細胞)を越えて進展するが，既存の多形腺腫の被膜は越えない状態である．

被膜外浸潤癌は，さらに進展して周囲の被膜外の唾液腺組織や結合組織に浸潤した状態である．

被膜外浸潤：被膜外浸潤癌はさらに微小浸潤癌(minimally invasive carcinoma)と広範囲浸潤癌(widely invasive carcinoma)に分かれる(図1, 2)．両者は癌成分が被膜外にどれだけ浸潤しているかの距離により決まり，WHO分類では1.5mmとなっているが，5mmを採用している研究者もいる[1,4]．実際には被膜外浸潤距離が1.5〜5mmの間の症例は少なく，被膜外浸潤している場合には明らかに5mm以上広範囲に浸潤していることのほうが多い．

進展度の臨床病理学的意義：導管内癌はリンパ節転移・遠隔転移ともに皆無である．被膜内癌ではごく少数例のリンパ節転移例が報告されているのみで，ほとんど(95%以上)の例が転移しない[3,5]．基準の問題はさておき，微小浸潤癌はリンパ節や遠隔転移の頻度が低く，予後は良好である．しかし，頻度が低いとはいえ，転移しうることを認識しておくことが重要である(図2)．広範囲浸潤癌は悪性度が高く，70〜80%程度にリンパ節転移が認められ，約半数の症例は遠隔転移により死に至る．

癌腫成分の組織型：CXPAの大部分の症例(約80%)では，悪性成分は導管上皮系分化を示す癌であり，浸潤癌成分は唾液腺導管癌(salivary duct carcinoma)や腺癌NOS(adenocarcinoma, not otherwise specified)に相当する[1,2]．導管内癌成分に関しては，非浸潤性乳管癌や，唾液腺導管癌の導管内成分に似ることが多い．ただし，このような高異型度で，かつ純粋な非浸潤癌に対応する *de novo* 癌のカウンターパートは現行のWHO分類では明確に定められていない．

約20%のCXPAでは悪性成分は筋上皮系分化を示し，筋上皮癌(myoepithelial carcinoma)に相当する．

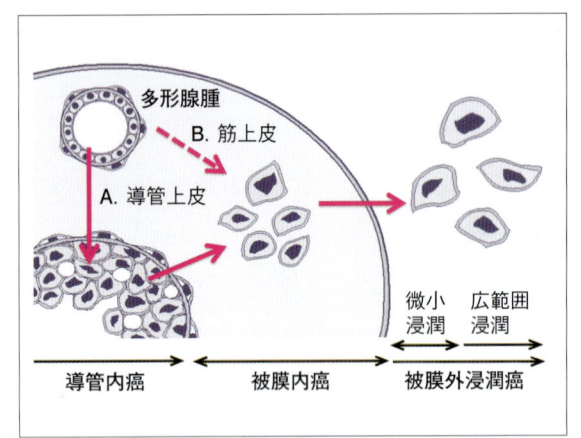

図1 | 多形腺腫由来癌の多段階的な悪性化進展モデル
導管上皮細胞（A）もしくは筋上皮細胞（B）の悪性化の経路が推測される．悪性細胞の進展の程度により，導管内癌，被膜内癌，被膜外浸潤癌に分けることができる．さらに，被膜外浸潤距離により，微小浸潤癌と広範囲浸潤癌に分かれる．

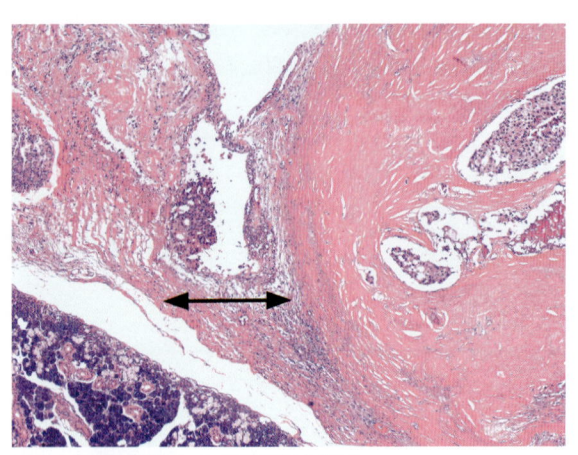

図2 | 被膜外浸潤した多形腺腫由来癌
多形腺腫の被膜を越えて0.5mm浸潤しており（両矢印の距離），微小浸潤癌と判定される．本例は頸部リンパ節転移していたため，細かく割を入れた全割標本にて被膜外浸潤が同定された．

筋上皮癌では導管内癌成分は存在しない．ごくまれに導管上皮系の癌と筋上皮系の癌が共存することがある．

その他の悪性成分としては，未分化癌，肉腫様癌，小細胞癌，腺扁平上皮癌，粘表皮癌，腺様囊胞癌，上皮筋上皮癌も報告されているが，きわめてまれと考えられる[1,2,6]．

2．臨床的事項

頻度は唾液腺悪性腫瘍の約10〜20％で，全唾液腺腫瘍の約4〜5％である．またPAの約5％が悪性転化すると推測される．近年の免疫染色の発展により，既存のPA成分を以前よりも同定しやすくなったことも影響して，CXPAの頻度は研究者や時代によってもやや異なる．

CXPAは50〜70歳代の中高年者に多く，30歳以下には例外的である．耳下腺に最も多く（約70％），顎下腺，舌下腺や小唾液腺にも生じる．

患者の平均年齢は，PAよりもCXPAのほうが約15歳高い[7]．さらに導管内CXPAよりも被膜外浸潤CXPAのほうが約8歳年齢が高いという報告もあり，多段階的な悪性化進展を反映していると推測される．再発を繰り返すPAや経過の長いPAは再発のリスクが高い．無治療・無切除で経過が5年未満のPAの悪性転化のリスクは1.6％で，15年以上経過のPAのそれは9.5％という報告もある[2]．長期間緩徐に経過していたPAが急速に増大したり神経症状を生じた場合は，悪性転化の可能性を考慮するべきである．被膜外浸潤がなければ無症状のことも多いが，被膜外浸潤すると痛みや顔面神経麻痺などを伴う．

3．肉眼所見

腫瘍径は1〜10cm程度で，被膜外浸潤が高度なほうが腫瘍径も大きい傾向がある．ただし，既存のPAの腫瘍径が大きくても悪性成分は小さかったり導管内にとどまっていたりすることもあるし，逆に腫瘍径が小さくても被膜外浸潤距離が5mm以上ある場合もあるので，注意が必要である．

肉眼的には，導管内癌・被膜内癌成分は良性PA成分と区別しがたい場合がある．しかし，注意深く観察すると典型的なPA成分とは性状や色調の異なる領域として観察されることも少なくないので，そのような割面は積極的にHE標本を作製するとよい（図3）．また，顕微鏡的観察にてCXPAと判明した場合もしくはCXPAが疑われる場合は必要に応じて追加切り出しを行い，浸潤の程度を評価することが重要である．

広範囲浸潤CXPAでは被膜を欠き，周囲構造に対して浸潤性に増殖をする（図4）．割面は充実性で，種々の程度に壊死や出血を伴う．色調は褐色から灰白色調を呈するが，癌腫成分によりやや異なる（図4, 5）．被膜外浸潤CXPAにおけるPA成分は著明に硝子化している場合が多い（図4）[2]．これは先行するPA成分が長い経過により退行性変化をきたす一

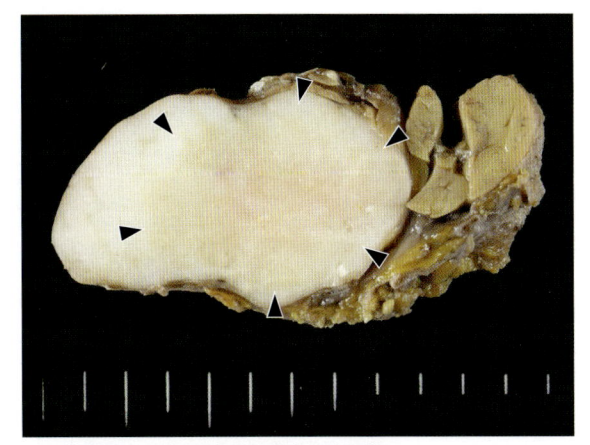

図3｜導管内の多形腺腫由来癌の肉眼像
白色調でみずみずしい割面を呈する多形腺腫の内部に，黄白色調の領域（導管内癌）が観察される（矢頭）．

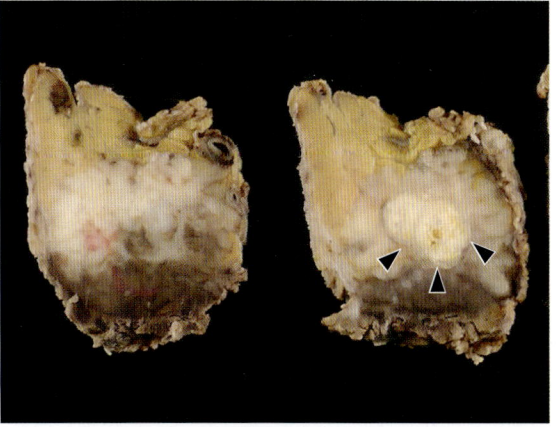

図4｜広範囲浸潤の多形腺腫由来癌（唾液腺導管癌）の肉眼像
硝子化した結節（矢頭）は先行する多形腺腫であり，癌成分はその周囲の耳下腺組織や結合組織に広範囲に浸潤している．出血や壊死を伴っている．

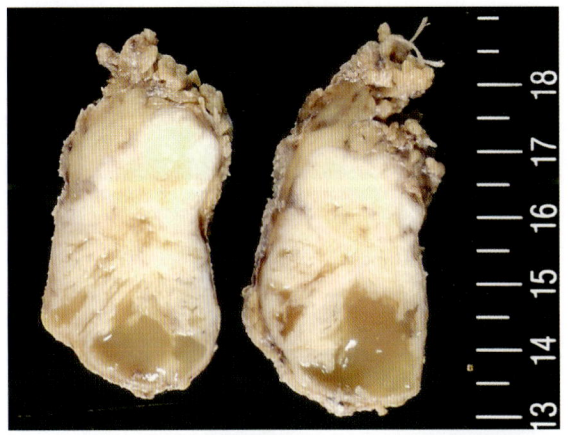

図5｜広範囲浸潤の多形腺腫由来癌（筋上皮癌）の肉眼像
多形腺腫の周囲に広範囲浸潤している癌成分には囊胞状変性と粘液様物質の貯留が認められる．

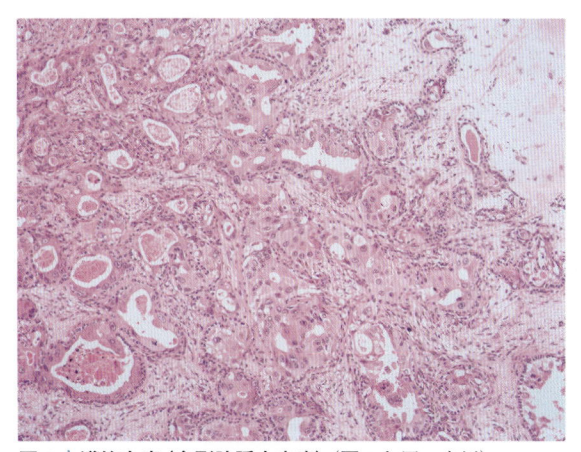

図6｜導管内癌（多形腺腫由来癌）（図3と同一症例）
癌細胞は充実腺管状ないし篩状構造で増殖し，コメド壊死を伴っている．図右上部には軟骨様基質と良性導管上皮・筋上皮細胞からなる多形腺腫成分が観察される．

方，悪性転化した腫瘍細胞は生存・増殖を続けるために生じる現象と推測される．このようなPA成分は，悪性成分とは明瞭に境界される結節（nodule-in-nodule）として肉眼的に認識できる場合もあれば，組織学的検索により初めて判明する場合もある．

4．組織学的所見

CXPAでみられる癌腫成分の組織型別組織学的所見は下記のごとくである．

　導管内癌：非浸潤性乳管癌や唾液腺導管癌にみられる非浸潤性・導管内成分に似る（図6, 7）．すなわち，好酸性細胞質と中等度〜高度の核異型を示す悪性上皮細胞が充実腺管状ないし篩状構造で増殖し，しばしばアポクリン分化とコメド壊死を伴う．周囲は良性の筋上皮細胞で囲まれている．また，PAの大部分が著明に硝子化している領域の中に導管内癌成分が存在することもしばしば経験される（図8）．この場合，cytokeratin 14やp63などの免疫染色にて筋上皮細胞を標識することが，導管内癌の同定に役立つ（図9）．

　唾液腺導管癌：アポクリン分化し，好酸性細顆粒状の細胞質と高度の核異型，明瞭な核小体を有する悪性上皮細胞からなる．コメド壊死を伴う篩状構造が特徴的であるが（図10），充実性あるいは索状構造もしばしば認められる（図11）．また，浸潤性微小乳

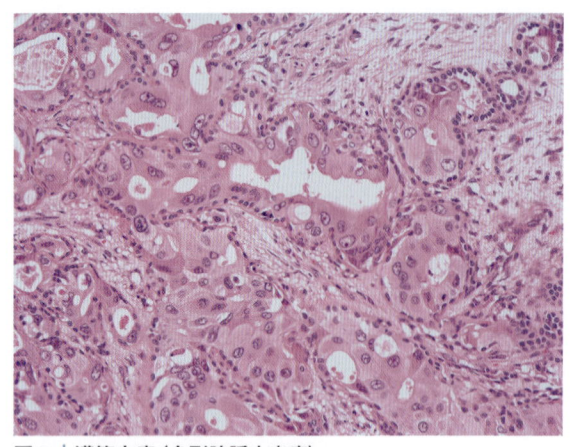

図7│導管内癌（多形腺腫由来癌）
癌細胞は好酸性細胞質と高度の核異型を示している．周囲は良性の筋上皮細胞で囲まれている．

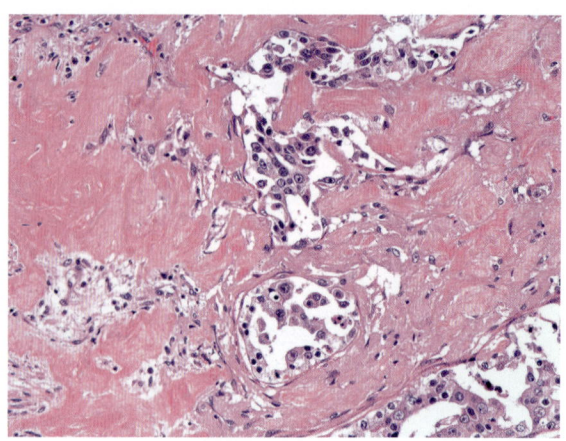

図8│硝子化した多形腺腫内に認められた導管内癌成分
硝子化が高度なため，癌細胞の周囲は筋上皮細胞に取り囲まれているのかHE染色のみでは判然としない．

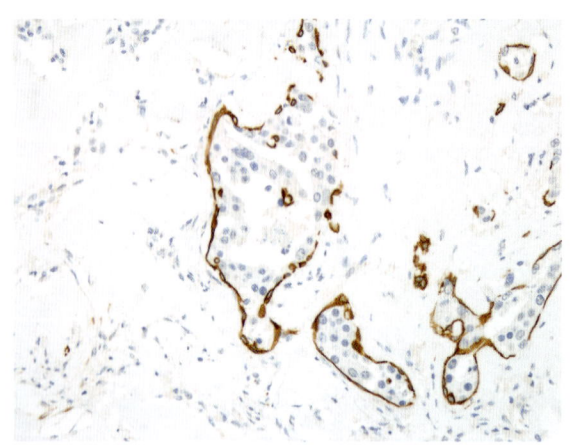

図9│導管内癌のcytokeratin 14免疫染色（図8と同一症例）
癌細胞周囲の筋上皮細胞の存在が確認される．

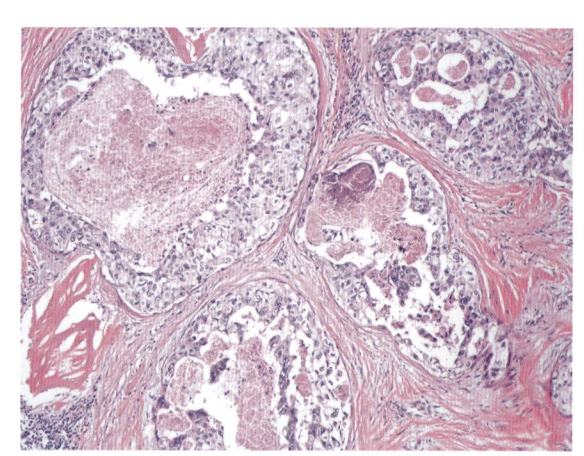

図10│典型的な唾液腺導管癌（多形腺腫由来癌）
コメド壊死を伴う篩状パターンで浸潤性増殖している．

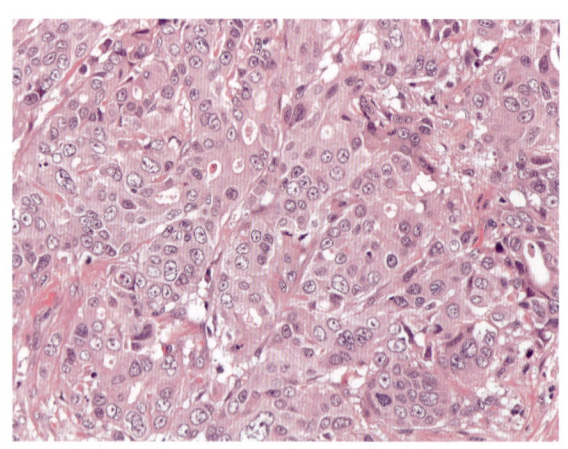

図11│低分化な唾液腺導管癌（多形腺腫由来癌）
主に充実性・胞巣状増殖しているが，一部に腺管形成が認められる．

頭状癌などの唾液腺導管癌の亜型を呈する場合もある．凝固壊死，周囲組織への破壊性・浸潤性増殖，神経周囲浸潤，脈管浸潤，正常唾液腺内の導管・小葉内進展がしばしば観察される．免疫染色では，HER2，GCDFP15やアンドロゲン受容体（AR）が陽性となる[7,8]．

腺癌NOS：唾液腺導管癌の形質を欠く腺癌である．癌細胞は腺管状，乳頭状，胞巣状，索状に増殖する．

筋上皮癌：分葉状の膨張性発育を呈し，好塩基性の粘液様基質あるいは好酸性の硝子様基質（基底膜様物質）を伴いながら，癌細胞がシート状，胞巣状，索状または偽腺管状に配列し，増殖する（図12）．良

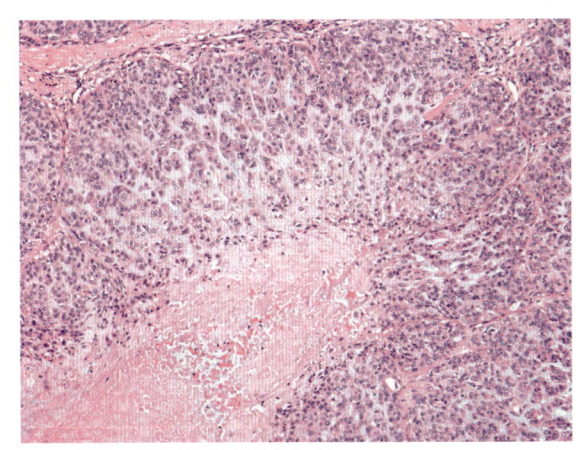

図 12 筋上皮癌（多形腺腫由来癌）
分葉状の膨張性発育をする癌．癌細胞の胞巣間には好塩基性の粘液様基質が介在している．さらに内部には壊死がある．

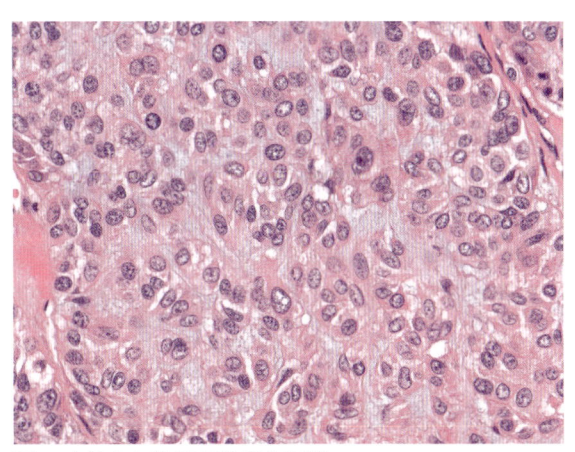

図 13 筋上皮癌（多形腺腫由来癌）
癌細胞は好酸性細胞質と腫大した核を有し，充実性，胞巣状または索状に増殖している．

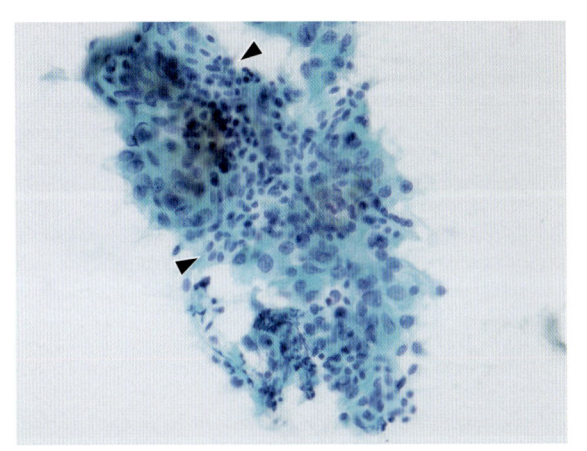

図 14 多形腺腫由来癌の細胞診
異型の強い癌細胞の間に異型の乏しい細胞（矢頭）が認められる．前者は導管内癌細胞，後者は良性筋上皮細胞に相当すると考えられる．

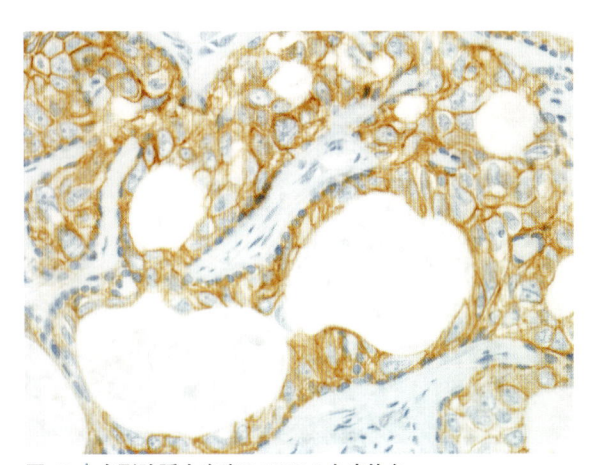

図 15 多形腺腫由来癌の HER2 免疫染色
導管内癌細胞の細胞膜に強陽性を示す．

性 PA の筋上皮細胞と比べると明らかな核異型があり，核分裂像や壊死を伴う（図 13）．基底膜様基質はアルシアンブルー陽性だが，ムチカルミンは陰性である．免疫染色では p63 や S-100 蛋白などの筋上皮マーカーが陽性である．

なお細胞診では，悪性成分の細胞像は *de novo* 癌のそれと同様である．穿刺吸引検体では悪性成分のみ採取されることが多い．PA 成分と悪性成分が同時に含まれる検体では CXPA の推定診断が可能である．まれに良性筋上皮細胞が癌細胞を取り囲む，導管内癌成分を示唆する所見が得られることがある（図 14）．術前の細胞診では PA 成分のみ採取されており，術後の組織診断で初めて CXPA であることが判明することもある．

5．鑑別診断

多形腺腫：いびつな核の大型細胞が PA の中に孤立散在性に認められることがあるが，悪性所見ではない．被膜形成が乏しく，腫瘍性筋上皮細胞が周囲の脂肪組織内に侵入していることもあるが，核異型がない限り悪性所見ではない．

異型多形腺腫：導管上皮細胞もしくは筋上皮細胞に軽度な異型がびまん性に認められたり中等度〜高度の異型が限局的に認められるなど，いわば良性と

悪性の中間的な像を示すPAを異型多形腺腫（atypical pleomorphic adenoma）と称する場合がある．良性悪性の判断は観察者間で異なる場合があるが，HER2やKi-67などが鑑別の参考になる（後述）．重要なのは，たとえ癌であってもPAの被膜内にとどまっていればほぼ全例が転移しないので，完全切除をすればきわめて予後がよいということである．

転移性多形腺腫：組織像はPAを示しながらも遠隔転移し，生物学的には悪性腫瘍である．CXPAとは細胞異型により区別される．

種々のde novo癌：CXPAかde novo癌かの判別は，PA成分を同定できるかどうかによる．PA成分が高度に硝子化している場合は，筋上皮細胞を同定することがCXPAの診断の補助になることは上述のとおりである．

> **TOPICS　多形腺腫由来癌のT分類には要注意**
>
> 癌にはUICCのTNM分類が適応されるが，唾液腺癌のT分類は腫瘍径，唾液腺実質外浸潤ならびに他臓器浸潤によって規定されており，Tisのカテゴリーはない．一方，導管内CXPAは浸潤がなく予後がよいのでpTisとして扱うのが妥当であり，腫瘍径（＝良性PAの大きさ）をT分類に杓子定規に当てはめても生物学的態度を的確に反映しない[13]．したがって，CXPAに関しては予後因子である被膜外浸潤の程度を反映させた分類が確立されることが期待される．

6．発生メカニズム

PAの特徴である染色体8q21や12q13-15の再構成は，CXPAの悪性成分にも認められることが報告されている[9]．

HER2蛋白過剰発現や遺伝子増幅は主に導管上皮系CXPAで報告されており，導管内・被膜内CXPAでは約20％，被膜外浸潤CXPAでは約50％に認められるが，良性PAや異型PAには認められない（図15）[10,11]．被膜外浸潤CXPAにおいて，HER2陽性は予後不良因子である．臨床的にはHER2蛋白に対する分子標的治療が期待されている．乳癌のようなコンパニオン診断としてのHER2免疫染色の判定基準は，現在のところ唾液腺癌では確立されていないが，乳癌と同じ基準を用いても*HER2*遺伝子増幅とよく相関することが報告されている[11]．

Ki-67 index高値（10％以上），S100P過剰発現，p53異常蓄積もCXPAでは認められるが，良性PAや異型PAではまれな現象であり，良性悪性を判別する補助的なマーカーとなる[7,10,12]．

（山元英崇）

文献

1) Gnepp DR, Brandwein-Gensler MS, El-Naggar AK, et al：Carcinoma ex pleomorphic adenoma. in Barnes L, Eveson JW, Reichart P, et al（eds）："World Health Organization Classification of Tumours, Pathology and Genetics of Head and Neck Tumours", IARC Press, Lyon, 2005, pp242-243
2) Chan JKC, Cheuk W：Tumors of the salivary glands. in Fletcher CDM（ed）："Diagnostic Histopathology of Tumors（4th ed）", Elsevier Saunders, Philadelphia, 2013, pp285-287
3) Di Palma S：Carcinoma ex pleomorphic adenoma, with particular emphasis on early lesions. Head Neck Pathol 7（Suppl 1）：S68-76, 2013
4) Weiler C, Zengel P, van der Wal JE, et al：Carcinoma ex pleomorphic adenoma with special reference to the prognostic significance of histological progression：a clinicopathological investigation of 41 cases. Histopathology 59：741-750, 2011
5) Felix A, Rosa-Santos J, Mendonça ME, et al：Intracapsular carcinoma ex pleomorphic adenoma. Report of a case with unusual metastatic behaviour. Oral Oncol 38：107-110, 2002
6) Lewis JE, Olsen KD, Sebo TJ：Carcinoma ex pleomorphic adenoma：pathologic analysis of 73 cases. Hum Pathol 32：596-604, 2001
7) Hashimoto K, Yamamoto H, Shiratsuchi H, et al：S100P expression in ductal type of carcinoma ex pleomorphic adenoma. Am J Surg Pathol 35：346-355, 2011
8) Altemani A, Martins MT, Freitas L, et al：Carcinoma ex pleomorphic adenoma（CXPA）：immunoprofile of the cells involved in carcinomatous progression. Histopathology 46：635-641, 2005
9) Martins C, Fonseca I, Roque L, et al：PLAG1 gene alterations in salivary gland pleomorphic adenoma and carcinoma ex-pleomorphic adenoma：a combined study using chromosome banding, in situ hybridization and immunocytochemistry. Mod Pathol 18：1048-1055, 2005
10) Di Palma S, Skálová A, Vanìèek T, et al：Non-invasive（intracapsular）carcinoma ex pleomorphic adenoma：recognition of focal carcinoma by HER-2/neu and MIB1 immunohistochemistry. Histopathology 46：144-152, 2005
11) Hashimoto K, Yamamoto H, Shiratsuchi H, et al：HER-2/neu gene amplification in carcinoma ex pleomorphic adenoma in relation to progression and prognosis：a chromogenic in situ hybridization study. Histopathology 60：E131-142, 2012
12) Ihrler S, Weiler C, Hirschmann A, et al：Intraductal carcinoma is the precursor of carcinoma ex pleomorphic adenoma and is often associated with dysfunctional p53. Histopathology 51：362-371, 2007
13) 橋本和樹，山元英崇，白土秀樹 他：唾液腺多形腺腫由来癌における病理組織学的進展度と予後との関連―現行T分類との比較検討．頭頸部癌 38：50-55, 2012

第2部　組織型と診断の実際

1．悪性腫瘍

(18) 癌肉腫

carcinosarcoma

1．定義・概念

　癌腫と肉腫が混在する腫瘍を癌肉腫（carcinosarcoma）といい，以前は多形腺腫由来癌，転移性多形腺腫とともに広義の悪性混合腫瘍として包括されていた[1~7]．癌腫のみがみられる多形腺腫由来癌や形態学的に悪性所見を欠く転移性多形腺腫とは異なり，2005年版WHO分類ではこれらの3腫瘍は別個の腫瘍として取り扱われている[1]．癌肉腫とされていた腫瘍は最近では肉腫様癌（sarcomatoid carcinoma）と呼ぶ傾向にあるが，唾液腺，子宮・卵巣などでは癌肉腫の名称が使用されている．きわめてまれな腫瘍で，約70例の報告がある[2,3]．多形腺腫や再発性多形腺腫内に発生する多形腺腫由来癌肉腫（carcinosarcoma ex pleomorphic adenoma）と *de novo* の場合があり，後者が大半を占める[1~7]．

2．臨床的事項

　全唾液腺腫瘍の0.04~0.16％．悪性唾液腺腫瘍の0.4％を占める[2,3]．発生部位は耳下腺（65％），顎下腺（22％），口蓋を主とする小唾液腺の順で，性差はない[2,3,5]．発生年齢は幅広いが，ほとんどは50歳以上（平均58歳）である[1~3]．多形腺腫由来癌肉腫の場合は既存の腫瘍が急激に増大するが，*de novo* 例は数ヵ月で増大する腫瘍としてみられる[2~5]．潰瘍形成もまれではない．
　臨床症状としては浸潤による疼痛，顔面神経麻痺が多い．約2/3に再発，約1/2に転移を認める．血行性転移（とくに肺）が多く，リンパ節転移は少ない．高悪性腫瘍に属し，平均生存期間は2.5~3.6年といわれている[2,3,5]．

3．肉眼所見

　非可動性，弾性硬の腫瘍としてみられ，腫瘍径は2~13cmと幅広いが，4cm程度で発見されることが多い．小型腫瘍ではときに被膜を認めるが，大型腫瘍では周囲への明らかな浸潤性増殖がみられる．割面は灰白色調で，しばしば出血，壊死，石灰化などの2次的変化を伴っている[1~5]．

4．組織学的所見

　組織学的の診断基準を満たす癌腫と肉腫が混在してみられるが，両者が衝突癌様に存在する場合もある（図1）．一般に肉腫成分が優位な症例が多い[2,3]．多形腺腫由来癌肉腫の場合はどこかに多形腺腫が混在する．癌腫成分としては，低分化腺癌NOS，未分化癌，唾液腺導管癌の頻度が高いが，扁平上皮癌，腺様嚢胞癌，神経内分泌癌などあらゆる癌腫が混在する可能性がある（図2）[2,3]．肉腫成分としては軟骨肉腫が多く，その他，骨肉腫，粘液肉腫/粘液線維肉腫，横紋筋肉腫，平滑筋肉腫，脂肪肉腫，未分化肉腫などの報告がある（図3）[2~5]．いずれにしても，あらゆる組織型の癌腫と肉腫がさまざまな組み合わせで出現する．転移・再発腫瘍にも両成分が混在するが，一方のみがみられる場合もある[4]．

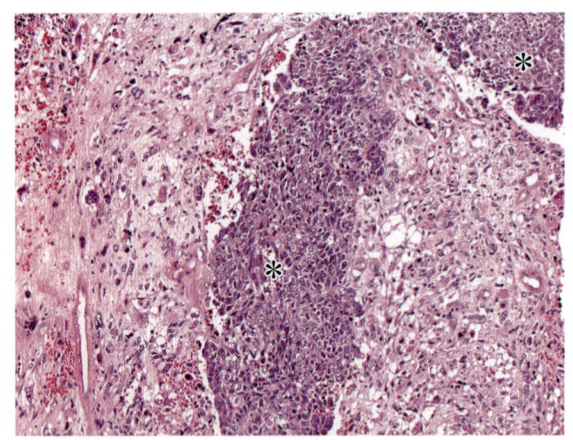

図1 | 癌肉腫
未分化癌(*)とその周囲に未分化肉腫を認める.

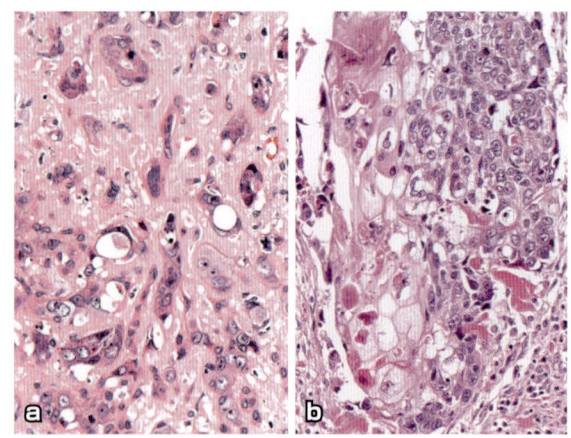

図2 | 癌肉腫の癌腫成分(図1と同一症例)
a:低分化腺癌. b:角化を伴う扁平上皮癌.

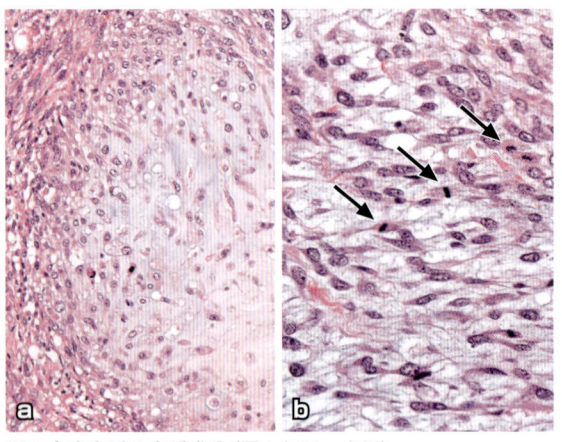

図3 | 癌肉腫の肉腫成分(図1と同一症例)
a:軟骨肉腫とその周囲の紡錘形細胞肉腫. b:粘液基質が目立つ粘液線維肉腫(矢印:核分裂像).

5. 鑑別診断

二相性パターンを示す悪性腫瘍との鑑別が必要で,肉腫様癌(肉腫様唾液腺導管癌など),筋上皮癌成分を伴う多形腺腫由来癌,異型性を伴う多形腺腫,二相性滑膜肉腫などが鑑別に挙がる[2,3,5].肉腫様唾液腺導管癌と癌肉腫の異同は恣意的になるが,紡錘形の細胞形態のみで肉腫と判定すべきではない[2].紡錘形形態を示す筋上皮癌と平滑筋肉腫との鑑別は必ずしも容易ではないので,筋上皮癌成分を伴う多形腺腫由来癌では平滑筋アクチンのみではなく,上皮性マーカー,GFAP,S-100蛋白などの免疫組織化学的検索が必要である.多形腺腫にみられる異型性は一般に軽度かつ限局性で,癌肉腫のように高度異型細胞が広範にみられることはない.滑膜肉腫はあらゆる臓器に発生するが,鑑別が問題となる症例ではキメラ遺伝子 *SYT-SSX* の検索が最も確実である.

6. 発癌メカニズム

症例数が少ないこともあり,遺伝子学的検索はほとんど行われておらず,発生機序は不明である.肉腫成分の起源に関しては筋上皮細胞の形質転換とする意見が多いが,結論には至っていない[2~5].多形腺腫に対する放射線療法が原因と考えられる報告もある[5,6].

(横山繁生)

文　献

1) Gnepp DR: Carcinosarcoma. in Barnes L, Eveson JW, Reichart P, et al (eds): "World Health Organization Classification of Tumours, Pathology and Genetics of Head and Neck Tumours", IARC Press, Lyon, 2005, p244
2) Ellis GL, Auclair PL: Metastasizing pleomorphic adenoma. in "Tumors of the Salivary Glands, AFIP Atlas of Tumor Pathology", ARP Press, Silver Spring, 2008, pp363-368
3) 横山繁生:転移性多形腺腫. 日本唾液腺学会(編):唾液腺腫瘍アトラス, 金原出版, 2005, pp134-135
4) Kirklin JW, McDonald JR, Harrington SW, et al: Parotid tumors: histopathology, clinical behavior and end results. Surg Gynecol Obstet 92: 721-733, 1951
5) Gnepp DR: Malignant mixed tumor of the salivary glands: a review. Pathol Annu 28: 279-328, 1993
6) Hellquist H, Michaels L: Malignant mixed tumor: a salivary gland tumor showing both carcinomatous and sarcomatous features. Virchows Arch [A] 409: 93-103, 1986
7) Taki NH, Laver N, Quinto T, et al: Carcinosarcoma de novo of the parotid gland: Case report. Head Neck 35: E161-E163, 2013

第2部 組織型と診断の実際

1．悪性腫瘍

(19) 転移性多形腺腫

metastasizing pleomorphic adenoma

1．定義・概念

　多形腺腫に相当する良性の組織像を呈するにもかかわらず転移を起こした多形腺腫を転移性多形腺腫という[1〜3]．多形腺腫由来癌および癌肉腫を含む広義の唾液腺悪性混合腫瘍のなかでは最もまれな腫瘍で，Perrinら[4]の最初の報告（1942年）以来，60数例の報告がある[1]．かつては良性転移性多形腺腫とも呼ばれていたが，腫瘍死もまれではないことから最近ではこの名称は使われていない．

2．臨床的事項

　原発部位は耳下腺（80％），顎下腺（12％），口腔内小唾液腺の順で，きわめてまれに肺，鼻腔などの上気道，皮膚などの報告もある[1,2]．転移臓器としては骨と肺が多いが，リンパ節，肝臓，腎臓，中枢神経，皮膚など多岐にわたる[1,2]．性差はなく，原発腫瘍切除時の年齢は8〜72歳（平均約28歳）で，通常の多形腺腫の発生年齢よりも若い[1,2]．大半の症例で局所再発の既往があり，原発ないしは再発腫瘍切除から転移までの期間は平均20年（1.5〜52年）と長期に及ぶ．患者自身が手術の既往を失念している可能性もあるので，慎重な問診が必要である[1〜3]．
　原発および局所再発腫瘍の臨床所見は通常の多形腺腫と同様で，一般に急激な増大や顔面神経麻痺はみられない．転移性腫瘍は単発ないしは多発性の境界明瞭な結節性腫瘍としてみられ，転移臓器と腫瘍径に対応した臨床症状を呈する（図1）．良性の組織像にもかかわらず20〜40％程度が死の転帰をとり，免疫不全状態では急激かつ侵襲性経過をとる場合もある[1,2]．

3．肉眼所見

　原発および再発腫瘍は通常の多形腺腫と同様である．転移腫瘍は境界明瞭な単発ないしは多発性腫瘍としてみられ，ときに囊胞形成もみられる（図2）．

4．組織学的所見

　組織像は原発ないしは再発腫瘍と同様で，原発腫瘍の組織像から転移の可能性は予測できない（図3，4）．筋上皮成分が目立つ症例や多少の異型性，細胞密度の増加，少数の核分裂像がみられることはあっても，多形腺腫で経験される程度である[2]．

5．鑑別診断

　唾液腺以外の臓器に多形腺腫/混合腫瘍を認めた場合には本症の可能性を考慮する必要がある．多形腺腫/混合腫瘍が発生する肺や皮膚などに転移した場合の組織学的鑑別は困難ないしは不可能で，多発性や既往歴などの臨床情報を参考にすべきである．骨転移の場合には軟骨系腫瘍，脊索腫との鑑別が問題となる．また，軟部組織や骨内に発生する多形腺腫/混合腫瘍の存在も知っておく必要がある[5]．顎骨内多形腺腫は中心性多形腺腫（central pleomorphic adenoma）として報告されているが，長幹骨に発生する多形腺腫の報告もある．

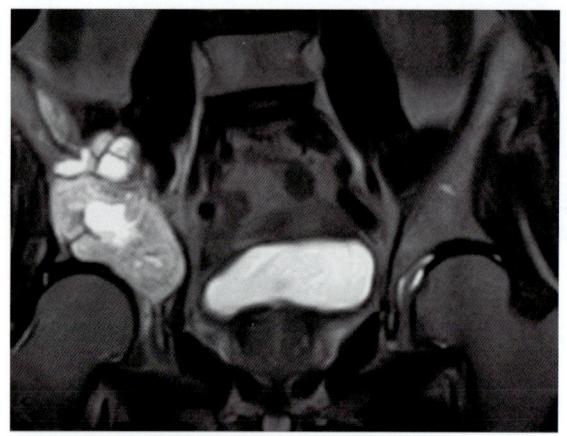

図1｜転移性多形腺腫のMRI T2強調画像
顎下腺の多形腺腫摘出術の既往歴がある患者の右寛骨腫瘍で，骨皮質を破壊する境界明瞭な腫瘍を認める．（元札幌医科大学，現函館五稜郭病院パソロジーセンター 池田 健先生のご厚意による）

図2｜転移性多形腺腫の肉眼像（図1と同一症例）
囊胞変性を伴う境界明瞭な黄白色調腫瘍で，骨（矢印）を破壊し，周囲の骨格筋（＊）に浸潤している．（元札幌医科大学，現函館五稜郭病院パソロジーセンター 池田 健先生のご厚意による）

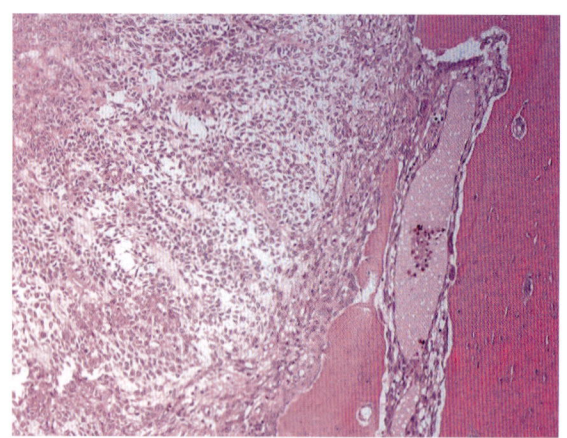

図3｜転移性多形腺腫の弱拡大像（図1と同一症例）
骨組織内に粘液基質を有する多形腺腫を認める．（元札幌医科大学，現函館五稜郭病院パソロジーセンター 池田 健先生のご厚意による）

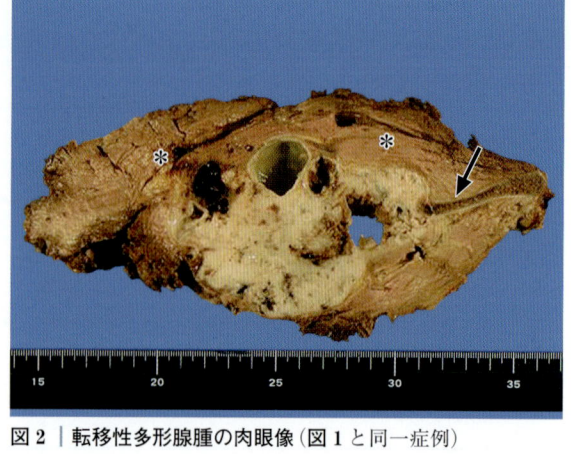

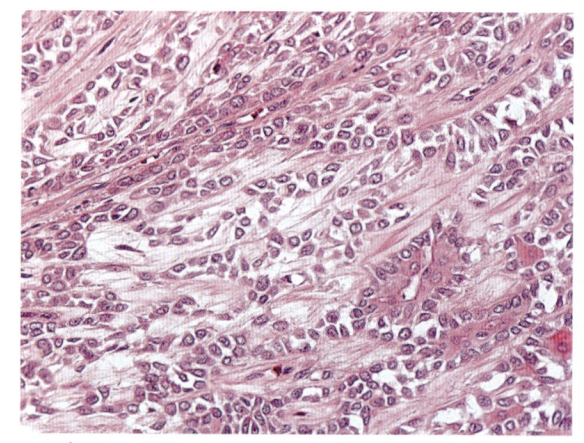

図4｜転移性多形腺腫の強拡大像（図1と同一症例）
腺細胞と筋上皮細胞からなる通常の多形腺腫と同様の組織像で，悪性を疑わせる所見はない．（元札幌医科大学，現函館五稜郭病院パソロジーセンター 池田 健先生のご厚意による）

6. 発癌メカニズム

　転移の機序に関しては，頻回の局所性再発後に発生する症例が多いことより，手術操作によって腫瘍組織片が脈管，とくに静脈内に混入するためと考えられている[1]．最近では転移性病変にも多形腺腫の原因遺伝子である*PLAG1*融合遺伝子やPLGA1蛋白の高発現が報告され，確定診断に用いられている[6,7]．

（横山繁生）

文　献

1) Ellis GL, Auclair PL：Metastasizing pleomorphic adenoma. in "Tumors of the Salivary Glands, Atlas of Tumor Pathology", ARP Press, Silver Spring, 2008, pp372-377
2) 横山繁生：転移性多形腺腫．日本唾液腺学会（編）：唾液腺腫瘍アトラス，金原出版，2005, pp134-135
3) Gnepp DR：Malignant mixed tumor of the salivary glands：a review. Pathol Annu 28：279-328, 1993
4) Perrin TL：Mixed tumor of the parotid gland with metastasis. Arch Pathol 33：930-934, 1942
5) Yu H, Liu X, Shi D, et al：Primary pleomorphic adenoma of bone：Report of a case and literature review. Indian J Pathol Microbiol 55：230-232, 2012
6) Ikeda T, Nagoya S, Kawaguchi S, et al：Metastasis from a mixed tumor of the salivary gland. Lancet（Oncology）4：702, 2003
7) Akiba J, Harada H, Kawahara A, et al：A case of metastasizing pleomorphic adenoma in the maxillary bone appearing twenty years after initial resection of pleomorphic adenoma of the hard palate. Pathol Int 63：463-468, 2013

第2部 組織型と診断の実際

1．悪性腫瘍

(20) 扁平上皮癌

squamous cell carcinoma

1．定義・概念

　扁平上皮癌（squamous cell carcinoma）は通常頭頸部領域では口腔内や咽頭などの粘膜に好発するが，きわめてまれに唾液腺原発の症例がある．組織像は，粘膜原発のものと同様に棘細胞への分化や角化などを認め，粘液産生や管腔構造の全くないものと定義される．

　唾液腺腫瘍の臨床統計ではしばしば「扁平上皮癌」の名称が出てくるが，純粋な唾液腺原発扁平上皮癌はきわめてまれであり，他臓器からの転移性扁平上皮癌は除外する必要がある[1]．また，小唾液腺の場合には粘膜由来の扁平上皮癌がほとんどであるので，唾液腺原発とするのはきわめて困難である．

2．臨床的事項

　発生頻度は全唾液腺腫瘍の1％以下である．通常50〜70歳（平均65歳）の男性の耳下腺に好発する．男女比は2：1で，耳下腺は80％，顎下腺が20％を占めるとされている[2]．ときにStenon管から発生したとの報告もある．通常，急速に増大する硬い腫瘍として触れ，リンパ節転移や遠隔転移を高率に認め，診断時にステージの高い場合が多い．予後は非常に悪く，5年生存率は25％程度である[3]．局所再発は約半数に，遠隔転移は20〜30％に認める．ときに他の頭頸部癌に対する放射線治療の15〜30年後に二次癌として発生することもある[3]．顔面神経麻痺が認められることが多い．予後不良因子として，高齢（60歳以上）および非可動性が挙げられている[4]．

3．肉眼所見

　周囲との境界は不明瞭で，割面では充実性，灰白色〜白色調で，点状あるいは部分的に壊死のある腫瘍としてみられることが多い（図1）．通常腫瘍径は3cmを超えることが多い．

4．組織学的所見

　通常，高分化〜中分化型の扁平上皮癌が多く，角化や棘細胞への分化および細胞間橋を認める（図2）．被膜はなく，間質は線維性あるいはdesmoplasticで，癌胞巣の形状はいびつで不整形である（図3）．周囲組織へ高度に浸潤性に増殖し（図4），切除時にリンパ節転移のあることが多い[3,4]．また，周囲導管に扁平上皮化生や異形成を認めることがある[2]．

　AB-PASやムチカルミン染色などの粘液染色は陰性である．免疫染色は通常の扁平上皮癌と同様で，高分子ケラチン，CK5/6やp63あるいはp40が陽性になり[5]，p53の強発現も認める（図5, 6）．

5．鑑別診断

　鑑別すべき疾患として，他臓器からの転移性扁平上皮癌や高悪性度粘表皮癌，壊死性唾液腺化生あるいは導管の扁平上皮化生などが挙げられる．転移性扁平上皮癌に関しては，頭頸部皮膚，上気道や食道などからのものが多く，組織像もほぼ同様であるので，そのような原発が唾液腺以外にないかどうかの臨床情報が最も重要である．頻度的には原発性唾液

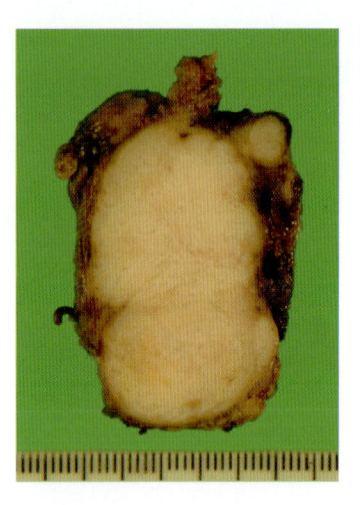

図1 | 扁平上皮癌
割面では黄白色の境界やや不明瞭な充実性腫瘍としてみられる.

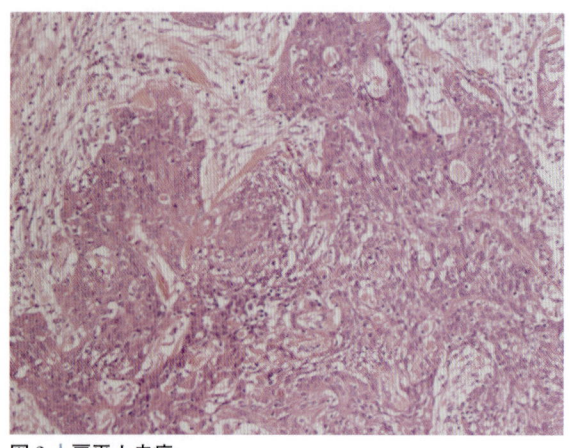

図2 | 扁平上皮癌
いびつな形状の胞巣を形成する中分化扁平上皮癌.

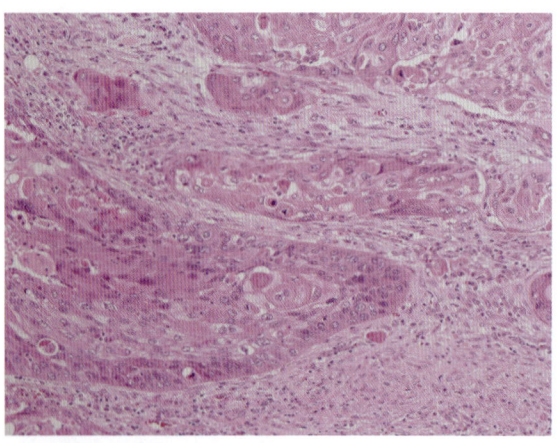

図3 | 扁平上皮癌
単一細胞角化を示す扁平上皮癌. 間質は desmoplastic になっている.（兵庫医科大学 山根木康嗣先生のご厚意による）

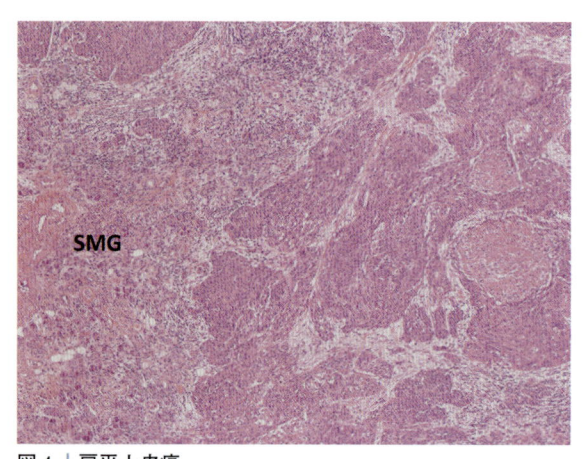

図4 | 扁平上皮癌
顎下腺組織（SMG）に接して扁平上皮癌の浸潤を認める.

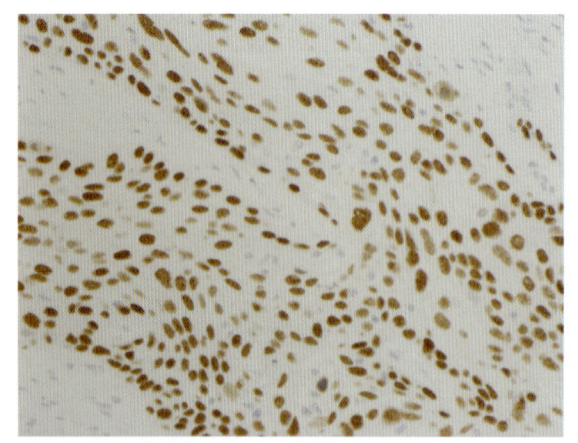

図5 | 扁平上皮癌（p63 の免疫染色）
ほぼすべての腫瘍細胞の核に p63 が陽性を示す.

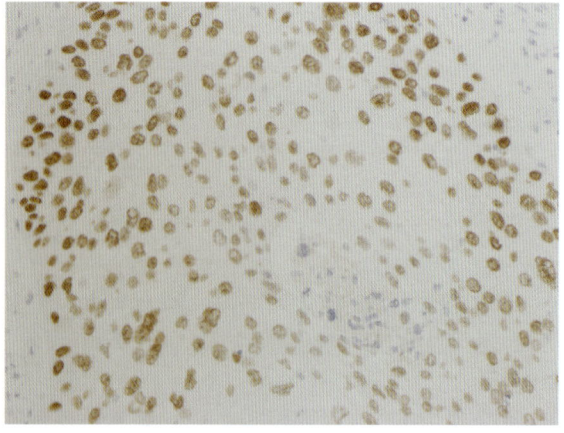

図6 | 扁平上皮癌（p53 の免疫染色）
核に p53 の強発現を認める.

腺扁平上皮癌より転移性扁平上皮癌のほうが多いとの報告もあるので, 上部内視鏡や PET などでの精査を施行すべきである. また, 粘表皮癌は通常粘液細胞を含み, 粘液染色に陽性であり, ときに明細胞や

中間細胞を混じる．さらに，粘表皮癌では通常角化はなく，胞巣の形状は平滑であることが多い点で鑑別できる．粘表皮癌ではCK7や低分子ケラチン（CAM5.2）が管腔構造部や粘液細胞に陽性になるとされるが，絶対ではないので，免疫染色はそれほど重要ではない．以前に唾液腺の「扁平上皮癌」とされた症例を見直すと，高悪性度粘表皮癌あるいは転移性扁平上皮癌であることが多い[1]．

壊死性唾液腺化生（necrotizing sialometaplasia）は通常口蓋腺に発生する循環障害によるとされる良性病変で，導管の扁平上皮化生を認めるが，角化や細胞異型がないこと，および胞巣内に管腔構造があることで鑑別できる．また，頭頸部腫瘍に対する放射線治療による導管の扁平上皮化生でも，細胞異型に乏しいこと，小葉単位で認められること，治療の既往などで鑑別できる．これらの良性病変はKi-67陽性率が低くp53陰性であることから，免疫染色も参考にはなる[6]．

近年報告された角化嚢胞腫（keratocystoma）は多房性嚢胞性腫瘍であり，異型に乏しい重層扁平上皮で裏装されている[7]．角化は著明で，内部に角化変性物を容れているが，多嚢胞性である点，異型に乏しい点で鑑別される．

扁平上皮癌と近似した悪性腫瘍に腺扁平上皮癌があり，WHO分類では粘膜腫瘍として記載されているが，AFIP Atlasでは小唾液腺腫瘍として記載されている．最近，耳下腺（大唾液腺）原発の腺扁平上皮癌の報告がなされた[8]．扁平上皮癌に類似したいびつな形状の胞巣，角化真珠，著明な細胞異型を示すが，部分的に管腔構造を有し，その部分にはAB-PASなどの粘液染色およびCK7や低分化ケラチンも陽性になる（図7，8）．腺扁平上皮癌は高悪性度粘表皮癌とも鑑別が必要である．したがって，今後は大唾液腺でも腺扁平上皮癌が発生し得ることを念頭におかなければならない．

（草深公秀）

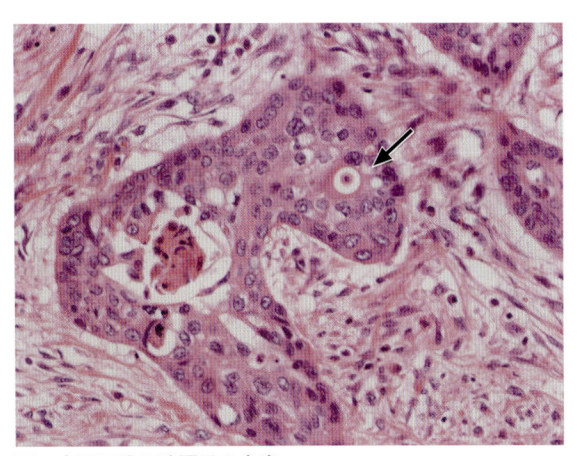

図7 ｜ 耳下腺の腺扁平上皮癌
いびつな形状の胞巣に角化細胞と細胞質内小腺腔（ICL）からなる管腔構造（矢印）を認める．

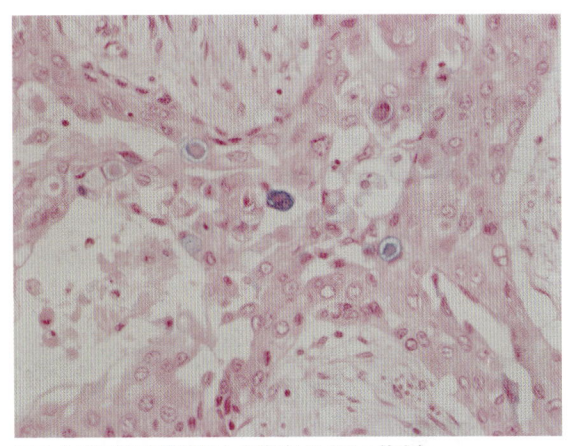

図8 ｜ 耳下腺の腺扁平上皮癌（AB-PAS染色）
ICLに一致してアルシアンブルー陽性の粘液を認める．

文献

1) Flynn MB, Maguire S, Martinez S, et al：Primary squamous cell carcinoma of the parotid gland. The importance of correct histological diagnosis. Ann Surg Oncol 6：768-770, 1999
2) Lewis JE, Olsen KD：Squamous cell carcinoma. in Barnes L, Eveson JW, Reichart P, et al (eds)："World Health Organization Classification of Tumours, Pathology and Genetics of Head and Neck Tumours", IARC Press, Lyon, 2005, pp245-246
3) Sheman LJ, Huvos AG, Spiro RH：Squamous cell carcinoma of salivary gland origin. Head Neck Surg 9：235-240, 1987
4) Lee S, Kim GE, Park CS, et al：Primary squamous cell carcinoma of the parotid gland. Am J Otolaryngol 22：400-406, 2001
5) Manvikar V, Ramulu S, Ravishanker ST, et al：Squamous cell carcinoma of submandibular salivary gland：A rare case report. J Oral Maxillofac Pathol 18：299-302, 2014
6) Dadfarnia T, Mohammed BS, Eltorky MA：Significance of Ki-67 and p53 immunoexpression in the differential diagnosis of oral necrotizing sialometaplasia and squamous cell carcinoma. Ann Diagn Pathol 16：171-176, 2012
7) Nagao T, Serizawa H, Iwata K, et al：Keratocystoma of the parotid gland：a report of two cases of an unusual pathologic entity. Mod Pathol 15：1005-1010, 2002
8) Kusafuka K, Miki T, Nakajima T：Adenosquamous carcinoma of the parotid gland. Histopathology 63：593-595, 2013

第2部 組織型と診断の実際

1. 悪性腫瘍

(21) 小細胞癌

small cell carcinoma

1. 定義・概念

唾液腺の小細胞癌（small cell carcinoma）はきわめてN/C比が高く，繊細なクロマチンを有し，核小体が目立たない小型異型細胞の増生からなる悪性腫瘍と定義されている．通常は de novo に発生するが，多形腺腫由来癌の癌腫成分として発生したとの報告もある[3]．

2. 臨床的事項

小細胞癌は全唾液腺腫瘍の1％以下，全唾液腺悪性腫瘍の約2％を占めるとされている[1]．これまでに約130例の報告がある[2]．高齢男性（平均年齢約64歳，男女比2.4：1）の耳下腺（約80％）に好発する[2]．予後不良因子としては年齢（65歳以上），腫瘍径（3cm以上），遠隔転移があること，およびCK20の免疫染色が陰性であること[2,4]が挙げられている．

通常は急速に発育する無痛性の腫瘍として認められるが，痛み・感覚異常・顔面神経麻痺などを伴うこともある[2]．

3. 肉眼所見

境界不明瞭で周囲組織に浸潤する腫瘍である．大きさは平均約4.5cm大[2]で，割面は灰白色充実性である．しばしば出血・壊死を伴っている．

4. 組織学的所見

小型異型細胞の不規則なシート状・索状あるいは胞巣状構造からなり，種々の程度に壊死を伴う（図1）．腫瘍胞巣周囲や腫瘍胞巣内には crush artifact（クラッシュアーチファクト）による核線がしばしば観察される（図2）．腫瘍細胞はリンパ球の約2～3倍（30μmを超えない[5]）の大きさで，円形～卵円形の核を有し，N/C比はきわめて高い．腫瘍細胞の核クロマチンは繊細で，核小体はないかあっても目立たない．細胞境界は不明瞭で，核の木目込み像やロゼット様構造がみられる．また，多数の分裂像やアポトーシスが認められる（図3）．腫瘍の一部に導管様構造[6]や扁平上皮への分化[7]がみられることがある．通常，脈管侵襲（図4）や神経周囲浸潤を伴っている．

免疫組織化学的にはCK20（図5），pan-CK（AE1/AE3）およびCAM5.2が陽性となるが，核近傍の細胞質にドット状に陽性となるのが特徴である[4]．EMA（図6）も多くの症例で陽性である．また，神経内分泌マーカーであるsynaptophysin, chromogranin, neurofilament（図7），CD56，CD57およびNSE（図8）が種々の程度に陽性となる[4,6]．vimentin も一部の症例で陽性になるとされている[5,8]が，S-100蛋白とHMB-45は陰性である[5]．

5. 鑑別診断

鑑別すべき疾患としては悪性リンパ腫，充実型腺様嚢胞癌および他臓器原発小細胞癌の転移が挙げら

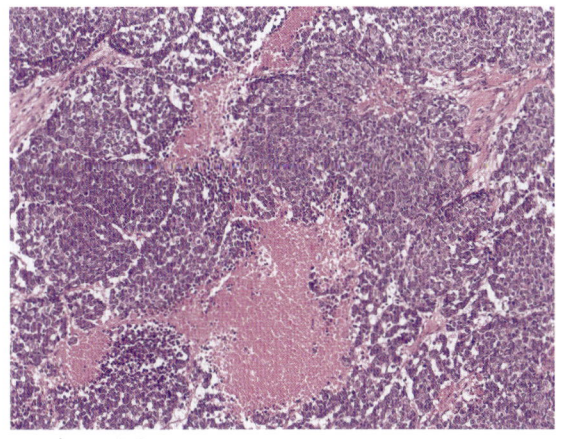

図1 小細胞癌
異型細胞の不規則な充実性増生からなり，広範な壊死を伴っている．

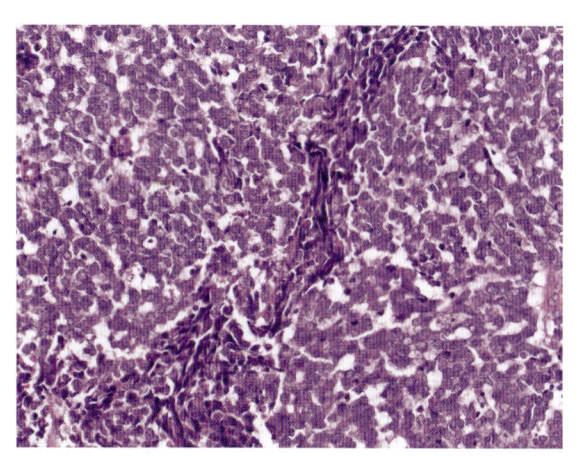

図2 小細胞癌
核線が腫瘍胞巣周囲および腫瘍胞巣内に観察される．

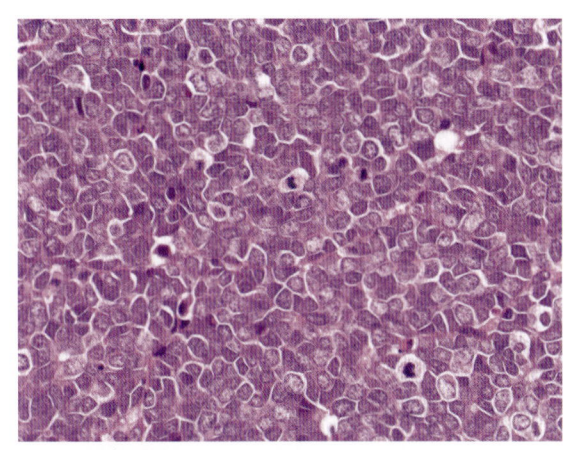

図3 小細胞癌
きわめて N/C 比の高い小型細胞の充実性発育がみられる．核クロマチンは繊細で，核小体は目立たない．分裂像が散見され，核の木目込み像もみられる．

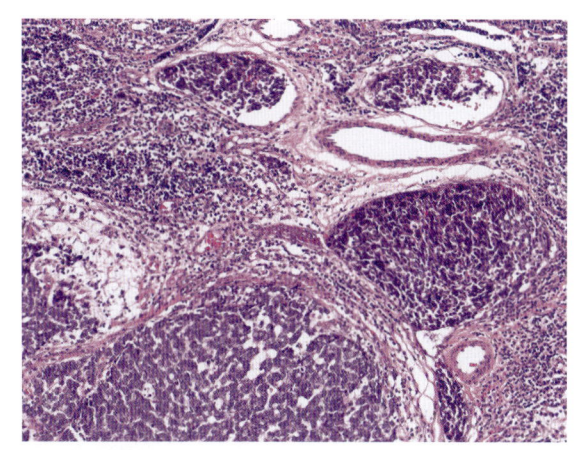

図4 小細胞癌
腫瘍の辺縁では脈管侵襲像がみられる．

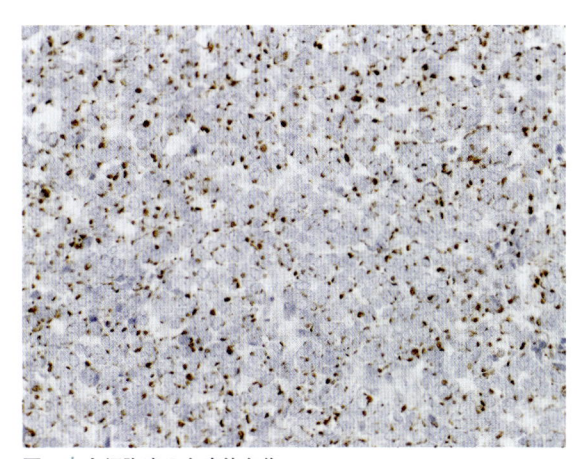

図5 小細胞癌の免疫染色像
大部分の腫瘍細胞の核近傍の細胞質にドット状に CK20 陽性像がみられる．

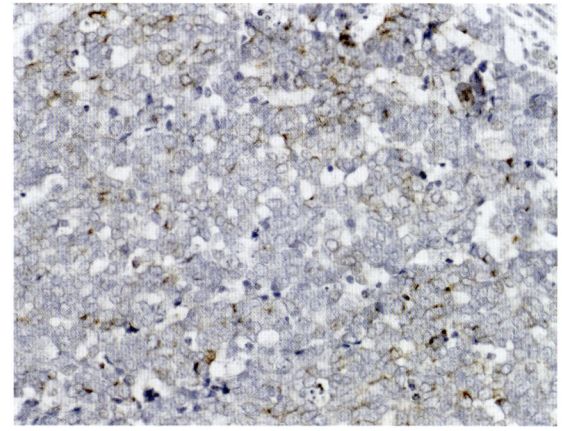

図6 小細胞癌の免疫染色像
一部の腫瘍細胞が細胞膜主体に EMA 陽性である．

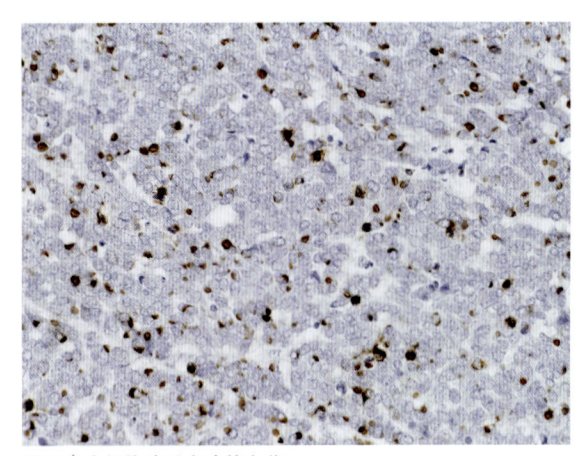

図7 小細胞癌の免疫染色像
NFも多くの腫瘍細胞の細胞質にドット状に陽性である.

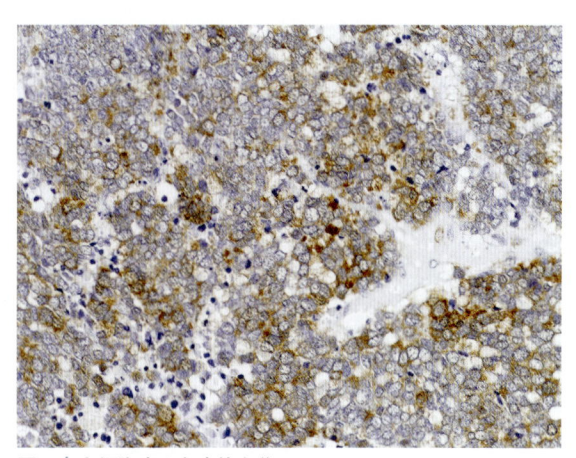

図8 小細胞癌の免疫染色像
NSEは多くの腫瘍細胞の細胞質に顆粒状に陽性である.

れる.

　悪性リンパ腫：悪性リンパ腫とは小細胞癌がleukocyte common antigen 陰性，CK陽性であることから鑑別できる.

　充実型腺様囊胞癌：充実型腺様囊胞癌では一部に篩状構造がみられること，CKのドット状陽性所見がみられないこと，および神経内分泌マーカーが陰性であることから両者の鑑別は可能である.

　他臓器原発小細胞癌の転移：とくに肺原発小細胞癌と皮膚原発メルケル細胞癌の転移との鑑別が最も問題となる．肺小細胞癌では通常CKのドット状陽性所見はみられない．その一方で，肺小細胞癌で陽性となるTTF-1が唾液腺の小細胞癌でも陽性になることがある[4]と報告されている．また，唾液腺転移が肺小細胞癌の初発症状となった症例の報告もあり，注意が必要である．皮膚メルケル細胞癌ではCK20のドット状陽性所見に加え，神経内分泌マーカーも陽性となるため唾液腺小細胞癌との鑑別が困難であるが，通常皮膚病変が先行する[9]．また，CD117[10]が高率に陽性となると報告されている.

（今村好章）

文　献

1) Nagao T : Small cell carcinoma. in Barnes L, Eveson JW, Reichart P, et al (eds) : "World Health Organization Classification of Tumours, Pathology and Genetics of Head and Neck Tumours", IARC Press, Lyon, 2005, pp247-248
2) Servato JP, da Silva SJ, de Faria PR, et al : Small cell carcinoma of the salivary gland : a systematic literature review and two case reports. Int J Oral Maxillofac Surg 42 : 89-98, 2013
3) Cimino-Mathews A, Lin BM, Chang SS, et al : Small cell carcinoma ex-pleomorphic adenoma of the parotid gland. Head Neck Pathol 6 : 502-506, 2012
4) Nagao T, Gaffey TA, Olsen KD, et al : Small cell carcinoma of the major salivary glands : clinicopathologic study with emphasis on cytokeratin 20 immunoreactivity and clinical outcome. Am J Surg Pathol 28 : 762-770, 2004
5) Hui KK, Luna MA, Batsakis JG, et al : Undifferentiated carcinomas of the major salivary glands. Oral Surg Oral Med Oral Pathol 69 : 76-83, 1990
6) Gnepp DR, Corio RL, Brannon RB : Small cell carcinoma of the major salivary glands. Cancer 58 : 705-714, 1986
7) Hayashi Y, Nagamine S, Yanagawa T, et al : Small cell undifferentiated carcinoma of the minor salivary gland containing exocrine, neuroendocrine, and squamous cells. Cancer 60 : 1583-1588, 1987
8) Gnepp DR, Wick MR : Small cell carcinoma of the major salivary glands. An immunohistochemical study. Cancer 66 : 185-192, 1990
9) Battifora H, Silva EG : The use of antikeratin antibodies in the immunohistochemical distinction between neuroendocrine (Merkel cell) carcinoma of the skin, lymphoma, and oat cell carcinoma. Cancer 58 : 1040-1046, 1986
10) Su LD, Fullen DR, Lowe L, et al : CD117 (KIT receptor) expression in Merkel cell carcinoma. Am J Dermatopathol 24 : 289-293, 2002

第2部　組織型と診断の実際

1．悪性腫瘍

(22) 大細胞癌

large cell carcinoma

1．定義・概念

　大細胞癌（large cell carcinoma）は未分化癌（undifferentiated carcinoma）の一型であり，小細胞癌（small cell carcinoma）と対比される関係にあるため「非小細胞性未分化癌」とも称される．未分化癌は一般的な定義によれば光顕上いかなる分化も検知できない癌を指し，WHO分類初版においても記載されていたが，現在の3版ではより肺に近い記載となり，小細胞癌，大細胞癌，さらにリンパ間質を伴う未分化癌をリンパ上皮癌（lymphoepithelial carcinoma）と改称，この三者それぞれを独立した疾患と位置づけた．さらに大細胞癌の亜型として肺などと同様の大細胞性神経内分泌癌（large cell neuroendocrine carcinoma）が記載された．

2．臨床的事項・肉眼所見

　主に高齢者に発生し，ほとんどが耳下腺にみられるが，腺癌NOS（adenocarcinoma, not otherwise specified）と同様に多形腺腫由来癌の癌腫成分として発生した場合にはその限りではない．また種々の低悪性癌を母地とする脱分化癌の高悪性成分としても発生し得るため，このようなものに遭遇した場合は前駆病変の有無についても詳細に検討する必要がある．小細胞癌が全唾液腺腫瘍の1％に満たないとされており，同等以上にまれなものと考えられる．
　肉眼上，多くは辺縁不整，境界不明瞭な腫瘍状をなし，一般に高悪性，予後不良である[1,2]．

3．組織学的所見

　分化方向が不明確であるがゆえ，とくに定型像といったものはない．特定の構築や配列を伴わず，単純な胞巣形成や充実性増殖を示すことが多く，一般に核異型や多形性は著明で，壊死も目立つ．ただし，細胞形態は小細胞癌の対極にあり，好酸性の豊かな胞体と大型で核小体の明瞭な核を有する（図1）．
　免疫組織化学的にはサイトケラチン陽性で，vimentinも陽性のことがある．一般には特定の分化を示唆するマーカーは陰性であるが，既述のように唾液腺における未分化癌も古くから記載があり，光顕的には検知し得ないさまざまな潜在的な分化傾向を有することも示唆されている．たとえば小細胞癌の形態を呈するもののなかに腺上皮や筋上皮の特徴を有するものがあったり[3]，逆に大細胞癌のなかにも小細胞癌と同様の神経内分泌系への分化を呈したりするものもある[1]．
　大細胞性神経内分泌癌：近年では，肺症例に代表される本名称の腫瘍と同様の特徴を有するものが唾液腺でも認識されるようになり，Larssonらの報告[4]以来漸次症例の報告数も増加しつつある．
　一般に核異型や多形性は著明で，好酸性の豊かな胞体と大型で核小体の明瞭な核を有する点は一般的な大細胞癌と共通であるが，組織学的には胞巣状のみならず，特徴的な類臓器構造，リボン状とも称される細かく複雑な索状配列，ロゼット形成，さらには構造辺縁に規則正しく核が配列するpalisadingの像がみられる（図2）．これらは神経内分泌系への分化を示唆する形態（neuroendocrine morphology）と

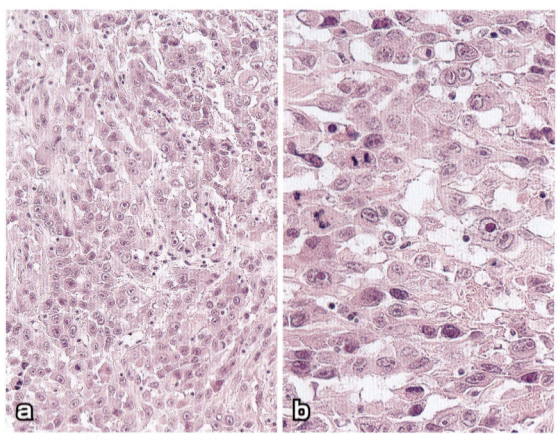

図1│耳下腺の大細胞癌
a：好酸性胞体と大型核を有する細胞が単調な増殖を呈する．
b：大型で明瞭な核小体を有する細胞が目立ち，核分裂像も高頻度にみられる．

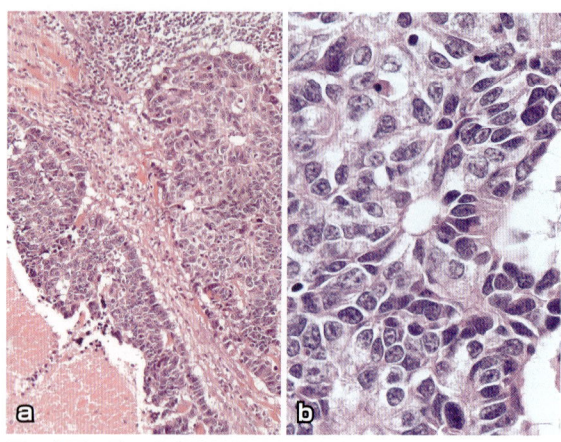

図2│耳下腺の大細胞性神経内分泌癌
a：著明な壊死を伴い，胞巣辺縁には palisading の像がみられる．b：充実性胞巣中にロゼット形成を伴う．

称され，このような像をみた場合は免疫組織化学や電顕的検索によってその分化の裏付けをとる必要がある．一般的には chromogranin A や synaptophysin が用いられるが，Travis らの原著論文では NSE（neuron specific enolase）はむしろ特異性が低いとして診断に用いるべき神経内分泌系マーカーから除外されている[5]．また今日汎用される CD56（NCAM）も特異性の面では難があり，単独での評価は避けるべきであろう．電顕的には tonofilament や場所によっては小細胞癌と同様の dense core granule が観察される．

4．鑑別診断

高悪性の腺癌 NOS や低分化な扁平上皮癌，唾液腺導管癌（salivary duct carcinoma），オンコサイト癌（oncocytic carcinoma）などが挙げられる．必ずしも除外診断とみなすべきものでもないが，少なくとも光顕上は上記の有する特徴や分化傾向は否定すべきである．オンコサイト癌の診断には近年抗ミトコンドリアの免疫染色が推奨されているが，ミトコンドリアの性質上さまざまな細胞に多少なりとも発色があることには留意すべきで，唾液腺の線条導管などを陽性コントロールに慎重に評価する必要がある．リンパ上皮癌も肺においては大細胞癌の亜型に相当するものだが，間質のいずれかの箇所にはリンパ球を含む密な炎症性細胞浸潤がみられ，咽頭未分化癌と同様に EBER プローブによる *in situ* hybridization で Epstein-Barr ウイルスの関与が示される[6]．

（原田博史）

文　献

1) Hui KK, Luna MA, Batsakis JG, et al：Undifferentiated carcinomas of the major salivary glands. Oral Surg Oral Med Oral Pathol 69：76-83, 1990
2) Batsakis JG, Luna MA：Undifferentiated carcinomas of salivary glands. Ann Otol Rhinol Laryngol 100：82-84, 1991
3) Toyosawa S, Ohnishi A, Ito R, et al：Small cell undifferentiated carcinoma of the submandibular gland：immunohistochemical evidence of myoepithelial, basal and luminal cell features. Pathol Int 49：887-892, 1999
4) Larsson LG, Donner LR：Large cell neuroendocrine carcinoma of the parotid gland：fine needle aspiration, and light microscopic and ultrastructural study. Acta Cytol 43：534-536, 1999
5) Travis WD, Linnoila RI, Tsokos MG, et al：Neuroendocrine tumors of the lung with proposed criteria for large-cell neuroendocrine carcinoma. An ultrastructural, immunohistochemical, and flow cytometric study of 35 cases. Am J Surg Pathol 15：529-553, 1991
6) Hamilton-Dutoit SJ, Therkildsen MH, Neilsen NH, et al：Undifferentiated carcinoma of the salivary gland in Greenlandic Eskimos：demonstration of Epstein-Barr virus DNA by in situ nucleic acid hybridization. Hum Pathol 22：811-815, 1991

第2部 組織型と診断の実際

1. 悪性腫瘍

(23) リンパ上皮癌

lymphoepithelial carcinoma

1. 定義・概念

　リンパ上皮癌（lymphoepithelial carcinoma）は著明な非腫瘍性のリンパ形質細胞浸潤を伴った大型の癌細胞からなる未分化癌と定義されている．同義語としてリンパ上皮腫様癌[1]，悪性リンパ上皮性病変[2]およびリンパ球性間質を伴う未分化癌[3]がある．頻度は全唾液腺腫瘍の1％以下とされている[4]が，エスキモー人[5]や南中国人[6]では頻度が高いといわれている．また，Epstein-Barr（EB）ウイルスとの関連が指摘されている[3]．大部分の症例は de novo に発生するが，リンパ上皮性唾液腺炎を伴うこともある[7]．

2. 臨床的事項

　約80％が耳下腺に発生し，残りは顎下腺に発生する[4]が，まれに小唾液腺発生の報告がある[8]．発症年齢は10〜86歳（平均約40歳）と幅広く，やや男性優位である[9]．有痛性あるいは無痛性の腫瘤として認められ，約20％の症例で顔面神経麻痺を伴う[4]．初発時に頸部リンパ節転移を認めることが多い（約10〜40％）[2]が，大細胞癌よりは予後良好である[10]．

3. 肉眼所見

　比較的境界が明瞭なものから高度に周囲組織に浸潤するものまでさまざまである．大きさは平均約2〜3cm大（1〜10cm）で，灰白色・充実性である[4]．

4. 組織学的所見

　大型異型細胞の不規則な島状の胞巣構造とリンパ球性の間質からなる（図1）．腫瘍細胞の細胞境界が不明瞭であるため，合胞体様の像がみられる．腫瘍細胞核は大型空胞状で，明瞭な核小体を有し，分裂像を伴う（図2）．また，腫瘍胞巣内にもリンパ球浸潤がみられる（図2）が，組織球や形質細胞浸潤がみられる場合もある（図3）．ときに扁平上皮への分化や囊胞形成がみられることもある[4]．これらの所見は鼻咽頭原発のリンパ上皮癌と同様である．
　免疫組織化学的に腫瘍細胞は pan-CK（AE1/AE3）（図4a）やEMAが陽性となる．間質のリンパ球はCD79a陽性のB細胞（図4b）とCD3陽性のT細胞（図4c）の混在である．また，腫瘍細胞は latent membrane protein-1（LMP-1）[11]（図5），c-kit[12]（図6）およびp53[3]（図7）が陽性である．さらに，EB virus-encoded RNA（EBER）に対する in situ hybridization 法で腫瘍細胞核が陽性となる[3]（図8）．

5. 鑑別診断

　鼻咽頭原発リンパ上皮癌の唾液腺転移との鑑別が最も重要である[13]．両者は病理組織学的に鑑別することは困難であり，唾液腺原発とするためには鼻咽頭領域原発の除外が必要である．
　それ以外の鑑別すべき疾患としてはリンパ上皮性唾液腺炎，転移性悪性黒色腫および悪性リンパ腫が挙げられる．リンパ上皮性唾液腺炎との鑑別には上皮細胞の異型の有無とEBウイルスとの関連の有無

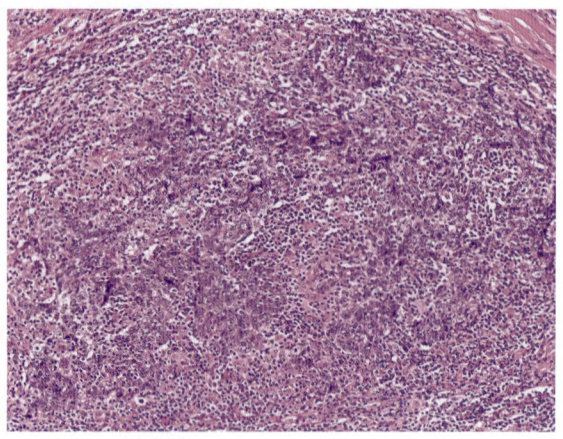

図1 リンパ上皮癌
大型異型細胞の不規則で境界不明瞭な充実性増生からなり，間質には著明な単核球浸潤を伴っている．

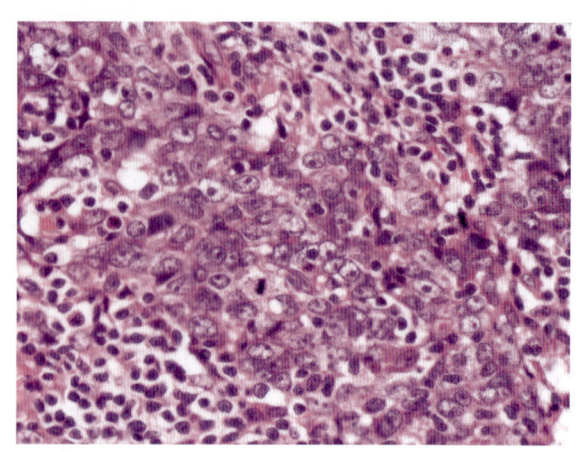

図2 リンパ上皮癌
腫瘍細胞は大型で空胞状の核を有し，核小体が目立つ．分裂像もみられる．腫瘍胞巣周囲および胞巣内にはリンパ球浸潤が目立つ．

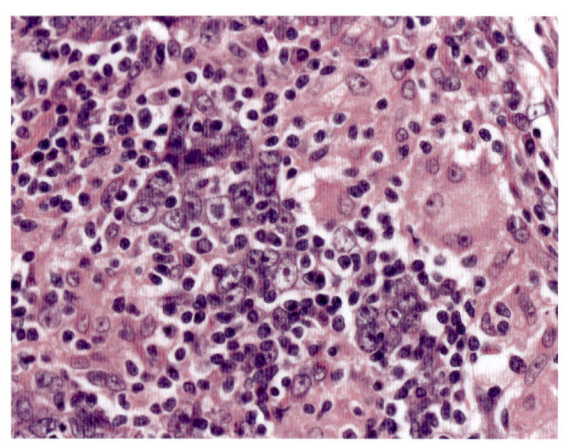

図3 リンパ上皮癌
図2と同様の腫瘍細胞とリンパ球に加え，組織球と形質細胞浸潤が認められる．

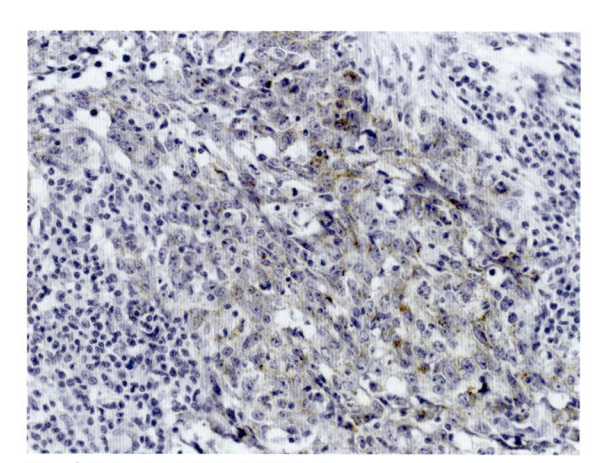

図5 リンパ上皮癌の免疫染色像
腫瘍細胞がLMP-1陽性である．

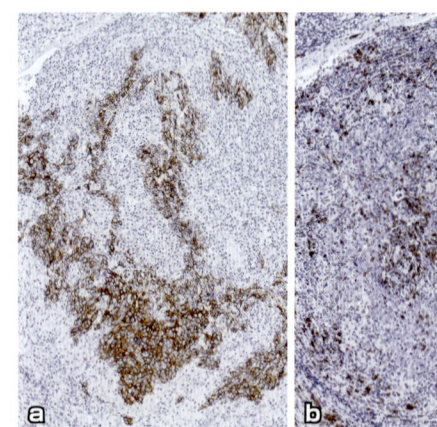

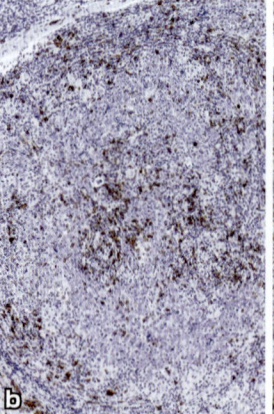

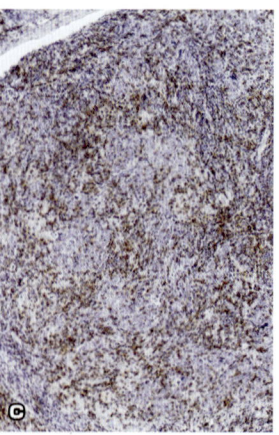

図4 リンパ上皮癌の免疫染色像
a：腫瘍細胞はAE1/AE3が陽性である．背景にはCD79a陽性のB細胞（b）とCD3陽性のT細胞（c）が混在してみられる．

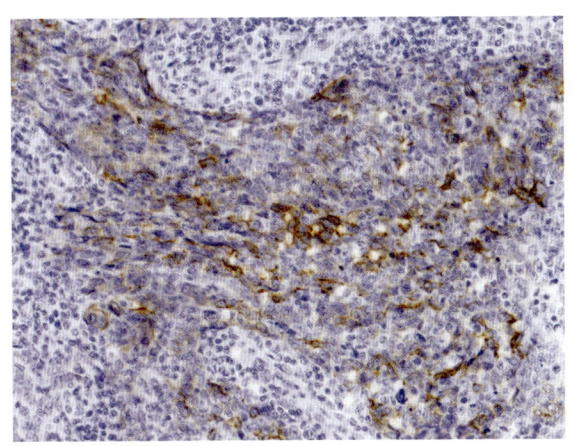

図6 | リンパ上皮癌の免疫染色像
腫瘍細胞膜が c-kit 陽性である.

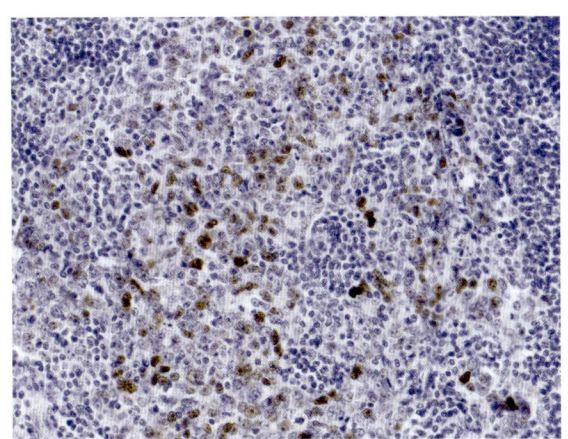

図7 | リンパ上皮癌の免疫染色像
大部分の腫瘍細胞核が p53 陽性である.

が重要である[3]. 転移性悪性黒色腫との鑑別にはサイトケラチンとメラノーマのマーカー，悪性リンパ腫との鑑別にはサイトケラチンとリンパ系マーカーを用いた免疫組織化学的検討が有用である.

〈今村好章〉

文 献

1) Iezzoni JC, Gaffey MJ, Weiss LM：The role of Epstein-Barr virus in lymphoepithelioma-like carcinoma. Am J Clin Pathol 103：308-315, 1995
2) Nagao K, Matsuzaki O, Saiga H, et al：A histopathologic study of benign and malignant lymphoepithelial lesions of the parotid gland. Cancer 52：1044-1052, 1983
3) Nagao T, Ishida Y, Sugano I, et al：Epstein-Barr virus-associated undifferentiated carcinoma with lymphoid stroma of the salivary gland in Japanese patients. Comparison with benign lymphoepithelial lesion. Cancer 78：695-703, 1996
4) Tsang WYW, Kuo TT, Chan JKC：Lymphoepithelial carcinoma. in Barnes L, Eveson JW, Reichart P, et al (eds)："World Health Organization Classification of Tumours, Pathology and Genetics of Head and Neck Tumours", IARC Press, Lyon, 2005, pp251-252
5) Hamilton-Dutoit SJ, Therkildsen MH, Neilsen NH, et al：Undifferentiated carcinoma of the salivary gland in Greenlandic Eskimos：demonstration of Epstein-Barr virus DNA by in situ nucleic acid hybridization. Hum Pathol 22：811-815, 1991
6) Leung SY, Chung LP, Yuen ST, et al：Lymphoepithelial carcinoma of the salivary gland：in situ detection of Epstain-Barr virus. J Clin Pathol 48：1022-1027, 1995
7) Gravanis MB, Giansanti JS：Malignant histopathologic counterpart of benign lymphoepithelial lesion. Cancer 26：1332-1342, 1970
8) Worley NK, Daroca PJ Jr：Lymphoepithelial carcinoma of the minor salivary gland. Arch Otolaryngol Head Neck Surg 123：638-640, 1997

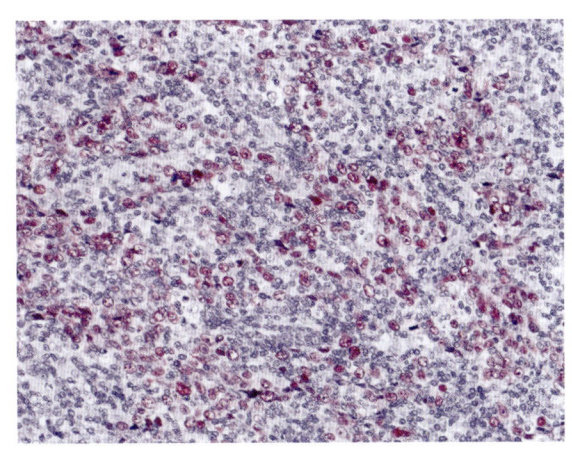

図8 | リンパ上皮癌の *in situ* hybridization 像
腫瘍細胞核が EBER 陽性である.

9) Borg MF, Benjamin CS, Morton RP, et al：Malignant lympho-epithelial lesion of the salivary gland：a case report and review of the literature. Australas Radiol 37：288-291, 1993
10) Wang CP, Chang YL, Ko JY, et al：Lymphoepithelial carcinoma versus large cell undifferentiated carcinoma of the major salivary glands. Cancer 101：2020-2027, 2004
11) Jen KY, Cheng J, Li J, et al：Mutational events in LMP1 gene of Epstein-Barr virus in salivary gland lymphoepithelial carcinomas. Int J Cancer 105：654-660, 2003
12) Jeng YM, Lin CY, Hsu HC：Expression of the c-kit protein is associated with certain subtypes of salivary gland carcinoma. Cancer Lett 154：107-111, 2000
13) Wanamaker JR, Kraus DH, Biscotti CV, et al：Undifferentiated nasopharyngeal carcinoma presenting as a patorid mass. Head Neck 16：589-593, 1994

第2部　組織型と診断の実際

1．悪性腫瘍

(24) 唾液腺芽腫

sialoblastoma

1．定義・概念

出生前後に発生するまれな腫瘍で，胎児唾液腺に類似した組織像を呈する[1〜3]．先天性基底細胞腺腫（congenital basal cell adenoma），胎芽腫（embryoma），類基底細胞腺癌（basaloid adenocarcinoma），基底細胞腺腫と腺様嚢胞癌の先天性ハイブリッド腫瘍などとも呼ばれていたが[4]，1988年にTaylorによって初めて唾液腺芽腫（sialoblastoma）という名称で報告されてから[5]，これが定着し，現在のWHO分類でも唾液腺芽腫が採用されている．生物学的には低悪性度腫瘍と考えられている．

2．臨床的事項

出生時に下顎角部または頬部に腫瘤を形成していることが多い．腫瘍は硬く，周囲組織と癒着していたり，巨大な腫瘍のため顔貌が著しく変形していたりすることもある[6,7]．出生前に超音波で腫瘍を指摘されることや[2]，乳幼児期（通常4歳まで）に発見されることもある[3]．性差はない．耳下腺が75％以上を占め，顎下腺がこれに次ぐ[3,8]．まれに同時に肝芽腫を合併していた症例が報告されている[9,10]．

治療は外科的切除が中心で，完全切除後の予後は良好である[6]．ただし，手術不能の進行症例や術後局所再発を繰り返す症例で放射線治療や化学療法が選択されることがある．通常，転移は認められない．まれに局所リンパ節転移や肺転移をきたす症例がある[3,4,11,12]．転移による死亡例は報告されていない．

3．肉眼所見

大きさは1.5〜15cmで，境界明瞭な被包化された腫瘤を形成する．割面は分葉状で，淡褐色ないし黄白色充実性，まれに嚢胞化を示すことがある．

4．組織学的所見

周囲組織との境界の明瞭な腫瘍で，N/C比の高い未熟で均一な類基底細胞が多数の島状ないし融合性の胞巣を形成して増殖する（図1）[3,4]．胞巣は樹枝状ないし芽出様の分岐を示し（図2），この所見は胎児期の唾液腺組織に類似している（図3）[3]．胞巣周辺部の細胞の核は柵状配列を示し（図4）[4]，基底細胞腺腫に酷似する．胞巣中心部に向かって分化する傾向があり，導管上皮による小腺腔を形成することもあるが（図5），腺房までの分化は認められない[4,13]．腺様嚢胞癌に類似した篩状構造を示すこともある（図6）[4]．間質は豊富な線維性ないし粘液腫状のものをもつ場合が多い．通常は周囲との境界は明瞭であるが，周囲組織に対して浸潤性に増殖していることもある[4]．

細胞異型の程度や核分裂像の頻度は症例によって異なっており，それによって良性と悪性に分ける報告もある[14]．壊死や浸潤性増殖，脈管侵襲，神経周囲浸潤なども悪性の指標とされている[3,4]．ただし，組織学的に良性にみえても局所浸潤性を示すものもあるため，生物学的にはすべてが低悪性と考えられている．

(24) 唾液腺芽腫　117

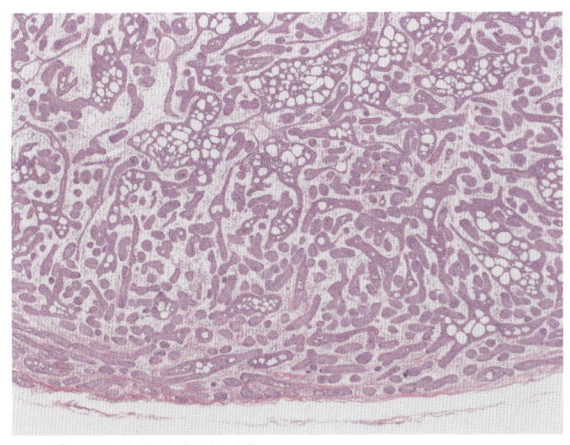

図1 | 唾液腺芽腫（弱拡大）
生後10ヵ月女児，コンサルテーション症例．周囲組織との境界明瞭な充実性腫瘍．（図2, 4～7も同一症例）

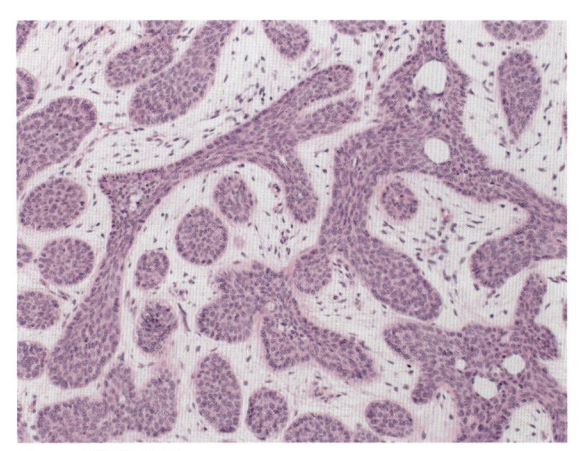

図2 | 唾液腺芽腫
類基底細胞からなる胞巣が樹枝状分岐や芽出様の構造を示しており，図3に示す胎児耳下腺との類似性が認められる．

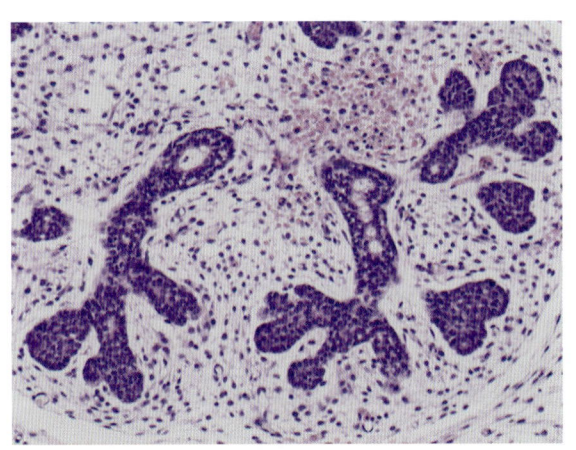

図3 | 週齢10週胎児耳下腺組織
未熟な類基底細胞が分岐しつつ増生している．唾液腺芽腫の組織像はこれを模していると考えられている．

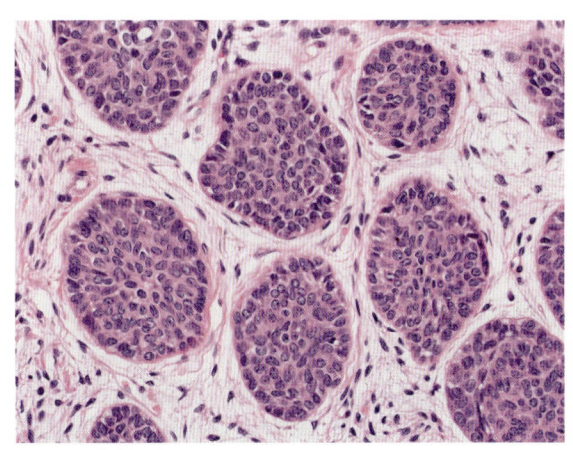

図4 | 唾液腺芽腫
胞巣辺縁部では核の柵状配列が認められる．

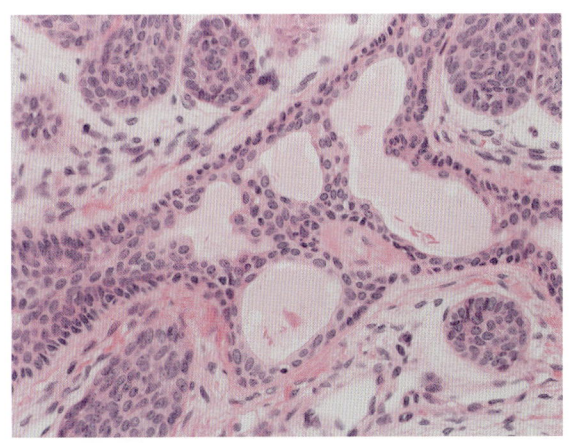

図5 | 唾液腺芽腫
胞巣内部には導管上皮細胞で囲まれた腺管構造が認められることがある．

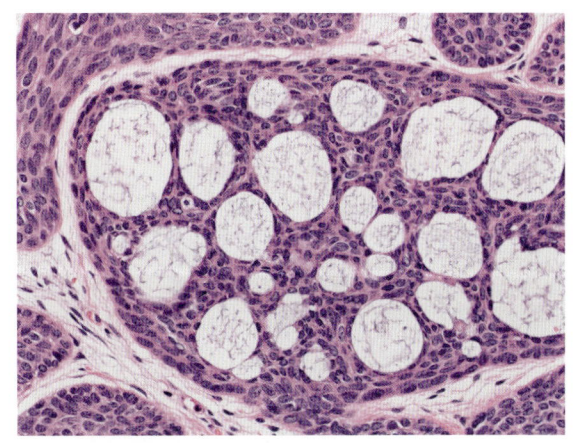

図6 | 唾液腺芽腫
腺様嚢胞癌に類似した多数の偽嚢胞腔からなる篩状構造が認められる．

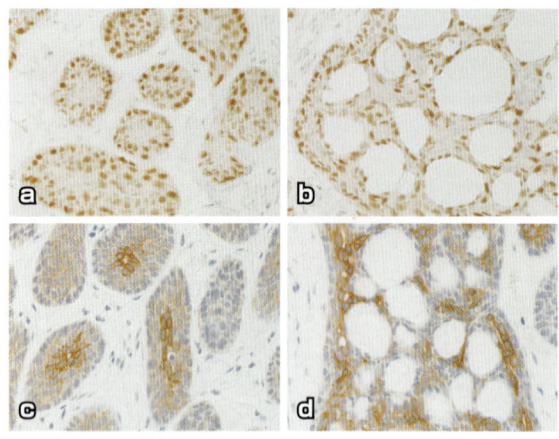

図7 | 唾液腺芽腫の免疫染色所見
p63は充実性胞巣部分では胞巣辺縁部(a),篩状構造部分では胞巣辺縁部のほか,偽囊胞に面する細胞も陽性を示す(b).CAM5.2は充実性胞巣部分(c)や篩状構造部分(d)の内部の細胞が陽性を示す.

5. 免疫組織化学的特徴

免疫染色所見は基底細胞腺腫・腺癌と類似している.すなわち,p63がすべての例で陽性を示す.とくに胞巣周辺部に強陽性を示す傾向がある(図7a, b).そのほか,pancytokeratin(AE1/AE3, CAM5.2),EMA,CK5/6,CK7,S-100蛋白が高率に陽性を示すが,CK20やGFAPは陰性である[4].pancytokeratinは胞巣内では導管上皮が強陽性を示し,類基底細胞は弱い反応性を示す(図7c, d).S-100蛋白は両者の細胞質や核が陽性を示す.smooth muscle actin(SMA)やcalponinなどの筋上皮細胞マーカーが胞巣周辺部の類基底細胞に陽性を示すことがある.Ki-67やp53は予後不良例で陽性率が高いとされている[4,15].

6. 鑑別診断

新生児期にみられる唾液腺腫瘍としては血管腫が最も多いが[14],血管腫との病理学的鑑別診断は容易である.まれに多形腺腫が新生児期に発生することがあるものの,組織像からは鑑別可能である.基底細胞腺腫との鑑別は,組織像だけからは困難である.成人の基底細胞腺腫と比べて唾液腺芽腫はより未熟な細胞からなり,核の柵状配列は目立たず,核分裂像も目立つ傾向があるとされている.

(森永正二郎)

文献

1) Barnes L, Eveson JW, Reichart P, et al (eds): World Health Organization Classification of Tumours, Pathology and Genetics of Head and Neck Tumours, IARC Press, Lyon, 2005
2) Ellis GL, Auclair PL: AFIP Atlas of Tumor Pathology, Tumors of the Salivary Glands, 4th Series, ARP Press, Silver Spring, 2008
3) Choudhary K, Panda S, Beena VT, et al: Sialoblastoma: a literature review from 1966-2011. Natl J Maxillofac Surg 4: 13-18, 2013
4) Williams SB, Ellis GL, Warnock GR: Sialoblastoma: a clinicopathologic and immunohistochemical study of 7 cases. Ann Diagn Pathol 10: 320-326, 2006
5) Taylor GP: Congenital epithelial tumor of the parotid-sialoblastoma. Pediatr Pathol 8: 447-452, 1988
6) Garrido A, Humphrey G, Squire RS, et al: Sialoblastoma. Br J Plast Surg 53: 697-699, 2000
7) Saribeyoglu ET, Devecioglu O, Karakas Z, et al: How to manage an unresectable or recurrent sialoblastoma. Pediatr Blood Cancer 55: 374-376, 2010
8) Cristofaro M, Giudice A, Amentea M, et al: Diagnostic and therapeutic approach to sialoblastoma of submandibular gland: a case report. J Oral Maxillofac Surg 66: 123-126, 2008
9) Stones DK, Jansen JC, Griessel D: Sialoblastoma and hepatoblastoma in a newborn infant. Pediatr Blood Cancer 52: 883-885, 2009
10) Cheng YK, Chu WC, Law LW, et al: A fetus with a huge neck mass and a large abdominal circumference—a rare case of sialoblastoma and hepatoblastoma. Prenat Diagn 32: 915-917, 2012
11) Tatlidede S, Karsidag S, Ugurlu K, et al: Sialoblastoma: a congenital epithelial tumor of the salivary gland. J Pediatr Surg 41: 1322-1325, 2006
12) Scott JX, Krishnan S, Bourne AJ, et al: Treatment of metastatic sialoblastoma with chemotherapy and surgery. Pediatr Blood Cancer 50: 134-137, 2008
13) Ortiz-Hidalgo C, de León-Bojorge B, Fernandez-Sobrino G, et al: Sialoblastoma: report of a congenital case with dysembryogenic alterations of the adjacent parotid gland. Histopathology 38: 79-80, 2001
14) Luna MA: Sialoblastoma and epithelial tumors in children: their morphologic spectrum and distribution by age. Adv Anat Pathol 6: 287-292, 1999
15) Patil DT, Chou PM: Sialoblastoma: utility of Ki-67 and p53 as a prognostic tool and review of literature. Pediatr Dev Pathol 13: 32-38, 2010

第2部 組織型と診断の実際

2. 良性腫瘍

(1) 多形腺腫

pleomorphic adenoma

1. 定義・概念

多形腺腫（pleomorphic adenoma）は全唾液腺腫瘍のなかで最も頻度が高い良性腫瘍である．組織学的に上皮成分と間葉成分が混在するのが特徴で，腺管成分，腫瘍性筋上皮細胞，粘液腫様成分，軟骨などが種々の比率で入り混じって増生するが，腫瘍内の間葉成分は腫瘍性筋上皮細胞およびその産物により形成されると考えられている[1~3]．かつてはその形態的特徴から"混合腫瘍（mixed tumor）"という名称も使用されていたが[4,5]，近年では"多形腺腫"という名称が一般的に広く使われている[6]．

2. 臨床的事項

多形腺腫は全唾液腺腫瘍の60％，唾液腺良性腫瘍の80％を占める最も頻度の高い良性腫瘍である．やや女性に多く，平均年齢は46歳であるが幅広い年齢にみられる．耳下腺に最も多く（約80％），顎下腺（10％），小唾液腺（10％）がこれに次ぐ．耳下腺では90％が浅葉に発生し，残りの10％が耳下腺深葉に発生する[6]．無痛性の徐々に増大する耳下部や顎下あるいは口蓋の硬結として気づかれる．通常は顔面神経麻痺を伴わないが，耳下腺深葉に発生した場合などには腫瘍による圧排のためまれに顔面神経麻痺を呈することがある．また深葉発生例ではしばしば咽頭の粘膜下腫瘍として認められる．

表在性の腫瘤については触診や超音波検査が有用であるが，深部に発生した腫瘤についてはMRIやCT検査が役立つ．腫瘍の播種を防ぐため切開生検は禁忌とされているが，近年術前診断のため穿刺吸引細胞診が広く行われている．本腫瘍に含まれる間質粘液には酸性ムコ多糖類が多く含まれ，Giemsa染色で強い異染性を呈するなど特徴的な所見を呈することから，穿刺吸引細胞診により高率に推定診断が可能である[7,8]．

多形腺腫の予後は初発時の治療により異なる．腫瘍核出術では再発率が高かったが，近年では被膜外腫瘍完全切除，耳下腺浅葉切除，耳下腺切除術などが施行されることが多く，再発率は≦6.8％と低下した[9]．しかし手術中に被膜の破裂により流動性の腫瘍の一部が術野に流出したり，摘出時に被膜と腫瘍の解離が起こり被膜の取り残しが疑われる場合などには再発を抑えるため術後放射線療法が追加されることがある．再発は手術後18ヵ月未満に起こることが多いが，10年以上の長い期間を経て再発することもあり，長期間の経過観察が必要である．多形腺腫の再発は通常多発性で，境界明瞭な微小類円形小結節が残存唾液腺や手術瘢痕，周囲の結合組織内に多数認められる．再発腫瘍の治療は周囲正常部分を含む完全切除が必要であるが，摘出困難な播種性病変に対しては放射線療法が併用されることがある．

多形腺腫の5~10％に多形腺腫由来癌が発生し，その頻度は手術までの経過が長いほど高い．まれに多形腺腫と同様の組織像を示す腫瘍の他臓器への転移が起こることがあり，転移性多形腺腫と呼ばれる．ほとんどの症例において多形腺腫の手術の既往があり，手術操作によって腫瘍成分が脈管内に入ることが転移の原因と推測されている．

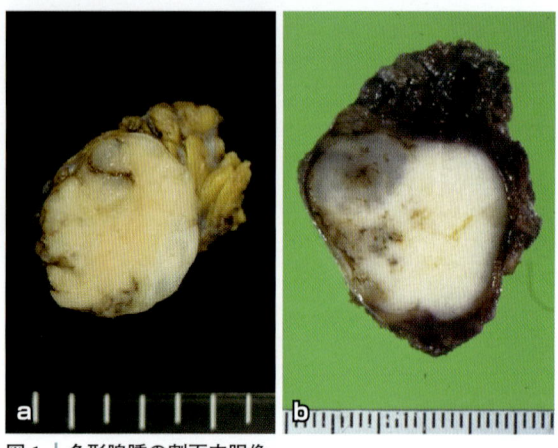

図1 | 多形腺腫の割面肉眼像
a：灰白色充実性腫瘤．境界明瞭だが辺縁に不規則な切れ込みがみられる．b：左上は chondromyxoid な成分，右側は細胞成分に富む部分．（b：北里研究所病院 森永正二郎先生のご厚意による）

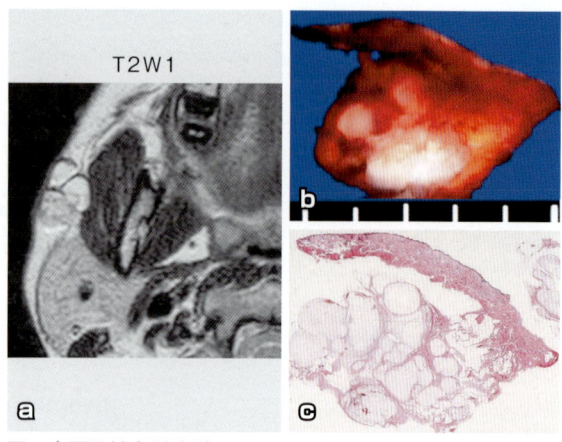

図2 | 再発性多形腺腫
a：MRI T2 強調像．皮下に高信号の多発腫瘤像を認める．b：摘出材料．皮下に多発白色結節を認める．c：皮下結合組織内に粘液腫様結節が多発している．

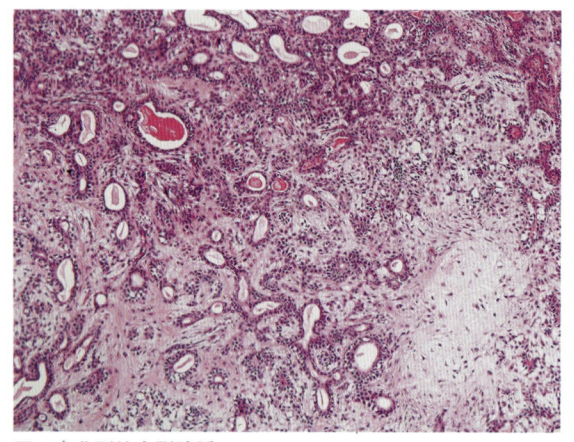

図3 | 典型的多形腺腫
腺管成分，その周囲に増生する筋上皮細胞成分，類軟骨成分が認められる．

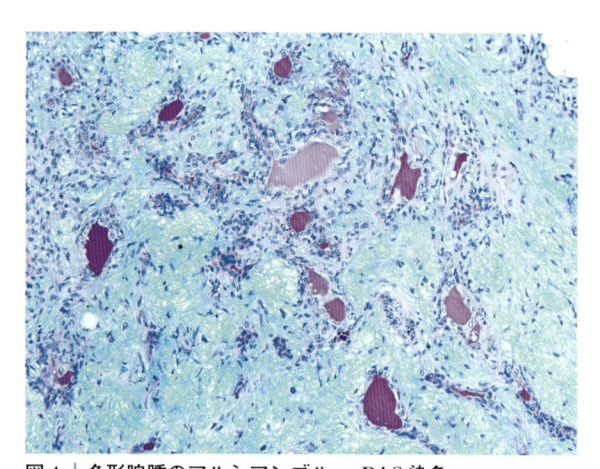

図4 | 多形腺腫のアルシアンブルー-PAS 染色
腺管内容物は PAS 陽性，粘液に富む間質はアルシアンブルー陽性を示す．

3．肉眼所見

　表面凹凸不整で弾性のある硬い結節性腫瘤である．割面では境界は明瞭だが，辺縁が不整で分葉状，多結節状であることが多い．腫瘍の一部が被膜外へ突出してみられることもある．さまざまな厚さの線維性被膜を有するが，部分的に被膜が不明瞭な場合があり，また口腔粘膜など小唾液腺に発生する多形腺腫の場合は被膜が明らかでない．割面の性状は一般的には光沢があり灰白色充実性であるが，細胞成分，粘液成分，軟骨成分の多寡により硬さや肉眼所見が異なる（図1）．ときに大小の嚢胞状変性や骨化を伴う．腫瘍内に出血，梗塞，壊死などをきたすことがあり，その場合は術前穿刺吸引細胞診が行われていることが多い．まれに同時，異時性の多発性多形腺腫がある．再発性多形腺腫は通常多発性の結節状皮下腫瘤として出現する（図2）．

4．組織学的所見

　典型例では好酸性分泌物を容れた腺管成分と，腺管の周囲を取り巻きさらに間質内に増殖する腫瘍性筋上皮細胞成分，粘液に富む間質基質あるいは類軟骨成分の3成分が混在する（図3）．症例により，また部位によりそれぞれの構成成分の比率は異なるが，腺管内分泌物は通常好酸性で PAS 陽性である（図4）．多形腺腫の間質基質には間質性粘液成分である酸性ムコ多糖類，基底膜成分，ラミニン，類軟骨な

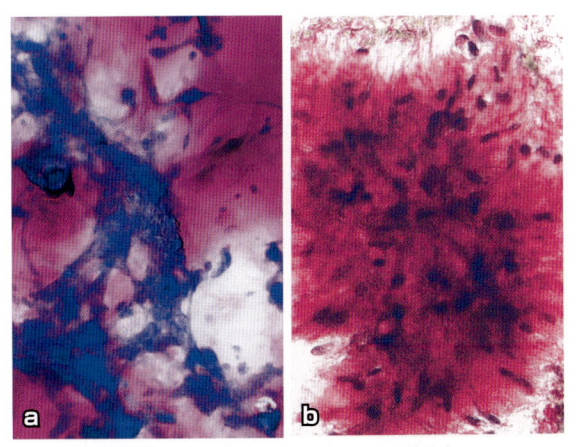

図5 | 多形腺腫の穿刺吸引細胞像(Giemsa染色)
a：上皮性集塊を背景にGiemsa染色で強い異染性を示す粘液が認められる．b：粘液腫様間質成分に強い異染性を認める．

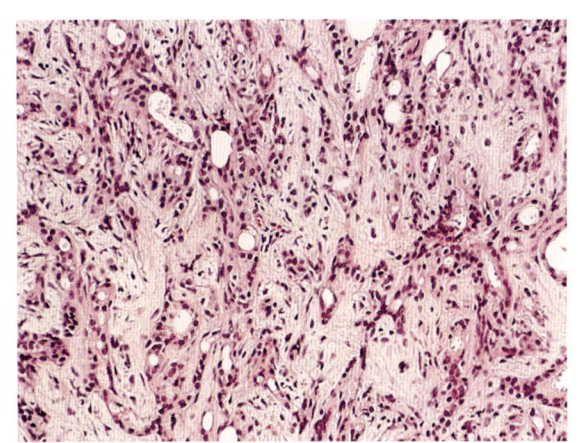

図6 | 多形腺腫の腺管成分
多形腺腫では多様な形の腺管成分が筋上皮細胞とともに増生する．

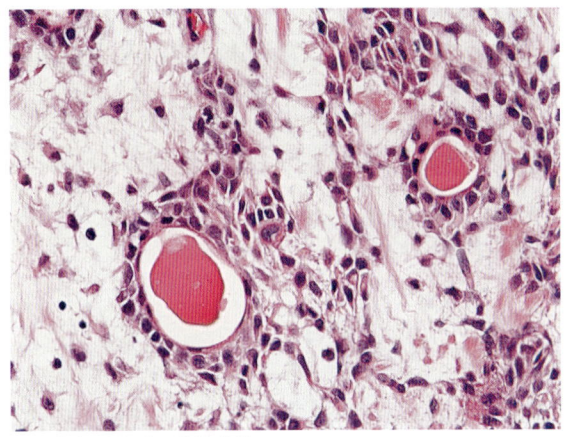

図7 | 多形腺腫の腺管成分
腺管上皮の基底側を筋上皮細胞が取り巻いて間質内へと移行する．

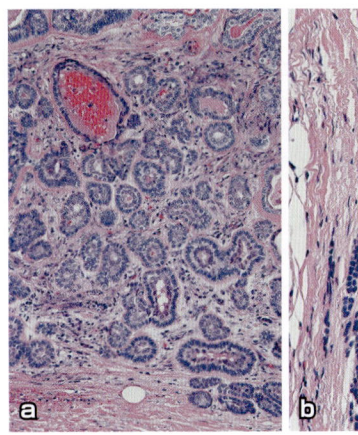

図8 | 2層性腺管の増生
筋上皮細胞の間質へのほつれが目立たない2層性腺管構造の増生．

どが含まれ，アルシアンブルー染色陽性(図4)である．また間質性粘液はGiemsa染色では鮮やかなピンク色の異染性を示すので，穿刺吸引細胞診においてはGiemsa染色の併用が有用である(図5)．これまでの電顕や免疫組織化学[10]，遺伝子的考察[11]により多形腺腫において認められる粘液に富む間質基質は腫瘍性筋上皮細胞により産生されると考えられている．

多形腺腫の腺上皮成分は扁平から立方形で，管状，充実性，リボン状と多様なパターンをとる(図6)．1層の腺管上皮周辺を筋上皮が取り巻きつつ間質内へと移行する像が最も典型的であるが(図7)，ときに筋上皮の間質への移行がみられない2層の管状構造を示すこともある(図8)．多形腺腫の20〜25％に扁平上皮化生がみられ，腺上皮には角化やパール形

成を伴う(図9a)．ほかにも粘液細胞化生(図10)，脂腺化生，好酸性変化(図11)など種々の変化がみられる．

多形腺腫に出現する腫瘍性筋上皮細胞はmodified myoepithelial cellと呼ばれ，多様な形状や増生パターンを示す．腺管上皮の基底側を取り巻く2層性パターン(図7)のほか，粘液腫様成分(図12)においては星芒状の筋上皮が豊富な間質粘液内に増生する．類軟骨成分では核周囲に空胞を伴う軟骨細胞様となり類軟骨基質を産生する(図13)．類軟骨成分の存在は唾液腺腫瘍においては多形腺腫に特異的とされており，鑑別診断上有用である．

しばしば腫瘍性筋上皮細胞は間質粘液や間質の硝子様物質を取り巻いて大小の偽腺腔構造を示す(図14, 15)．またN/C比の高い小型リンパ球様(図16)，

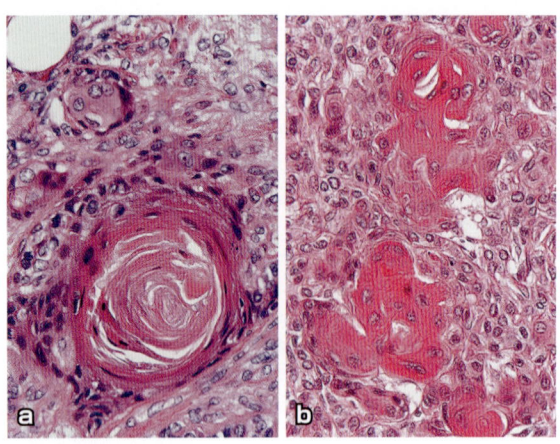

図9 │ 扁平上皮化生
a：腺管上皮にみられたパール形成を伴う扁平上皮化生．b：筋上皮成分にみられた扁平上皮化生．

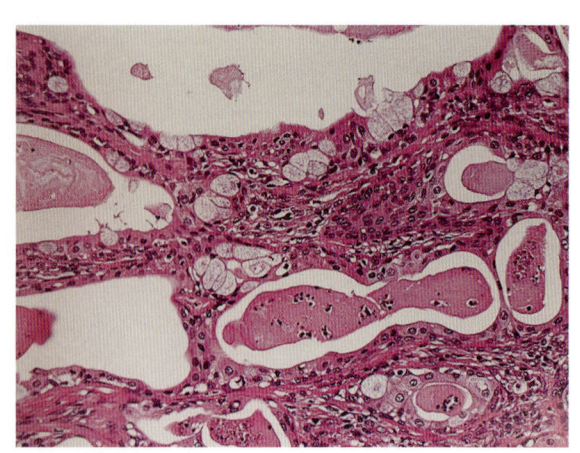

図10 │ 粘液細胞化生
腺管上皮に粘液細胞化生が認められる．（北里研究所病院 森永正二郎先生のご厚意による）

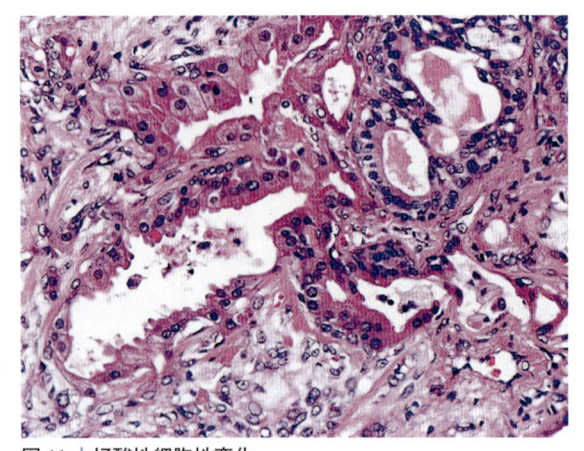

図11 │ 好酸性細胞性変化
腺管上皮に好酸性細胞性変化が認められる．

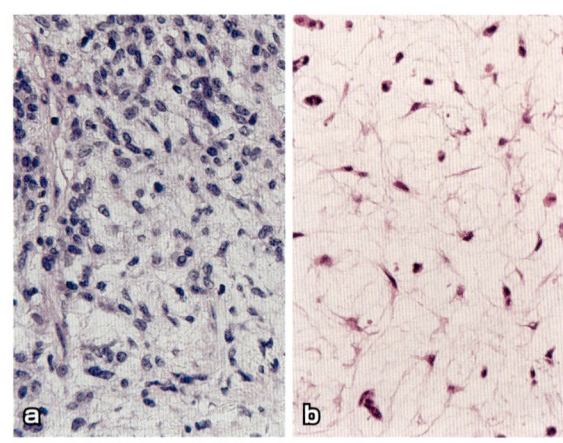

図12 │ 粘液腫様間質成分
粘液に富む間質内に短紡錘形から星芒状筋上皮細胞がみられる．

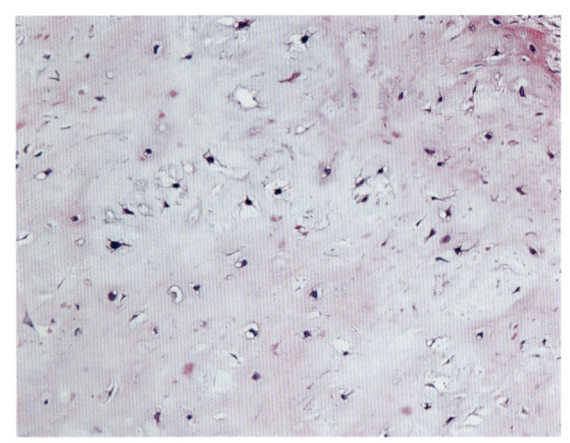

図13 │ 類軟骨成分
類軟骨基質内に核周囲に空胞を伴う軟骨細胞様筋上皮細胞がみられる．

紡錘形(図17)，硝子様の広い細胞質と偏在核を有する形質細胞様細胞(plasmacytoid cell)あるいは硝子様細胞(hyaline cell)(図18)，淡明細胞，好酸性細胞など多様な形状を呈し，また扁平上皮化生(図9b)，脂肪細胞化生(図19)[12]，まれに類軟骨成分に骨化を伴うこともある(図20)．ときに単核・多核の大型異型筋上皮細胞(bizarre cell)が出現し(図21)，悪性腫瘍との鑑別が必要になるが，散発性に出現した場合は予後には影響しないとされている．

多形腺腫の10％程度に上皮細胞成分に富む富細胞性多形腺腫がみられ(図16～18)，典型的な粘液性基質に乏しいため多形腺腫の診断が困難なことがある．また，多形腺腫では間質に種々の結晶成分が認められることがあり，tyrosine-rich crystalloid(図22a)，collagenous crystalloid(図22b)，calcium oxalate

(1) 多形腺腫　123

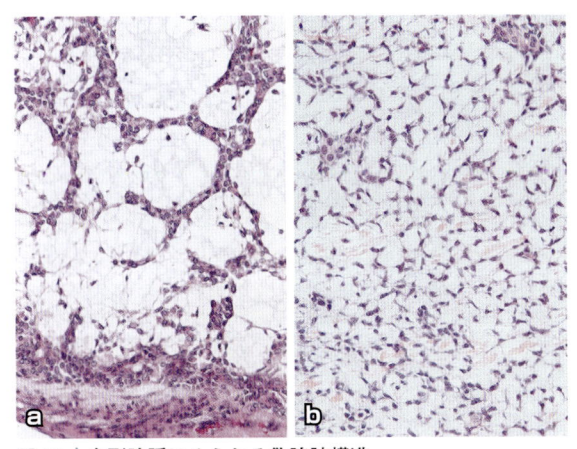

図14｜多形腺腫にみられる偽腺腔構造
腫瘍性筋上皮細胞が粘液基質を取り囲んで大小の偽腺腔構造を形成する．

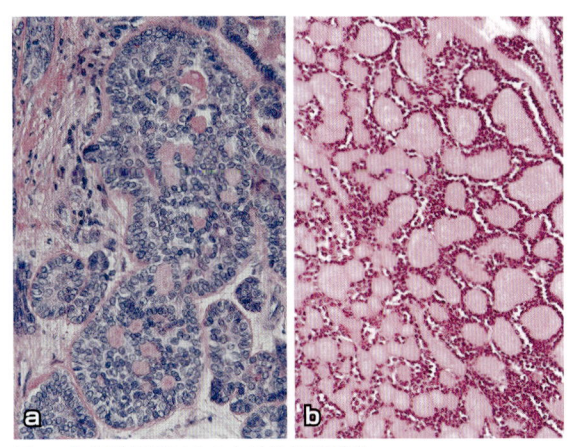

図15｜多形腺腫にみられる偽腺腔構造
腫瘍性筋上皮細胞が硝子様基底膜物質を取り囲んで偽腺腔～篩状構造を形成する．（b：広島大学 小川郁子先生のご厚意による）

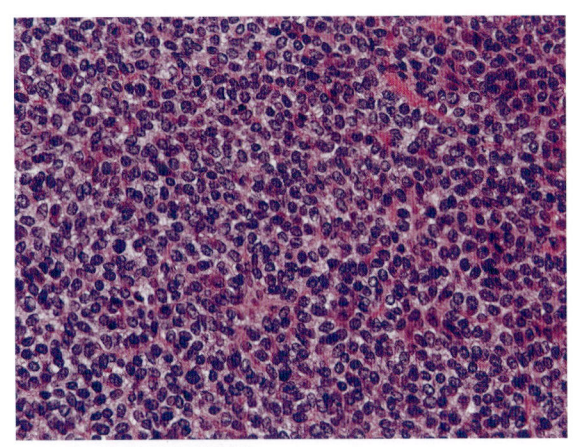

図16｜富細胞性多形腺腫
小型腫瘍性筋上皮細胞が密に増生し間質粘液は目立たない．

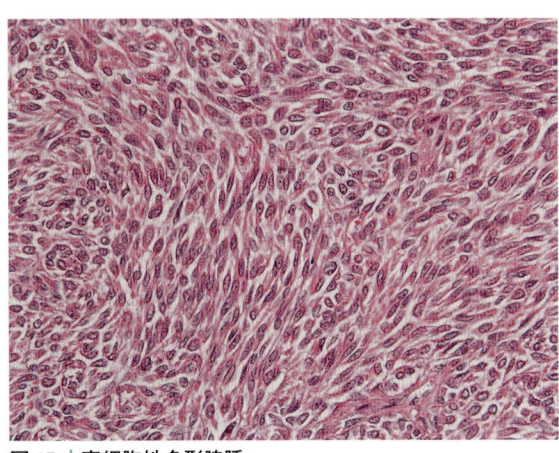

図17｜富細胞性多形腺腫
紡錘形筋上皮細胞が密に増生し間質粘液は目立たない．

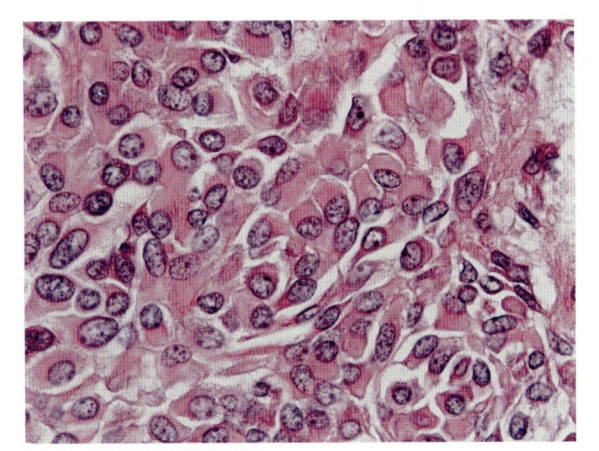

図18｜富細胞性多形腺腫
形質細胞様筋上皮細胞が密に増生している．

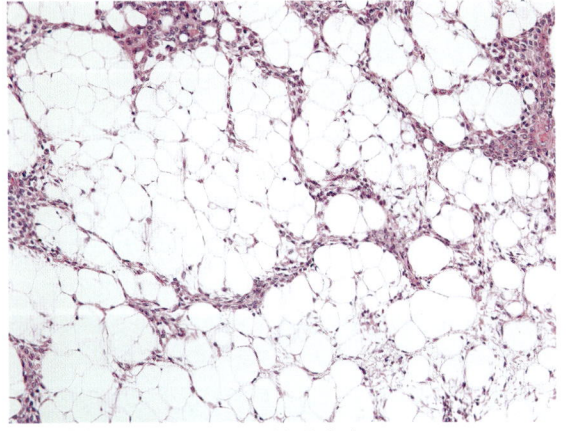

図19｜多形腺腫における脂肪細胞化生
腫瘍性筋上皮細胞の脂肪細胞化生を高度に認める．

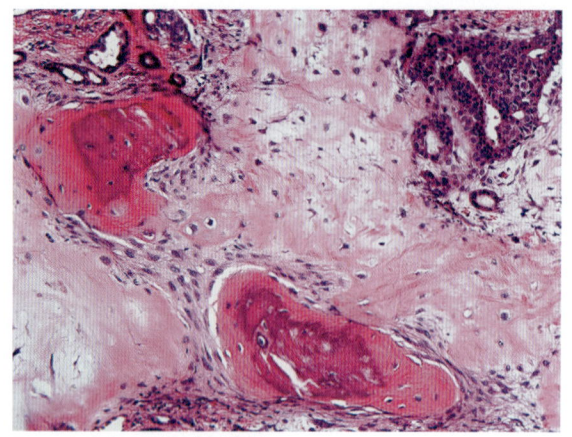

図20｜骨化を伴う多形腺腫
類軟骨成分周辺に骨化が認められる．

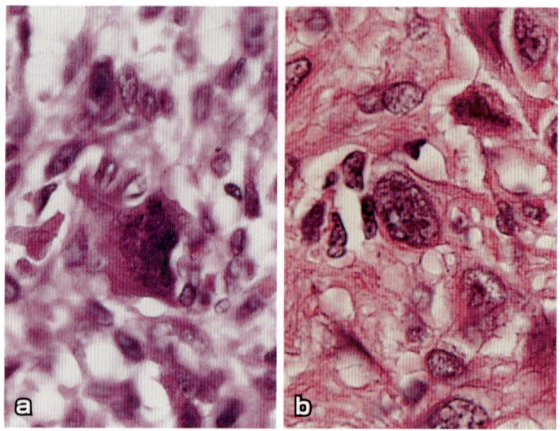

図21｜異型腫瘍性筋上皮細胞の出現
通常の腫瘍性筋上皮細胞とともに単核・多核の異型腫瘍性筋上皮細胞が出現することがある．

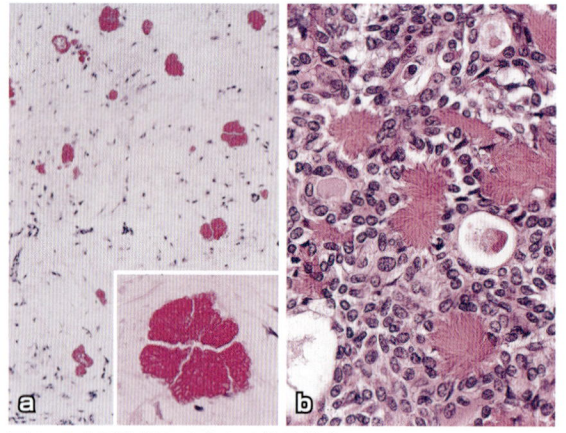

図22｜多形腺腫にみられる結晶構造
a：間質に花弁様のチロシン結晶を認める．b：腫瘍性筋上皮細胞間に放射状の結晶構造（collagenous crystalloid）を認める．
（b：徳島大学 広川満良先生のご厚意による）

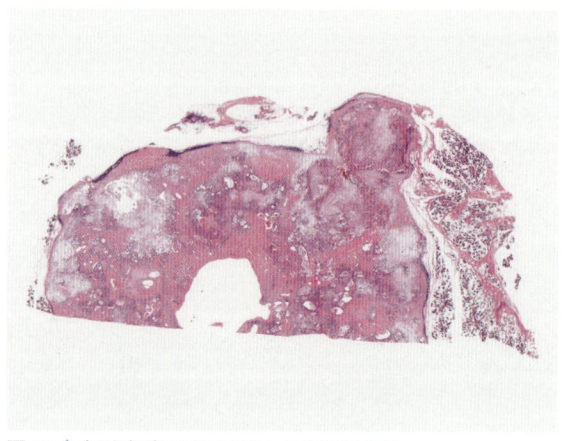

図23｜多形腺腫の周辺組織への突出性増生

crystalsなどが報告されている[13]．

多形腺腫では肉眼的に被膜に包まれているようにみえても切除材料の組織学的検索では腫瘍の被膜外への突出を認めることがある（**図23**）．また被膜外の脈管内腫瘍細胞巣や神経浸潤がみられることもある[14]が，予後との明らかな相関は証明されていない．しかし高度の細胞異型や壊死，広範な硝子化の存在，核分裂像の増加が認められる場合は，多形腺腫由来癌や癌肉腫を否定するため詳細な検討が必要である．

再発性多形腺腫では通常局所の皮下に小結節が多発する（**図2**）．組織では主に粘液腫様成分がみられることが多いが，ときに再発腫瘍内に癌が含まれる．

免疫染色では，多形腺腫の腺管上皮にはCK 3, 6, 7, 10, 11, 13, 16, 19, CEA, EMA, lactoferrin, secretory component, lectin receptor, lysozyme, α1-antitrypsin, α1-antichymotrypsin, GCDFP 15などが陽性となる（**図24**）．S-100蛋白は一部の腺管上皮に，prostate-specific antigen（PSA），prostate-specific acid phosphatase（PSAP）は約半数の症例で陽性である．多形腺腫内腺管上皮はlactoferrinやsecretory component陽性所見を示すことから正常唾液腺の介在部導管類似の性質を有すると考えられている[2,3]．

腫瘍性筋上皮細胞にはCK 13, 16, 14に加えてvimentin, α-SMA, myosin, calponin, S-100蛋白, fibronectin, GFAP, CD 10, p63などが陽性となる[2,3,15]が，部位により染色態度に差がみられる（**図24, 25**）．形質細胞様の腫瘍性筋上皮細胞は多形

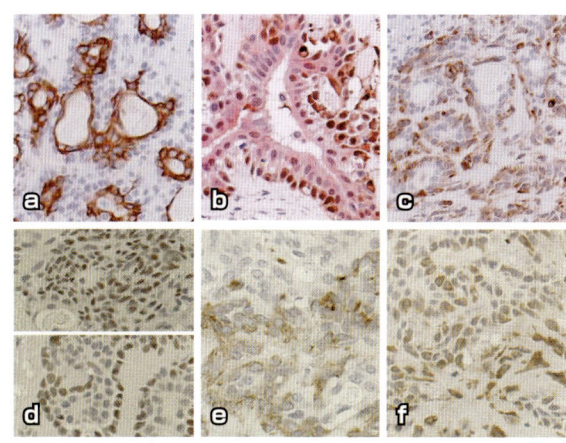

図24 | 多形腺腫の免疫染色
a：CK19が腺管上皮に陽性．b：CAM5.2（赤）が主に腺管上皮，S-100（褐色）が主に筋上皮に陽性．c：calponinが筋上皮に陽性．d：p63が筋上皮の核に陽性．e：α-SMAが筋上皮に陽性．f：GFAPが主に筋上皮，一部腺管上皮に陽性．

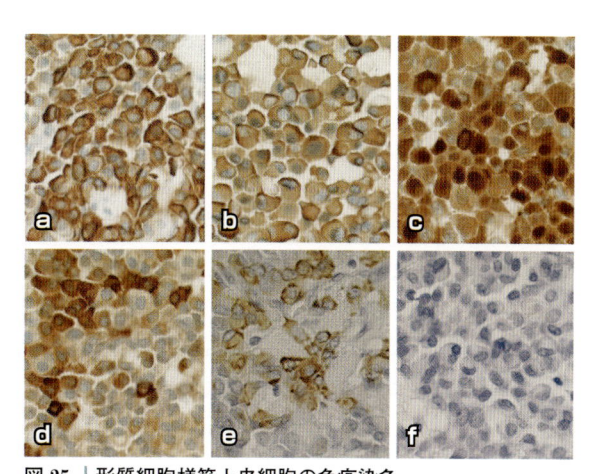

図25 | 形質細胞様筋上皮細胞の免疫染色
a：AE1/AE3，b：vimentin，c：S-100，d：calponin，e：GFAP，f：α-SMA．

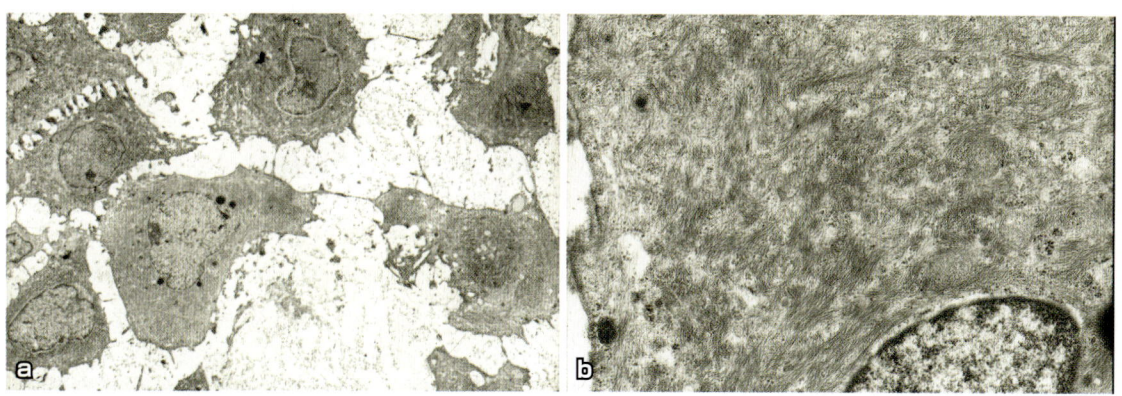

図26 | 多形腺腫の電顕像
a：背景の粘液性の基質内に腫瘍性筋上皮細胞が増生している．細胞間では突起状に伸びた細胞質間に接着装置（desmosome）が認められる．b：形質細胞様筋上皮細胞．細胞質内に中間径フィラメントが充満している．（a, b：北里研究所病院 森永正二郎先生のご厚意による）

腺腫，筋上皮腫に出現する特徴的な細胞であるが，α-SMAおよびmyosin陰性である[16]．粘液腫様成分中の腺管上皮および類軟骨内lacunar cellにBMP-6が陽性，類軟骨組織内紡錘形筋上皮細胞はBMPが陽性である[6,17]．間質基質にはlaminin, fibronectin, glycosaminoglycans, type IV collagenなどが陽性，類軟骨基質にはtype II collagen, chondromodulin-I, tenascin[2,3]が陽性となる．またaggrecanが粘液腫様成分，類軟骨成分の両者および腺管上皮の細胞間に陽性である[6]．近年，多形腺腫には高頻度にPLAG1遺伝子の発現亢進がみられることが報告されており，その遺伝子産物であるPLAG1蛋白が主に間質内腫瘍細胞の核に陽性となる[18]．

PCNA, silver-staining nucleolar organizer region (AgNOR), Ki-67などで観察された細胞増殖指数は一般に低く，Ki-67では5％以下と報告されている[19]．多形腺腫の電顕像を図26に示す．

5. 鑑別診断

多形腺腫においては，腺管成分と周囲の筋上皮細胞成分，粘液腫様あるいは類軟骨性間質成分がすべて認められる典型例の診断は容易であるが，症例により，また同一症例内でも部位により各成分の比率に差異があり，切片内にすべての成分がみられないことがある．その場合は腫瘍の別の箇所からさらに

ブロックを作製したり，免疫染色による各成分の確認が必要になる．軟骨様間質成分は唾液腺腫瘍のなかでは多形腺腫に特異的であるので，他の成分が明らかでない場合でも軟骨様成分が認められた場合は診断的価値がある．

多形腺腫ではしばしば以下のように他の筋上皮関連腫瘍との鑑別が必要となる場合がある．

筋上皮の間質への移行が明らかでない2層性腺管成分が豊富な症例（図8）では，基底細胞腺腫あるいは基底細胞腺癌や腺様嚢胞癌との鑑別が必要となる．多形腺腫に特徴的な他の成分や腺管の周囲から腫瘍性筋上皮細胞が粘液性間質内へとほつれるように移行する所見をみつけることが鑑別点となる．加えて基底細胞腺癌および腺様嚢胞癌では周囲の正常唾液腺内への浸潤性増生を認める．

同じく腺管上皮と筋上皮が2層構造を示し間質の粘液腫様変化がみられる腫瘍として上皮筋上皮癌が鑑別となる．この腫瘍では暗調な染色性を示す腺管上皮と，核小体の腫大と淡明な広い細胞質を有する一様な異型筋上皮細胞が出現することが鑑別点となる．

腫瘍性筋上皮細胞と間質基質よりなる篩状構造が目立つ多形腺腫（図15）では，腺様嚢胞癌，多型低悪性度腺癌との鑑別が必要になることがある[20]．腺様嚢胞癌では出現細胞が一様で，N/C比が高く，間質は硝子様で粘液腫様成分は通常目立たず，周囲組織への浸潤が認められる．多型低悪性度腺癌は主に口腔内に発生し，比較的限局した腫瘤を形成する．組織学的にも細胞異型が軽度で管状，索状，乳頭状など多様な増生パターンを有し，しばしば篩状構造が目立つ．また間質に粘液腫様変化を示すことから，ときに多形腺腫との鑑別が困難である．とくに口腔内に発生する小唾液腺由来の多形腺腫は一般に明瞭な被膜を有さず，細胞成分豊富な富細胞性多形腺腫の比率が高く多形腺腫に特徴的な間質成分が明らかでないこともあり，多型低悪性度腺癌との鑑別が必要となる．しかし多型低悪性度腺癌では組織学的に周囲への明らかな浸潤傾向を示し，高頻度に神経浸潤が認められること，細胞の形状が一様で，腫瘍辺縁で小腺管の増生や腫瘍細胞が一列の索状配列を示す特徴があることなどが鑑別点となる．

粘液性の間質成分に乏しく細胞成分に富む富細胞性多形腺腫（図16～18）では，筋上皮腫のほか，さまざまな腫瘍との鑑別が必要となる．筋上皮腫と富細胞性多形腺腫との鑑別はときに困難であるが，筋上皮腫では多形腺腫に比してより一様な腫瘍細胞が増生する傾向があり，腫瘍細胞を混じた粘液腫様間質成分の出現頻度は低い傾向がある．

小型円形筋上皮細胞が優位な場合（図16）は，小細胞癌，悪性リンパ腫やその他の小型細胞からなる癌の転移などとの鑑別が必要となる．また紡錘形腫瘍性筋上皮細胞の密な増生が目立つ場合（図17）は，神経鞘腫，平滑筋腫，平滑筋肉腫などとの鑑別が必要である．いずれの場合も筋上皮マーカーによる免疫染色が鑑別に有用である．

形質細胞様腫瘍性筋上皮細胞が優位な場合（図18）は形質細胞腫との鑑別が必要となる．この場合，形質細胞様腫瘍性筋上皮細胞にはα-SMAが陰性である点に注意が必要である．

ほかにも腺管上皮や腫瘍性筋上皮細胞に扁平上皮化生が高度な場合（図9）は扁平上皮癌との鑑別，腺管上皮の粘液細胞化生が目立つ場合（図10）は低悪性粘表皮癌との鑑別，好酸性細胞化生が顕著な場合（図11）はときにオンコサイトーマやワルチン腫瘍との鑑別が必要となる．粘液腫様間質が優位な場合（図12）は粘液腫，神経線維腫を，脂肪成分が優位な場合（図19）は粘液性脂肪腫を，骨成分が豊富な場合（図20）は骨腫や骨軟骨腫などを鑑別する必要がある．いずれの場合も典型的な多形腺腫の組織像を周囲に伴うことが多いので複数のブロックを作製して検索することが重要である．

多形腺腫の一部に高度の細胞異型や核分裂像の増加，壊死傾向などを認めた場合は多形腺腫由来癌や癌肉腫との鑑別が重要であり，組織学的精査が必要である．

皮膚の混合腫瘍（dermal mixed tumor or chondroid syringoma）は組織学的には多形腺腫とほぼ同一であり，鑑別のポイントはどの部位に発生したかによるほかはない．

6．発癌メカニズム

染色体分析の結果，多形腺腫の核型には8q12の再構成を示すもの（39％），12q13-15の再構成を示すもの（8％），他の遺伝子の変異を示すもの（23％），正常核型（30％）の4種類の遺伝子型があることが判明している[21]．8q12に関してはt(3;8)(p21;q12)とt(5;8)(p13;q12)が，12q13-15についてはt(9;12)(p24;q14-15)とt(9;12)(p24;q12q15)の相互転座が最も多い．正常核型を示す症例は年齢が

高く，間質成分が優位な傾向があるとされる．8q12 の相互転座 t(3;8)(p21;q12) により融合遺伝子 CTNNB-PLAG1 が，t(5;8)(p13;q12) により融合遺伝子 LIFR-PLAG1 が形成されると，PLAG1 遺伝子のプロモーター領域に異常が起こり PLAG1 遺伝子の発現が亢進する．PLAG1 蛋白は核内癌遺伝子産物で，DNA 結合型転写因子として機能し腫瘍発生をもたらすと考えられている[6,22]．現在，多形腺腫に特異的な融合遺伝子が上記を含め計5種類みつかっており，いずれも診断上有用である．また PLAG1 遺伝子過剰発現がみられる症例では RAS 遺伝子の過剰発現を伴うことが多い．一方，HER や p53 の過剰発現は多形腺腫ではまれであるが，多形腺腫由来癌では TP53 の変異や過剰発現がしばしば認められる[23]．多形腺腫内の上皮細胞と間質細胞の由来に関しては，human androgen receptor assay (HUMARA) を用いた解析によりいずれも同一の前駆細胞より由来した単クローン性細胞であると判明している[24]．

（樋口佳代子）

文　献

1) Waldron CA：Mixed tumor (pleomorphic adenoma) and myoepithelioma. in Ellis GL, Auclair PL, Gneep DR (eds)："Surgical Pathology of the Salivary Glands", WB Saunders, Philadelphia, 1991, pp165-186
2) Benign epithelial neoplasms. Pleomorphic adenoma. in Ellis GL, Auclair PL (eds)："Atlas of Tumor Pathology, Tumors of the Salivary Glands, 4th Series, Fascicle 9", Armed Forces Institute of Pathology, Washington, DC, 2008, pp49-71
3) Salivary gland. Pleomorphic adenoma and malignant mixed tumor. in Pilch BZ (ed)："Head and Neck Surgical Pathology", Lippincott Williams & Wilkins, Philadelphia, 2001, pp296-302
4) Epithelial tumors of the salivary glands. in Willis RA (eds)："Pathology of Tumors", Mosby, St Louis, 1948, pp320-348
5) Mixed tumor. in Foote FW, Frazell EL (eds)："Tumor of the Major Salivary Glands. Atlas of Tumor Pathology, 1st Series", Armed Forces Institute of Pathology, Washington, DC, 1954, pp11-40
6) Eveson JW, Kusafuka K, Stenman G, et al：Pleomorphic adenoma. in Barnes L, Eveson JW, Reichart P, et al (eds)："Pathology and Genetics of Head and Neck Tumours. World Health Organization Classification of Tumours", IARC Press, Lyon, 2005, pp254-258
7) Viguer JM, Vicandi B, Jiménez-Heffernan JA, et al：Fine needle aspiration cytology of pleomorphic adenoma. An analysis of 212 cases. Acta Cytol 41：786-794, 1997
8) Shindler S, Nayar R, Dutra J, et al：Diagnostic challenges in aspiration cytology of the salivary glands. Semin Diagn Pathol 18：124-146, 2001
9) Bonet-Loscertales M, Armengot-Carceller M, Gaona-Morales J, et al：Multicentric recurrent parotid pleomorphic adenoma in a child. Med Oral Patol Oral Cir Bucal 15：743-745, 2010
10) Erlandson RA, Cardon-Cardo C, Higgins PJ：Histogenesis of benign pleomorphic adenoma (mixed tumor) of the major salivary glnads. An ultrastructural and immunohistochemical study. Am J Surg Pathol 8：803-820, 1984
11) Aigner T, Neureiter D, Völker U, et al：Epithelial-mesenchymal transdifferentiation and extracellular matrix gene expression in pleomorphic adenomas of the parotid salivary gland. J Pathol 186：178-185, 1998
12) Musayev J, Onal B, Hasanov A, et al：Lipomatous pleomorphic adenoma in the hard palate：report of a rare case with cyto-histo correlation and review. J Cytol 31：36-39, 2014
13) Skálová A, Leivo I, Michal M, et al：Analysis of collagen isotypes in crystalloid structures of salivary gland tumors. Hum Pathol 23：748-754, 1992
14) Jayaram R, Patel D, Santhanam V：Benign pleomorphic adenoma of minor salivary gland showing perineural invasion：a rare entity. Br J Oral Maxillofac Surg 53：81-82, 2015
15) Weber A, Langhanki L, Schütz A, et al：Expression profiles of p53, p63, and p73 in benign salivary gland tumors. Virchows Arch 441：428-436, 2002
16) Savera AT, Gown AM, Zarbo RJ：Immunolocalization of three novel smooth muscle-specific proteins in salivary gland pleomorphic adenoma：assessment of the morphogenetic role of myoepithelium. Mod Pathol 10：1093-1100, 1997
17) Kusafuka K, Luyten FP, Fe Bondt R, et al：Immunohistochemical evaluation of cartilage-derived morphogenic protein-1 and -2 in normal human salivary glands and pleomorphic adenomas. Virchows Arch 442：482-490, 2003
18) Matsuyama A, Hisaoka M, Nagao Y, et al：Aberrant PLAG1 expression in pleomorphic adenomas of the salivary gland：a molecular genetic and immunohistochemical study. Virchows Arch 458：583-592, 2011
19) Zhu X, Zhang J, Chen X, et al：Comparison of Ki-67, cyclin E, and p63 in benign and malignant human pleomorphic adenoma. Oral Surg Oral Med Oral Pathol Oral Radiol 113：667-672, 2012
20) Ogawa I, Miyauchi M, Matsuura H, et al：Pleomorphic adenoma with extensive adenoid cystic carcinoma-like cribriform areas of parotid gland. Pathol Int 53：30-34, 2003
21) Bullerdiek J, Wobst G, Meyer-Bolte K, et al：Cytogenetic subtyping of 220 salivary gland pleomorphic adenomas：correlation to occurrence, histological subtype, and in vitro cellular behavior. Cancer Genet Cytogenet 65：27-31, 1993
22) Voz ML, Aström AK, Kas K, et al：The recurrent translocation t(5;8)(p13;q13) in pleomorphic adenomas results in upregulation of PLAG1 gene expression under control of the LIFR promoter. Oncogene 16：1409-1416, 1998
23) Gomes CC, Diniz MG, Orsine LA, et al：Assessment of TP53 mutations in benign and malignant salivary gland neoplasms. PLoS One 7：e41261, 2012
24) Lee PS, Sabbath-Solitare M, Redondo TC, et al：Molecular evidence that the stromal and epithelial cells in pleomorphic adenomas of salivary gland arise from the same origin：clonal analysis using human androgen receptor gene (HUMARA) assay. Hum Pathol 31：498-503, 2000

第2部　組織型と診断の実際

2．良性腫瘍

(2) 筋上皮腫

myoepithelioma

1．定義・概念

　筋上皮腫（myoepithelioma）は，2005年WHO分類では構成成分の大部分が腫瘍性筋上皮細胞からなる良性腫瘍と定義されている[1]．1991年WHO分類では腺性分化のない腫瘍とされていたが[2]，多くの切片で検討すると少数の腺管形成がみられることもあり現在の定義に至る．腺管形成については腫瘍の5～10％以内や中～強拡大1視野中に1個以上の腺管の分化がみられないなどの記載もあるが[3]，臨床的な差異はない．多形腺腫が示す多彩な組織型のスペクトラムの一端に位置するとみなされており，粘液様や硝子様基質などの間質もみられる[3]．

2．臨床的事項

　発生頻度は全唾液腺腫瘍の1.5％で，良性大唾液腺腫瘍の2.2％，小唾液腺腫瘍の5.7％である[1]．好発部位は耳下腺で約40％を占め，口蓋がそれに次ぐ．性差はなく，年齢は9～85歳（平均44歳）までみられ，30歳代にピークがみられる．腫瘍の発育は緩徐で，無症候性である．腫瘍の全摘出により予後が良好で，多形腺腫より再発率は低い．病悩期間の長い腫瘍や多発再発例では悪性転化する症例もある[1]．

3．肉眼所見

　腫瘍は境界明瞭な充実性腫瘍で，3cm以下であることが多い．割面は白色～灰黄白色を呈する．

4．組織学的所見

　一般に薄い線維被膜で覆われているが，被膜内に小腫瘍細胞塊がみられることもある．小唾液腺発生例は多形腺腫と同様，被膜が明瞭でないこともある（図1）．口腔内症例は機械的刺激により潰瘍の形成を伴うことがある．

　筋上皮腫は腫瘍性筋上皮細胞の形態と組織構築によりさまざまな組織像を示す[4]．腫瘍細胞の形態は紡錘形（spindle）（図2），形質細胞様（plasmacytoid）（図3）ないしは硝子細胞様（hyaline cell），上皮様（epithelioidないしはepithelial）（図4），明細胞（clear cell）（図5）があり，まれであるが好酸性の胞体を有しミトコンドリアが陽性になるオンコサイト細胞がある[5]．単一の腫瘍性筋上皮細胞からなることもあるが，いくつかの細胞形態が混在することも少なくない．紡錘形細胞は束状増殖がみられ，間葉系腫瘍に類似した像をとる．形質細胞様細胞は豊富な硝子様好酸性胞体を有し，好塩基性の偏在核を有する．形質細胞様細胞は耳下腺よりも小唾液腺腫瘍（とくに口蓋）でしばしばみられる．上皮様細胞は類円形核で好酸性の胞体を有する類円形～多角形の細胞で，充実性胞巣や索状の増殖様式をとる．明細胞は粘液や脂肪ではなく豊富なグリコーゲンを含む胞体を有する．背景には線維性，粘液様，硝子様の基質を伴うことがある．組織構築では充実性，粘液様（図6），索状（図7），偽囊胞，網状の増殖パターンがみられ，充実性型が最も多い．

　免疫組織化学的検索は正常筋上皮細胞で陽性となるサイトケラチン（とくにCK7とCK14）が陽性で，

(2) 筋上皮腫　129

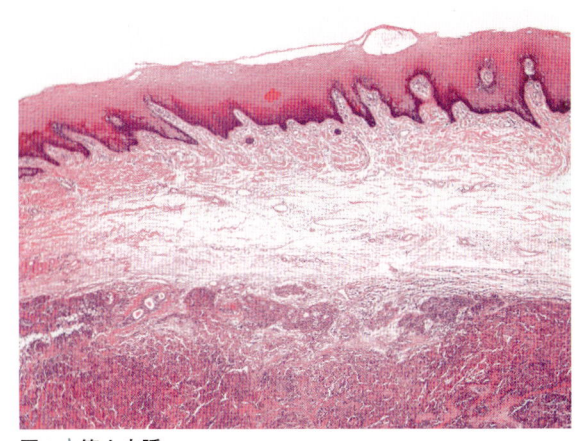

図1｜筋上皮腫
口蓋原発例．上皮下に線維被膜はみられないが，境界明瞭な腫瘍を認める．

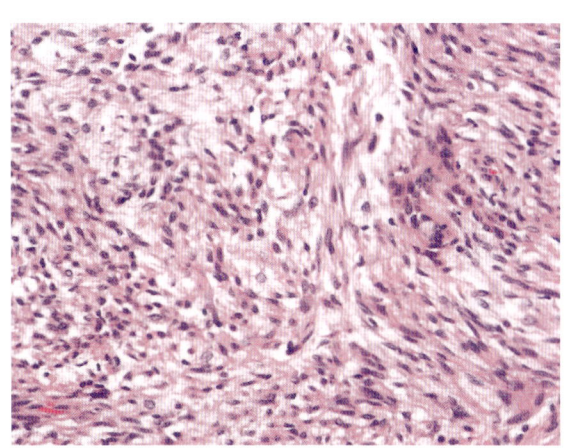

図2｜筋上皮腫，紡錘形細胞
紡錘形細胞が束状に増殖している．

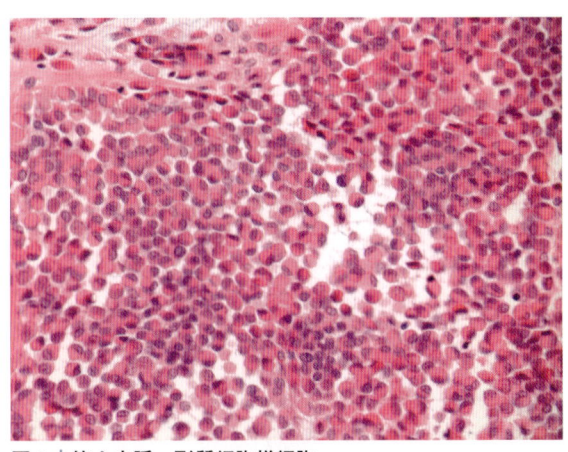

図3｜筋上皮腫，形質細胞様細胞
硝子様の胞体と偏在核を有する形質細胞に類似した細胞が充実性に増殖している．

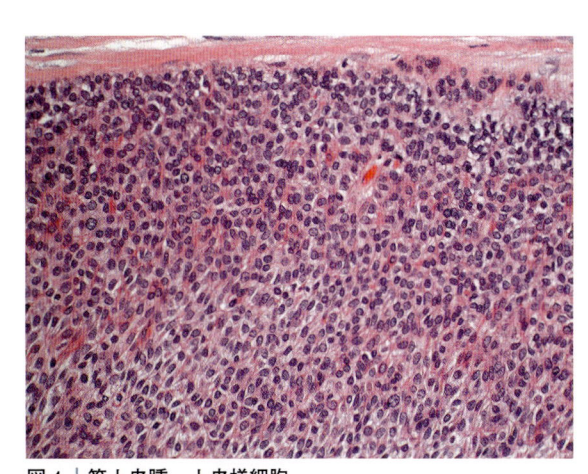

図4｜筋上皮腫，上皮様細胞
好酸性の胞体で類円形核を有する類円形細胞が密に増殖している．

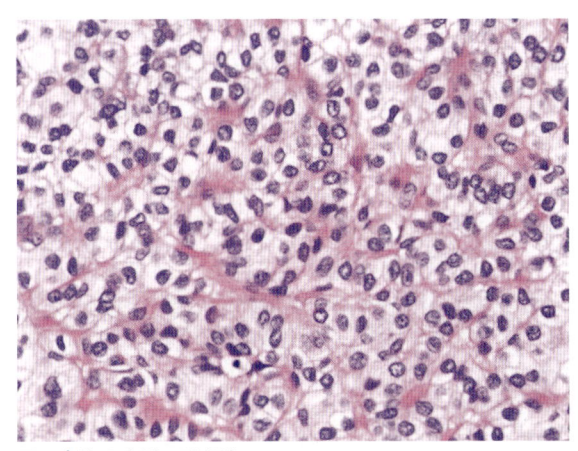

図5｜筋上皮腫，明細胞
明るい胞体を有し類円形核を有する細胞が密に増殖している．

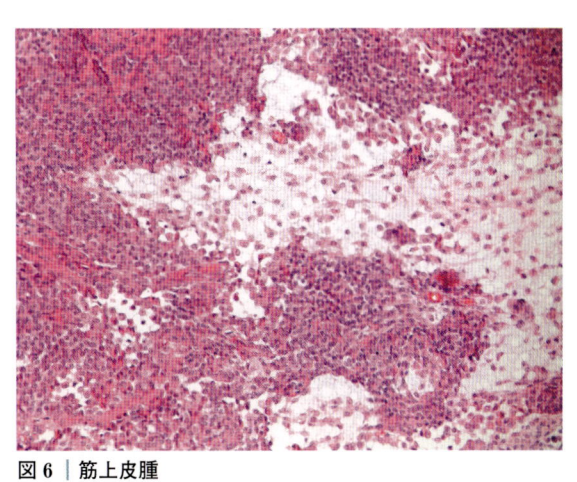

図6｜筋上皮腫
粘液様基質が背景にみられ，形質細胞様細胞が増殖している．

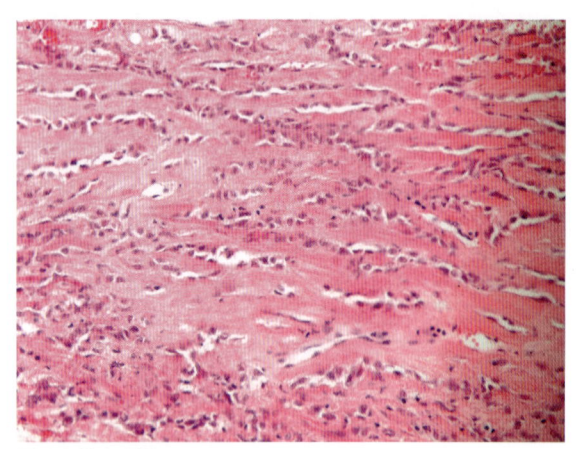

図7 | 筋上皮腫
硝子様基質内に腫瘍細胞が索状に配列している．

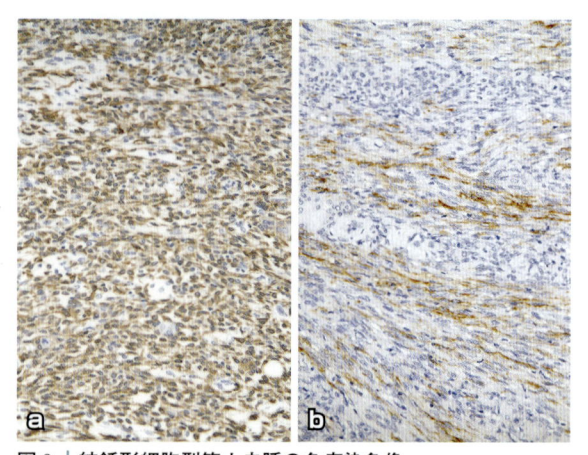

図8 | 紡錘形細胞型筋上皮腫の免疫染色像
a：CK7, b：α-SMA. 腫瘍細胞にCK7が強陽性を示し(a), α-SMAはびまん性に陽性である(b).

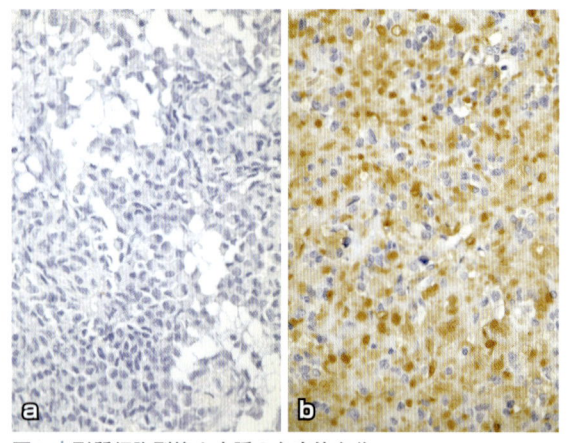

図9 | 形質細胞型筋上皮腫の免疫染色像
a：α-SMA, b：calponin. 形質細胞様細胞にはα-SMAは陰性で(a), calponinが陽性を示す(b).

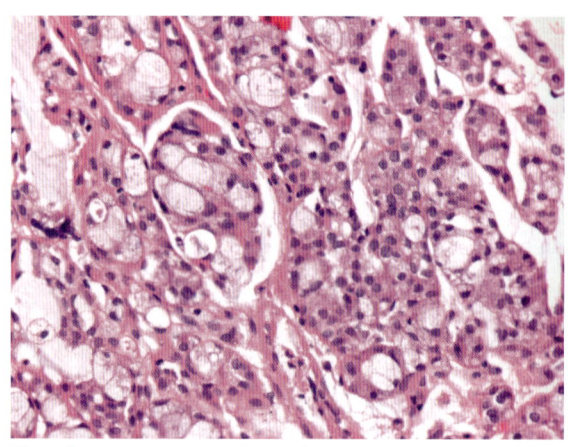

図10 | signet ring cell (adeno) carcinoma
印環細胞型細胞や好酸性の類円形細胞の増殖を認める．

種々の筋上皮系に特異的なマーカー［α-smooth muscle actin (SMA), muscle specific actin (MSA, HHF-35), calponin］, 筋上皮/基底細胞型マーカー (CK14, p63), 非特異的筋上皮マーカー (S-100蛋白, GFAP, vimentin) が陽性となる．特異的な筋上皮マーカーでも腫瘍の細胞型により陽性頻度や染色性が異なる[6](**表1**). 上記マーカーが必ずしも陽性とは限らないので，1種類の筋上皮系マーカーだけで検索を行うのではなく，数種類のマーカーを組み合わせて判定を行う(図8, 9).

5. 鑑別診断

多形腺腫：筋上皮腫は前述の「定義・概念」のようになっており，腺管形成の有無での鑑別は困難なこともあるが，筋上皮腫では多形腺腫でみられる軟骨・粘液腫様軟骨の間質は一般に認められない．また，多形腺腫の腫瘍発生に関与するPLAG1 (pleomorphic adenoma gene 1) は筋上皮腫の免疫染色では弱陽性を示すことがあるが[7], *PLAG1*染色体の転座はわずか0.3％である[8].

筋上皮癌：腫瘍細胞の浸潤性の増殖，細胞・核異型，核分裂像の増加，壊死像などが鑑別になる．筋上皮癌ではp53の高発現やKi-67 labeling indexが10％以上になる[9].

非上皮系腫瘍：紡錘形細胞型，上皮様細胞型腫瘍は平滑筋腫，神経鞘腫などの間葉系腫瘍が鑑別に挙がる．上皮系マーカーと間葉系マーカーの組み合わ

表1 | 腫瘍性筋上皮の細胞形態と特異的筋上皮マーカーの染色性

細胞形 \ 抗体	α-SMA	calponin	HHF-35
紡錘形	d+	d+	d+
上皮様	f+	f+	f+
形質細胞様	−	d+	−
明細胞	f+	f+	f+

d+：びまん性陽性，f+：部分陽性，−：陰性

せで鑑別を行う．形質細胞様筋上皮腫は髄外形質細胞腫との鑑別になるが，筋上皮系マーカーの免疫染色により容易に識別でき，組織学的には多核の細胞や核周囲の明庭は筋上皮細胞にみられない．

明細胞型腫瘍：明細胞を伴う腫瘍の粘表皮癌，腺房細胞癌，上皮筋上皮癌，オンコサイトーマ，明細胞癌（腎癌の転移を含む）が鑑別に挙がる．上記の上皮筋上皮癌を除く腫瘍は筋上皮への分化がみられないため容易に除外できる．上皮筋上皮癌は腫瘍の浸潤性増殖や腺腔形成の量により鑑別する．

（矢田直美）

TOPICS: 筋上皮腫の新しい亜型 mucinous myoepitehlioma/myoepithelioma, mucinous variant?

2013年Gneppが，筋上皮系の腫瘍で細胞質内に豊富なムチンを含む非定型的なものを筋上皮腫の新しい亜型 mucinous myoepithelioma として3例を報告した[10]．組織像は，好酸性から泡沫状で灰青色の豊富な細胞質を有する類上皮様や形質細胞様筋上皮細胞に類似した細胞がシート状に増殖し，核は軽度異型性を伴う．場所によって signet ring cell 様の細胞もみられ，mucicarmin や alcian blue により豊富な粘液が証明される．一方，免疫形質は症例により若干異なるが，筋上皮系腫瘍で陽性を示す SMA, calponin, S-100蛋白，GFAP，p63が発現する．この報告では2例は良性，1例は悪性の mucinous myoepithelioma として呈示されている．さらに，唾液腺の signet ring cell（adeno）carcinoma（図10）や signet ring cell tumor とされている既報告例は細胞質内に豊富な粘液を有し種々の筋上皮系マーカーが陽性を示すため[11]，これらの腫瘍も mucinous myoepithelioma であると提言している．筋上皮腫/筋上皮癌の新しい亜型として採択される可能性があるが，臨床態度や組織学的診断基準，signet ring cell carcinoma/tumor との異同など議論すべき点があり，さらなる検討が必要である．

文献

1) Cardesa A, Alos L : Myoepithelioma. in Barnes L, Eveson JW, Reichart P, et al (eds) : "World Health Organization Classification of Tumours, Pathology and Genetics of Head and Neck Tumours", IARC Press, Lyon, 2003, pp259-260
2) Seifert G, Sobin LH : Histological Typing of Salivary Gland Tumours. World Health Organization International Histological Classification of Tumours, 2nd ed, Springer-Verlag, Berlin, 1991
3) Ellis GL, Auclair PL : AFIP Atlas of Tumor Pathology. Tumors of the Salivary Glands, 4th Series, ARP Press, Silver Spring, 2008, pp 123-133
4) Mchugh JB, Visscher DW, Barnes L : Update on selected salivary gland neoplasms. Arch Pathol Lab Med 133 : 1763-1774, 2009
5) Skalova A, Michal M, Ryska A, et al : Oncocytic myoepithelioma and pleomorphic adenoma of the salivary glands. Virchows Arch 434 : 537-546, 1999
6) Furuse C, Sousa S, Nunse FD, et al : Myoepithelial cell markers in salivary gland neoplasms. Int J Surg Pathol 13 : 57-65, 2005
7) Nagao T, Sugano I, Ishida Y, et al : Salivary gland malignant myoepithelioma. A clinicopathologic and immunohistochemical sutudy of ten cases. Cancer 83 : 1292-1299, 1998
8) Rotellini M, Palomba A, Baroni G, et al : Diagnostic utility of PLAG1 immunohistochemical determination in salivary gland tumors. Appl Immunohistochem Mol Morphol 22 : 390-394, 2014
9) Friedrich RE, Dilcher J, Jaehne M, et al : Chromosomal rearrangements in PLGA1 of myoepithelial salivary gland tumorurs. Anticancer Res 32 : 1997-1982, 2012
10) Gnepp DR : Mucinous myoepithelioma, a recently described new myoepithelioma variant. Head Neck Pathol 7 : S85-S89, 2013
11) Ghannoum JE, Freedma PD : Signet-ring cell (mucin-producing) adenocarcinoma of minor salivary glands. Am J Surg Pathol 28 : 89-93, 2004

第2部 組織型と診断の実際

(3) 基底細胞腺腫

basal cell adenoma

1. 定義・概念

　主に基底細胞に類似した細胞の増殖からなる良性腫瘍である。本腫瘍は1967年にKleinsasserとKleinにより初めて報告され[1]，1972年のWHO分類第1版では多形腺腫（pleomorphic adenoma）の対立概念として提唱された単形腺腫（monomorphic adenoma）に含められ，腺リンパ腫（adenolymphoma）［現在のワルチン腫瘍（Warthin tumour）］と好酸性腺腫（oxyphilic adenoma）［現在のオンコサイトーマ（oncocytoma）］を除いたその他（other types）として細分類された[2]。本腫瘍はその他に分類された単形腺腫の代表的な疾患とされていたため，その後，この単形腺腫という名称が本腫瘍の疾患名のごとく用いられていたが，1991年のWHO分類第2版でこのmonomorphic adenomaという組織型分類は削除され，基底細胞腺腫（basal cell adenoma）が独立した疾患名として与えられた[3]。

2. 臨床的事項

　本腫瘍は，多形腺腫，ワルチン腫瘍に次いで3番目に発生頻度が高い良性の唾液腺腫瘍で，全唾液腺腫瘍の約5%を占める。好発年齢は50〜60歳代で，その平均年齢は多形腺腫よりも約10歳高く，女性に多い（男女比＝1：2）。発生部位としては耳下腺が70%以上と最も多く，その他の部位としては大唾液腺では顎下腺，小唾液腺では口腔領域の上口唇，頬粘膜，口蓋などが比較的発生頻度の高い部位として知られている（各部位数%程度）。臨床的には緩徐な発育を示す無痛性の可動性腫瘤として捉えられるが，通常その大きさは最大3cm程度までである[4]。多形腺腫と比較して本腫瘍の再発はきわめて少なく，悪性化の報告例も少数にとどまる[5]。しかしながら，一部の亜型（膜型）では再発率が高く，皮膚の円柱腫や毛胞上皮腫との合併が報告されている[6]。

3. 肉眼所見

　耳下腺などの大唾液腺発生例では周囲に明瞭な被膜形成を伴った境界明瞭な腫瘤として認められるが（図1），小唾液腺での発生例では被膜形成が不明瞭なことが多い。割面での色調は白色〜灰白色調を呈し，内部性状が均一な腫瘤からなるが，しばしば囊胞形成を伴う。

4. 組織学的所見

　線維性被膜に包まれた境界明瞭な腫瘍で（図2），主に基底細胞様細胞［類基底細胞（basaloid cell）］の充実性や索状構造，胞巣や管腔形成を示す増殖からなる。部分的には被膜内に腫瘍胞巣が浸潤様に存在することがあるが，被膜外への腫瘍細胞の進展はみられない。基底細胞様細胞は細胞境界が不明瞭で，細胞質に乏しく，核クロマチンは均一，核小体は目立たない卵円形〜類円形核を有する。細胞異型は軽度で，核分裂像はほとんどみられない。また，本腫瘍ではこの基底細胞様細胞よりもやや大型で，好酸性の細胞質をもった腺上皮系細胞がさまざまな程度に真の管腔を形成しながら混在している。腫瘍と周

(3) 基底細胞腺腫　133

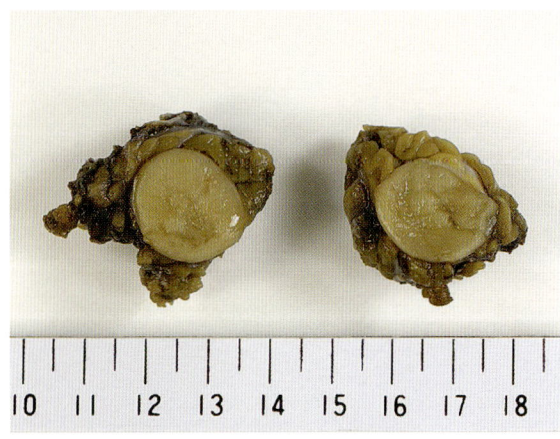

図1｜基底細胞腺腫（耳下腺症例）の肉眼所見
被膜形成を伴い，境界明瞭な灰白色調の充実性結節を認める．

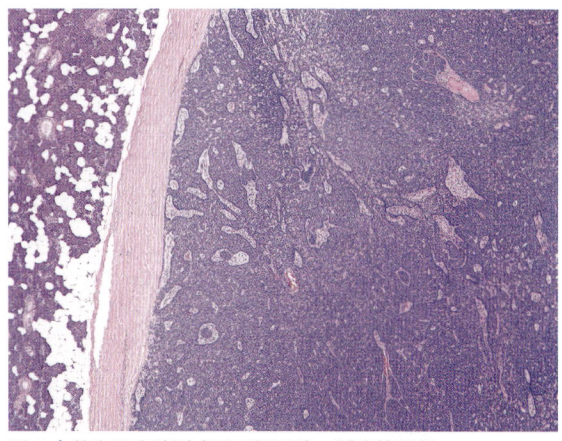

図2｜基底細胞腺腫（耳下腺症例），腫瘍境界部
線維性被膜により周囲組織との明瞭な境界が形成されている．

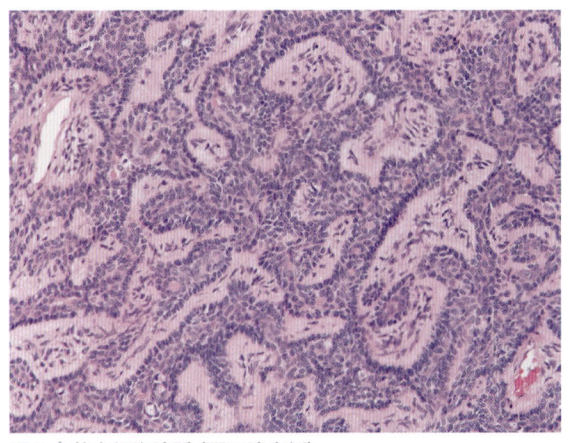

図3｜基底細胞腺腫（耳下腺症例）
基底膜様構造により周囲間質との境界は明瞭で，基底細胞様細胞の柵状配列が認められる．

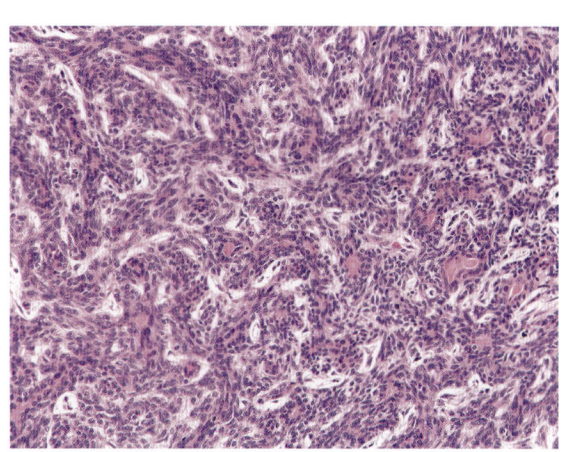

図4｜基底細胞腺腫（耳下腺症例）
紡錘形を呈する細胞が含まれている．

囲間質との間には基底膜構造による明瞭な境界が形成されており，胞巣辺縁には本腫瘍の特徴的所見である柵状配列（peripheral palisading arrangement）がしばしば認められる（図3）．紡錘形を示す細胞（図4）や扁平上皮化生をみることもある．

本腫瘍は優位な増殖形態により，充実型（solid type）（図5），管状型（tubular type）（図6），索状型（trabecular type）（図7），膜型（membranous type）（図8）の4種の亜型に分類される．膜型は最もまれな亜型で，胞巣周囲に著明に肥厚した基底膜構造を有し，唾液腺内に多発または多房性増殖を示すことがある．

そのほかに本腫瘍に特徴的な所見としては囊胞形成が挙げられ，65％に認められるが[7]，その多くは

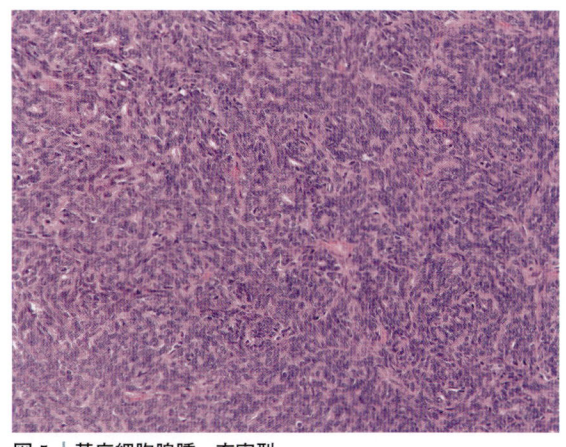

図5｜基底細胞腺腫，充実型
基底細胞様細胞の充実性増殖が認められるが，部分的に管腔形成を混在している．

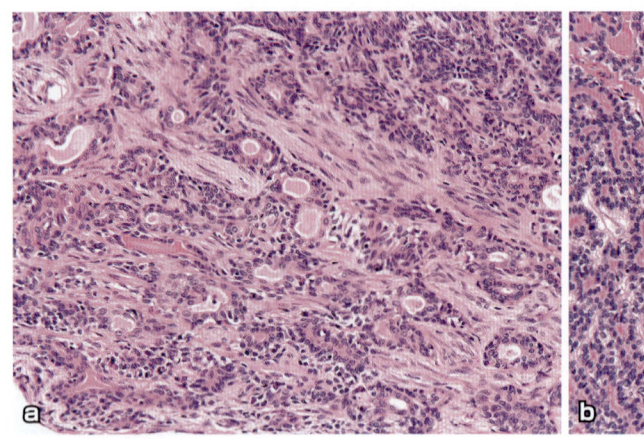

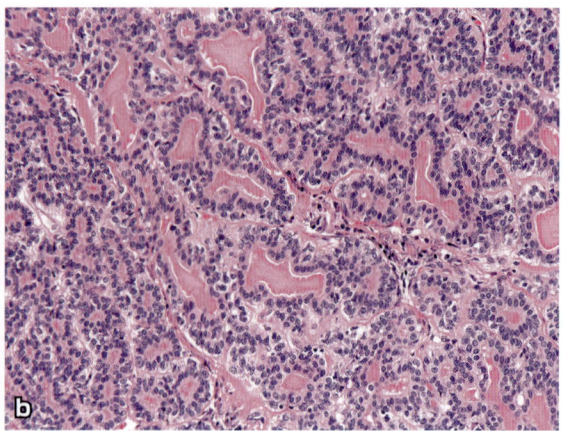

図6 | 基底細胞腺腫，管状型
a：2層性を示す管腔形成を認める．b：粘液貯留を伴う内腔拡張がみられる．

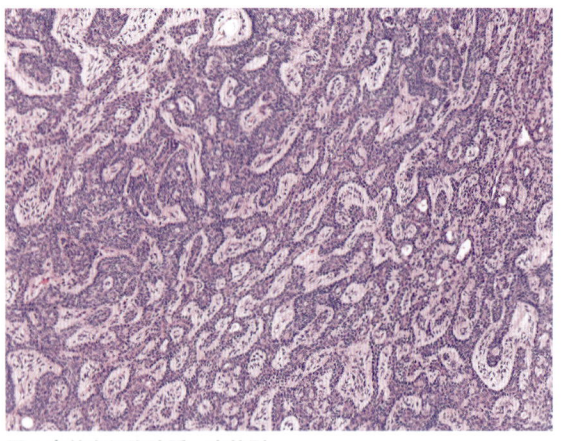

図7 | 基底細胞腺腫，索状型
辺縁に柵状に基底細胞様細胞が配列した索状構造を示している．

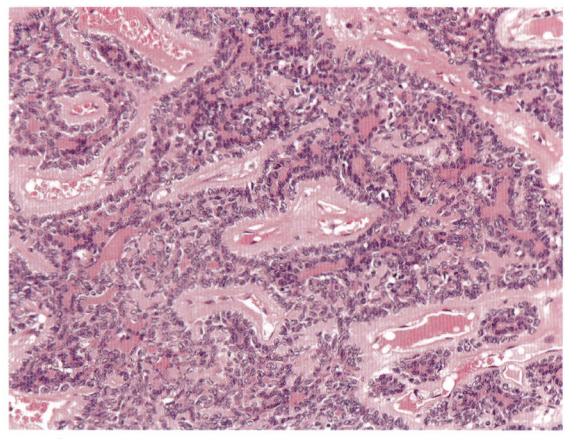

図8 | 基底細胞腺腫，膜型
胞巣周囲に著明に肥厚した基底膜構造を示す．

二次性変化による偽囊胞形成である．また，アルシアンブルー染色陽性，PAS染色陽性の粘液様物質の間質貯留からなる腺様囊胞構造（adenoid cystic pattern）が約10％の症例にみられる[4]．この像が目立つ症例は篩状亜型（cribriform variant）（図9，10）として報告されており[8]，とくに腺様囊胞癌との鑑別を要する．

通常，腫瘍間質は硝子化を伴う結合組織からなるが，疎な結合組織からなるものや線維芽細胞様の紡錘形細胞が目立つものもある（図11）．

免疫組織化学的には，腫瘍細胞は pan-CK, CK14, α-SMA, calponin, vimentin, S-100蛋白，および p63がさまざまな程度に陽性となるが，腺腔側の腫瘍細胞は pan-CK が強く発現する傾向を示し，基底膜側の腫瘍細胞は CK14, α-SMA, calponin, vimentin, および p63陽性（図12）となる[9,10]．また，本腫瘍では β-catenin の核陽性所見が高率に認められる[11]．線維芽細胞様の紡錘形間質細胞が S-100蛋白に強陽性を示すこと（図13）も明らかにされており，この紡錘形細胞を筋上皮細胞由来とする説も存在している[12]．しかしながら，本腫瘍の診断は HE 標本による評価でほぼ十分であることが多く，免疫組織化学的検索が必要となることは少ない．

5．鑑別診断

鑑別診断を要する疾患としては，良性腫瘍では多形腺腫（pleomorphic adenoma），細管状腺腫（canalicular adenoma），悪性腫瘍では腺様囊胞癌（adenoid cystic carcinoma），基底細胞腺癌（basal cell adeno-

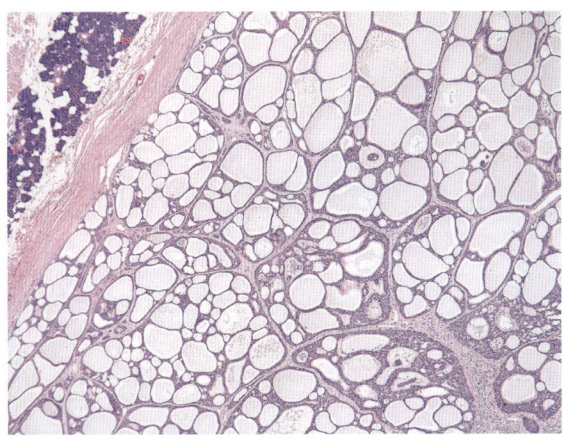

図9 │ 基底細胞腺腫，篩状亜型
被膜を伴い，周囲組織との明瞭な境界を形成している．

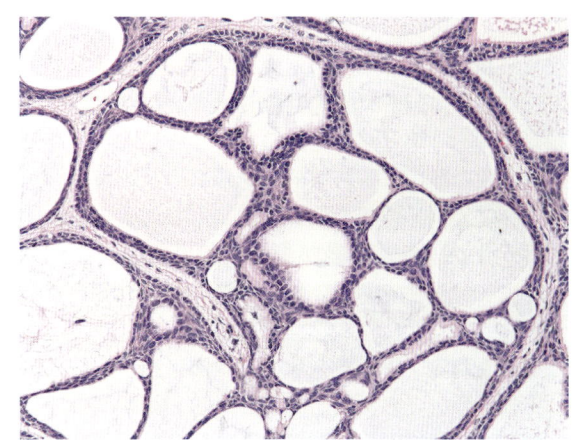

図10 │ 基底細胞腺腫，篩状亜型
篩状構造を呈し，辺縁には腫瘍細胞が柵状に配列している．

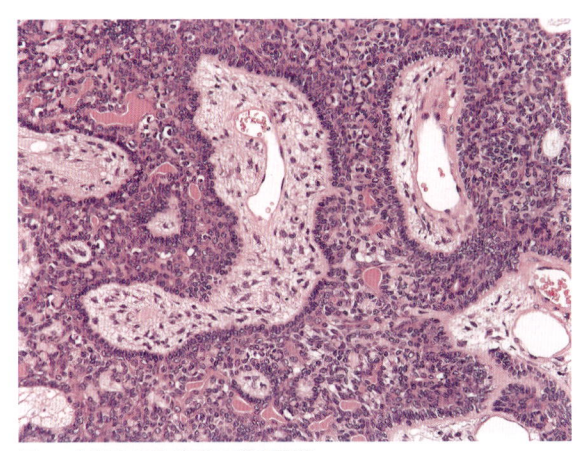

図11 │ 基底細胞腺腫の腫瘍間質
線維芽細胞様の紡錘形細胞が目立つ．

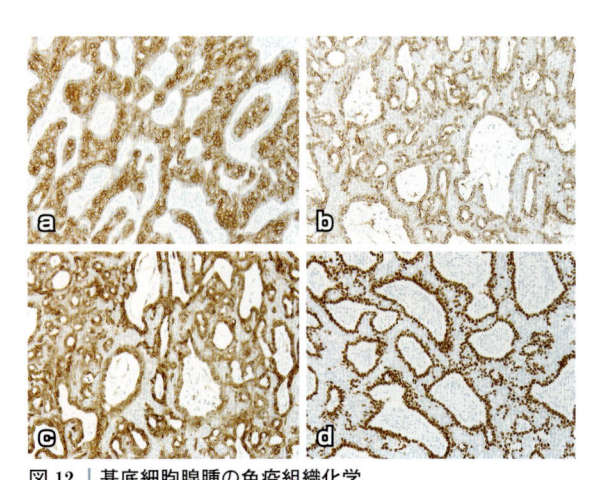

図12 │ 基底細胞腺腫の免疫組織化学
a：pan-CK（AE1/AE3）は腺腔側の腫瘍細胞が強く発現する傾向を示す．α-SMA（b），calponin（c），p63（d）は基底膜側の腫瘍細胞に陽性．

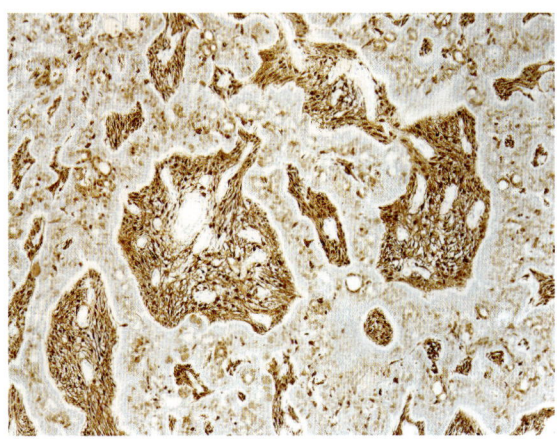

図13 │ 基底細胞腺腫の免疫組織化学
S-100蛋白に強陽性を示す紡錘形間質細胞．

carcinoma）が挙げられる．

多形腺腫：粘液腫様や軟骨様などの間葉系成分に乏しく，周囲に著明な基底膜様物質を伴う多形腺腫では基底細胞腺腫との鑑別が困難となる．粘液腫様間質や軟骨などの間葉系成分の有無について十分な精査が必要であるが，基底細胞腺腫では胞巣と間質との境界が明瞭であるのに対して，多形腺腫では境界が不明瞭で，胞巣から間質にほつれるような移行像が認められる．また，形質細胞様細胞（plasmacytoid cell）の出現は多形腺腫や筋上皮腫（myoepithelioma），筋上皮癌（myoepithelial carcinoma）に特異的とされていることから，同細胞が認められる場合には鑑別上有用な所見となる．

細管状腺腫：上口唇に好発する良性腫瘍で，同部は基底細胞腺腫の発生頻度が比較的高い部位でもあ

ることから鑑別診断を要することがある．基底細胞腺腫は基底細胞様細胞の増殖を主体とした腫瘍であるのに対し，細管状腺腫は円柱上皮細胞が索状や管状に配列し，腺管が分岐状に吻合して数珠状またはビーズ状と呼ばれる特徴的な構造を示しながら増殖する腫瘍で，浮腫状で血管形成に富む間質を伴っている．また，免疫組織化学的に腫瘍細胞は筋上皮マーカーに陰性であることも鑑別に役立つ所見である．

腺様嚢胞癌：腺様嚢胞状の篩状構造を示す場合には腺様嚢胞癌との鑑別が必要となる．篩状構造部のみの観察では鑑別が困難であることも多いが，腺様嚢胞癌は通常被膜をもたずに浸潤性増殖を示す．腺様嚢胞癌の核は hyperchromatic で，核が角ばった形態を示すことも鑑別上有意な所見である．免疫組織化学的には，基底細胞腺腫では紡錘形間質細胞がS-100蛋白に強陽性を示すこと（図13）やKi-67標識率が腺様嚢胞癌では10％以上であるのに対し，基底細胞腺腫のそれは10％未満であることも有用な鑑別点となり得る[13,14]．また，基底細胞腺腫ではβ-cateninの核陽性所見が高率に認められることも有益な免疫組織化学的所見として挙げられる[11]．

基底細胞腺癌：基底細胞腺腫の悪性型であるが，両者に構造的な違いはなく細胞異型も乏しいこともあることから，組織構築や細胞像のみでの良悪性の鑑別は困難であることが多い．浸潤性増殖の有無が最も重要な鑑別点であることから，肉眼的に浸潤が疑われる場合にはより多くの切片を作製しての検索が望まれる．ただし，基底細胞腺腫でも一部で被膜内浸潤様増殖を示すことがあり，注意を要する．膜型でしばしばみられる多房性増殖は浸潤性増殖と誤診断しやすく，注意が必要である．その他の鑑別点としては，壊死の有無に加えて核分裂像の増加などが有用な所見として挙げられる．通常，基底細胞腺腫では核分裂像は4/10HPF以下で，Ki-67標識率が5％未満であるといわれており，一方，基底細胞腺癌の多くではそれ以上で，p53やepidermal growth factor receptor（EGFR）の過剰発現の有無も異なるとの報告がある[13,15]．

（山科光正）

文　献

1) Kleinsasser O, Klein HJ：Basalzelladenome der Speicheldrusen. Arch Klin Exp Ohren Nasen Kehlkopfheilkd 189：302-316, 1967
2) Thacray AC, Sobin LH：World Health Organization International Histological Classification of Tumours：Histological Typing of Salivary Gland Tumours, Springer-Verlag, Berlin, 1972
3) Seifert G, Sobin LH：World Health Organization International Histological Classification of Tumours：Histological Typing of Salivary Gland Tumours, 2nd ed, Springer-Verlag, Berlin, 1991
4) Nagao K, Matsuzaki O, Saiga H, et al：Histopathologic studies of basal cell adenoma of the parotid gland. Cancer 50：736-745, 1982
5) Nagao T, Ishida Y, Sugano I, et al：Carcinoma in basal cell adenoma of the parotid gland. Pathol Res Pract 193：171-178, 1997
6) Yu GY, Ubmuller J, Donath K：Membranous basal cell adenoma of the salivary gland. A clinicopathologic study of 12 cases. Acta Otolaryngol 118：588-593, 1998
7) 長尾孝一：唾液腺腫瘍の鑑別診断（3）．病理と臨床5：197-203, 1987
8) Tian Z1, Hu Y, Wang L, et al：An unusual cribriform variant of salivary basal cell tumours：a clinicopathological study of 22 cases. Histopathology 61：921-929, 2012
9) Machado de Sousa SO, Soares de Araújo N, Corrêa L, et al：Immunohistochemical aspects of basal cell adenoma and canalicular adenoma of salivary glands. Oral Oncol 37：365-368, 2001
10) Ogawa I, Nikai H, Takata T, et al：The cellular composition of basal cell adenoma of the parotid gland. An immunohistochemical analysis. Oral Surg Oral Med Oral Pathol 70：619-626, 1990
11) Kawahara A, Harada H, Abe H, et al：Nuclear β-catenin expression in basal cell adenomas of salivary gland. J Oral Pathol Med 40：460-466, 2011
12) Dardick I, Daley TD, van Nostrand AW：Basal cell adenoma with myoepithelial cell-derived "stroma"：a new major salivary gland tumor entity. Head Neck Surg 8：257-267, 1986
13) Nagao T, Sugano I, Ishida Y, et al：Basal cell adenocarcinoma of the salivary glands. Comparison with basal cell adenoma through assessment of cell proliferation, apoptosis, and expression of p53 and bcl-2. Cancer 82：439-447, 1998
14) Skalova A, Simpson RH, Lehtonen H, et al：Assessment of proliferative activity using the MIB1 antibody help to distinguish polymorphous low grade adenocarcinoma from adenoid cystic carcinoma of salivary glands. Pathol Res Pract 193：695-703, 1997
15) Wilson TC, Robinson RA：Basal cell adenocarcinoma and basal cell adenoma of the salivary glands：A clinicopathological review of seventy tumors with comparison of morphologic features and growth control indices. Head Neck Pathol（in press）

第2部　組織型と診断の実際

2．良性腫瘍

(4) ワルチン腫瘍

Warthin tumor

1．定義・概念

　ワルチン腫瘍は多形腺腫に次いで頻度の高い唾液腺良性腫瘍で，そのほとんどが耳下腺あるいはその近傍に発生する[1]．名前はAldred Scott Warthinが1929年にteratoid（奇形腫様の）腫瘍としてpapillary cystadenoma lymphomatosumの名前で報告したことに由来する[2]．WHO分類でもWarthin tumorの名称で記載されており，本邦でも臨床・病理両方において「ワルチン腫瘍」という名称が慣用的に用いられている．同義語としてadenolymphomaやcystadenolymphomaが挙げられるが，リンパ球系の悪性腫瘍と混同するおそれがあり適当でないと考える．

2．臨床的事項

　全唾液腺腫瘍の4～11％を占める．発生には喫煙との関係が深く，その頻度は喫煙者が約8.1倍高いとの報告がある[3]．以前より高齢男性に多いとされている．発生のメカニズムについては明らかにされていないが，タバコの煙による傷害が示唆される．ほとんどすべて耳下腺あるいはその近傍に発生する．両側性・多発性の頻度が高いことや，近年ではPET（positron emission tomography）で陽性になることが報告されており[4]（図1），臨床的に悪性腫瘍，とくに転移性悪性腫瘍との鑑別が必要となる[5]．
　ほとんどの場合，痛みのない緩やかな発育を呈する球形の腫瘍で弾性軟，二次的に炎症を伴う場合には疼痛を伴うこともある．悪性例はきわめてまれであるが，報告されている．

3．肉眼所見

　境界明瞭な球形もしくは卵形の腫瘍で，割面では一部に囊胞形成を伴うことが多い（図2）．ときに囊胞内にクリーム状もしくは混濁した不透明粘性の内容物が認められる．混濁した内容物には壊死細胞が多く存在することによる．ときに粘稠で半透明の内容のこともあるが，その際には上皮の杯細胞化生が著明なことが多い．以上の所見は本腫瘍に特徴的で，肉眼所見のみで組織型の類推が可能である．

4．組織学的所見

　線維性の被膜を有し，境界明瞭である（図3）．主に好酸性細顆粒状の細胞質をもち，高円柱状の上皮細胞とリンパ組織で構成されている（図4）．上皮は乳頭状ないし管状構造を呈している．
　高円柱状細胞の基底膜側にやや淡い好酸性を示す細胞が認められる（図5）．高円柱状細胞と基底側の細胞との境界は不明瞭で，一見すると核が2層性の配列を示しているようにみえる．基底側の細胞は正常の基底細胞に発現するサイトケラチン14が陽性を示し，さらに一部の細胞では電顕的にも免疫組織化学的にも筋上皮細胞への分化を認めたとの報告もあるが[6]，本来の2層性腺管構造の基底細胞とは異なり，筋上皮細胞への分化を示さず，リザーブ細胞（予備細胞）の性格が強いものと考えられる[7]．核は高円柱状細胞，基底側の細胞ともに円形もしくは卵円形で，成熟リンパ球の2倍程度，血管内皮細胞の核とほぼ同等の大きさで核縁は肥厚し，明瞭で小型の核

138　第2部　2．良性腫瘍

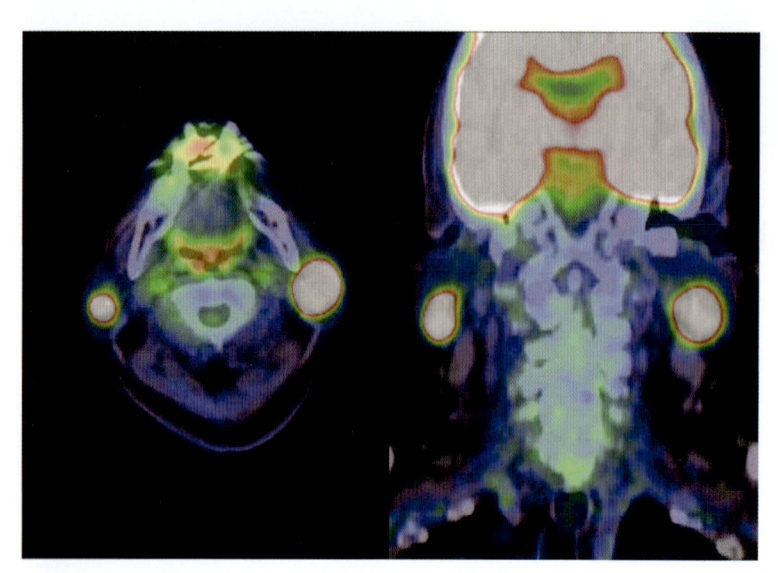

図1｜ワルチン腫瘍のPET画像
80歳代男性．両側耳下部に強い集積像を認める．（宮崎大学医学部病態解析医学放射線医学講座　西井龍一先生，水谷陽一先生のご厚意による）

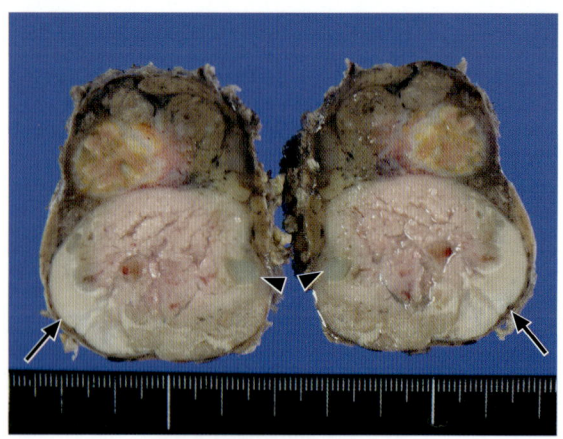

図2｜ワルチン腫瘍の割面肉眼像
境界明瞭な白色充実性腫瘍で大小の囊胞状構造が散見される．囊胞の中には乳白色調で混濁した内容物（矢印）もしくは半透明の内容物（矢頭）が認められる．

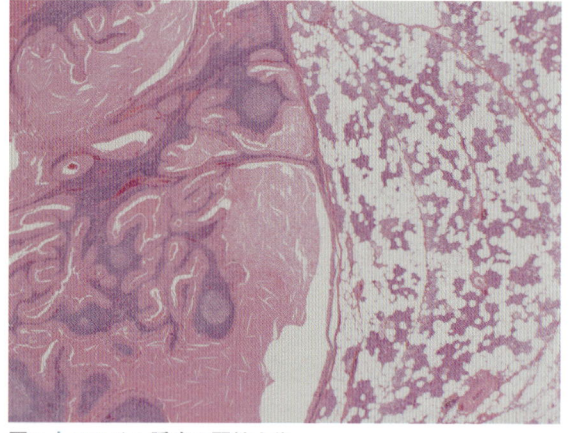

図3｜ワルチン腫瘍の弱拡大像
周囲の耳下腺組織と薄い被膜で明瞭に境界されている．細胞密度が高いリンパ組織の中にはリンパ濾胞が散見され，リンパ組織は上皮細胞が覆っている．

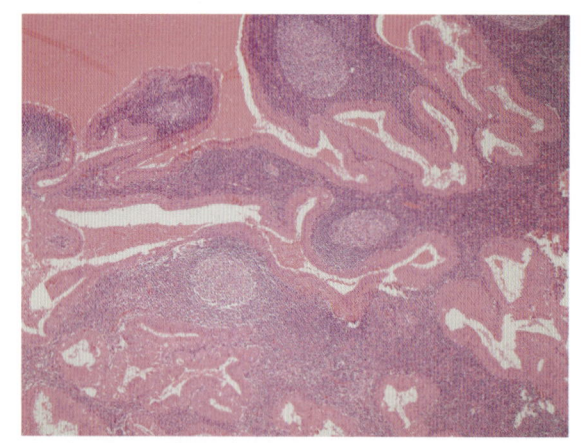

図4｜ワルチン腫瘍の中拡大像
リンパ組織を好酸性で高円柱状の上皮細胞が覆っている．

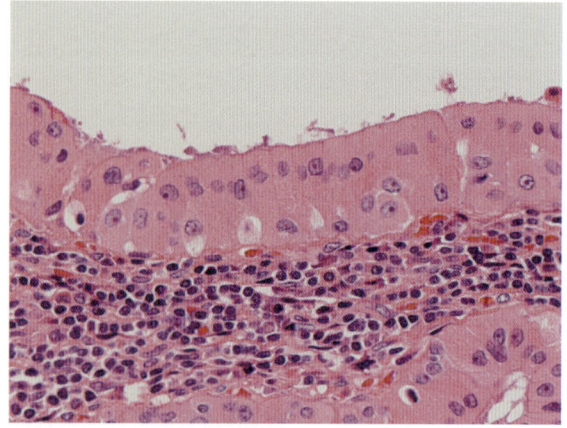

図5｜ワルチン腫瘍の強拡大像
好酸性顆粒状の胞体をもつ高円柱状上皮細胞と基底側にやや胞体の淡い細胞が認められる．

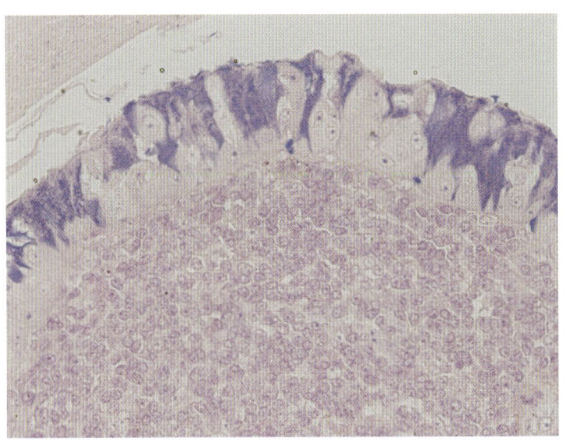

図6｜ワルチン腫瘍（PTAH染色による特殊染色）
高円柱状上皮細胞の胞体内に青い顆粒状物質が認められる．

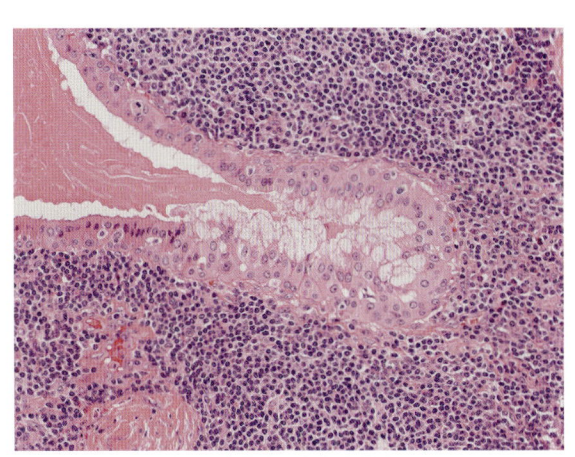

図7｜ワルチン腫瘍上皮細胞の杯細胞化生
上皮細胞の胞体内に粘液性物質が認められる．

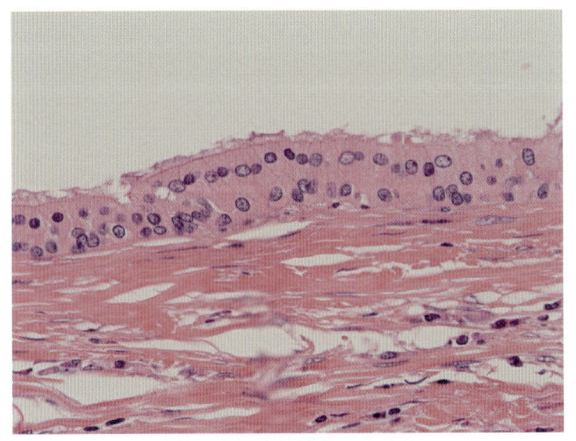

図8｜ワルチン腫瘍上皮細胞の線毛上皮化生
円柱状上皮の自由面に線毛が認められる．

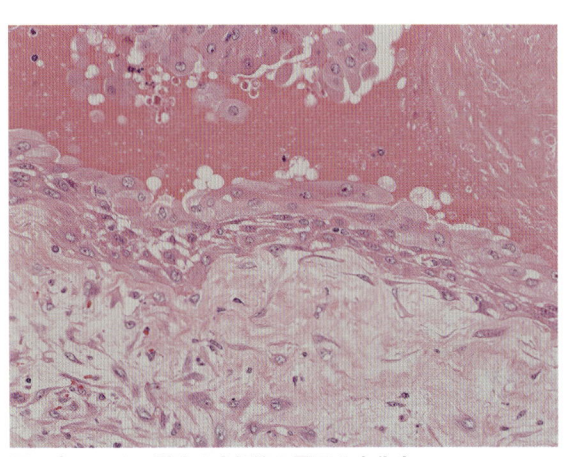

図9｜ワルチン腫瘍上皮細胞の扁平上皮化生
線維化した囊胞壁の上に紡錘形もしくは多稜形の上皮細胞が認められる．細胞間橋も伴っている．

小体を1個認める．好酸性細胞の細胞質にみられる顆粒はミトコンドリアであり，抗ミトコンドリア抗体に陽性を示す[8]．ミトコンドリアは，特殊染色では，横紋筋の横紋や線維素，膠原線維の染色に用いられるリンタングステン酸ヘマトキシリン（PTAH）染色で青い顆粒として染色される[8]（**図6**）．このミトコンドリアは正常のものと比較して，大きさや形態はもとより機能も異常であり，喫煙によるミトコンドリアDNAの傷害がミトコンドリアの機能異常をきたし，代償性増生を引き起こすという考察がされている[9]．

上皮細胞はほかに杯細胞（**図7**）や線毛円柱上皮細胞（**図8**），重層扁平上皮細胞（**図9**）が混在することがあり，化生性の変化と考えられる．扁平上皮細胞は主に拡張した囊胞性病変で線維性に肥厚した壁を裏打ちする場合に認められることが多い．きわめてまれに本腫瘍から扁平上皮癌や粘表皮癌，腺癌，未分化癌が発生することが報告されているが[10,11]，これらの化生性上皮細胞との関連が示唆されている．

もう1つの本腫瘍の構成成分はリンパ組織であり，大小の胚中心を有するリンパ濾胞が観察される．リンパ濾胞は通常のリンパ組織と同様に胚中心細胞と小血管に加え，核破砕片を貪食したマクロファージが認められ，核分裂像も散見される．リンパ濾胞周辺には形質細胞も認められる（**図10**）．近年，唾液腺や膵臓，胆管を中心にIgGのサブタイプ，とくにIgG4に関連した病変の検討がされており，本腫瘍でもIgG4の関連を示唆する報告がされている[12]．ワ

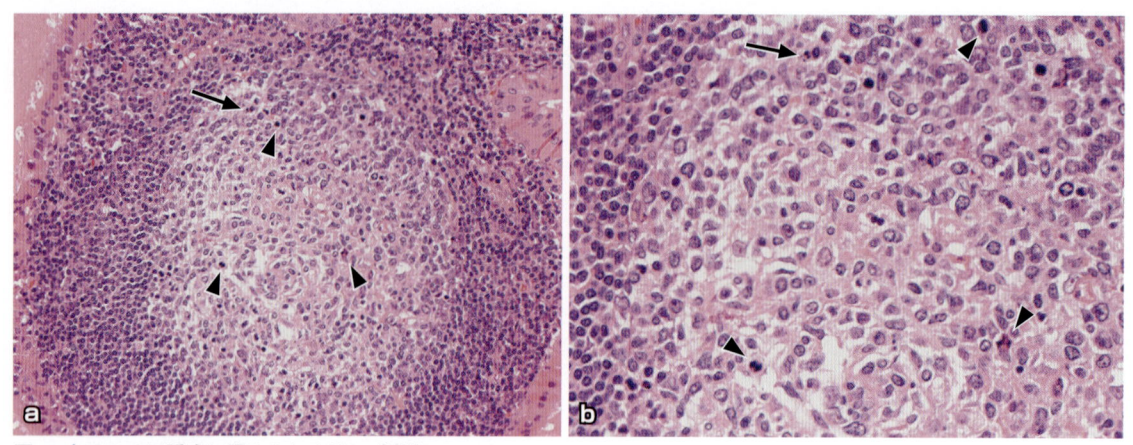

図10 ワルチン腫瘍に認められるリンパ濾胞
a：やや大きめの免疫芽球様細胞や核破砕片（矢印），核分裂像（矢頭）が認められる．b：aの強拡大像．

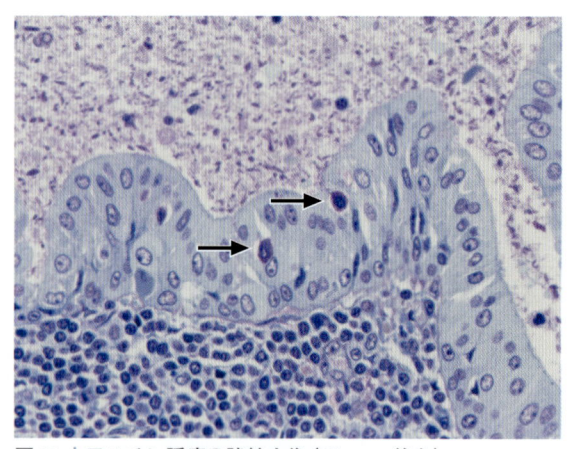

図11 ワルチン腫瘍の強拡大像（Giemsa 染色）
高円柱状細胞の間に紫色の顆粒を胞体内にもった肥満細胞（矢印）が認められる．

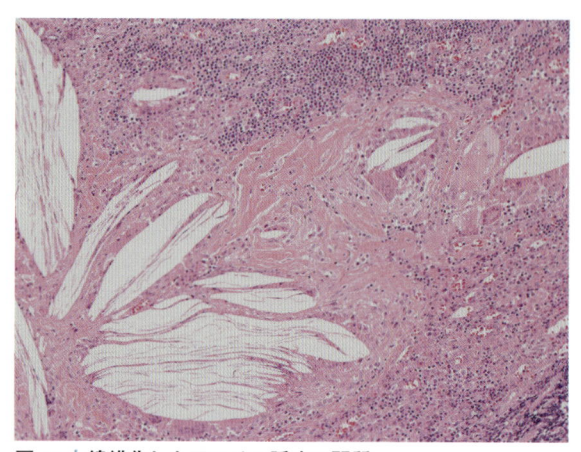

図12 線維化したワルチン腫瘍の間質
コレステリン結晶を伴う肉芽腫性変化を示し，多核巨細胞も散見される．

ルチン腫瘍と悪性リンパ腫の関連については同一唾液腺（耳下腺）から，もしくは近傍のリンパ節から濾胞性リンパ腫が発生した報告がされているが[13]，ワルチン腫瘍切除の目的で摘出された臓器内に悪性リンパ腫がみつかったという報告で，悪性リンパ腫の発生母地としてワルチン腫瘍を確定することは困難と考える．ほかに Langerhans 細胞や肥満細胞も混在しており，肥満細胞はリンパ組織内よりも好酸性細胞の細胞間に認められることが多く，Giemsa 染色にて確認することができる[14]（図11）．間質の一部には高度な線維化に加えて，コレステリン結晶の沈着や好中球浸潤，類上皮肉芽腫の形成を認めることがある（図12）．またワルチン腫瘍には広範な壊死を伴うことがあり，壊死性ワルチン腫瘍あるいは梗塞性ワルチン腫瘍と呼ばれている[15,16]．

肉眼的に特徴的な囊胞の内容液は，好酸性顆粒状の分泌物の中にリンパ球や好中球，剥離し変性した好酸性細胞，コレステリン結晶，同心円状の濃縮好酸性物質などが認められる（図13）．

5．細胞診所見

細胞診では，吸引した腫瘍成分をスライドグラス上に塗沫する際にクリーム状で粘液性の物質が認められることが多い．リンパ球や組織球，細顆粒状の壊死物質を背景に集塊状もしくはシート状の上皮細胞集塊が認められる[17]（図14）．上皮細胞はその多くがライトグリーン好性の顆粒状細胞質をもち，高

(4) ワルチン腫瘍　141

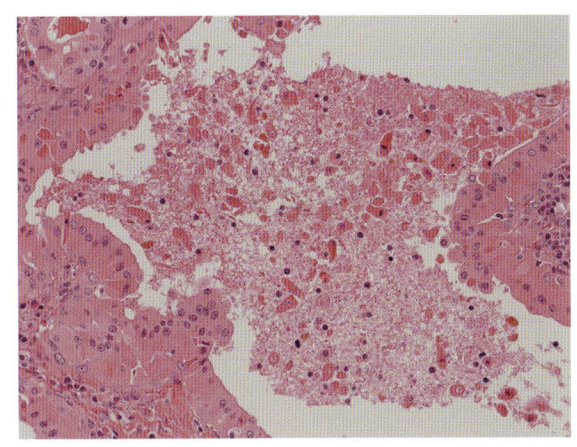

図13 | 嚢胞内の壊死様物質
変性した好酸性上皮細胞やリンパ球，好酸性顆粒状物質が認められる．

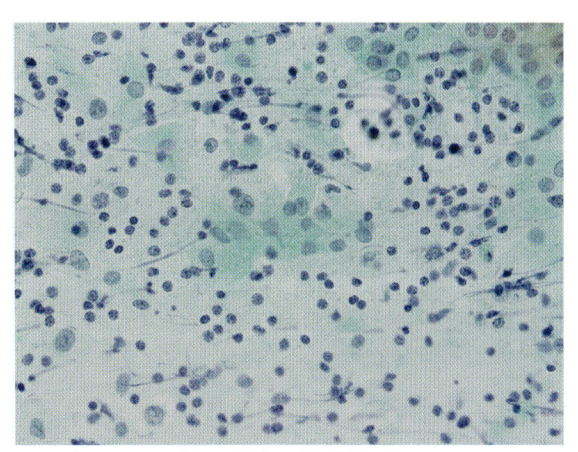

図14 | ワルチン腫瘍の穿刺吸引細胞診所見
リンパ球と細顆粒状物質を背景に顆粒状細胞質をもつ上皮細胞集塊が認められる．

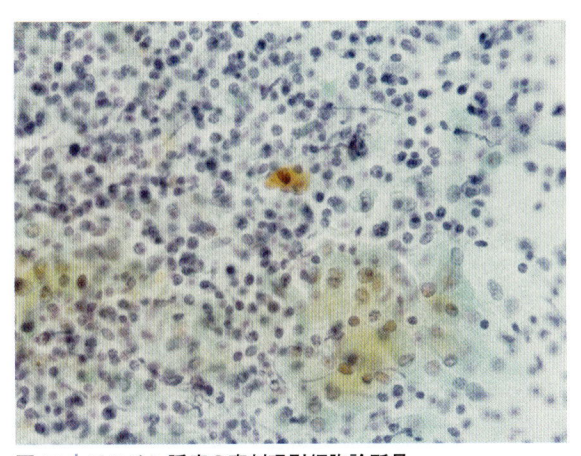

図15 | ワルチン腫瘍の穿刺吸引細胞診所見
ライトグリーンに染色される顆粒をもつ上皮細胞集塊に加え，わずかにオレンジG好性の細胞質をもつ細胞が認められる．

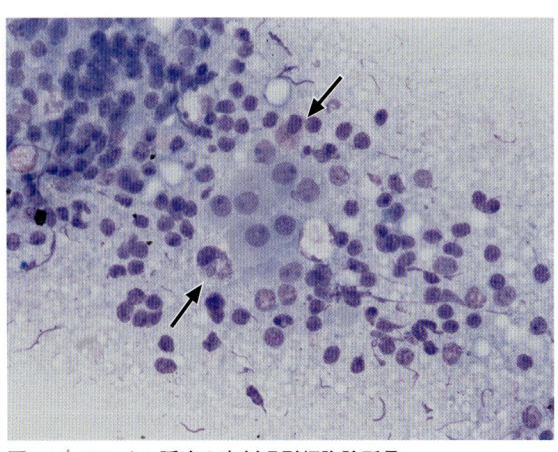

図16 | ワルチン腫瘍の穿刺吸引細胞診所見
Giemsa染色では上皮細胞集塊の近傍に紫色顆粒状物質を胞体内にもつ肥満細胞（矢印）が認められる．

円柱状，立方状もしくは多角形を呈している．一部の細胞もしくは細胞集塊はオレンジG好性を示し，上皮細胞の立体的な増殖もしくは扁平上皮化生を表現したものと考えられる（図15）．核は小型～中型で円形もしくは楕円形，小型ながら明瞭な核小体を有する．Giemsa染色では上皮細胞集塊内もしくはその近傍に肥満細胞が認められることが多く，ワルチン腫瘍の診断に有用な所見とみられている[14]（図16）．近年，婦人科を中心に導入されている液状検体細胞診（liquid-based cytology；LBC）標本においては，顆粒状もしくは壊死性の背景は乏しくなる傾向が認められるが，リンパ球背景が強調され，よりオレンジG好性細胞集塊が多くみられる傾向にある（図17，18）．

症例によっては嚢胞内容液と思われるライトグリーン好性の粘稠な背景にわずかに泡沫細胞のみが認められることも少なくなく，穿刺時の超音波画像で確認される充実部分の組織採取が正確な診断には必要と考えられる．

6. 鑑別診断

組織診断では，その特徴的な肉眼像と組織像で鑑別に迷うことの少ない腫瘍と考えられる．上皮細胞が極端に少ない場合や化生変化が著しい場合に鑑別が必要となる．非腫瘍性病変としてはリンパ上皮性

図 17 ワルチン腫瘍の穿刺吸引細胞診所見（弱拡大像）
液状検体標本（LBC 標本）では細顆粒状の背景は認められず，よりリンパ球が目立ち，上皮細胞集塊も立体性でオレンジ G 好性となる．

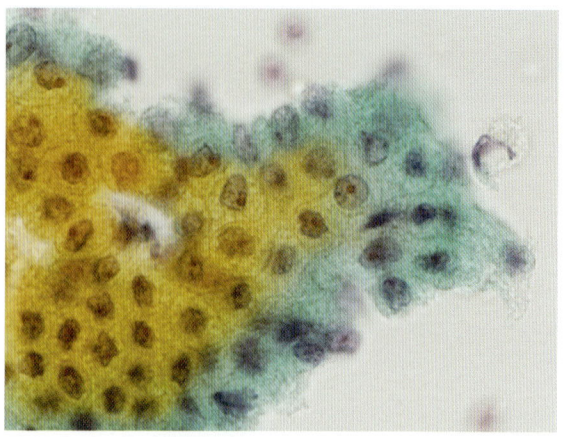

図 18 ワルチン腫瘍の穿刺吸引細胞診所見（強拡大像）
LBC 標本では上皮細胞集塊はより立体的となり集塊中心部ではオレンジ G 好性となる．核はやや大きく，目立つ核小体を 1 個認める．

囊胞や鰓性囊胞，良性腫瘍としては脂腺リンパ腺腫や囊胞腺腫，オンコサイトーマ，悪性腫瘍では腫瘍随伴リンパ球増生（tumor-associated lymphoid proliferation；TALP）を伴う粘表皮癌などが鑑別診断に挙げられる[18]．粘表皮癌，とくに低悪性度および中悪性度の場合，TALP は腫瘍辺縁に認められ，中心部には認められないこと，ワルチン腫瘍では粘表皮癌に特徴的な中間細胞が認められないことが参考となる．

謝辞：臨床画像（PET 画像）については宮崎大学医学部病態解析医学放射線医学講座 西井龍一先生，水谷陽一先生に提供していただきました．厚く御礼申し上げます．

（島尾義也）

文　献

1) Ellis GL, Auclair PL：Tumors of the Salivary Glands. AFIP Atlas of Tumor Pathology, Armed Forces Institute of Pathology, Washington, DC, 2008
2) Warthin AS：Papillary cystadenoma lymphomatosum. A rare teratoid of the parotid region. J Cancer Res 13：116-125, 1929
3) Kotwall CA：Smoking as an etiological factor in the development of Warthin's tumor of the parotid gland. Am J Surg 164：646-647, 1992
4) Horiuchi M, Yasuda S, Shohtsu A, et al：Four cases of Warthin's tumor of the parotid gland detected with FDG PET. Ann Nucl Med 12：47-50, 1998
5) Schwarz E, Hürlimann S, Soyka JD, et al：FDG-positive Warthin's tumors in cervical lymph nodes mimicking metastases in tongue cancer staging with PET/CT. Otolaryngol Head Neck Surg 140：134-135, 2009
6) Dardick I, Claude A, Parks WR, et al：Warthin's tumor：an ultrastructural and immunohistochemical study of basilar epithelium. Ultrastructural Pathol 12：419-432, 1988
7) 森永正二郎：唾液腺の解剖と腫瘍の組織発生．病理と臨床 7：545-559, 1989
8) Shintaku M, Honda T：Identification of oncocytic lesions of salivary glands by anti-mitochondrial immunohistochemistry. Histopathology 31：408-411, 1997
9) Lewis PD, Baxter P, Paul Griffiths A, et al：Detection of damage to the mitochondrial genome in the oncocytic cells of Warthin's tumour. J Pathol 191：274-281, 2000
10) Batsakis JG：Carcinoma ex papillary cystadenoma lymphomatosum：malignant Warthin's tumor. Ann Otol Rhinol Laryngol 96：234-235, 1987
11) Nagao T, Sugano I, Ishida Y, et al：Mucoepidermoid carcinoma arising in Warthin's tumour of the parotid gland：report of two cases with histopathological, ultrastructural and immunohistochemical studies. Histopathology 33：379-386, 1998
12) Aga M, Kondo S, Yamada K, et al：Immunoglobulin class switching to IgG4 in Warthin tumor and analysis of serum IgG4 levels and IgG4-positive plasma cells in the tumor. Hum Pathol 45：793-801, 2014
13) Park CK, Manning JT Jr：Follicle center lymphoma and Warthin tumor involving the same anatomic site. Report of two cases and review of the literature. Am J Clin Pathol 113：113-119, 2000
14) Kobayashi T, Ueda M, Nishino T, et al：Association of mast cells with Warthin's tumor in fine needle aspirates of the salivary gland. Acta Cytol 43：1052-1058, 1999
15) Weiss LM, Brodsky GL：Adenolymphoma with massive necrosis and squamous metaplasia. ActaPathol Jpn 31：1469-1474, 1984
16) 廣川満良，玉井美奈子：壊死性ワルチン腫瘍の塗抹細胞像．日本臨床細胞学会雑誌 36：124-127, 1997
17) 森永正二郎，折笠英紀，降幡雅子 他：ワルチン腫瘍の細胞診．日本臨床細胞学会雑誌 40：391-396, 2001
18) Auclair PL：Tumor-associated lymphoid proliferation in the parotid gland：a potential diagnostic pitfall. Oral Surg Oral Med Oral Pathol 77：19-26, 1994

第2部 組織型と診断の実際

2．良性腫瘍

(5) オンコサイトーマ

oncocytoma

1．定義・概念

　唾液腺にはオンコサイト (oncocyte) と呼ばれる好酸性の顆粒状で豊富な細胞質を有する上皮細胞が存在することが知られている．唾液腺のオンコサイトの定義は，唾液腺が成熟した後に出現し，高い酵素活性を有し，電顕的には異常な形態のミトコンドリアを多数含み，通常の導管細胞の特徴を欠くこととされている[1]．オンコサイトは加齢に伴う退行性変化によって出現すると考えられていたが，高い酵素活性を有することが知られるようになり，導管上皮の再分化によって出現するとの説[2]もある．オンコサイトは唾液腺以外では下垂体，甲状腺，副甲状腺，気管支腺，腎臓および副腎などに出現することがあるが，その生物学的意義については不明である[3]．

　オンコサイトーマ (oncocytoma) はオンコサイトのみからなる良性腫瘍と定義され，他の組織型に特異的な成分を含まない．

2．臨床的事項

　オンコサイトーマは唾液腺腫瘍の約1～2％を占め，耳下腺（約80％）に好発する[4]．通常高齢者（50～70歳）に発生し，50歳以下にはまれである．性差はないかやや女性に多い傾向にある．腫瘍発生の危険因子としては頭頸部領域への放射線治療の既往が挙げられており，オンコサイトーマの約20％で放射線治療の既往があり，それらは若年発生の傾向にあったと報告されている[4]．

　通常は発育が緩慢な無痛性の腫瘍として認められるが，顎下腺発生例では痛みを伴うことが多いと報告されている[5]．

3．肉眼所見

　境界明瞭な被包化された単結節性の腫瘍である．大きさは1～7cm大（平均約3～4cm）で，割面は充実性であり，黄褐色～赤褐色調を呈している．ときに周囲に小結節を伴ったり，腫瘍内に囊胞変性を伴う（図1）こともある．

4．組織学的所見

　組織学的には線維性の被膜を有する境界明瞭な円形腫瘍であり，構成細胞はオンコサイトからなり，充実性である（図2）．一部に囊胞変性を伴うこともある（図3）．腫瘍細胞は索状あるいは胞巣状構造を示し，狭い間質には繊細な毛細血管結合組織がみられる（図4）．腫瘍細胞は好酸性・顆粒状で豊富な細胞質を有しており，核は空胞状であること (light cells) が多いが，細胞質の好酸性がより強く，核が濃縮状の細胞 (dark cells) が種々の程度に混在する（図4）．部分的に腺腔様構造がみられることもある（図5）．特殊染色では細胞質内にミトコンドリアが豊富に存在することを反映して，PTAH (phosphotungstic acid-hematoxylin) 染色（図6）や抗ミトコンドリア抗体を用いた免疫染色（図7）が細胞質にびまん性に陽性となり，病理組織学的診断の補助手段として有用である．これらの特殊染色ではdark cellsの

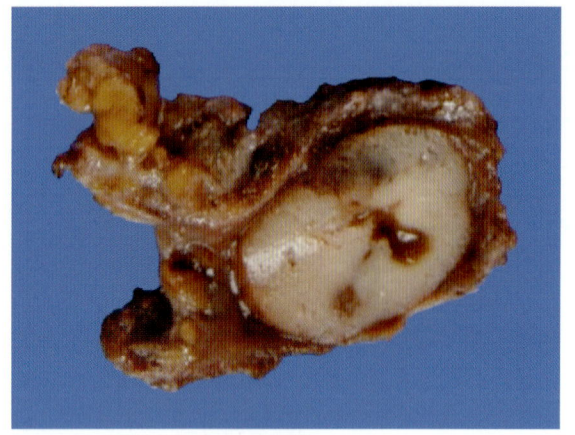

図1｜オンコサイトーマの肉眼像
境界明瞭な褐色充実性腫瘤であり，一部に嚢胞性変化を伴っている．

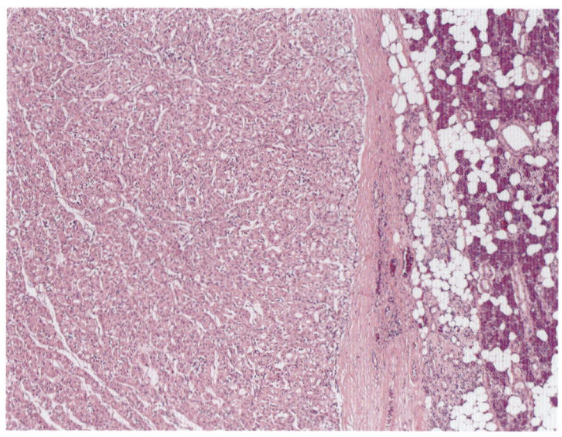

図2｜オンコサイトーマ
好酸性細胞の充実性発育からなり，厚い線維性被膜により背景耳下腺組織とは境界明瞭である．

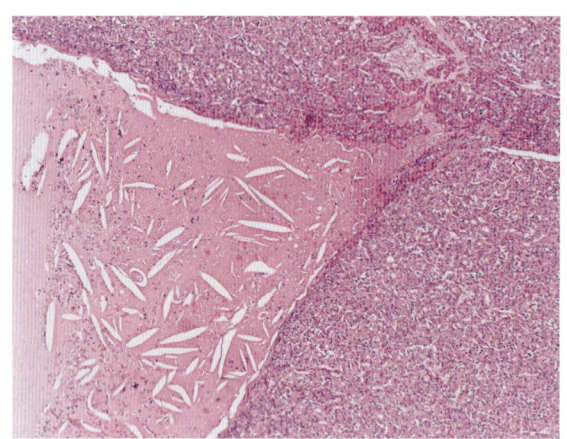

図3｜オンコサイトーマ
充実性発育と嚢胞性変化がみられる．

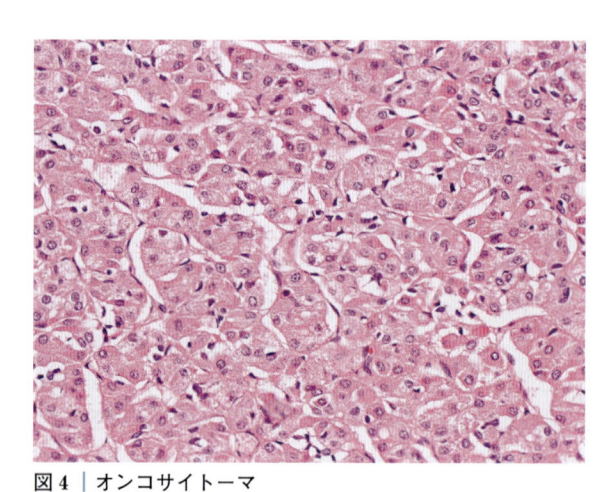

図4｜オンコサイトーマ
light cells と dark cells の胞巣状構造からなり，前者が優位である．細胞異型は目立たない．狭い間質には毛細血管の増生がみられる．

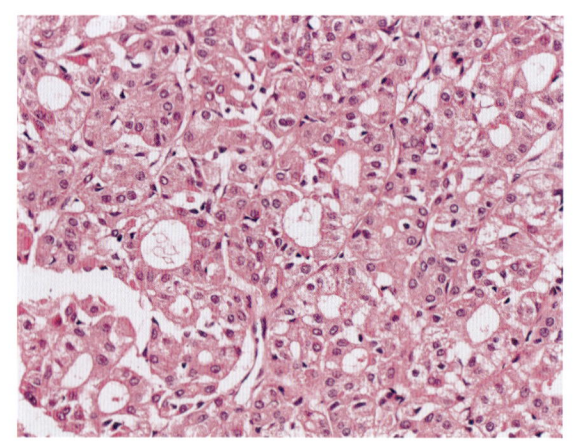

図5｜オンコサイトーマ
小型の管腔様構造が散見される．

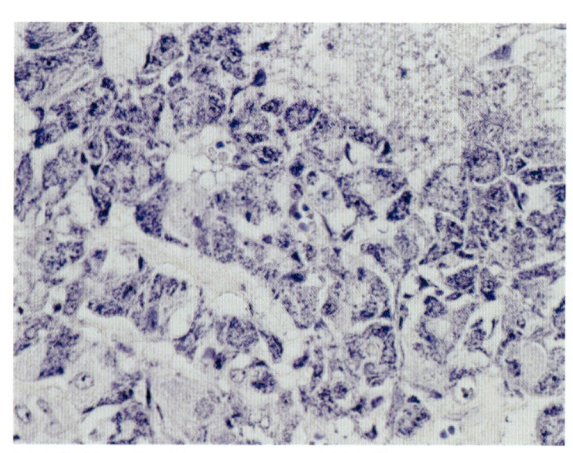

図6｜オンコサイトーマのPTAH染色像
大部分の腫瘍細胞に陽性顆粒を認めるが，その量は細胞により異なっている．

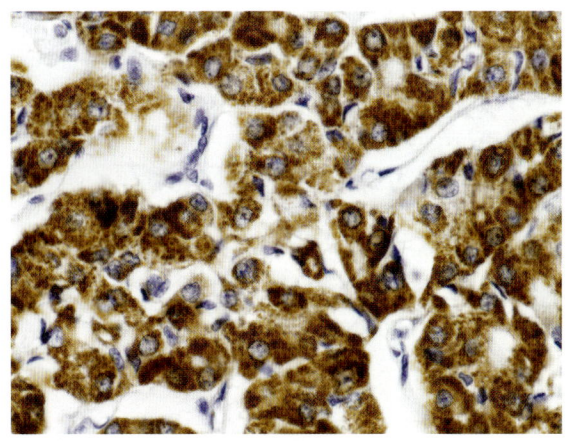

図 7 | オンコサイトーマの免疫染色像
大部分の腫瘍細胞の細胞質にミトコンドリアの陽性像を認めるが，その量は細胞により異なっている.

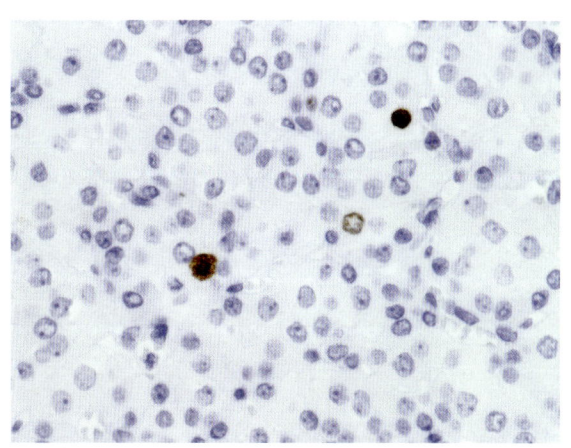

図 8 | オンコサイトーマの免疫染色像
MIB-1 陽性の腫瘍細胞核はごく少数のみである.

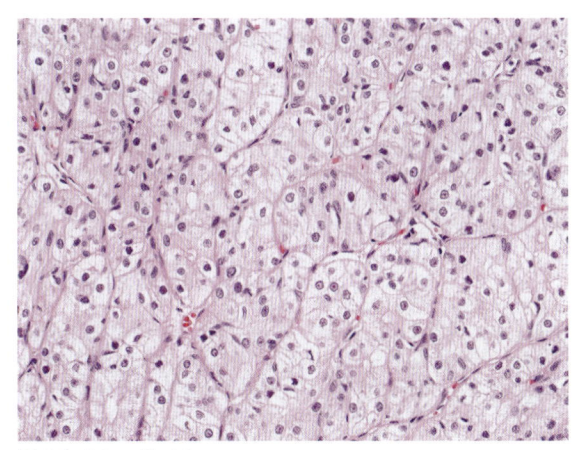

図 9 | オンコサイトーマ
淡明細胞が胞巣状に増生している.

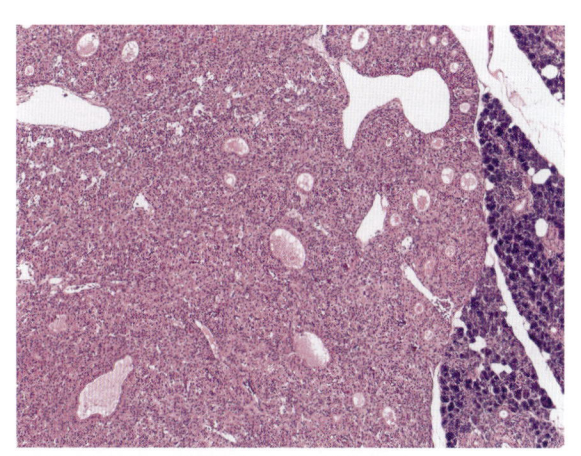

図 10 | 結節性・腺腫様オンコサイト過形成
結節の辺縁は分葉状であり，背景の顎下腺との間に被膜形成はみられない.

ほうが light cells より強く染色される傾向にある（図 6，7）. 超微形態学的には腫瘍細胞の細胞質の約 60％が異常ミトコンドリアで占められているとされる[6]. MIB-1 index は低値である（図 8）[7].

オンコサイトーマの亜型として明細胞性オンコサイトーマ（clear cell oncocytoma）が挙げられる[8]. 細胞質が明るい細胞の充実性・索状配列からなる腫瘍（図 9）であるが，部分的にオンコサイト成分が認められる. 本亜型の腫瘍細胞内には超微形態学的に豊富なグリコーゲンとミトコンドリアが存在しているとされている.

5. 鑑別診断

鑑別すべき疾患としては反応性・過形成性病変，オンコサイト癌（oncocytic carcinoma）およびオンコサイトが出現する唾液腺腫瘍が挙げられる.

反応性・過形成性病変：唾液腺のオンコサイトの増生からなる反応性・過形成性病変として知られているものにはオンコサイト化生（oncocytic metaplasia）とオンコサイト過形成（oncocytic hyperplasia）がある. オンコサイト化生は高齢者の耳下腺にみられることが多く，小葉内導管細胞やときに腺房細胞にも認められる. オンコサイト過形成には結節性・腺腫様オンコサイト過形成（nodular or adenomatous on-

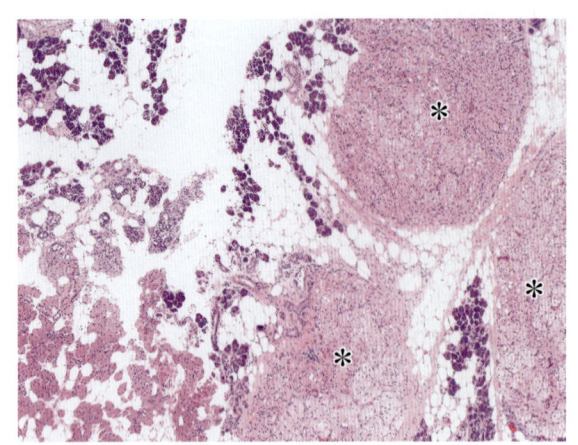

図11 | 結節性・腺腫様オンコサイト過形成
萎縮した耳下腺組織内に不規則な形状のオンコサイトからなる結節が3個みられる（*）．左下にはオンコサイト化生もみられる．

cocytic hyperplasia）とびまん性過形成性オンコサイトーシス（diffuse hyperplastic oncocytosis）がある．結節性・腺腫様オンコサイト過形成はオンコサイトの結節性増生からなる病変で，周囲との境界は明瞭であるが，被膜を有さない（図10）[9]．また，多発病変であり，結節の輪郭は不規則で，背景にはオンコサイト化生を伴う（図11）．オンコサイトーマが多発した症例[10]や結節性・腺腫様オンコサイト過形成からオンコサイトーマが発生した報告[11]もあるが，これらの症例における過形成と腺腫の鑑別には被膜の有無と結節の輪郭が整か不整かが重要であると指摘されている．びまん性過形成性オンコサイトーシスは正常唾液腺，とくに耳下腺のほぼ全体にオンコサイトの増生がみられるもので，きわめてまれである[12]．

オンコサイト癌：オンコサイト癌との鑑別も重要であるが，オンコサイト癌は通常被膜を有さず，浸潤性発育を示すことで鑑別できる．また，MIB-1[7]やα1-antitripsin[13]の免疫染色が鑑別に有用であるとの報告がある．

オンコサイトが出現する唾液腺腫瘍：オンコサイトはオンコサイトーマやオンコサイト癌以外の唾液腺腫瘍の部分像として出現することがあり，生検や細胞診の診断の際には注意が必要である．オンコサイトが出現する唾液腺良性腫瘍としてはワルチン腫瘍（Warthin tumor），基底細胞腺腫（basal cell adenoma），多形腺腫（pleomorphic adenoma）および筋上皮腫（myoepithelioma）などが挙げられる．また，多型低悪性度腺癌（polymorphous low-grade adenocarcinoma），粘表皮癌（mucoepidermoid carcinoma），腺房細胞癌（acinic cell carcinoma）および唾液腺導管癌（salivary duct carcinoma）などの唾液腺悪性腫瘍においてもオンコサイトがみられることがある．

（今村好章）

文　献

1) Johns ME, Batsakis JG, Short CD：Oncocytic and oncocytoid tumors of the salivary glands. Laryngoscope 83：1940-1952, 1973
2) Smith RA, Ord MJ：Mitochondrial form and function relationships in vivo：their potential in toxicology and pathology. Int Rev Cytol 83：63-134, 1983
3) Hartwick RW, Batsakis JG：Non-Warthin's tumor oncocytic lesions. Ann Otol Rhinol Laryngol 99：674-677, 1990
4) Brandwein MS, Huvos AG：Oncocytic tumors of major salivary glands. A study of 68 cases with follow-up of 44 patients. Am J Surg Pathol 15：514-528, 1991
5) Thompson LD, Wenig BM, Ellis GL：Oncocytomas of the submandibular gland. A series of 22 cases and a review of the literature. Cancer 78：2281-2287, 1996
6) Carlsöö B, Domeij S, Helander HF：A quantitative ultrastructural study of a parotid oncocytoma. Arch Pathol Lab Med 103：471-474, 1979
7) Ito K, Tsukuda M, Kawabe R, et al：Benign and malignant oncocytoma of the salivary glands with an immunohistochemical evaluation of Ki-67. ORL J Otorhinolaryngol Relat Spec 62：338-341, 2000
8) Ellis GL：Clear cell oncocytoma of salivary gland. Hum Pathol 19：862-867, 1988
9) Sørensen M, Baunsgaard P, Frederiksen P, et al：Multifocal adenomatous oncocytic hyperplasia of the parotid gland (unusual clear cell variant in two female siblings). Pathol Res Pract 181：254-259, 1986
10) Ghandur-Mnaymneh L：Multinodular oncocytoma of the parotid gland：a benign lesion simulating malignancy. Hum Pathol 15：485-486, 1984
11) Hyde J, Takashima M, Dodson B, et al：Bilateral multinodular oncocytomas of the parotid arising in a background of bilateral oncocytic nodular hyperplasia. Ear Nose Throat J 87：51-54, 2008
12) Vigliani R, Genetta C：Diffuse hyperplastic oncocytosis of the parotid gland. Case report with histochemical observations. Virchow Arch A Pathol Anat Histol 397：235-240, 1982
13) Coli A, Bigotti G, Bartolazzi A：Malignant oncocytoma of major salivary glands. Report of a post-irradiation case. J Exp Clin Cancer Res 17：65-70, 1998

第2部 組織型と診断の実際

2. 良性腫瘍

(6) 細管状腺腫

canalicular adenoma

1. 定義・概念

円柱状細胞を主体とする腫瘍細胞の特徴的な配列によって構築される良性腫瘍である。基底細胞腺腫（単形性腺腫）の亜型や adenomatosis などと報告されていた時期もあるが，組織構築，免疫染色性，発生部位ともに基底細胞腺腫とは異なる[1〜6]。腫瘍細胞が構成する腺管の配列や水腫状の間質の所見を（canal：運河）になぞらえた名称が付されており，1991年の WHO 分類第2版への収載以降は canalicular adenoma の名称にほぼ統一されている。上記のほか，邦名を管状腺腫として報告されたものもあるが，管状腺腫としての報告例には比較的単調な増殖様式を示した多形腺腫に相当する症例なども含まれている[1,2,7]。

2. 臨床的事項

細管状腺腫の発症頻度は，唾液腺上皮性腫瘍の2％未満，良性の上皮性唾液腫瘍の4％未満とされる[3]。本邦ではまれな組織型だが，欧米では小唾液腺に生じる腫瘍型としては多形腺腫，粘表皮癌に次いで多いという報告もある[7〜13]。症例の多くが上唇，次いで頬粘膜部の小唾液腺に好発する。他部位，とくに大唾液腺での発症例はきわめてまれである。中高年の女性にやや多く発症する傾向があり，多発する症例があるのも本腫瘍に特徴的な所見で，再発例の報告もある[2,3,14,15]。

3. 組織学的所見

周囲組織とは概ね線維性被膜で境界されている。卵円形・クロマチン好性核を有する異型の乏しい円柱状〜立方状腫瘍細胞が密な単層性配列を呈し，細管状，念珠状，ビーズ状などと表現される独特の増殖パターンを示す（図1, 2）。2列に並んだ索状やリボン状の腫瘍細胞が近接・吻合・分岐や離開しながら，細管状，腺管状，小嚢胞状構造を呈する。核密度はやや高いが分裂像はまれである。索状の腫瘍細胞間に基底細胞様の細胞が充実性に増生する部位を伴う場合もある。間質は非常に疎で，水腫状や粘液調を示すのも本腫瘍の大きな特徴である[2〜5]（図2〜4）。

4. 免疫組織化学的特徴

pan-cytokeratin，S-100 蛋白に高度に陽性を示す。vimentin 陽性を示す場合も多いが，smooth muscle-actin（SMA），p63，calponin などの腫瘍性筋上皮系マーカーには陰性である場合が多い（calponin については異なる報告もある）[2〜4,15]（図5）。

5. 鑑別診断

低倍像が索状型の基底細胞腺腫に類似している場合があるが，基底細胞腺腫の，腺上皮と筋上皮/基底細胞様の2種の細胞から構成される組織像や，耳下腺に好発する点は細管状腺腫と異なる。基底細胞腺腫に特徴的な間質でのS-100蛋白陽性の紡錘形細

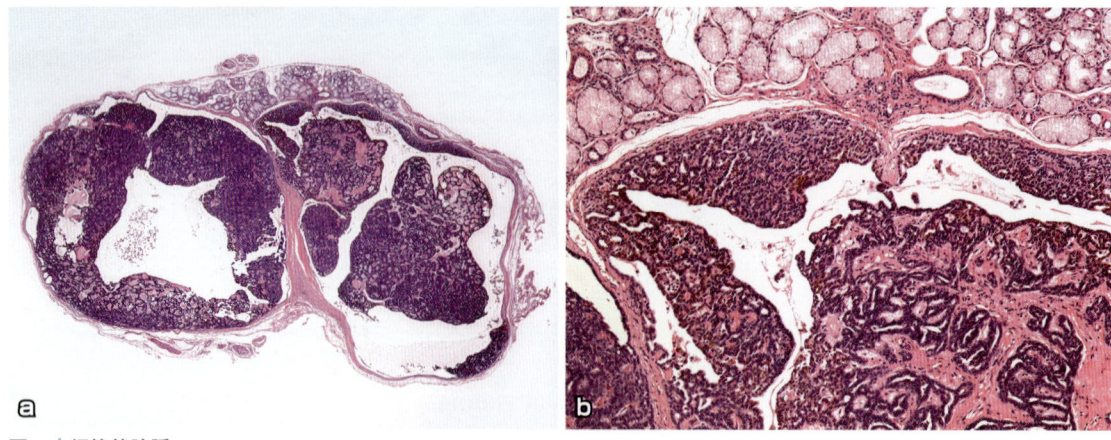

図1 | 細管状腺腫
a：ルーペ像，b：弱拡大像．唾液腺組織と線維性被膜で境された多結節状の細管状腺腫．囊胞構造が著明．（北海道大学 北村哲也先生，進藤正信先生のご厚意による）

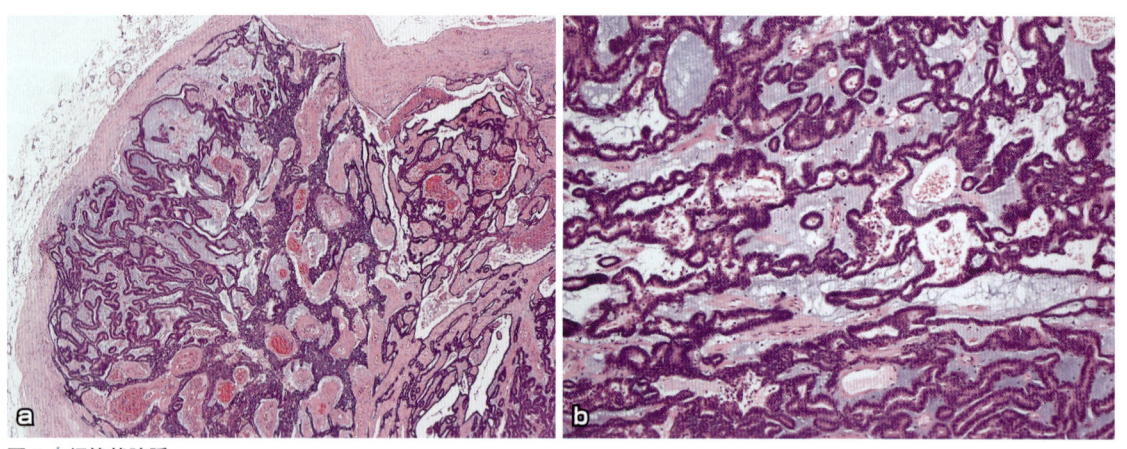

図2 | 細管状腺腫
a：弱拡大像．線維性被膜内に細管状，小囊胞状の増殖が認められる．b：中拡大像．粘液調～水腫状の間質を背景に独特の吻合・分岐を呈しながら増殖する．

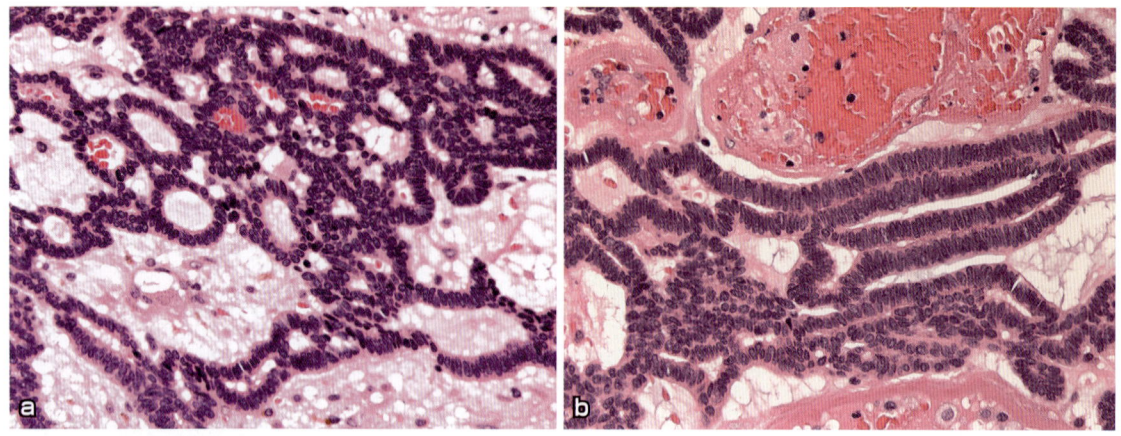

図3 | 細管状腺腫（強拡大像）
a, b：特徴的な増殖パターンを示す腫瘍組織は，異型の乏しい円柱状～立方状腫瘍細胞の単相性配列から構成されている．

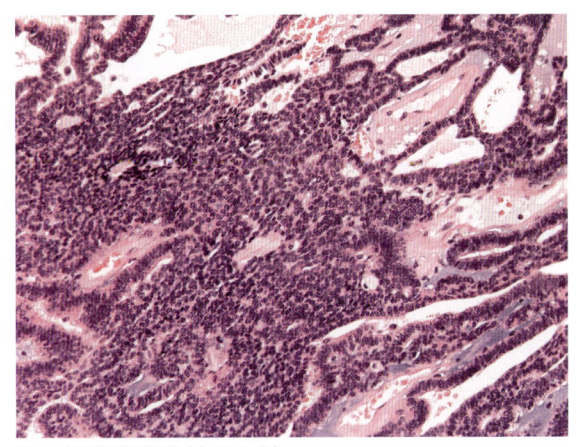

図4 細管状腺腫（中拡大像）
一部で基底細胞様細胞の充実性増殖がみられる．

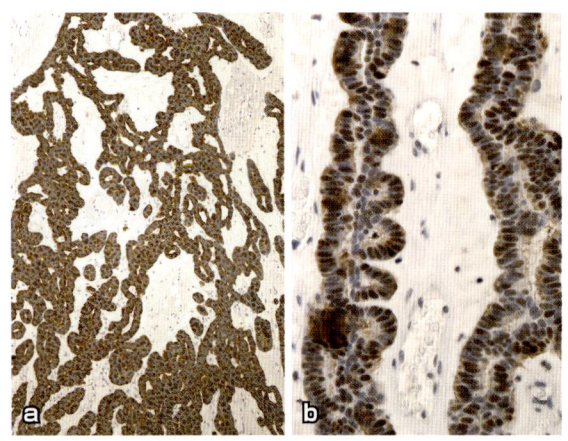

図5 細管状腺腫の免疫染色所見
pan-cytokeratin（a），S-100蛋白（b）ともに陽性を示す．

胞はみられない．

　ほとんどが小唾液腺発生例で，本邦での報告例が少ない点や，比較的異型の乏しい単調な腫瘍細胞が単層性の腺管構造を呈する点，pan-cytokeratin，S-100蛋白，vimentinに陽性を示す点などは多型低悪性度腺癌（PLGA）と共通している．しかし，細管状腺腫ではPLGAの単調で淡い核所見とは異なり，PLGAの多彩な増殖様式や神経浸潤は認めない．そのほか腺様嚢胞癌などに部分的に類似する例もあるが，いずれも細管状腺腫の特徴を認識することで鑑別は比較的容易であると思われる[2～4]．

（大内知之）

文　献

1) Gardner DG, Daley TD：The use of term monomorphic adenoma, basal cell adenoma, and canalicular adenoma as applied to salivary gland tumors. Oral Surg 56：608-615, 1983
2) Thompson LDR, Bauer JL, Chiosea S, et al：Canalicular adenoma：a clinicopathologic and immunohistochemical analysis of 67 cases with a review of the literature. Head Neck Pathol［Epub ahead of print］
3) Ellis GL, Auclair PL：Canalicular adenoma. in "AFIP Atlas of Tumor Pathology（4th Series, Fascicle 9）, Tumors of the Salivary Glands", ARP Press, Washington, DC, 2008, pp109-117
4) 二階宏昌：細管状腺腫．腫瘍鑑別診断アトラス　唾液腺，文光堂，2006, pp72-74
5) Daley TD, Gardner DG, Smout MS：Canalicular adenoma：not a basal cell adenoma. Oral Surg 57：181-188, 1984
6) Khullar SM, Best PV：Adenomatosis of minor salivary glands. Oral Surg Oral Med Oral Pathol 74：783-787, 1992
7) 野添悦郎，三村　保，登　正太郎 他：上顎歯肉頬移行部に発生した管状腺腫の1例．日本口腔外科学会雑誌 41：823-826, 1995
8) 吉松美佳，楠川仁悟，豊福士文 他：上唇小唾液腺より発生したcanalicular adenomaの1例．診断病理 19：15-17, 2002
9) 松井英夫，藤田昌宏，北村哲也：小唾液腺細管状腺腫の1例．日本臨床細胞学会雑誌 52：23-27, 2013
10) Yamada H, Ishii H, Seto I, et al：Canalicular adenoma of the buccal mucosa：a case report with computed tomography and magnetic resonance imaging. J Oral Maxillofac Surg 61：837-840, 2003
11) Matsuzaka K, Murakami S, Shimono M, et al：Canalicular adenoma arising in the upper lip：review of the pathological findings. Bull Tokyo Dent Coll 45：229-233, 2004
12) Pires FR, Pringle GA, de Almeida OP, et al：Intra-oral minor salivary gland tumors：a clinicopathological study of 546 cases. Oral Oncol 43：463-470, 2007
13) Yih W-Y, Kratochvil FJ, Stewart JCB：Intraoral minor salivary gland neoplasms：Review of 213 cases. J Oral Maxillofac Surg 63：805-810, 2005
14) Siqueira CS, Fernandes KS, Vivas APM, et al：Clinical and histological features of multifocal canalicular adenomas of the upper lip. Braz Dent J 24：542-546, 2013
15) Harmse JL, Saleh HA, Odutoye T：Recurrent canalicular adenoma of the minor salivary glands in the upper lip. J Laryngol Otol 111：985-987, 1997
16) Ferreiro JA：Immunohistochemical analysis of salivary gland canalicular adenoma. Med Oral Pathol 78：761-765, 1994

第2部 組織型と診断の実際

2. 良性腫瘍

(7) 脂腺腺腫

sebaceous adenoma

1. 定義・概念および臨床的事項

　脂腺腺腫（sebaceous adenoma）は脂腺への分化を示す異型性のない細胞からなる良性上皮性腫瘍である[1]．耳下腺，顎下腺や口腔の小唾液腺には非腫瘍性の脂腺細胞がまれならず存在し，脂腺腺腫の発生と関連していると推測される[2]．
　頻度は全唾液腺腫瘍の0.1％，唾液腺良性上皮性腫瘍の0.5％と，大変まれな腫瘍である．症例の約半数は耳下腺に発生し，口腔（小唾液腺）や顎下腺にも発生する．20～90歳と幅広い年齢に発生しうるが，50～60歳代に最も多く，やや男性に多い傾向がある[3,4]．特異的な症状はなく，腫瘤を自覚し受診することが多い．完全切除すれば再発せず，経過は良好である．

2. 肉眼所見

　腫瘍径は0.5～3cmで，被膜に囲まれた境界明瞭な腫瘤を呈する．割面は黄白色調で，粥状の内容物を含む囊胞部分を伴っている（図1）．

3. 組織学的所見

　線維性被膜に囲まれた境界明瞭な腫瘍で，脂腺に類似した腫瘍細胞がさまざまな大きさの胞巣を多数形成している（図2, 3）[3～5]．脂腺様細胞は脂質を有しており，泡沫状ないし多空胞状の淡明な細胞質を呈し（図4）．しばしば扁平上皮細胞への分化を伴い，オンコサイト化生を示すこともある[1,2]．胞巣の辺縁には細胞質が乏しい類基底細胞が認められる．胞巣の中心にはしばしば小囊胞状構造や拡張した導管様構造が認められる（図3）．腫瘍細胞には核異型はなく，核分裂像は乏しい．胞巣間には線維性間質が介在しており，リンパ球浸潤は通常目立たない．胞巣間にリンパ球浸潤，異物型巨細胞や泡沫組織球が集簇し，脂肪肉芽腫（lipogranuloma）様の像を呈することがある（図5）[2]．これは破裂して漏れ出た囊胞内容物に対する反応性変化と考えられる．
　凍結標本によるオイルレッド染色で脂質が陽性となるが，特徴的な細胞形態からHE染色でも脂腺細胞分化は十分に認識できる．

4. 鑑別診断

　脂腺リンパ腺腫：脂腺腺腫よりも明らかにリンパ球浸潤が著明である．
　脂腺癌：脂腺腺腫の悪性型であり，泡沫状の脂腺様細胞，類基底細胞，扁平上皮細胞から構成されるが，核異型があり，浸潤性増殖，核分裂像や壊死を認める．
　脂腺リンパ腺癌：大変まれな腫瘍で，脂腺リンパ腺腫とともに悪性転化した癌腫成分を伴う腫瘍である．悪性成分は脂腺癌，未分化癌，腺様囊胞癌，上皮筋上皮癌に相当すると報告されている．
　転移性脂腺癌：顔部皮膚や眼瞼などの脂腺癌が耳下腺内リンパ節に転移すると，あたかも耳下腺原発の脂腺系腫瘍にみえることがある．病歴が重要である．
　脂腺分化を伴う唾液腺腫瘍：多形腺腫，ワルチン腫瘍，粘表皮癌や上皮筋上皮癌などで脂腺分化を伴

(7) 脂腺腺腫   151

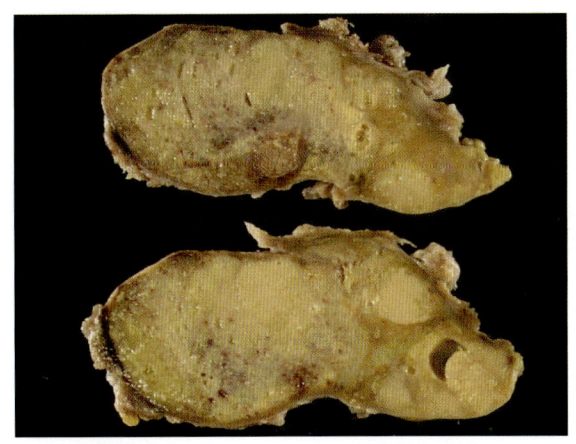

図1 | 脂腺腺腫の肉眼像（ホルマリン固定後の割面）
黄色の割面を呈する．

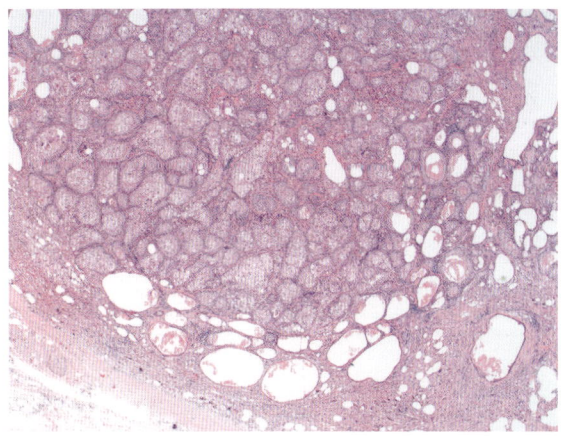

図2 | 脂腺腺腫
境界明瞭な腫瘍で線維性被膜に囲まれている．

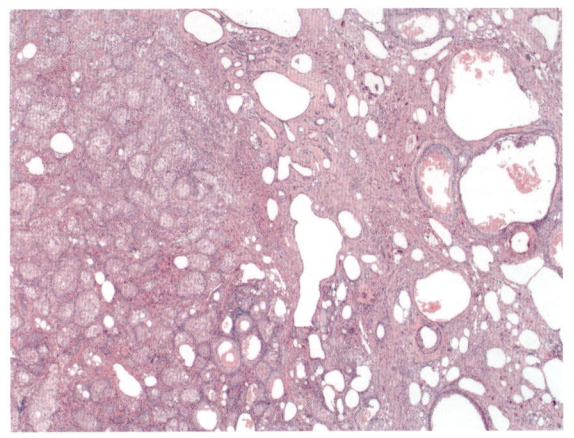

図3 | 脂腺腺腫における多彩な増殖パターン
脂腺様細胞からなる胞巣が多数形成されており，胞巣間には線維性間質が介在している．扁平上皮分化を伴う角質嚢腫様の構造や，拡張した導管様構造も観察される．

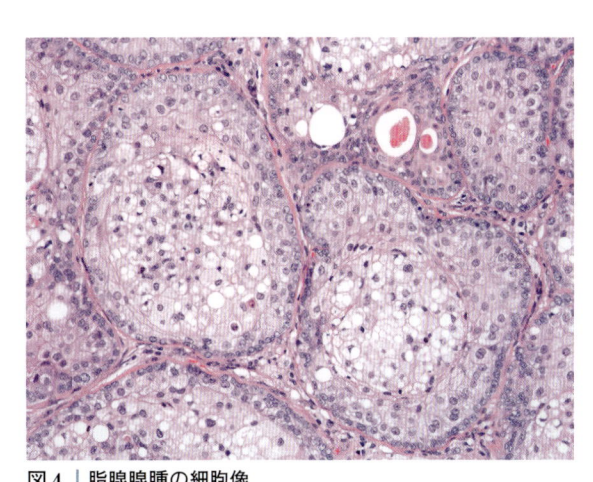

図4 | 脂腺腺腫の細胞像
脂腺様細胞は泡沫状から多空胞状で淡明な細胞質を有している．胞巣辺縁には類基底細胞が観察される．いずれにも核異型は認められない．

うことがある．いずれも部分的な所見であり，残りの大部分の組織像から脂腺腺腫と鑑別できる．

（山元英崇）

文　献

1) Gnepp DR：Sebaceous adenoma. in Barnes L, Eveson JW, Reichart P, et al（eds）："World Health Organization Classification of Tumours, Pathology and Genetics of Head and Neck Tumours", IARC Press, Lyon, 2005, p268
2) Chan JKC, Cheuk W：Tumors of the salivary glands. in Fletcher CDM（ed）："Diagnostic Histopathology of Tumors（4th ed）", Elsevier Saunders, Philadelphia, 2013, pp306-307
3) Gnepp DR, Brannon R：Sebaceous neoplasms of salivary gland origin. Report of 21 cases. Cancer 53：2155-2170, 1984
4) Gnepp DR：Sebaceous neoplasms of salivary gland origin：a review. Pathol Annu 18：71-102, 1983
5) 藤田展宏，山元英崇，瀬川祐一 他：耳下腺に発生したsebaceous adenoma の1例．診断病理 25：280-282, 2008

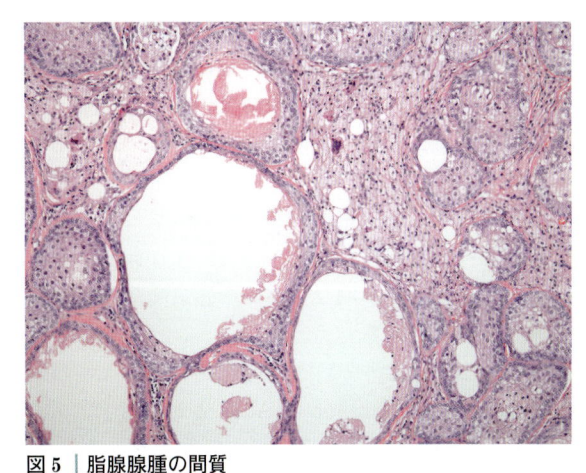

図5 | 脂腺腺腫の間質
胞巣間には軽度のリンパ球浸潤，泡沫組織球や異物型巨細胞が観察される．

第2部　組織型と診断の実際

2．良性腫瘍

(8) リンパ腺腫（脂腺型，非脂腺型）

lymphadenoma (sebaceous and non-sebaceous)

1．定義・概念

　リンパ腺腫（lymphadenoma）はまれな良性腫瘍で，増生する上皮胞巣とその周囲の豊富なリンパ組織性間質からなる[1,2]．上皮胞巣が脂腺細胞への分化を示すものは脂腺型（sebaceous），それ以外は非脂腺型（non-sebaceous）と亜分類されている．旧 WHO 分類[3]にはリンパ腺腫の項はなく，脂腺腺腫（sebaceous adenoma）の亜型という位置づけで脂腺型リンパ腺腫だけが取り上げられていた．その後，脂腺への分化を欠いたリンパ腺腫というべき症例が認識されるようになり，現在ではこのような形で2つの亜分類からなるリンパ腺腫が独立した項目として採用されるようになった．Seethala らによる33例の報告では，脂腺型が22例，非脂腺型が11例と，脂腺型のほうがより多いが[4]，筆者の経験では非脂腺型のほうが頻度が高く，脂腺型のほうはきわめてまれである．非脂腺型は以前の分類にはなかったため十分に認知されておらず，別の診断名で報告されていた可能性があり，実際の頻度はもう少し高いのではないかとも予想されている[5]．

　この腫瘍のリンパ組織の意義については，ワルチン腫瘍のそれと同様の議論がある．すなわち，もともと存在した耳下腺内リンパ節の迷入唾液腺組織に由来する腫瘍とする考え方と[5]，リンパ組織は二次的に生じた腫瘍随伴リンパ組織増生（tumor-associated lymphoid proliferation；TALP）とする考え方の2つがある．現時点では後者の説が優勢である．なお，リンパ腺腫は真の腫瘍ではなく，反応性病変の可能性が否定できないとする論文もある[6]．

2．臨床的事項

　AFIP によれば唾液腺腺腫の0.9％を占める[2]．年齢は13～89歳と幅広いが，50～60歳代に最も多い．性差はとくにない．大部分が耳下腺に発生する．まれに顎下腺や小唾液腺から発生することもある[4]．臨床症状は徐々に増大する無痛性の腫瘤で，有症状期間は数ヵ月～数年とされている．30％の患者が免疫抑制療法を受けていたという報告もある[4]．術後再発例の報告は認められない．

3．肉眼所見

　大きさは0.6～6cmで，周囲に対して圧排性に発育する境界の明瞭な腫瘤を形成する．割面は灰白色ないし黄白色充実性で，部分的に多発性嚢胞状を示すことがある．

4．組織学的所見

　被包化された腫瘤内に，豊富なリンパ球性間質を背景として多数の島状の上皮細胞増殖巣が認められる（図1, 2）．部分的に被膜を欠いていることもある．
　上皮細胞には類基底細胞，立方状細胞，円柱状細胞，扁平細胞といった種々の細胞があり，融合性の充実性胞巣，索状配列，腺管構造，嚢胞状構造を示す[4,5]（図3～6）．腺管や嚢胞の内腔には好酸性の分泌物の貯留が認められる．上皮細胞はオンコサイト化することや粘液細胞が認められることもある（図7, 8）．脂腺型では泡沫状細胞質を有する脂腺細胞の

(8) リンパ腺腫（脂腺型，非脂腺型） 153

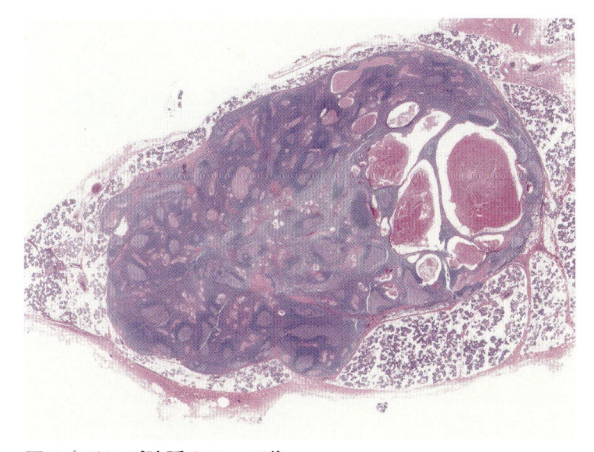

図1 | リンパ腺腫のルーペ像
被膜で包まれた境界明瞭な腫瘍で，部分的に囊胞形成も認められる．

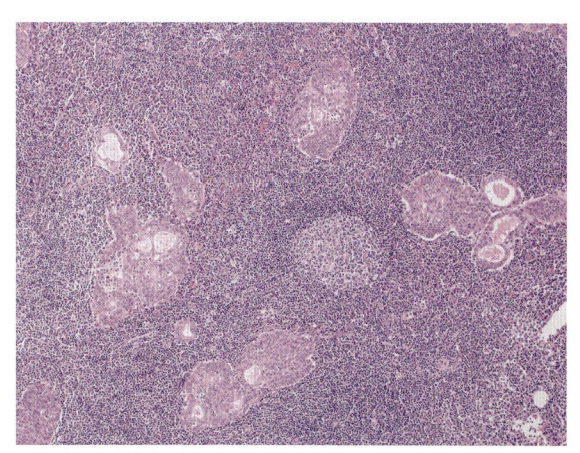

図2 | リンパ腺腫（弱拡大）
上皮細胞が周囲に豊富なリンパ球性間質を伴って島状に出現している．中央にリンパ濾胞が認められる．

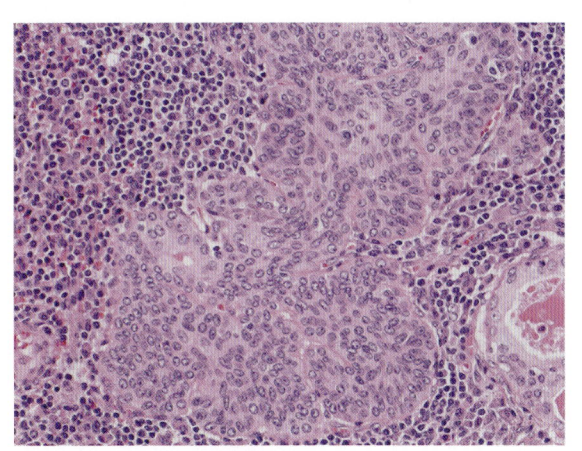

図3 | リンパ腺腫（非脂腺型）
類基底細胞が充実性胞巣を形成している．

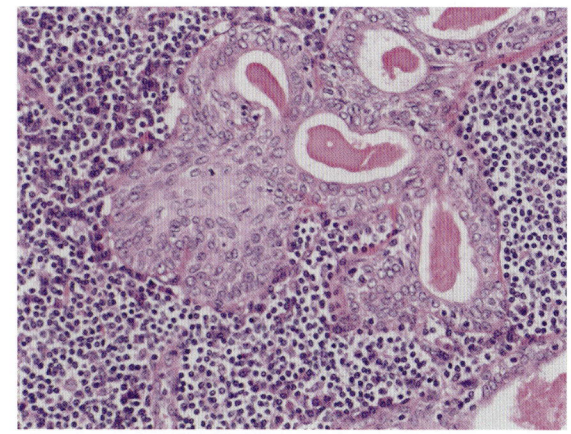

図4 | リンパ腺腫（非脂腺型）
円柱上皮細胞が腺腔を形成し，内腔に好酸性の分泌物を容れている．

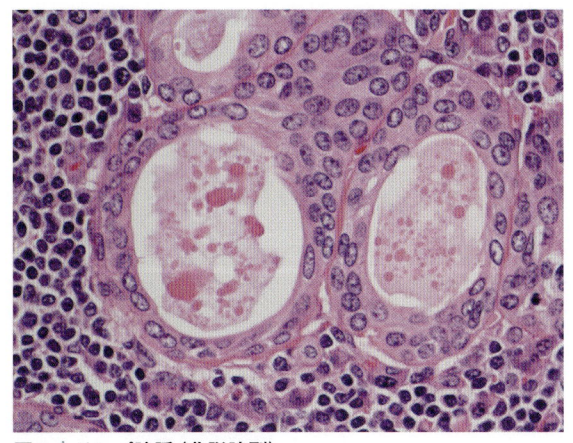

図5 | リンパ腺腫（非脂腺型）
腺管に面する上皮細胞の周囲には1層ないし数層の類基底細胞が取り囲んでいる．

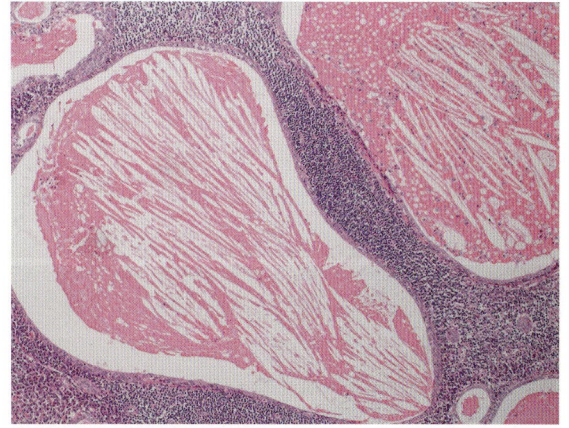

図6 | リンパ腺腫（非脂腺型）
囊胞内腔には好酸性分泌物やコレステリン結晶が認められる．

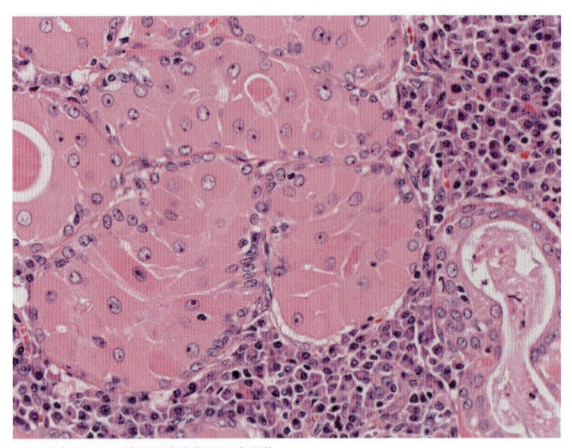

図7 | リンパ腺腫（非脂腺型）
上皮細胞はオンコサイト化を示すことがある．

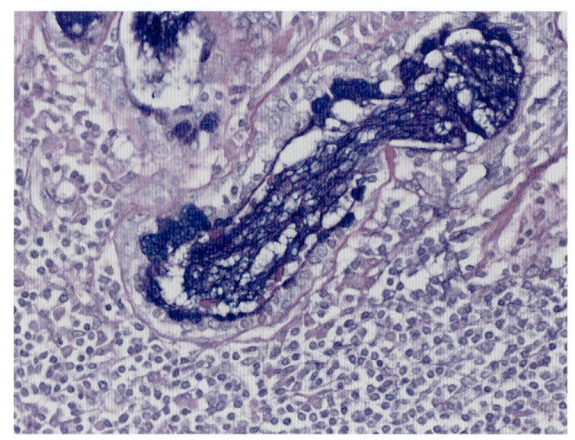

図8 | リンパ腺腫（非脂腺型）（alcian blue-PAS 染色）
粘液産生を示す細胞が認められることもある．

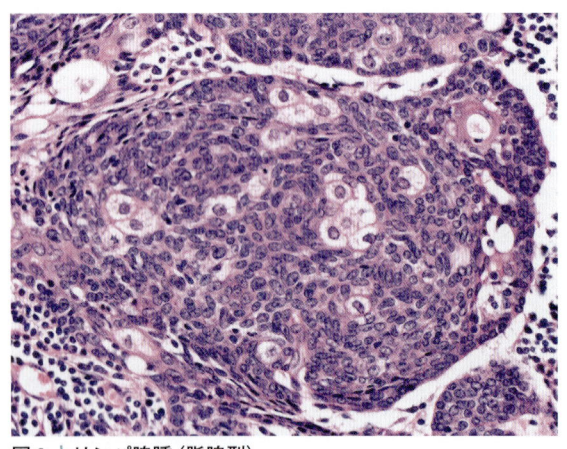

図9 | リンパ腺腫（脂腺型）
上皮胞巣中に明らかな脂腺への分化を示す細胞が認められる．
（東京医科大学 長尾俊孝先生のご厚意による）

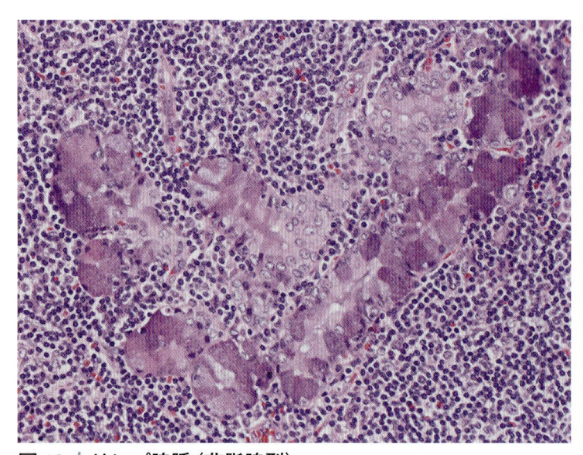

図10 | リンパ腺腫（非脂腺型）
上皮細胞は漿液性腺房細胞への分化を示すこともある．

出現が認められる（**図9**）．なお，まれには漿液性腺房細胞への分化を示す症例も経験される[7]（**図10**）．上皮が乳頭状に増殖することや，異型を示すことはない．核分裂像も通常目立たない．ただし，きわめてまれに脂腺腺癌や基底細胞腺癌への悪性転化を示す症例があるので注意を要する[4,8,9]．

一方，リンパ組織性の間質は異型のないリンパ球の密な増生からなり，しばしば胚中心をもつリンパ濾胞の形成が認められる[4]．形質細胞も種々の程度に混在している．部分的に硝子様の線維化を伴うことがある．リンパ節の構造は通常は認められない．ただし，迷入唾液腺組織を含んだリンパ節門構造や辺縁洞のようなリンパ節構造が認められたとする報告もある[5]．

術前の穿刺吸引細胞診では多数のリンパ球を背景として，異型の乏しい均一な類基底細胞が強い結合性を示す密な集塊として認められる[10]．脂腺型では，空胞状の豊富な細胞質を有する大型多角形細胞が上皮集塊中に認められる[11]．

5．免疫組織化学的特徴

基底細胞マーカー（p63，34βE12，CK5/6 など）が陽性を示し（**図11**），さらに腺管構造を示す部位では導管上皮系のマーカー（CK7，EMA など）が陽性を示す[4,5,12]．通常は筋上皮細胞への分化は認められないが[6]，そのマーカー（calponin，α-smooth muscle actin など）がまれに陽性を示すことがある[4,9,13]（**図12**）．

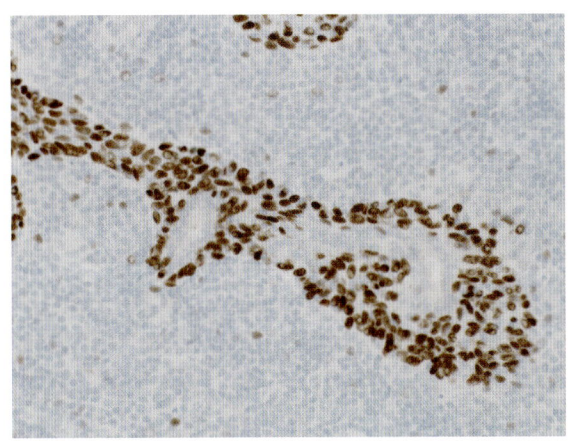

図11 | リンパ腺腫の免疫染色所見
類基底細胞はp63陽性を示す.

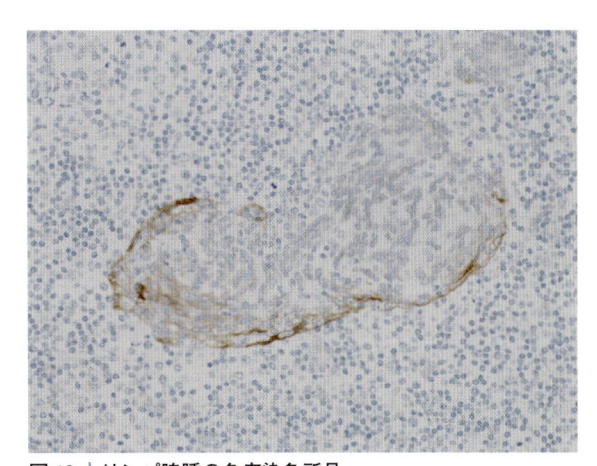

図12 | リンパ腺腫の免疫染色所見
通常は筋上皮細胞への分化は認められないが, 胞巣辺縁部にcalponin陽性の筋上皮細胞への分化を示す細胞が認められることがある.

6. 鑑別診断

　良性病変としてはワルチン腫瘍とリンパ上皮唾液腺炎が, 悪性腫瘍としては癌のリンパ節転移やTALPを伴う粘表皮癌, リンパ上皮癌などが鑑別の対象となる. リンパ腺腫ではオンコサイト化を示すことはあっても, ワルチン腫瘍のように乳頭状増殖を示すことはない. リンパ上皮唾液腺炎はリンパ腺腫のような被包化された単一の腫瘤を形成することはないことから鑑別できる. リンパ腺腫では細胞異型が認められないこと, 辺縁洞とは無関係な分布を示すことから癌のリンパ節転移とは区別され, 粘表皮癌とは中間型細胞や明細胞化は認められないこと, 浸潤性増殖像が認められないことなどから鑑別される. リンパ上皮癌とは異型がないこと, EBウイルス感染が認められないことなどから区別できる.

（森永正二郎）

文　献

1) Barnes L, Eveson JW, Reichart P, et al (eds): World Health Organization Classification of Tumours, Pathology and Genetics of Head and Neck Tumours, IARC Press, Lyon, 2005
2) Ellis GL, Auclair PL: AFIP Atlas of Tumor Pathology, Tumors of the Salivary Glands, 4th Series, ARP Press, Silver Spring, 2008
3) Seifert G, Sobin LH: World Health Organization International Histological Classification of Tumours, Histological Typing of Salivary Gland Tumours, Springer-Verlag, Berlin, 1991
4) Seethala RR, Thompson LD, Gnepp DR, et al: Lymphadenoma of the salivary gland: clinicopathological and immunohistochemical analysis of 33 tumors. Mod Pathol 25: 26-35, 2012
5) Weiler C, Agaimy A, Zengel P, et al: Nonsebaceous lymphadenoma of salivary glands: proposed development from intraparotid lymph nodes and risk of misdiagnosis. Virchows Arch 460: 467-472, 2012
6) Mori D, Akashi M, Shibaki M, et al: Nonsebaceous lymphadenoma in the parotid gland: true neoplastic or reactive? A report of two cases. Int J Surg Pathol 21: 509-513, 2013
7) Ishii A, Kawano H, Tanaka S, et al: Non-sebaceous lymphadenoma of the salivary gland with serous acinic cell differentiation, a first case report in the literature. Pathol Int 63: 272-276, 2013
8) Croitoru CM, Mooney JE, Luna MA: Sebaceous lymphadenocarcinoma of salivary glands. Ann Diagn Pathol 7: 236-239, 2003
9) Ahn SH, Park SY: Sebaceous lymphadenocarcinoma of parotid gland. Eur Arch Otorhinolaryngol 263: 940-942, 2006
10) Castelino-Prabhu S, Li QK, Ali SZ: Nonsebaceous lymphadenoma of the parotid gland: cytopathologic findings and differential diagnosis. Diagn Cytopathol 38: 137-140, 2010
11) Vande Haar MA, DeFrias D, Lin X: Fine-needle aspiration cytomorphology of sebaceous lymphadenoma of the salivary gland. Diagn Cytopathol 42: 959-963, 2014
12) Ma J, Chan JK, Chow CW, et al: Lymphadenoma: a report of three cases of an uncommon salivary gland neoplasm. Histopathology 41: 342-350, 2002
13) Gallego L, Junquera L, Fresno MF: Non-sebaceous lymphadenoma of the parotid gland: immunohistochemical study and DNA ploidy analysis. Oral Surg Oral Med Oral Pathol Oral Radiol Endod 107: 555-558, 2009

第2部　組織型と診断の実際

2．良性腫瘍

(9) 導管乳頭腫

ductal papillomas

はじめに

　導管乳頭腫は唾液腺導管部において乳頭状に発育する比較的まれな良性の唾液腺腫瘍であり，内反性導管乳頭腫（inverted ductal papilloma），導管内乳頭腫（intraductal papilloma），乳頭状唾液腺腺腫（sialadenoma papilliferum）の3種に分類される．いずれも小唾液腺に多く発生し，大唾液腺での発生はまれである．

1．内反性導管乳頭腫

1）定義・概念

　内反性導管乳頭腫は，唾液腺導管と口腔粘膜上皮境界部における上皮の内反性・乳頭状発育により結節状を呈する腫瘍である．

2）臨床的事項

　本腫瘍は報告例が少なく発生頻度はよくわかっていないが，比較的まれな病変と考えられる．28〜77歳までの成人に発生し，男性に多い[1]．下唇が最も多く，次いで頬粘膜，下顎の口腔前庭部などにみられる．臨床的には粘膜下の無痛性腫脹をきたし，粘膜表面には斑点をしばしば伴う．病変の発育は数ヵ月〜数年かけて発育する．予後は良好である[1]．

3）肉眼所見

　病変の大きさは0.5〜1.5cm大で，しばしば乳頭状，ときに嚢胞状の結節状病変を呈する．

4）組織学的所見

　内反性に増殖した上皮が口腔粘膜上皮と連続し，粘膜表層には排泄管様の開口部がみられる．腫瘍は被膜を欠くが，周囲との境界は明瞭で，病変周囲の線維性間質を圧排しながら増殖する（図1）．増殖する上皮は円柱状の基底細胞や扁平上皮細胞よりなり，導管表面下へ向かって陥入しながら乳頭状・内反性に増殖する（図2）．上皮内には腺房細胞や孤在性の粘液産生細胞がみられることもある．細胞の異型性はみられてもごく軽度である．

5）鑑別診断

　鑑別診断には粘表皮癌が挙げられる．内反性導管乳頭腫は粘表皮癌でみられるような多嚢胞性，多結節性および浸潤性の増殖パターンを示さない．また粘表皮癌では乳頭状増殖を示すことはまれである．

2．導管内乳頭腫

1）定義・概念

　導管内乳頭腫は，小葉間導管や排泄管に由来する導管上皮の管内腔への乳頭状増殖，およびそれに伴う導管の単嚢胞性の拡張を特徴とする腫瘍である．

2）臨床的事項

　導管内乳頭腫の発生は非常にまれである．幅広い年齢層でみられるが，多くは60〜70歳代に発生する[1,2]．性差は男女ほぼ同程度である．一般に口唇や頬粘膜でみられるが，口蓋や舌で発生した例も報告されている．大唾液腺では耳下腺が最も発生頻度が

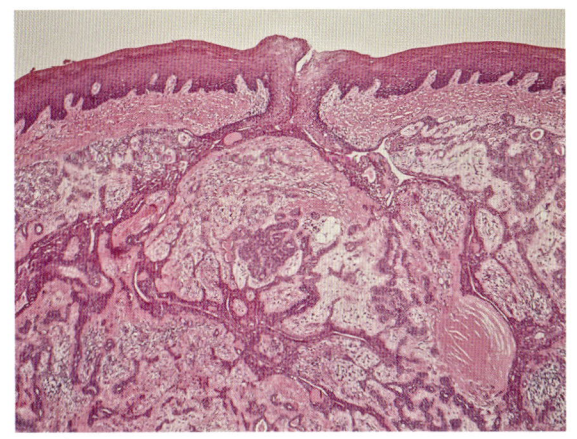

図1 内反性導管乳頭腫
導管開口部の上皮が陥入して内反性・乳頭状に増殖している．腫瘍は被膜を欠くが圧排性に増殖するため，周囲組織との境界は明瞭である．

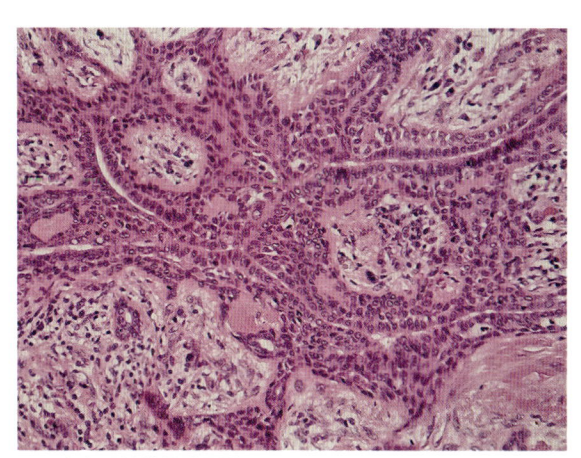

図2 内反性導管乳頭腫
数層の円柱状の基底細胞や扁平上皮細胞が増殖している．

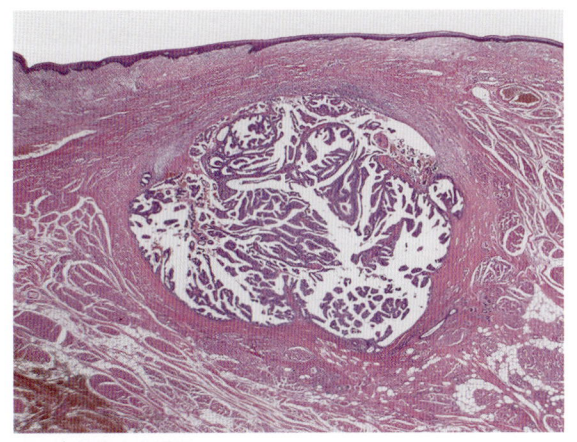

図3 導管内乳頭腫
舌に発生した症例．単嚢胞性に拡張した導管内に，上皮が乳頭状に増殖して腔内を満たしている．

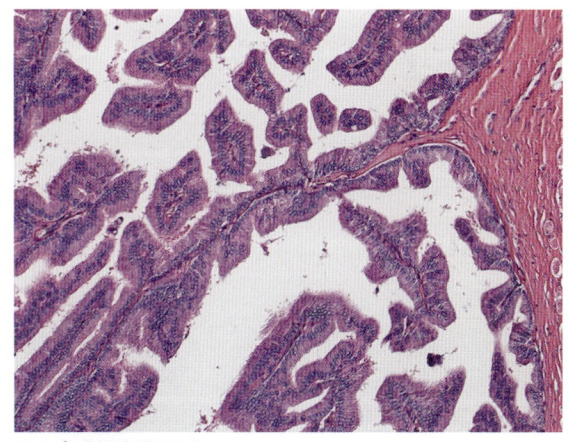

図4 導管内乳頭腫
異型性の乏しい円柱上皮細胞が，細い血管結合織を軸として乳頭状に増殖している．

高い[1]．臨床的には無痛性で孤在性の腫瘤形成あるいは腫脹としてみられ，数週〜数年にわたって発育する．導管内乳頭腫ではその悪性型の報告[3]もあり，年単位の十分な経過観察が必要である．

3) 肉眼所見

病変は0.5〜2.0cm大，境界明瞭な単嚢胞性結節性病変である．腔内部には顆粒状内容物を含み，しばしば粘液状物質もみられる．

4) 組織学的所見

腫瘍は被膜で覆われた境界明瞭な単嚢胞性病変である．1〜2層の円柱状から立方状上皮細胞が血管結合織を軸として嚢胞壁から複雑に分岐しつつ乳頭状に増殖する（図3, 4）．乳頭状増殖部の上皮には粘液産生細胞や杯細胞がみられることもある．腫瘍細胞に細胞異型や核分裂像はほとんどみられない[1]が，みられた場合は悪性型の可能性も考慮する必要がある．

5) 鑑別診断

鑑別診断には乳頭状嚢胞腺腫が挙げられる．導管内乳頭腫に比べて乳頭状嚢胞腺腫は形態的に多嚢胞性を示す．また，乳頭状嚢胞腺腫では多数の乳頭状突起の形成がしばしば特徴となるが，突起の多くは嚢胞腔のある程度までしか伸長しない．

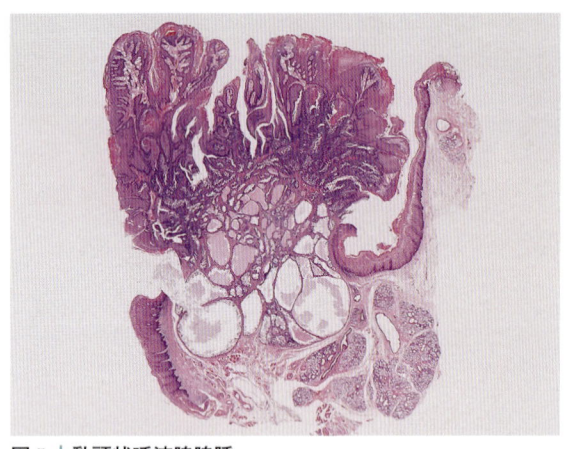

図5｜乳頭状唾液腺腺腫
下顎臼後結節部に発生した症例．導管開口部と連続して上皮が乳頭状に増殖している．表層には腺管が，深部には嚢胞状に拡張した腺管が増殖する二相性パターンを示す．

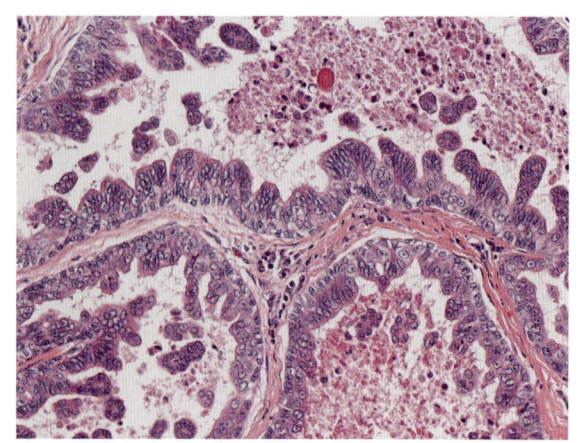

図6｜乳頭状唾液腺腺腫
増殖する小型腺管は立方状の基底細胞と，内層の比較的背の低い円柱上皮細胞の2層性上皮からなる．

3．乳頭状唾液腺腺腫

1）定義・概念

乳頭状唾液腺腺腫は，粘膜上皮および唾液腺導管上皮が外向性・乳頭状，および内向性の増殖を示す腫瘍である．

2）臨床的事項

乳頭状唾液腺腺腫の発生頻度はまれである[4]．中高年に発生し，やや男性に多い[1]．本腫瘍の多くは硬口蓋や軟口蓋に発生し，次いで頬粘膜にみられる．大唾液腺での発生は非常にまれだが，耳下腺が最も多い．臨床的に無痛性で外向性の乳頭状発育を示し，しばしば扁平上皮乳頭腫に類似する．腫瘍の発育は数ヵ月〜数年にわたる．乳頭状唾液腺腺腫は他の導管乳頭腫よりも再発する可能性が高く，その再発率は10〜15％と報告されている[1]．

3）肉眼所見

病変は境界明瞭な乳頭状あるいは疣贅状，広基性から有茎性の表面形状を示す．病変の大きさは0.5〜1.5cm大である．

4）組織学的所見

腫瘍は嚢胞が集簇した腺組織と，乳頭状あるいは疣贅状に増殖した扁平上皮下にみられる導管に類似した腺管構造よりなる二相性パターンを示す（図5）．腺管は立方状の基底細胞層と，その内側の背の低い円柱細胞層の2層性を示す（図6）．導管上皮や扁平上皮には粘液産生細胞や円柱状の好酸性細胞がみられることがある．腺管増殖部の周囲には被膜を欠き，ときに浸潤性増殖を思わせるが，悪性と見誤ってはならない．

5）鑑別診断

鑑別診断には主に扁平上皮乳頭腫，内反性導管乳頭腫，粘表皮癌の3つが挙げられる．扁平上皮乳頭腫は扁平上皮よりなり，乳頭状唾液腺腺腫のような内向性増殖や腺組織への分化はみられない．内反性導管乳頭腫は乳頭状唾液腺腺腫と比較して腺組織の混在を欠き，境界明瞭で圧迫性に増殖する．粘表皮癌でみられる浸潤性増殖や，扁平上皮細胞，中間細胞，粘液産生細胞などの混在は乳頭状唾液腺腺腫ではみられない．

（橋本和彦，井上　孝）

文　献

1) Brannon RB, Sciubba JJ, Giulani M：Ductal papillomas of salivary gland origin. A report of 19 cases and review of the literature. Oral Surg Oral Med Oral Pathol Oral Radiol Endod 92：68-77, 2001
2) Krogdahl AS, Svane-Knudsen V：Intraductal papilloma of the parotid gland in a child. Histopathology 41：83-85, 2002
3) Nagao T, Sugano I, Matsuzaki O, et al：Intraductal papillary tumors of the major salivary glands：case reports of benign and malignant variants. Arch Pathol Lab Med 124：291-295, 2000
4) Waldron CA1, el-Mofty SK, Gnepp DR：Tumors of the intraoral minor salivary glands：a demographic and histologic study of 426 cases. Oral Surg Oral Med Oral Pathol 66：323-333, 1988

第2部 組織型と診断の実際

2．良性腫瘍

(10) 囊胞腺腫

cystadenoma

1．定義・概念および臨床的事項

腺管の囊胞状増殖を主体とする良性腫瘍で，1991年のWHO分類では乳頭状囊胞腺腫（papillary cystadenoma）と粘液性囊胞腺腫（mucinous cystadenoma）に細分類されていたが，2005年の分類では囊胞腺癌（cystadenocarcinoma）の良性型として対比した囊胞腺腫（cystadenoma）の名称に包括された[1~3]．囊胞状構造も特徴とするワルチン腫瘍は本組織型には含まれない．

非常にまれな組織型で50歳代以上の高齢者，女性に多く発生する傾向があり，若年者例はまれとされる[1~3]．本邦例を含む報告の多くは小唾液腺発生例である．耳下腺に好発するという記載もみられるが，AFIPのデータに基づくものと思われる．AFIP Book内でもこの乖離の原因については診断基準の違いによる可能性が述べられているが詳細は不明である．しかし，AFIPのデータでも個別の腺種としては耳下腺例が最多だが，次いで上唇，頰粘膜，口蓋例が多く，小唾液腺症例が過半数を占めている．口蓋より上唇や頰粘膜に好発することも特徴の一つである[1~6]．

2．組織学的所見

単～多房性の囊胞状を呈し，明瞭な被膜形成を欠く場合もあるが，周囲組織とは境界明瞭な増殖を示す．腔内に好酸性の液状成分を貯留し，種々のサイズに拡張した多数の囊胞状構造が特徴的である（図1a, 2）．腫瘍細胞は円柱状～立方状を呈する例が多く，基底細胞様の小型細胞に縁取られた2層構造を示す例が多い（図1b, c）．部分的に扁平上皮様を呈する例，粘液細胞やオンコサイトが混在することもある[1~3]（図2, 3）．杯細胞様の粘液細胞が主体をなす症例が粘液性囊胞腺腫に，囊胞内腔に乳頭状に増生する所見が著明な例が乳頭状囊胞腺腫に相当する（図3）．背景のリンパ組織を欠くもののワルチン腫瘍に類似した所見を呈する症例もあり，オンコサイト様の上皮が主体をなす症例は oncocytic cystadenoma, などとして報告されている[4~8]．

まとまった症例を用いた免疫組織化学的な検討はないが，報告例では2層構造の内腔側細胞に各種ケラチンが陽性を示し，外層の小型細胞にp63や平滑筋アクチンが陽性を示す例が多い[5,7]．

3．鑑別診断

唾液の流出障害に伴う腺房の高度の破壊，導管拡張を呈した所見が乳頭状構造や被膜形成を伴わない囊胞腺腫に類似することがあるが，上記例は顎下腺に多く，間質の線維化や肉芽組織様の所見など炎症性変化が高度に加わり，上皮の腫瘍性増殖に欠く点で鑑別は可能である．また，囊胞状構造の著明な粘表皮癌や，低悪性度の囊胞腺癌との鑑別が必要な場合がある．いずれも被膜形成を欠き，周囲組織への浸潤性増殖を示す点，粘表皮癌では中間型細胞や細胞間橋を伴う扁平上皮成分の充実性領域がみられ，囊胞腺癌では囊胞腺腫でみられる2層構造を欠く点などが鑑別のポイントとなる[1~3]．

（大内知之）

図1 | 囊胞腺腫
a：扁平上皮下の粘液腺組織近傍に大小多数の囊胞状構造を伴った増生を認める．b：異型の乏しい円柱上皮や立方上皮が乳頭状や囊胞状の増殖を示す．c：p63免疫組織染色に陽性を示す小型細胞が内腔上皮を縁どり2層構造を呈する．（a〜c：府中病院 原田博史先生のご厚意による）

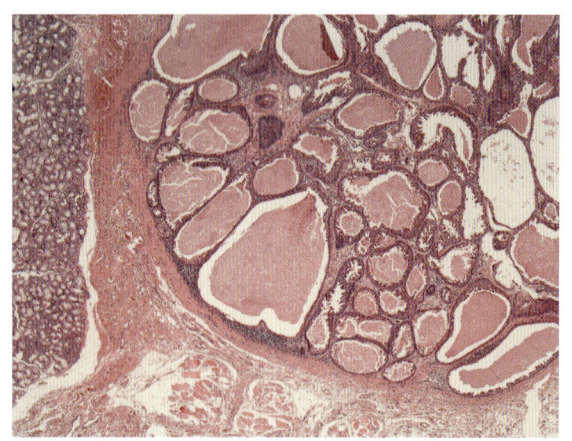

図2 | 囊胞腺腫
線維性被膜で周囲組織と明瞭に境界された腫瘍増生が観察される．（広島大学 小川郁子先生のご厚意による）

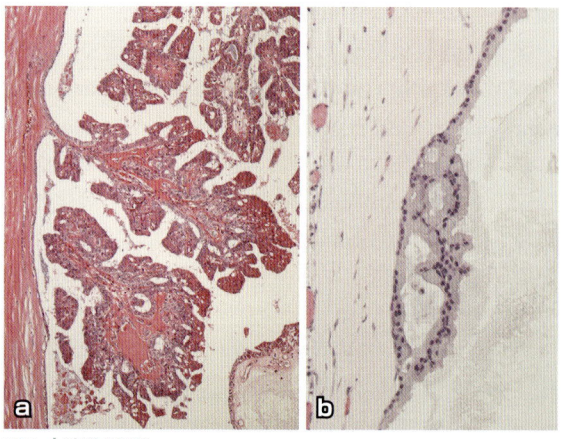

図3 | 囊胞腺腫
a：細い結合織軸を伴いながら著明に内腔への乳頭状増生を示す例（乳頭状囊胞腺腫）．b：杯細胞様の粘液産生細胞を主体とする例（粘液性囊胞腺腫）．（a, b：府中病院 原田博史先生のご厚意による）

文 献

1) Ellis GL, Auclair PL：Cystadenoma. in "AFIP Atlas of Tumor Pathology（4th Series, Fascicle 9）, Tumors of the Salivary Glands", ARP Press, Washington, DC, 2008, pp117-123
2) 二階宏昌：囊胞腺腫と囊胞腺癌．腫瘍鑑別診断アトラス 唾液腺，文光堂，2006, pp66-71
3) 長尾俊孝：その他の良性腫瘍．日本唾液腺学会（編）：唾液腺腫瘍アトラス，金原出版，2005, pp74-80
4) Kusafuka K, Ueno T, Kurihara K, et al：Cystadenoma of the palate：immunohistochemistry of mucins. Pathol Int 58：524-528, 2008
5) 中埜秀史, 鈴木晶子, 内藤慶子 他：口蓋に発生した囊胞腺腫の1例．日本口腔外科学会雑誌 58：227-231, 2012
6) 藤代秀一, 安藤智博, 丸岡靖史 他：臼後部に発生した乳頭状囊胞腺腫の1例．日本口腔外科学会雑誌 48：628-631, 2002
7) Michal M, Hrabal P, Skálová A：Oncocytic cystadenoma of the parotid gland with prominent signet-ring cell features. Pathol Int 48：629-633, 1998
8) Halbitter SA, Altermatt HJ, Caversaccio M, et al：Apocrine papillary cystadenoma of a minor salivary gland on the lower lip：case presentation. Quintessence Int 40：167-169, 2009

第2部 組織型と診断の実際

3 腫瘍類似病変

tumor-like lesion

1. IgG4関連唾液腺炎

1）定義・概念および臨床的事項

　IgG4関連唾液腺炎（IgG4-related sialadenitis）は慢性硬化性唾液腺炎あるいはKüttner腫瘍と呼ばれていた唾液腺の慢性炎症性病変である．2005年にこれらの病変が基本的にIgG4関連疾患であることが報告され[1]，膵をはじめ全身諸臓器に発生するIgG4関連疾患群の唾液腺症状として考えられるようになった．

　ほとんどが中年以降に発症し，男女差はないか男性にやや多い．通常は片側性だが，約1/4に両側性の硬化性腫瘤性病変としてみられる．ほとんどが顎下腺に発症するが，他の大小唾液腺でも発生がみられる．切除される症例は比較的まれであるが，顎下腺の腫瘤形成性病変のなかでは最も頻度が高い．唾石症が一部の症例に認められるとされるが，原因か結果かについては不明である．無症状のことが多いが，間欠的あるいは持続的な痛みを伴うことがある．経過は数ヵ月～10年以上継続する例もある．膵，胆道，涙腺，後腹膜，肺，腎，前立腺，リンパ節など他臓器にIgG4関連疾患を伴う症例が20～40％程度にみられる．両側涙腺病変を合併しているものはMikulicz病とみなされる．

2）肉眼所見

　境界ほぼ明瞭で弾性硬である．唾液腺全体が腫瘤状に硬化する場合と，部分的に結節状になる場合がある（図1）．線維性腫瘤であり，小葉構造がうかがわれる場合もある．

3）組織学的所見

　小葉周囲の高度の線維化と著明なリンパ球，形質細胞の浸潤を示し，リンパ濾胞を伴う（図2, 3）．リンパ濾胞の胚中心は不規則な肥大を示す．腺房の萎縮を伴うが，小葉構造は非常に高度の線維化を伴うまではほぼ保たれるというのが特徴である．リンパ上皮性病変は乏しい．リンパ球は小型で異型に乏しくT細胞とB細胞が混在する．形質細胞にはモノクローナルな増殖はみられない．ときに好酸球が混在する．好中球浸潤や泡沫細胞の集簇はみられず，壊死もほとんどみられない．閉塞性静脈炎（静脈の閉塞）が高率に認められる．花むしろ状変化（storiform fibrosis）を伴う活動性の線維芽細胞の増生が特徴的である（図4）．免疫染色ではIgG4陽性の形質細胞の浸潤が多数認められる．診断には1強視野にIgG4陽性細胞が100個以上みられ，IgG4/IgG比が40％以上であることが必要とされる[2]（図5）．導管周囲のリンパ球，形質細胞の浸潤，肉芽腫がみられることがあるが，漏出した粘液に対する反応と考えられている．

　SeifertとDonathによれば[3]，病期により組織像の変化をみるとされる（Stage 1～4）．すなわち，初期には導管周囲の線維化を伴った局所的な炎症性変化がみられ，導管の拡張と広範囲な線維化，腺房の萎縮を伴った病変へと進展すると考えられている．しかし組織像の変化は病期というよりは，宿主や部位による反応性の違いをみている可能性もある．また，彼らの検討した症例がすべてIgG4関連疾患かどうかは明確ではない．

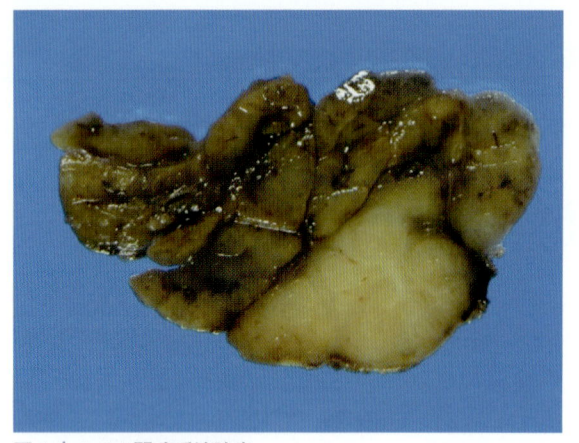

図1│IgG4関連唾液腺炎
耳下腺の一部に結節分葉状の黄白色硬化をみる（右下部）．境界はほぼ明瞭である．

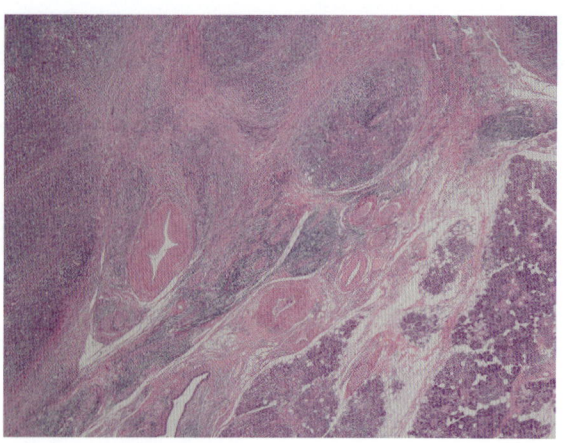

図2│IgG4関連唾液腺炎
左上に小葉構造をうかがわせる炎症性線維性病変が認められる．結節状でない部分では炎症性変化は乏しい（右下）．

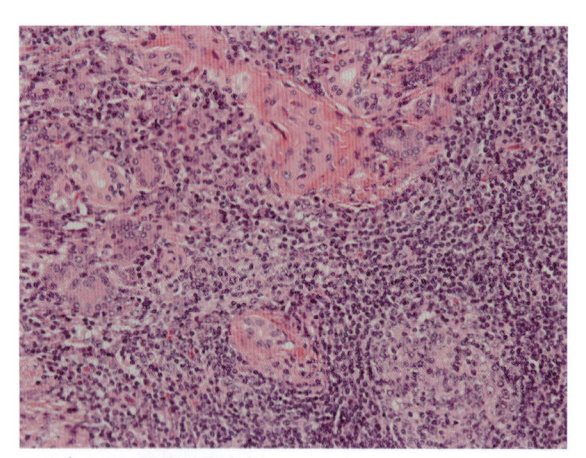

図3│IgG4関連唾液腺炎
右下にリンパ濾胞の形成がみられる．左上側には形質細胞の著明な浸潤と萎縮した腺房がみられる．

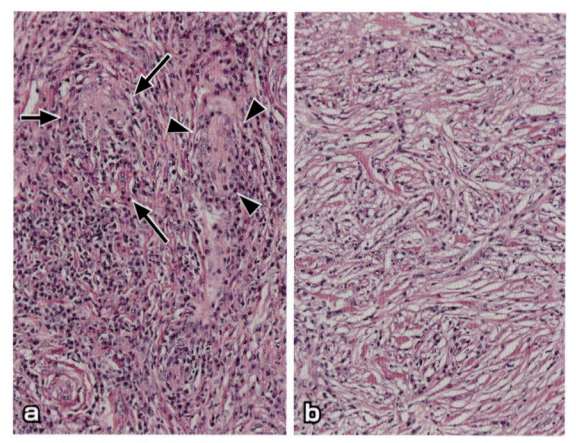

図4│IgG4関連唾液腺炎
a：小静脈（矢印）内および神経周囲（矢頭）へのリンパ球，形質細胞の浸潤が認められる．b：線維化を伴う部分では，このように花むしろ様の線維化あるいは活動性の線維芽細胞の増生が認められる．

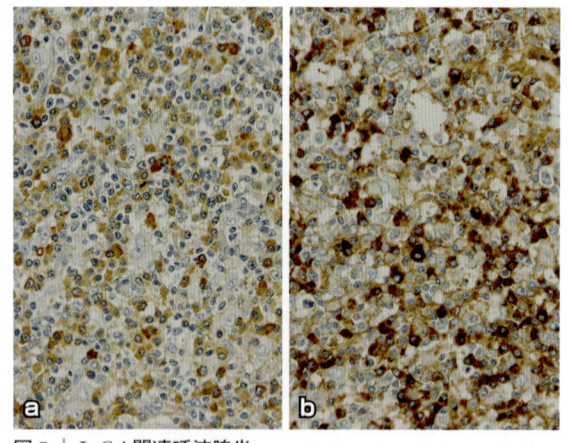

図5│IgG4関連唾液腺炎
a：IgG，b：IgG4の免疫染色．本症例ではIgG4/IgG陽性細胞比が80％以上を占めていた．

4）鑑別診断

　Sjögren症候群，唾石に伴う唾液腺炎，辺縁帯B細胞リンパ腫（marginal zone B-cell lymphoma；MALTリンパ腫），原因不明の非特異的唾液腺炎などが鑑別として挙げられる．IgG4関連唾液腺炎では，小葉構造を保つ分葉状の線維化と花むしろ状線維化や活動性の線維芽細胞の束状増殖がみられ，静脈の閉塞を伴うのが特徴である．ただし，耳下腺や小唾液腺に発生した場合には静脈の閉塞などの像がみられず，線維化が目立たない傾向があるので留意すべきである．Sjögren症候群ではリンパ上皮性病変や上皮の化生性変化が特徴であり，線維化は膠原線維の増加を主とする．唾石に伴う唾液腺炎では導管周囲の膠原線維を主とする線維化や好中球浸潤，

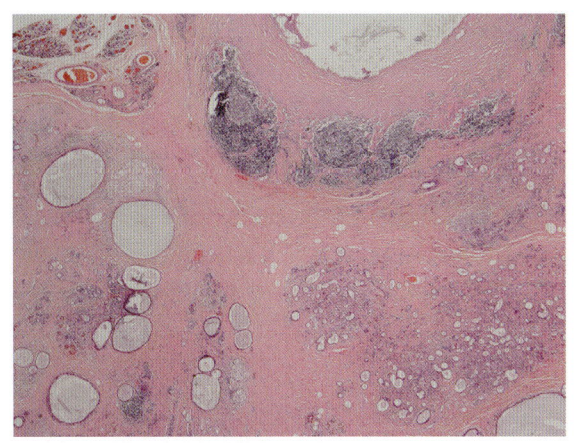

図 6 | 耳下腺の硬化性多嚢胞性腺症
弱拡大では膠原線維に富む硝子様の線維化を伴い，種々の程度に嚢胞状に拡張した腺管やリンパ球の集簇がみられる．(福井大学 今村好章先生のご厚意による)

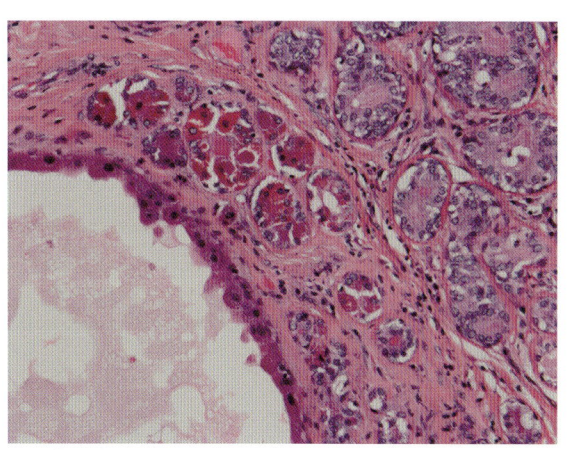

図 7 | 硬化性多嚢胞性腺症
導管上皮のアポクリン化生を伴う（左下）．中央の腺房細胞内には著明な好酸性を示す顆粒状〜滴状変化がみられる．

小葉の萎縮などを特徴とする．IgG4の免疫染色が診断に有用であるのは疑いの余地がないが，唾石に伴う唾液腺炎などでも局所的にはIgG4陽性細胞が多く認められることがあるので，IgG4陽性細胞所見のみでの診断は危険である．

5）発生メカニズム

原因として口腔からの慢性感染，唾石や異物による流出障害，導管システムに対する免疫反応などが推測されているが，明確ではない．血中ではTh1サイトカインの高値が，組織ではTh2優位の浸潤が報告されており，何らかの刺激に対しての通常の自己免疫性疾患とは異なるB細胞あるいはT細胞の反応異常が考えられている．

2. 硬化性多嚢胞性腺症

1）定義・概念および臨床的事項

硬化性多嚢胞性腺症（sclerosing polycystic adenosis）は結節状の硬化性病変で，組織像が乳腺症に類似する．硝子様の線維化と上皮の過形成や化生，嚢胞状変化，炎症性変化が特徴である．1996年にSmithら[4]によって最初に名づけられた．当初は炎症性病変と考えられていたが，現在では腫瘍性病変との認識が有力である．

ほとんどが耳下腺に発生するが，顎下腺や小唾液腺などでも少数報告がある．男女比は男性が多いとする報告とほぼ等しいという報告がある．9〜84歳まで報告があり，まれに家族内発生が報告されている．無症状の徐々に増大する結節として認識される．再発は10％程度まで報告があるが，転移例は報告されていない．

2）肉眼所見

被膜はないが境界明瞭な白色弾性硬の結節として認められ，1〜12cm大まで報告がある．

3）組織学的所見

線維化が高度で，結節状の硝子化がよくみられる（図6）．導管や腺房の過形成がみられ，小葉構造は不明瞭となることがある．多くの症例で導管の嚢胞状拡張を伴う．全体に張りのない篩状構造がみられる．上皮のアポクリン化生をしばしば伴い（図7），乳腺のアポクリン腺症に部分的に類似した像を示すことが多い．粘液細胞や扁平上皮，脂腺細胞への分化，淡明細胞化がみられることがある．また，上皮の泡沫状変性を伴うことも多い（図8）．collagenous spherulosisに似た好酸性球状物質を上皮が取り囲む像がみられることがある．泡沫細胞の集簇巣がみられることがあり，変性・消失した導管部をみているものと推測されている．特徴的な好酸性顆粒が腺房細胞にみられることがある（図7）．炎症細胞浸潤が種々の程度で認められる．上皮に異型を伴うことがあり，ごくまれに悪性化症例が報告されている．

4）鑑別診断

良性ではpolycystic (dysgenetic) diseaseや嚢胞腺腫が，悪性では嚢胞腺癌や嚢胞状変化を伴う腺房細

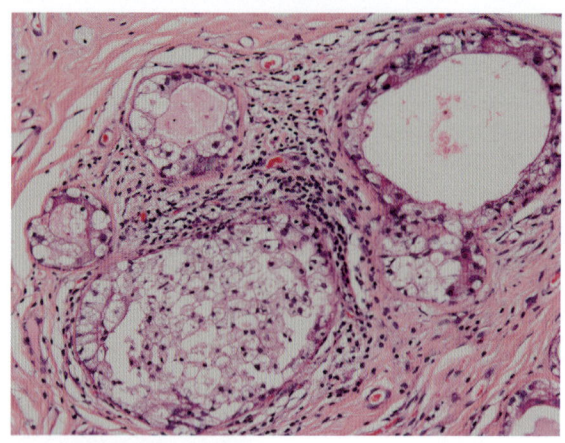

図8｜硬化性多嚢胞性腺症
上皮の泡沫状変性や泡沫細胞の浸潤を伴うことが多い．

胞癌，乳腺相似分泌癌（mammary analogue secretory carcinoma），粘表皮癌などが鑑別に挙げられる．polycystic disease は小児の両側耳下腺にみられる非常にまれな病態で，囊胞が密に集簇し，硝子様の間質はみられない．囊胞腺腫は種々の程度に囊胞状に拡張した腺管が密に集簇して認められる腫瘍性病変であり，上皮の2層性はみられるが，硬化性多嚢胞性腺症でみられるような硝子様の広い間質や多様な上皮の変化はみられない．悪性腫瘍とは小葉構造の消失，細胞異型，浸潤性増殖や壊死の有無から通常鑑別される．硬化性多嚢胞性腺症では導管と腺房成分を含み，導管上皮には2層性を伴う．上皮の増殖像と変性像がともにみられるのが特徴である．

5）発生メカニズム

発生機序は不明である．Swelam らは3例に EBV 感染を認めたと報告し[5]，Skalova らは HUMARA 法を用いて monoclonality を報告しており[6]，腫瘍性病変と考えられている．

3．腺腫様導管過形成増殖

1）定義・概念および臨床的事項

腺腫様導管過形成増殖（adenomatoid ductal hyperplasia proliferation）は Di Palma（1994）や Chetty（2000）によって記載されていた病変で，2001年に Yu らによって提唱された概念である[7]．数個の小葉に限局した病変で，一部に腺房組織を混じた導管成分の密な増殖よりなる．

男女比は3：1，13〜61歳（平均46歳）で，Yu ら

によれば13例中10例が耳下腺，3例が顎下腺に認められ，8例が唾液腺腫瘍に合併，2例が慢性炎症に合併している．

2）組織学的所見

被膜のない微小な病変であり，通常顕微鏡的に発見される（図9, 10）．導管上皮の増生が目立つ場合と，導管上皮および筋上皮の増生がともに目立ち，上皮筋上皮腫様にみえる場合がある．1＞2個あるいは複数個の小葉にまたがる微小な病変で，1層性の導管上皮の増生，あるいは筋上皮との2層性の増殖がみられる．後者は複数の結節状変化がみられる際に多い．内腔側の細胞質には PAS 陽性顆粒がしばしば認められる．

3）鑑別診断

腺腫様過形成［(acinar) adenomatoid hyperplasia］は主に小唾液腺に発生し，粘液腺が結節状の肥大過形成を示すもので，腺腫様導管過形成では導管の増殖が主体である．腺腫様導管過形成は被膜を欠く微小な病変で，小葉組織が含まれる点が良悪性を含む種々の腫瘍性病変とは異なる[8]．

4）発生メカニズム

発生機序は不明である．実験的な導管の結紮により類似の組織像が観察されることがあることから，導管の狭窄により小葉が萎縮し，導管上皮への分化増殖を伴うのではないかという意見がある[8]．本病変が唾液腺腫瘍の前駆病変であるかどうかに関しても議論が定まっていない．

4．腺腫様過形成

1）定義・概念および臨床的事項

腺腫様過形成（adenomatoid hyperplasia）は Giansanti ら[9] により1971年に報告された病変で，正常腺房組織に類似した腺房組織の肥大増生を示し，肉眼的に結節状に認められるまれな病変である．

口腔内とくに口蓋の小唾液腺に発生し，若年から高齢までみられるが，30〜50歳代に多い．舌下腺での報告がまれにあるが，耳下腺や顎下腺での報告はない．症状はとくになく，長期に病変を有していることが多い．

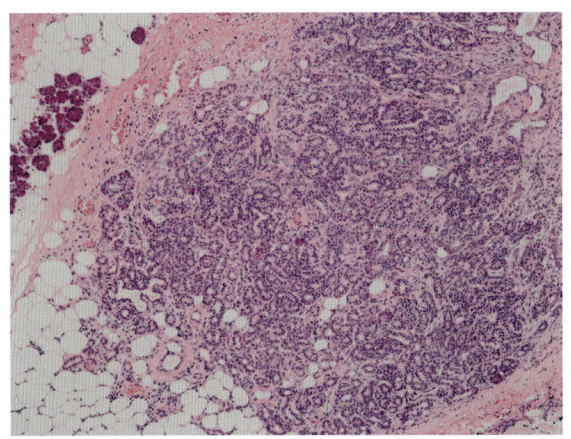

図 9 | 耳下腺のリンパ上皮性嚢胞に伴って認められた腺腫様導管過形成
被膜はなく，小型腺管構造を主とする微小な結節状増生が認められる．（がん研究所病理部 佐藤由紀子先生のご厚意による）

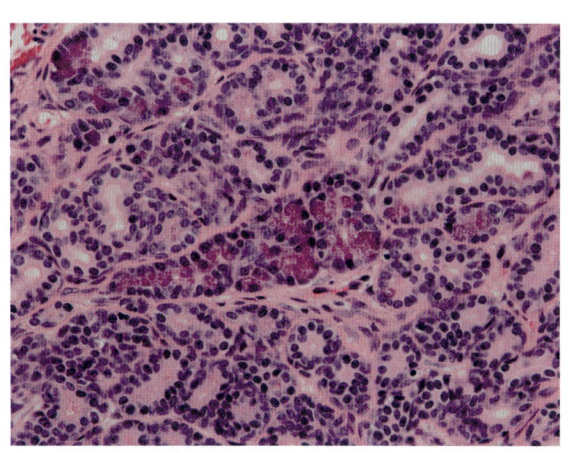

図 10 | 腺腫様導管過形成
異型に乏しい小型腺管の密な増生がみられ，ところどころに 2 層性がみられる．中央に腺房への分化がみられる．

2) 肉眼所見

1cm 前後（0.2～3.0cm 大）の弾性軟な結節状を呈する．粘膜表面は平滑である．

3) 組織学的所見

正常腺組織に類似した粘液腺組織の分葉状過形成を示す．粘液が間質に漏出する像や導管の拡張像がときに認められるが，炎症性変化は通常乏しい．

4) 鑑別診断

先にも述べたが，腺腫様導管過形成は主に大唾液腺に発生し，導管成分の増殖が主体である．

他の種々の腫瘍性病変とは被膜がないこと，正常粘液腺類似の組織の増生で異型に乏しいこと，浸潤性増殖がないことなどより区別される．

5) 発生メカニズム

発生要因は明らかでない．局所の外的刺激が重要な因子であるとの意見がある[10]．最近，t(2;14)(q21;q22) の転座のある症例が報告された[11]．

5．唾液腺腺症

1) 定義・概念および臨床的事項

唾液腺腺症（sialadenosis）は耳下腺や顎下腺が非腫瘍性，非炎症性に腫大する病態である．

40～50 歳代に多い．多くが糖尿病やアルコール中毒，拒食症や過食症，自律神経障害に伴って，あるいは種々の薬剤に関連して発症する[8]．緩徐に腫大し，症状は乏しいが，ときに痛みを伴う．

2) 肉眼所見

耳下腺や顎下腺が片側性または両側性に腫大し，限局性の結節はみられない．1～8cm 大の報告がある．

3) 組織学的所見

分泌顆粒に富む漿液腺の肥大が特徴である．Seifert は，細胞質が PAS 陽性の顆粒に富むタイプと，空胞を伴い蜂巣状にみえるタイプ，二者の混合型の 3 つのタイプに分けている[12]．Satoh らは，電顕で電子密度の低い顆粒は主に拒食症や過食症の患者にみられ，電子密度の高い顆粒は糖尿病や高血圧の患者でみられたと報告している．また Carda らは，電顕で腺房細胞内の脂肪滴がアルコール多飲患者でよくみられると報告している．病態が持続すると腺は腫大したままであるが，腺組織はむしろ萎縮し，脂肪組織が増加して腺組織を置換するようになるといわれる．

4) 鑑別診断

唾液腺腺症は唾液腺全体が腫大する点で種々の腫瘍性病変とは異なる．腺腫様導管過形成は導管成分の増殖が主体である．腺腫様過形成は主に小唾液腺に発生し，粘液腺が結節状の肥大過形成を示す．

5) 発生メカニズム

発生機序は明確ではないが，末梢自律神経の障害によるものと考えられており，それに伴って腺房細

図11 耳下腺の壊死性唾液腺化生
壊死性変化の周囲に炎症細胞浸潤と上皮の扁平上皮化生がみられる．（大分大学 横山繁生先生のご厚意による）

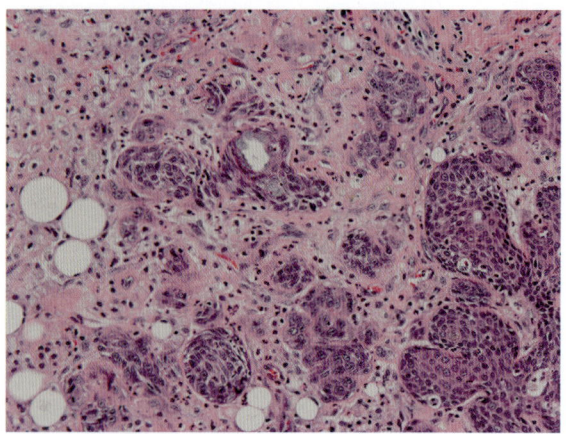

図12 耳下腺の壊死性唾液腺化生（図11の強拡大）
扁平上皮性の腫瘍と間違えないよう注意が必要である．

胞からの分泌障害が起こることによるという説と，筋上皮の障害あるいは減少が起こることによるという説が有力である[13]．

6．壊死性唾液腺化生

1）定義・概念および臨床的事項

壊死性唾液腺化生（necrotizing sialometaplasia）は炎症性変化に伴う上皮の反応性変化である．Abramらによって1973年に記載された．小葉の壊死性変化と導管上皮の扁平上皮化生，炎症性変化がみられる．自然回復する病変である．組織学的に腫瘍との鑑別が重要となる．

男女比はほぼ2：1で男性に多い．乳幼児から高齢者まで認められる．口蓋発生が3/4を占める．硬口蓋あるいは硬口蓋と軟口蓋の移行部によく発生する．その他，口唇や口腔の小唾液腺に発生する．大唾液腺に発生するのは10％未満である．まれに鼻腔や上顎洞，喉頭腺などにも発生する．来院までに数日〜数週間経過をみるが，なかには数ヵ月してから来院する者も報告されている．

患者はしばしば痛みやしびれを訴える．治癒までに通常数週間〜数ヵ月を要する．

2）肉眼所見

初期には結節状の腫脹がみられ，次に深い陥凹あるいは潰瘍形成が出現する．1cm以下のものから5cm大までに達するものがみられる．

3）組織学的所見

凝固壊死と周囲導管上皮の扁平上皮化生が特徴的所見である（図11，12）．小葉構造は保たれるが，壊死を伴う小葉が混在する．しばしば粘液の貯留を伴う．壊死周囲には好中球やリンパ球の浸潤をみる．粘液周囲には組織球の反応や肉芽組織の形成を伴う．壊死性変化は早期に強く，上皮の化生や線維化は後期に目立つ傾向がある．耳下腺などの漿液腺では，壊死性変化よりは腺房の萎縮や線維化がより目立つ傾向にある．

4）鑑別診断

上皮の反応性増殖が強いと扁平上皮癌との鑑別が問題となることがある．通常上皮には多形性やクロマチンの増加，核分裂像などはみられず，小葉構造は保たれる．

5）発生メカニズム

虚血による壊死性変化とそれに伴う上皮の化生性変化が考えられている．外傷や歯の治療，入れ歯による刺激，近傍の占拠性病変，手術，上気道感染，アレルギーなどが原因として挙げられている．

7．嚢　胞

1）定義・概念および臨床的事項

唾液腺の良性嚢胞性疾患はまれであり，唾液腺導管嚢胞（salivary duct cyst），リンパ上皮性嚢胞（lymphoepithelial cyst），HIV関連唾液腺疾患（HIV-asso-

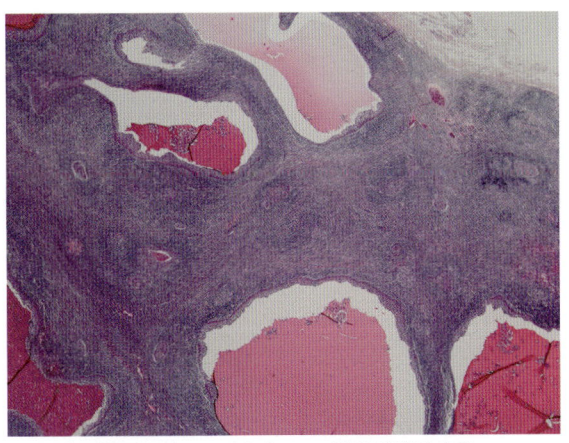

図 13 | 両側耳下腺にみられた HIV 関連唾液腺疾患
著明なリンパ組織を伴い，種々の囊胞状拡張や上皮の小胞巣が混在してみられる．（金沢医療センター 川島篤弘先生のご厚意による）

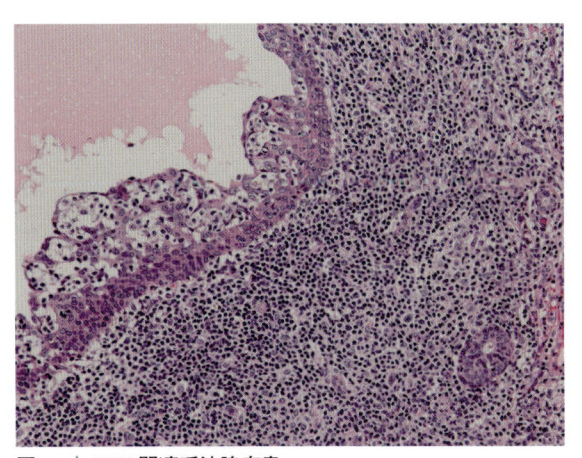

図 14 | HIV 関連唾液腺疾患
上皮内へのリンパ球浸潤がよく認められる．悪性リンパ腫との区別には，免疫染色によるモノクローナリティの除外や遺伝子検査が参考となる．

ciated salivary gland disease），耳下腺（発育不全性）多囊胞性疾患 [polycystic (dysgenetic) disease of the parotid gland] などがある[14]．唾液腺導管囊胞は，導管が囊胞状に拡張し，通常粘液の貯留を伴わない．リンパ上皮性囊胞は唾液腺導管囊胞に類似するが，上皮下に密なリンパ組織を伴う．HIV 関連唾液腺疾患は，リンパ上皮性囊胞に類似するが，多房性で，両側性のことが多い．耳下腺多囊胞性疾患はまれな先天性疾患で，多囊胞腎と病理所見は類似するが，多囊胞腎と遺伝的な関係性はない．

　いずれもほとんどが耳下腺に発生する．唾液腺導管囊胞もリンパ上皮性囊胞も片側性で，30〜60歳代に主にみられ，通常無症状である．HIV 関連唾液腺疾患や耳下腺多囊胞性疾患は通常両側性である．リンパ上皮性囊胞や HIV 関連唾液腺疾患は男性に多いが，耳下腺多囊胞性疾患はほとんどが女性に発生する．耳下腺多囊胞性疾患は小児にみられるが，成人発生例も報告されている．

2）肉眼所見

　唾液腺導管囊胞は単房性で1〜3 cm 大，ときに10 cm 大までになる．内容は漿液性からやや粘液性で，透明〜褐色調である．リンパ上皮性囊胞では囊胞の内腔面が唾液腺導管囊胞より顆粒状にみえる．

3）組織学的所見

　囊胞の上皮はいずれの疾患も異型に乏しい．唾液腺導管囊胞では円柱上皮あるいは扁平上皮で内張りされ，ときに上皮の好酸性化生をみる．壁は線維組織よりなり，軽度の慢性炎症性変化を伴う．リンパ上皮性囊胞の上皮も唾液腺導管囊胞の上皮に類似するが，扁平上皮であることが多い．ときに脂腺への分化をみる．鰓裂囊胞のように上皮周囲が密なリンパ組織で囲まれる．HIV 関連唾液腺疾患では囊胞外にリンパ組織の過形成を伴うことが多い（図 13）．また，リンパ上皮性病変がしばしば認められる（図 14）．好中球や形質細胞の浸潤をみることがある．耳下腺多囊胞性疾患では小葉構造は保たれるが，介在部導管の蜂巣状小囊胞状拡張がびまん性に認められる．腺房や線条導管，小葉間導管は変化に乏しい．

4）鑑別診断

　粘液瘤（mucocele）は主に小唾液腺にみられ，粘液の貯留をみ，上皮の内張りはないか，あっても一部である．ワルチン腫瘍は多房性で，上皮は特徴的な好酸性変化と乳頭状の増殖を示す．転移性の囊胞状扁平上皮癌では上皮に異型を伴う．

5）発生メカニズム

　唾液腺導管囊胞の一部は腫瘍や炎症，結石などに伴う導管の閉塞に由来すると考えられている．リンパ上皮性囊胞の由来は鰓弓組織の遺残の可能性も完全に否定できないが，それよりはリンパ節内に取り込まれた唾液腺上皮の囊胞状拡張や，囊胞性変化に対するリンパ球の反応性変化がより考えられている．

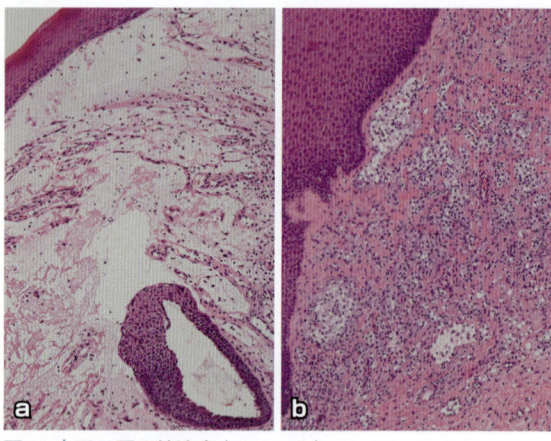

図 15 │ 下口唇の粘液瘤（mucocele）
a：粘膜上皮下に境界不明瞭な粘液の貯留を伴う．周囲には肉芽組織がみられ，フィブリンの析出や，組織球，リンパ球，好中球の浸潤を伴っている．深部には扁平上皮化生を伴う，やや拡張した導管がみられる．b：器質化を伴う粘液瘤．ほとんどが炎症細胞浸潤を伴う肉芽組織よりなり，少量の粘液がみられる．

8．粘液瘤

1）定義・概念および臨床的事項

嚢胞状に粘液の貯留を伴う病変で，mucocele あるいは mucous retention cyst と呼ばれる．粘液が管外遊出するもの（extravasation type；ET）と，拡張した導管内に粘液が貯留するもの（retention cyst type；RCT）がある．

最も頻度が高い非腫瘍性病変で，ET がほとんどを占める．70％が下口唇に発生し，その他，口腔内にみられる．RCT は大小唾液腺に発生する．

2）肉眼所見

通常 1cm 大までの，粘液を容れたドーム状隆起としてみられる．

3）組織学的所見

間質内に嚢胞状に粘液が貯留し，内外に組織球や好中球などの炎症反応を伴う（図 15a）．一部に上皮がみられることもある．器質化を伴うと肉芽組織のみ，あるいは少量の粘液がみられるのみとなる（図 15b）．周囲に拡張した導管をみることが多い．

4）鑑別診断

血管腫やリンパ管腫との鑑別が必要となることがある．唾液腺導管嚢胞は大唾液腺に大きな嚢胞を形成し，粘液は少ない．しかし，RCT は小唾液腺に発生し，粘液が貯留した唾液腺導管嚢胞とも捉えることができる．

5）発生メカニズム

口唇を噛むなどの外傷によるものと主に考えられている．RCT に関しては，導管の閉塞や構造の脆弱性によるものと考えられている．

（湊　　宏）

文　献

1) Kitagawa S, Zen Y, Harada K, et al：Abundant IgG4-positive plasma cell infiltration characterizes chronic sclerosing sialadenitis (Küttner's tumor). Am J Surg Pathol 29：783-791, 2005
2) Deshpande V, Zen Y, Chan JK, et al：Consensus statement on the pathology of IgG4-related disease. Mod Pathol 25：1181-1192, 2012
3) Seifert G, Donath K：On the pathogenesis of the Küttner tumor of the submandibular gland—Analysis of 349 cases with chronic sialadenitis of the submandibular (author's transl). HNO 25：81-92, 1977
4) Smith BC, Ellis GL, Slater LJ, et al：Sclerosing polycystic adenosis of major salivary glands. A clinicopathologic analysis of nine cases. Am J Surg Pathol 20：161-170, 1996
5) Swelam WM：The pathogenic role of Epstein-Barr virus (EBV) in sclerosing polycystic adenosis. Pathol Res Pract 206：565-571, 2010
6) Skalova A, Gnepp DR, Simpson RH, et al：Clonal nature of sclerosing polycystic adenosis of salivary glands demonstrated by using the polymorphism of the human androgen receptor (HUMARA) locus as a marker. Am J Surg Pathol 30：939-944, 2006
7) Yu GY, Donath K：Adenomatous ductal proliferation of the salivary gland. Oral Surg Oral Med Oral Pathol Oral Radiol Endod 91：215-221, 2001
8) Luna MA：Salivary gland hyperplasia. Adv Anat Pathol 9：251-255, 2002
9) Giansanti JS, Baker GO, Waldron CA：Intraoral, mucinous, minor salivary gland lesions presenting clinically as tumors. Oral Surg Oral Med Oral Pathol 32：918-922, 1971
10) Barrett AW, Speight PM：Adenomatoid hyperplasia of oral minor salivary glands. Oral Surg Oral Med Oral Pathol Oral Radiol Endod 79：482-487, 1995
11) Manor E, Sinelnikov I, Brennan PA, et al：Chromosomal aberrations in adenomatoid hyperplasia of palatal minor salivary gland. Br J Oral Maxillofac Surg 51：170-172, 2013
12) Ellis GL, Auclair PL：Tumors of the Salivary Glands, AFIP Atlas of Tumor Pathology, 4th Series, ARP Press, Washington, DC, 2008, pp506-508
13) Ihrler S, Rath C, Zengel P, et al：Pathogenesis of sialadenosis：possible role of functionally deficient myoepithelial cells. Oral Surg Oral Med Oral Pathol Oral Radiol Endod 110：218-223, 2010
14) Ellis GL, Auclair PL：Tumors of the Salivary Glands, AFIP Atlas of Tumor Pathology, 4th Series, ARP Press, Washington, DC, 2008, pp495-506

第3部

鑑別ポイント

I. 囊胞形成を伴う唾液腺腫瘍の鑑別

はじめに

 唾液腺腫瘍のなかには良悪性を問わず嚢胞形成を伴う種々多彩な組織型がみられ，鑑別診断における一つの重要なポイントとなっている．その嚢胞構造についても顕微鏡的なものから肉眼レベルでも認識し得るものまでさまざまな大きさのものがあり，また腫瘍の組織型についても嚢胞形成がその組織型元来の特徴として認識されているものと，2次的な変化ないしは組織学的修飾の結果として現れるものの別がある．前者については，一般に嚢胞状ないし乳頭嚢胞状の増殖様式を示すものと捉えることができ，良性では**ワルチン腫瘍**（Warthin tumor），**嚢胞腺腫**（cystadenoma），悪性では**腺房細胞癌**（acinic cell carcinoma），**粘表皮癌**（mucoepidermoid carcinoma），**多型低悪性度腺癌**（polymorphous low-grade adenocarcinoma），**嚢胞腺癌**（cystadenocarcinoma）およびその亜型である**低悪性度篩状嚢胞腺癌**（low-grade cribriform cystadenocarcinoma），さらに**唾液腺導管癌**（salivary duct carcinoma）が代表的である．対して後者には**多形腺腫**（pleomorphic adenoma），**基底細胞腺腫**（basal cell adenoma），**上皮筋上皮癌**（epithelial-myoepithelial carcinoma），**多形腺腫由来癌**（carcinoma ex pleomorphic adenoma）などが挙げられる（図1）．

 本項では上記の組織型の特徴を概説するとともに，なかでも発生頻度の高いワルチン腫瘍と粘表皮癌を主な軸に相互の類似性や鑑別点について知見，所信を述べる．

1．相互の類似性と鑑別点

 ワルチン腫瘍と**嚢胞腺腫**は構築上非常に類似しており，後者がオンコサイト化生を伴った場合，腫瘍の実質部分は**ワルチン腫瘍**に酷似しリンパ間質の欠如のみが明確な差異となる（図2）．しかし，**嚢胞腺腫**は悪性型の**嚢胞腺癌**や**粘表皮癌**，**腺房細胞癌**と同様に tumor-associated lymphoid proliferation (TALP) を伴う組織型の代表とされており[1]，この場合いずれも弱拡大でのイメージは**ワルチン腫瘍**に類似するため注意が必要で，鑑別にはオンコサイト様の特徴の有無を的確に判別することが重要である（図3）．また**嚢胞腺腫**，**嚢胞腺癌**，**粘表皮癌**，**腺房細胞癌**は口腔にも出現し得るが，**ワルチン腫瘍**は口腔ではきわめてまれであり，一般にその診断は避けたほうが無難であろう．**ワルチン腫瘍**には化生性ないし炎症性の変化により粘液細胞や扁平上皮が現れることがあり[2]，この場合は**粘表皮癌**との鑑別が問題となる．とくにTALPとオンコサイト化生を同時に伴ったものではきわめてまれながら光顕的にほぼ識別が不可能な場合もある．近年では**粘表皮癌**に特有の遺伝子変異が見出されており，このような場合は遺伝子的検索が有用かもしれない（第3部「V.遺伝子検索による唾液腺腫瘍の鑑別」の項参照）．ただし，**粘表皮癌**は**多形腺腫**，**腺房細胞癌**と並んで小児若年者に発生する唾液腺腫瘍の代表として知られているため，年齢・性別が参考になる場合もある．**ワルチン腫瘍**は基本的に高齢男性の腫瘍であり，若年女性では考えにくい．ときに著明な炎症性変化を伴い，inflamed，infected，infarctedなどの修飾を付される

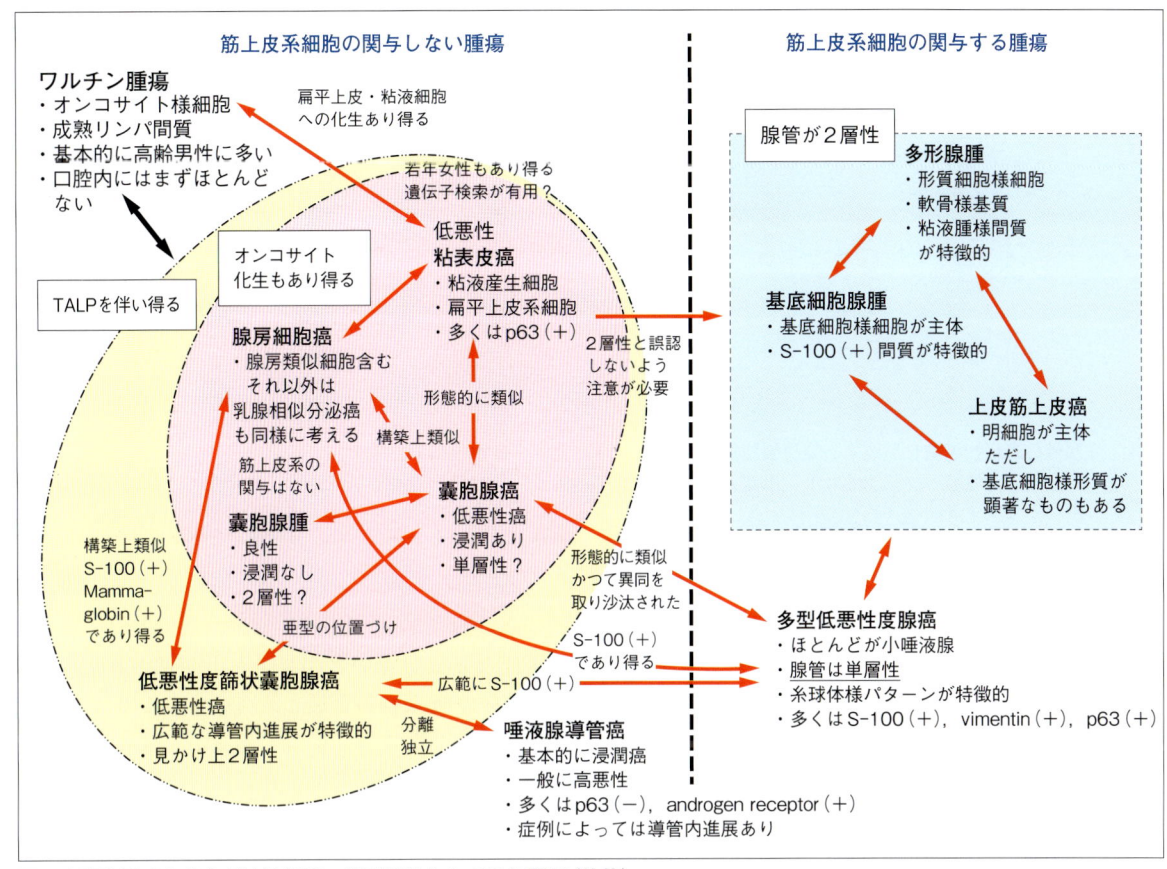

I. 囊胞形成を伴う唾液腺腫瘍の鑑別　171

筋上皮系細胞の関与しない腫瘍 | **筋上皮系細胞の関与する腫瘍**

ワルチン腫瘍
・オンコサイト様細胞
・成熟リンパ間質
・基本的に高齢男性に多い
・口腔内にはまずほとんどない

TALPを伴い得る

オンコサイト化生もあり得る

扁平上皮・粘液細胞への化生あり得る

若年女性もあり得る
遺伝子検索が有用？

低悪性粘表皮癌
・粘液産生細胞
・扁平上皮系細胞
・多くはp63（＋）

2層性と誤認しないよう注意が必要

腺房細胞癌
・腺房類似細胞含む
それ以外は乳腺相似分泌癌も同様に考える

形態的に類似
構築上類似

筋上皮系の関与はない

囊胞腺腫
・良性
・浸潤なし
・2層性？

亜型の位置づけ

囊胞腺癌
・低悪性癌
・浸潤あり
・単層性？

形態的に類似かつて異同を取り沙汰された

S-100（＋）であり得る

構築上類似
S-100（＋）
Mamma-globin（＋）
であり得る

低悪性度篩状囊胞腺癌
・低悪性癌
・広範な導管内進展が特徴的
・見かけ上2層性

広範にS-100（＋）

分離独立

唾液腺導管癌
・基本的に浸潤癌
・一般に高悪性
・多くはp63（－），androgen receptor（＋）
・症例によっては導管内進展あり

腺管が2層性

多形腺腫
・形質細胞様細胞
・軟骨様基質
・粘液腫様間質が特徴的

基底細胞腺腫
・基底細胞様細胞が主体
・S-100（＋）間質が特徴的

上皮筋上皮癌
・明細胞が主体
ただし
・基底細胞様形質が顕著なものもある

多型低悪性度腺癌
・ほとんどが小唾液腺
・腺管は単層性
・糸球体様パターンが特徴的
・多くはS-100（＋），vimentin（＋），p63（＋）

図1｜囊胞形成を伴う唾液腺腫瘍：鑑別対象としての相関図（抜粋）

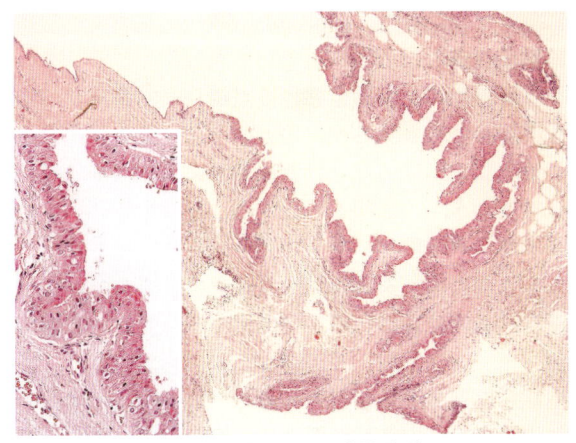

図2｜オンコサイト様細胞からなる囊胞腺腫
inset：同一例の拡大像．

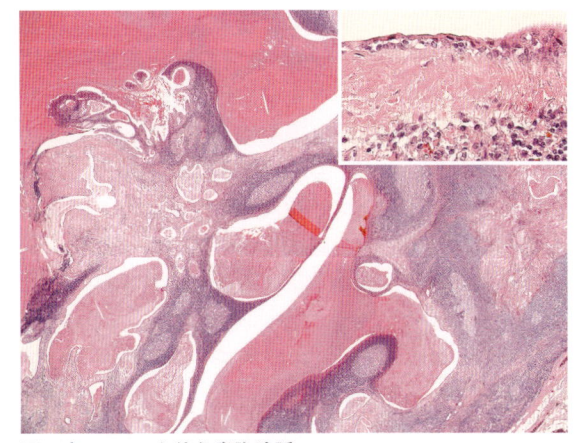

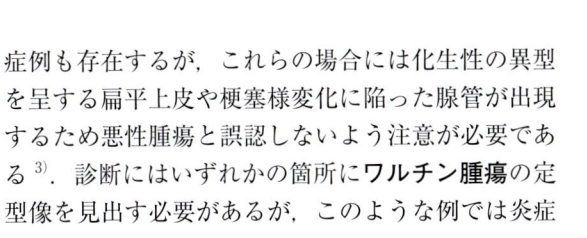

図3｜TALPを伴う囊胞腺腫
inset：同一例の拡大像．

症例も存在するが，これらの場合には化生性の異型を呈する扁平上皮や梗塞様変化に陥った腺管が出現するため悪性腫瘍と誤認しないよう注意が必要である[3]．診断にはいずれかの箇所に**ワルチン腫瘍**の定型像を見出す必要があるが，このような例では炎症

性産物の貯留により囊胞構造はさらに著明な拡張を伴い，実質部分が狭小化する傾向にあり，丹念な検索が必要である．なお，腫瘍性病変ではないが，オンコサイト様細胞の非腫瘍性の増殖よりなるいわゆるオンコサイト症（oncocytosis）も炎症性変化により

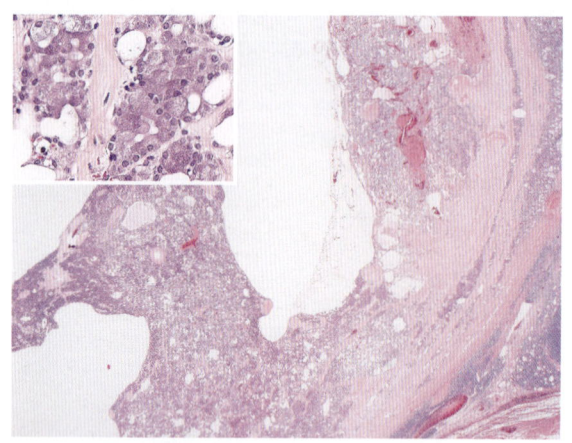

図4｜多房性の囊胞状構造を形成する腺房細胞癌
微小囊胞状ないし濾胞状パターンを示し，好塩基性色調を呈する腺房類似細胞も多く認識される（inset）．

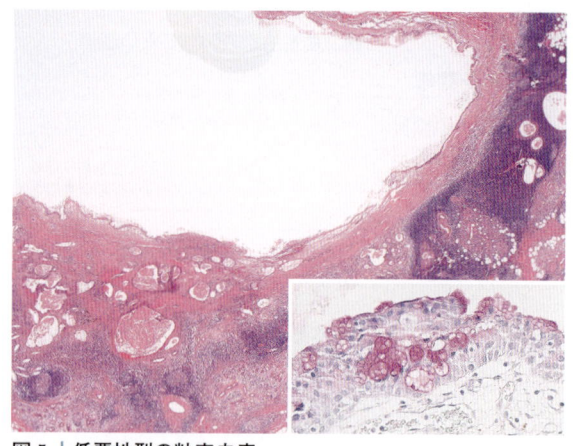

図5｜低悪性型の粘表皮癌
肉眼的には単房性の囊胞状だが，近接して小囊胞や胞巣構造の浸潤がみられる．PAS染色陽性の特徴的な粘液細胞が中間細胞や扁平上皮と混在しながら壁構造を形成する（inset）．

囊胞形成や扁平上皮化生を伴うことがある．また，粘表皮癌，腺房細胞癌，多形腺腫，筋上皮腫など，種々多彩な腫瘍に広範なオンコサイト化生が現れ得ることが知られており，注意が必要である．

　低悪性型の粘表皮癌と腺房細胞癌はともに肉眼レベルでも認識し得る囊胞を形成し，構築的にも類似することがある．明確な腺房類似細胞が認識できれば腺房細胞癌の識別は容易だが（図4），これがみられない場合も直ちに腺房細胞癌を否定することはできない．チモーゲン様顆粒を含む腺房類似細胞はPAS陽性，アルシアンブルー陰性であるが，対して粘表皮癌に含まれる粘液細胞はPAS，アルシアンブルーともに陽性で（図5），腺房細胞癌の場合には胞体内をこのような上皮性粘液が満たす細胞が出現することは少ない．免疫組織化学的にはいずれも一定範囲がS-100蛋白陽性を呈することがあるが，ともに筋上皮系細胞の関与のない腫瘍である．しかし，粘表皮癌では扁平上皮，中間細胞，明細胞がp63陽性を呈するため鑑別に有用である．ただし，管腔上皮と筋上皮との2層性を示唆する像と紛らわしい場合もあり，筋上皮系細胞の関与する腫瘍と誤認しないよう注意が必要である．場合によっては他の筋上皮系マーカーも併用した総合的判断が必要となる．
　囊胞腺癌も低悪性の粘表皮癌と類似した像を示し，とくに粘液細胞や扁平上皮の含み得る点は共通であるため，鑑別がきわめて困難な場合もある．しかし，AFIPアトラスでは囊胞腺癌が低悪性の癌腫であるため[4]，"幸運なことに"両者に予後や臨床的対処の点で明確な差異はないとのコメントが付されている．粘表皮癌が唾液腺導管癌と鑑別を要するのは主に壊死の著明な高悪性型の場合であるが，唾液腺導管癌でも比較的異型が軽度で，囊胞状構造を含むものはみられる．症例によっては著明な粘液産生を伴い，またWHO分類第3版では扁平上皮への分化も許容されているものの，囊胞内腔を明確な粘液細胞や扁平上皮が被覆することはまずなく，免疫組織化学的に多くはp63陰性，androgen receptor陽性である点は粘表皮癌とは際立った差異である[5]．
　腺房細胞癌と多型低悪性度腺癌は乳頭囊胞状増殖を共通の特徴とするが，後者の場合，病変全体が厚い囊胞状を呈することはあっても肉眼レベルで認識可能な大きさの囊胞を形成することは少ない．また基本的に小唾液腺に生じる腫瘍であり，耳下腺ではごくまれな例外を除き，まず考慮の必要がない．小囊胞構造内に乳頭状構造が突出する特徴的な糸球体様パターンは比較的多くの症例にみられ（図6），多型低悪性度腺癌の指標たり得る．免疫組織化学的には腺房細胞癌も多型低悪性度腺癌と同様にS-100蛋白およびvimentinに陽性を呈し得るが，後者では病変に含まれる腺管が単層性であるにもかかわらず潜在的には筋上皮への分化を有する腫瘍と考えられ[6]，部分的にはアクチンやGFAP，p63に陽性を呈することが多い．また構造内外にみられる基底膜様物質も鑑別の参考となる．なお，乳腺相似分泌癌（mammary analogue secretory carcinoma）に関してもS-100蛋白およびvimentin陽性を呈し得るが，従来

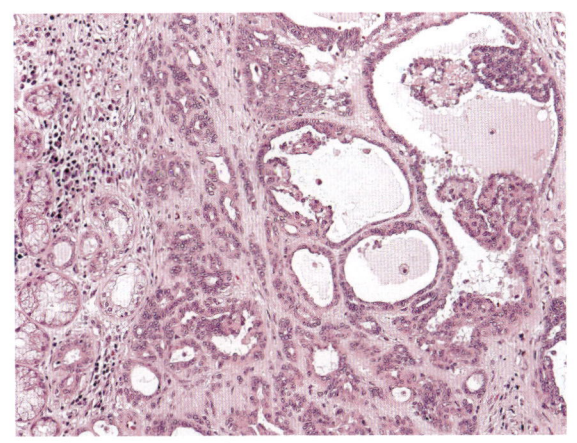

図6 | 多型低悪性度腺癌
特徴的な糸球体様パターンがみられる．粘液腺に隣接して単層性腺管の浸潤を認める．

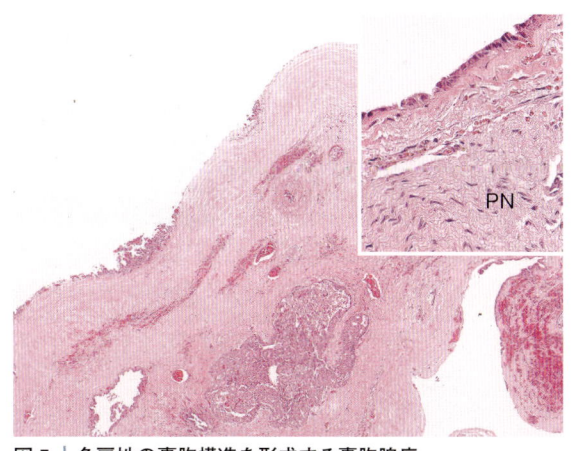

図7 | 多房性の囊胞構造を形成する囊胞腺癌
inset：同一例で，末梢神経線維束（PN）に近接する部分の拡大像．囊胞壁は単層性である．

これを包含していた腺房細胞癌との光顕上の差異はほぼ明確な腺房類似細胞の有無でしかないため，他の腫瘍との鑑別に関しては腺房細胞癌と同様に考えればよいと思われる．**囊胞腺癌**のなかのとくに**乳頭状囊胞腺癌**と呼ばれる一群もかつて**多型低悪性度腺癌**との鑑別，異同を取り沙汰されたが，口腔内に発生する場合も**多型低悪性度腺癌**の最たる好発部位である口蓋には少なく[6]，現状では免疫組織化学上の差異も明らかである．一方，**囊胞腺癌**と**腺房細胞癌**も互いに鑑別対象となり得るが，前者は後者に比して構造がやや単純で，後者に特徴的な微小囊胞状や濾胞状といった増殖様式を欠く．免疫組織化学的にもS-100蛋白への反応は概して限局的である．

囊胞腺癌および**低悪性度篩状囊胞腺癌**に**腺房細胞癌**や**唾液腺導管癌**を交えた鑑別に関しては他項（第2部 1．悪性腫瘍「(9) 囊胞腺癌」「(10) 低悪性度篩状囊胞腺癌」）に譲り，ここでは**低悪性度篩状囊胞腺癌**の概念の導入が類縁疾患に及ぼす影響について論じておきたい．既述のように**低悪性度篩状囊胞腺癌**は**囊胞腺癌**の亜型で，乳腺のductal carcinoma in situ（DCIS）と同様の導管内進展を主体とする浸潤程度のきわめて軽微な低悪性癌であるが[7]，この概念はこの腫瘍のみならず類縁の**囊胞腺腫**や**囊胞腺癌**までもが**唾液腺導管癌**と同様に導管内層の管腔上皮の腫瘍化によって発生することを示唆している．この前提で考えれば良性腫瘍たる**囊胞腺腫**では腺管ないし囊胞構造は腫瘍細胞と既存の導管の外層細胞の"見かけ上"の2層性を呈し，逆に構造の多くの部分が浸潤をきたす**囊胞腺癌**では構造は単層性となる．実際単純な構造を有する腺管や囊胞が間質に浸潤し，神経周囲浸潤を呈するものもあるが[8]，その部分でもやはり単層性である（図7）．また周囲組織との関係については，腫瘍が進展する導管の間に既存の組織が介在することは考えられるため，病変としては境界が不明瞭ではあっても構造が単層性でなければ直ちに浸潤とはいえず，悪性ともみなすことはできない．しかるに，従来の国内外の教科書においては**囊胞腺腫**の構造は単層性ないし2層性との記述がなされており，実際には**囊胞腺癌**であっても最終的な転帰が良好であったもの，もしくは組織上で浸潤が読みにくかったものなどが良性の範疇に含められてきたことによると考えられる．このような面は従来明確には記述がなされていないが，今後も詳細に検討を続けるべき問題と考えられる．従来この良悪性の差異は組織上明確な浸潤の有無でしか判別できないとされることが多かったが，今回検討した範囲では単層性の構造は2層性のものに比して構造の不整や核異型がやや目立つ傾向にあった．なお，**囊胞腺癌**のなかにはさらに異型の目立つものも存在するが，そうでないものとの間に明確な予後の差異はみられないとされている．

2次的な変化として囊胞構造が現れる場合，**多形腺腫**，**基底細胞腺腫**，**上皮筋上皮癌**の三者では主に腺管内に粘液や血液，滲出物が貯留し拡張することによる．この囊胞化の頻度は**多形腺腫**（図8），**基底細胞腺腫**（図9, 10）では比較的高く，よく認識されて

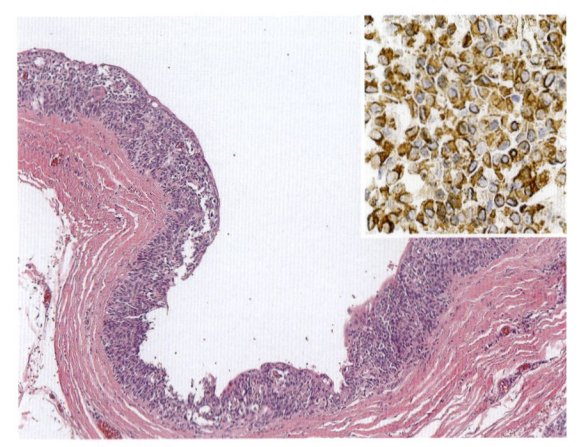

図8 │ 囊胞状拡張を伴う多形腺腫と免疫組織化学
inset：同一例．vimentin を用いると胞体に富み，核の偏在を示す形質細胞様細胞が認識しやすい．

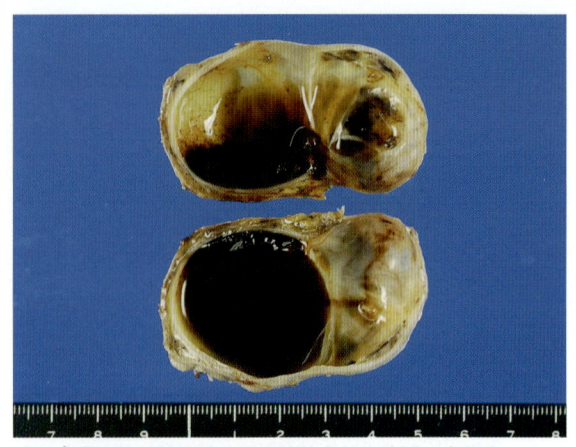

図9 │ 囊胞状拡張を伴う耳下腺基底細胞腺腫の肉眼像
80歳代男性．血性内容物を含む．

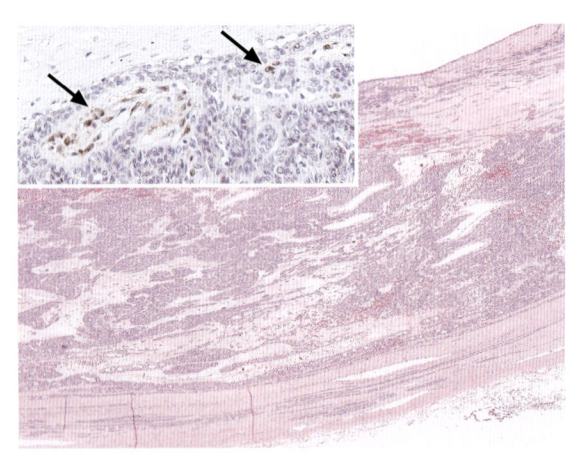

図10 │ 囊胞状拡張を伴う基底細胞腺腫（図9と同一症例）
inset：別症例の免疫組織化学．狭小な間質にもS-100蛋白陽性細胞（矢印）が認識できれば診断に有用である．

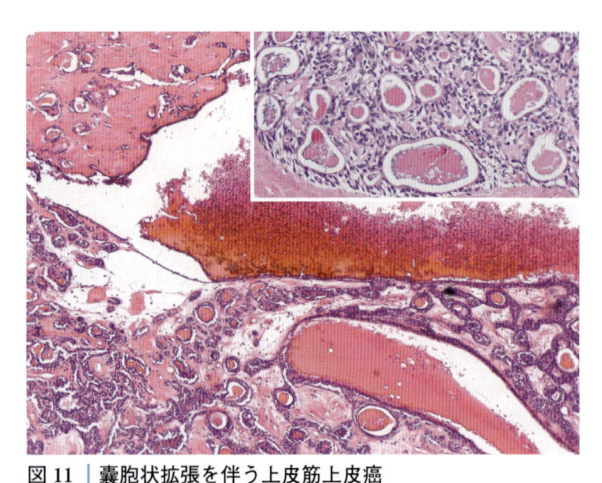

図11 │ 囊胞状拡張を伴う上皮筋上皮癌
inset：同一例の拡大像．外層に明細胞が配列する2層性腺管を認める．

いるが，**上皮筋上皮癌**ではややまれである．いずれも囊胞以外の部分にはそれぞれの像が保たれているはずであるが，**多形腺腫**，**基底細胞腺腫**では拡張した囊胞により圧排され，定型的な部分が狭小化することがあり，その場合の識別は難しい．**多形腺腫**の場合は特徴的な形質細胞様細胞や軟骨，粘液腫様間質を見出せば指標となり得る．**基底細胞腺腫**の場合は特徴的な間質の線維芽細胞様細胞がS-100蛋白陽性を呈するため指標となり得るが[9]，同様の2次的変化として現れる間質の硝子化のため消失してしまうこともままある．その場合は細胞形態の単調さを頼りにせざるを得ないが，2層性腺管内層の管腔上皮がS-100蛋白陽性を呈することも多く，**多形腺腫**や**上皮筋上皮癌**との識別には有用である．**上皮筋上**

皮癌では明細胞が腺腔を形成する管腔上皮の周囲を取り囲む定型的な2層性腺管をいずれかの箇所に見出すことが必要であるが（図11），本腫瘍では近年広範なアポクリン様化生や扁平上皮化生を伴う症例や基底細胞様形質の顕著な症例の存在が知られるところとなり[10,11]，さまざまな組織像を取り得ることを念頭に検討する必要がある．**多形腺腫由来癌**の場合は囊胞状変化を伴う**多形腺腫**の悪性化というよりは，むしろ癌腫成分の発生により炎症性産物や壊死物の貯留が起こり，囊胞が形成されると考えられる．陳旧化を経て悪性化することが多いため，異栄養性の石灰化や細胞成分の脱落した瘢痕様領域を認識し，その近辺に**多形腺腫**特有の構造を見出すことが診断のカギとなる．間質の密な硝子化は筋上皮系細胞が

関与する腫瘍共通の特徴であるが，瘢痕様領域が境界明瞭な球状ないし結節状をなす場合はより**多形腺腫由来癌**が考えやすくなる．

（原田博史）

文　献

1) Auclair PL：Tumor-associated lymphoid proliferation in the parotid gland. A potential diagnostic pitfall. Oral Surg Oral Med Oral Pathol 77：19-26, 1994
2) 河原明彦，横山俊朗，吉田友子 他：化生性 Warthin 腫瘍の2例．日本臨床細胞学会誌 37：394-399, 1998
3) 原田博史，中野龍治，森松　稔 他：広範な壊死と扁平上皮化生を伴った Warthin 腫瘍の1例．日本口腔外科学会雑誌 40：610-612, 1994
4) Foss RD, Ellis GL, Auclair PL：Salivary gland cystadenocarcinomas. A clinicopathologic study of 57 cases. Am J Surg Pathol 20：1440-1447, 1996
5) Kawahara A, Harada H, Akiba J, et al：Salivary duct carcinoma cytologically diagnosed distinctly from salivary gland carcinomas with squamous differentiation. Diagn Cytopathol 36：485-493, 2008
6) Edwards PC, Bhuiya T, Kelsch RD：Assessment of p63 expression in the salivary gland neoplasms adenoid cystic carcinoma, polymorphous low-grade adenocarcinoma, and basal cell and canalicular adenomas. Oral Surg Oral Med Oral Pathol Oral Radiol Endod 97：613-619, 2004
7) Brandwein-Gensler M, Hille J, Wang BY, et al：Low-grade salivary duct carcinoma：description of 16 cases. Am J Surg Pathol 28：1040-1044, 2004
8) Kawahara A, Harada H, Mihashi H, et al：Cytological features of cystadenocarcinoma in cyst fluid of the parotid gland：diagnostic pitfalls and literature review. Diagn Cytopathol 38：377-381, 2010
9) Dardick I, Daley TD, van Nostrand AW：Basal cell adenoma with myoepithelial cell-derived "stroma"：a new major salivary gland tumor entity. Head Neck Surg 8：257-267, 1986
10) Seethala RR, Richmond JA, Hoschar AP, et al：New variants of epithelial-myoepithelial carcinoma：oncocytic-sebaceous and apocrine. Arch Pathol Lab Med 133：950-959, 2009
11) 二階宏昌：腫瘍鑑別診断アトラス 唾液腺，文光堂，2006, pp112-123

第3部　鑑別ポイント

II．篩状構造を示す唾液腺腫瘍の鑑別

はじめに

　篩状構造とは"篩い"のように大小の穴のあいた構造を意味する語句である．病理形態学的にはレンコン，あるいはスイスチーズの断面をみるごとく，大小複数の腺腔または偽腺腔を内包する腫瘍胞巣が集合したパターンを呈する場合，篩状またはcribriform patternと記述される．頭頸部・唾液腺領域の場合，篩状構造からまず想起される腫瘍は腺様嚢胞癌である．管状型，充実型と組織型に多様さがあるものの篩状構造は腺様嚢胞癌が最も一般的に示す形態であるが，頭頸部・唾液腺領域のそれ以外の腫瘍でも篩状構造に遭遇することは決してまれではない．腺様嚢胞癌以外で篩状構造をとるものとしては基底細胞腺腫，多形腺腫，上皮筋上皮癌，多型低悪性度腺癌，唾液腺導管癌が挙げられる[1~3]．唾液腺腫瘍のかなりの部分が含まれることになるが（したがって生物学的な悪性度の異なった種々の腫瘍が含まれることになり篩状構造を示す腫瘍の鑑別が重要な意味をもってくるといえるが），実際は腺様嚢胞癌と他の腫瘍との鑑別という行程になる．
　篩状構造は偽嚢胞の形成によるものと導管様管腔によるものがある．前者は真の腺腔ではなく，基底膜様物質やプロテオグリカンが腫瘍間質に貯留した状態であり，後者は上皮性格をもつ細胞の裏打ちを伴う真の腺腔である[4]．腫瘍によっていずれの篩状構造をとるかにも違いがあり，注目すべき点である．

1．腺様嚢胞癌

　筋上皮性格をもつ細胞と上皮細胞の2種類の腫瘍細胞からなる腫瘍で，篩状構造を呈する唾液腺腫瘍として代表的なものである（図1）．篩状構造の囊胞は多くは基底膜様物質を容れた偽嚢胞であるが，上皮細胞に裏打ちされた腺腔も混在する（図2）．筋上皮細胞は角張った小型濃染核と淡明で狭小な胞体をもつ．他の組織学的特徴として，高率にみられる神経浸潤が挙げられる．また小唾液腺発生例が比較的多い．免疫組織化学的には，筋上皮細胞はp63，α-SMAなどに陽性を示し，上皮細胞はケラチン，EMAなどが陽性になる[4,5]．

2．基底細胞腺腫

　耳下腺発生例の多い腫瘍であり，境界明瞭な腫瘤を形成する．病名のごとく基底細胞様の腫瘍細胞が充実性胞巣あるいは索状に配列する像が典型的であり，胞巣辺縁には腫瘍細胞の観兵式配列がみられる．胞巣内外に基底膜様物質が認められ，腺様嚢胞癌のそれによく類似する篩状構造を呈することがあるので腺様嚢胞癌との鑑別が問題となるが，基底細胞腺腫は被膜を有する境界明瞭な腫瘍であり，腺様嚢胞癌は肉眼的には境界明瞭であっても腫瘍辺縁部では明らかな浸潤性を示す（図3, 4）．また基底細胞腺腫では間質にS-100陽性を示す紡錘形細胞の存在することが特徴の一つである[6]．

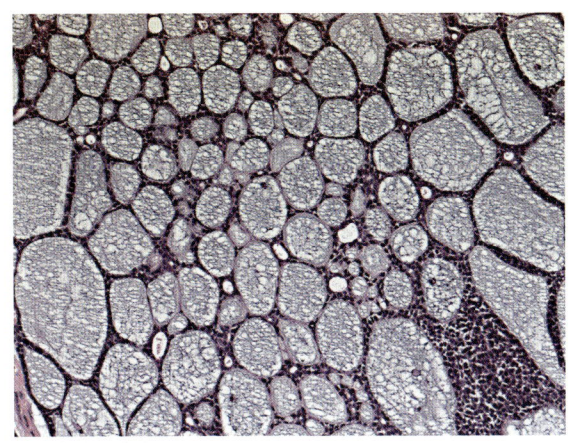

図1｜腺様嚢胞癌
大小の嚢胞が集まり，腫瘍胞巣を形成している．

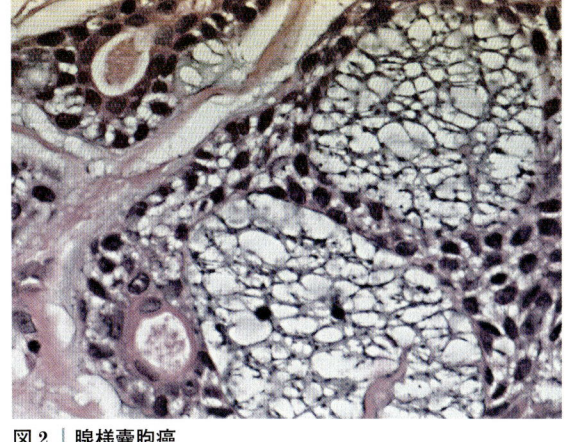

図2｜腺様嚢胞癌
嚢胞の多くは偽嚢胞であるが，導管上皮細胞から構成される真の腺腔も混在して認められる．

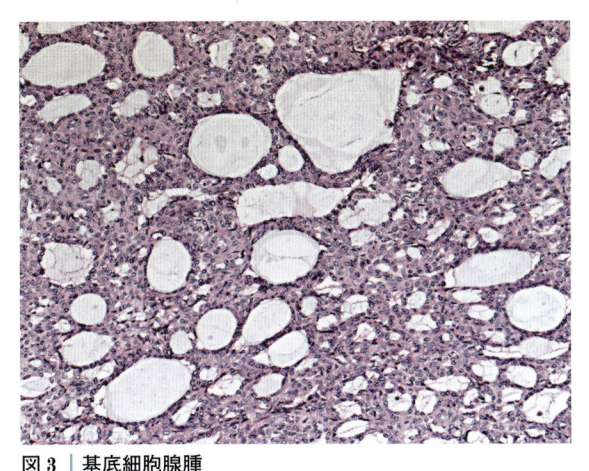

図3｜基底細胞腺腫
図1と同様に大小の嚢胞が集まり，篩状構造を呈している．

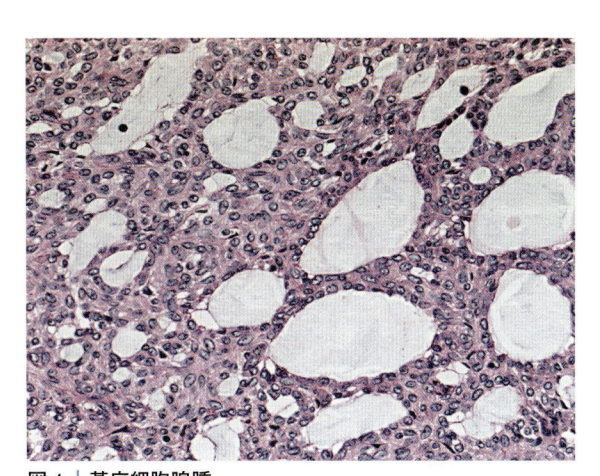

図4｜基底細胞腺腫
嚢胞のほとんどは偽嚢胞である．

3. 多形腺腫

　多形腺腫は全唾液腺腫瘍のなかで最も高頻度にみられる腫瘍である．上皮細胞と腫瘍性に変化した筋上皮細胞からなり，粘液腫様，軟骨様の間葉成分が混在する腫瘍である．典型例では分泌物を容れた腺管と腺管周囲から間質内へと移行して増生する筋上皮細胞およびしばしば軟骨成分を伴う基質が種々の割合でみられ，名称のとおり腫瘍内および症例間でさまざまな形態を示す．腫瘍性筋上皮細胞が間質基質を取り囲むように増殖する場合，または腺管形成が主体となるような部分では篩状構造を呈することになる（図5）．鑑別診断上は腺管周囲から筋上皮細胞が間質内へとほつれるように移行する所見が重要である．腺様嚢胞癌との鑑別においては，粘液腫様，軟骨様の腫瘍間質や，形質細胞様の腫瘍性筋上皮細胞の存在が役立つ[7]．

4. 上皮筋上皮癌

　上皮筋上皮癌は，腺管を形成する上皮細胞と，その外側の淡明な胞体をもつ筋上皮細胞の2種類の腫瘍細胞からなる悪性腫瘍であり，耳下腺に好発する．典型例では腺腔を形成する二相性の増殖を示し，内腔側には好酸性の胞体を有する小型の上皮成分が認められ，それを取り囲む外層には淡明な胞体を有する腫大した筋上皮細胞成分が認められる．本腫瘍でもまれに篩状構造を呈する場合があり，腺様嚢胞癌

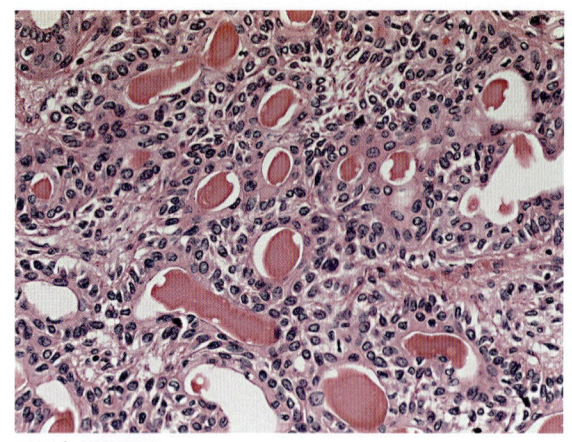

図5｜多形腺腫
導管上皮細胞から構成される腺腔が集まり，篩状構造を呈する場合がある．

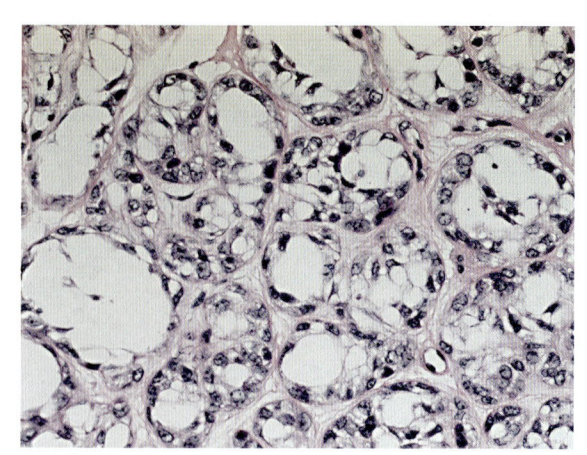

図6｜上皮筋上皮癌
腫瘍性筋上皮細胞の増殖が優勢となった部分で，腫瘍細胞が偽嚢胞を形成し篩状構造を呈することがまれにある．

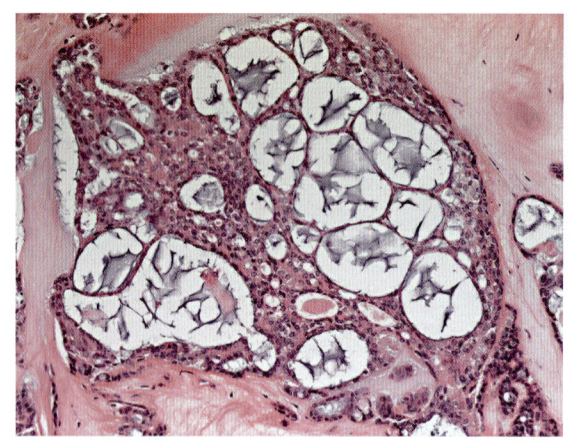

図7｜多型低悪性度腺癌
腫瘍の一部に，粘液様物質を容れた多数の嚢胞が集まった篩状構造がみられることがある．

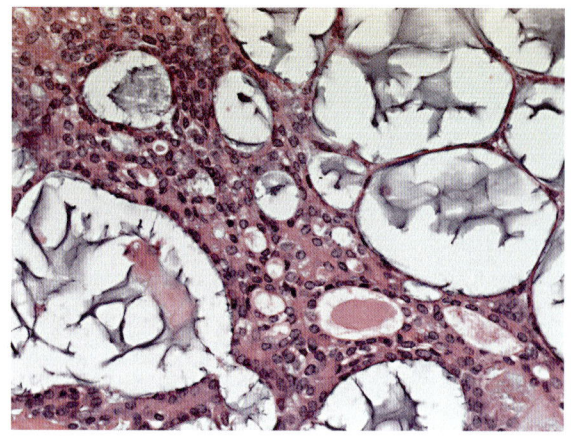

図8｜多型低悪性度腺癌
腫瘍細胞核は多型低悪性度腺癌に特徴的な胞状核である．

との鑑別が問題となる場合がある（**図6**）．腺様嚢胞癌でも淡明な胞体を有する筋上皮細胞が認められるが，腺様嚢胞癌の場合，細胞はより小型であり，上皮筋上皮癌でみられるような明瞭な二相性は呈さない[1,8]．

5．多型低悪性度腺癌

多型低悪性度腺癌は異型性に乏しい均一な細胞が増殖し，多様なパターンを示す低悪性の腫瘍であり，口腔小唾液腺に好発する（**図7**）．腫瘍細胞は分葉状，乳頭状，乳頭嚢胞状，篩状，索状・腺管状，single-file 状など，多様な増殖パターンを示す．また，周囲組織や神経への浸潤性を示し，好発部位，好発

年齢ともに腺様嚢胞癌と重なる部分が多く，篩状構造が目立つ場合は腺様嚢胞癌との鑑別が問題となる．多型低悪性度腺癌の腫瘍細胞は小型ないし中等度大で，好酸性から両染性の胞体，卵円形の胞状核を有するのに対し，腺様嚢胞癌では角張った濃染核を有す（**図8**）．また篩状構造内にみられる導管構造は多型低悪性度腺癌では単相性であるが，腺様嚢胞癌では二相性である．免疫染色では多型低悪性度腺癌はS-100，ビメンチンがびまん性に陽性反応を示す[9]．

6．唾液腺導管癌

高齢者の耳下腺に好発する，乳管癌に類似した形態を示す悪性度の高い腫瘍である．篩状構造，いわ

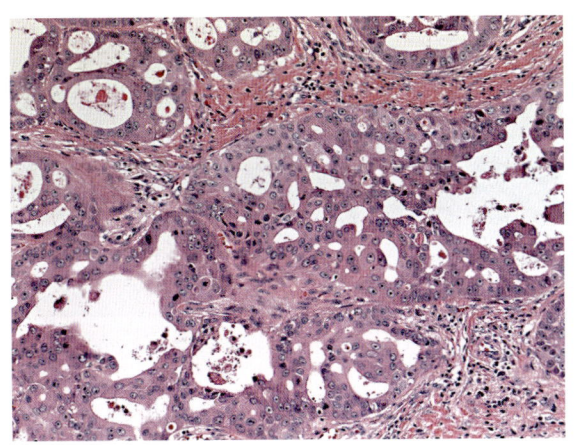

図9 | 唾液腺導管癌
高度の異型を示す腫瘍細胞が篩状構造を呈している．

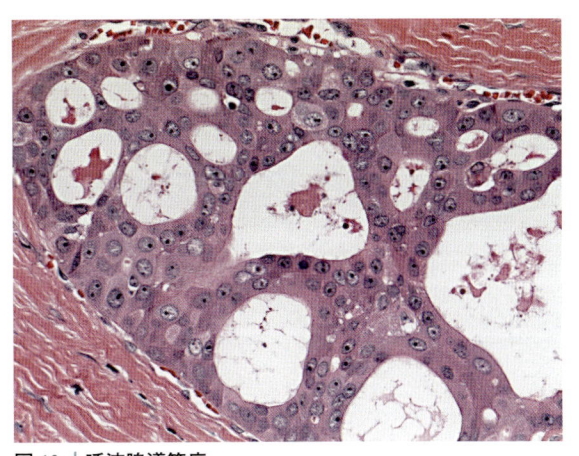

図10 | 唾液腺導管癌
腫瘍細胞は明瞭な核小体を伴った異型核と両染性の豊富な細胞質を有している．

ゆる Roman bridge 様構築，充実性増殖パターン，面疱壊死など，浸潤性乳管癌，非浸潤性乳管癌にみられる組織構築を示す（図9）．唾液腺導管癌にみられる篩状構造は真の腺腔構造からなるもので筋上皮成分を伴わない．免疫染色では androgen receptor, Her2, GCDFP15 に陽性を示すものが多い．明瞭な核小体，豊富な好酸性の細胞質など，細胞形態は腺様嚢胞癌のそれと異なる[10]（図10）．

おわりに

以上，篩状構造を呈する頭頸部・唾液腺腫瘍に関して，腺様嚢胞癌との鑑別を中心に述べた．篩状構造を呈する腫瘍は他臓器と比較すると，良悪を含め多岐にわたっているといえる．したがって，篩状構造を呈する腫瘍の鑑別診断は頭頸部・唾液腺腫瘍の診断において重要な位置を占めるといえるが，各腫瘍に特徴的な細胞像，構築を正確に判定することが肝要と思われる．

（駄阿　勉，横山繁生）

文　献

1) 長尾俊孝："Basaloid pattern"や"Cribriform pattern"を呈する唾液腺腫瘍の鑑別診断．病理と臨床 20：39-46, 2002
2) 大内知之：篩状パターン．病理と臨床常任編集委員会（編）：病理形態学キーワード，病理と臨床 28（臨増）：12-13, 2010
3) 長尾俊孝：唾液腺腫瘍の病理診断概論．病理と臨床 29：586-590, 2011
4) El-Naggar AK, Huvos AG：Adenoid cystic carcinoma. in Barnes L, et al（eds）："World Health Organization Classification of Tumours, Pathology and Genetics of Head and Neck Tumours", IARC Press, Lyon, 2005, pp221-226
5) 高田　隆：腺様嚢胞癌．日本唾液腺学会（編）：唾液腺腫瘍アトラス，金原出版，2005, pp96-102
6) 原田博史：基底細胞腺腫．日本唾液腺学会（編）：唾液腺腫瘍アトラス，金原出版，2005, pp57-63
7) 樋口佳代子：多形腺腫．日本唾液腺学会（編）：唾液腺腫瘍アトラス，金原出版，2005, pp40-50
8) 湊　宏，原田博史：上皮筋上皮癌．日本唾液腺学会（編）：唾液腺腫瘍アトラス，金原出版，2005, pp106-109
9) 高田　隆：多型低悪性度腺癌．日本唾液腺学会（編）：唾液腺腫瘍アトラス，金原出版，2005, pp 103-105
10) 大内知之：唾液腺導管癌．日本唾液腺学会（編）：唾液腺腫瘍アトラス，金原出版，2005, pp 120-124

第3部 鑑別ポイント

Ⅲ. 明細胞からなる唾液腺腫瘍の鑑別

はじめに

　唾液腺腫瘍では，細胞質の淡明な腫瘍細胞が増殖の主体をなす腫瘍型を明細胞性腫瘍（clear cell tumor）の名称で統括する．したがって，そのなかには唾液腺実質から発生し，明細胞を構成成分とすることが特徴である明細胞癌 NOS と上皮筋上皮癌に加えて，明細胞が出現するさまざまな良・悪性腫瘍が含まれる（表1）．また，明細胞よりなる腫瘍が唾液腺内に浸潤あるいは転移したものも明細胞性腫瘍に含まれる．以上のように，明細胞性腫瘍は胞体の淡明な腫瘍細胞を主体とするという共通した組織像を示すが，生物学的態度や治療法が異なることから確実な鑑別が必要である[1~4]．図1に確定診断に至る手順の概要を示す．

　HE 染色標本で細胞質が淡明となる要因としては，①細胞質内にグリコーゲン顆粒，粘液や脂肪などの HE 染色では染色されない物質が蓄積する，②細胞質内小器官（粗面小胞体，分泌顆粒など）が減少する，③固定などの操作による人工的変化が挙げられる．

1. 唾液腺原発性腫瘍

　唾液腺実質から発生し，明細胞を特徴的な構成成分とする腫瘍型としては，明細胞癌 NOS と上皮筋上皮癌が挙げられる．また，脂腺腺腫/脂腺癌も泡沫状，微細空胞状胞体を有する腫瘍細胞が特徴であり，明細胞性腫瘍に含まれる．これら以外の腫瘍型で明細胞が構成細胞の主体を占める場合には，それぞれ

表1 ｜ 明細胞が出現する良・悪性腫瘍

	良　性	悪　性
唾液腺実質から発生	筋上皮腫，明細胞型 オンコサイトーマ，明細胞型 脂腺腺腫	明細胞癌 NOS 上皮筋上皮癌 筋上皮癌，明細胞型 粘表皮癌，明細胞型 腺房細胞癌，明細胞型 オンコサイト癌，明細胞型 脂腺癌
他の臓器/組織からの浸潤・転移		明細胞性歯原性癌 腎細胞癌 悪性黒色腫/明細胞肉腫

の腫瘍型の明細胞型（clear cell variant）と診断される．粘表皮癌と筋上皮腫/筋上皮癌が代表的で，オンコサイトーマ/オンコサイト癌，腺房細胞癌でも明細胞が増殖の主体となる場合がある．明細胞よりなる領域と混在してそれぞれの腫瘍型に特異的な組織構築や構成細胞を認める例では，HE 染色標本で鑑別可能である．一方，小さな生検組織で腫瘍型に特異的な部分が含まれていない場合や特徴像が明らかでない場合には，粘液染色，脂肪染色や免疫染色を加えて検討する．また，筋上皮性分化の有無を確認することも必要となる．

1) 筋上皮性分化がみられる腫瘍型

　上皮筋上皮癌と筋上皮腫/筋上皮癌が相当する．いずれでも明細胞はグリコーゲン顆粒に富み，筋上皮マーカー（α-SMA，calponin，CK14，p63，S-100蛋白，GFAP など）を種々の程度に発現する．

a) 上皮筋上皮癌[5,6]

　上皮筋上皮癌（epithelial-myoepithelial carcinoma）

Ⅲ．明細胞からなる唾液腺腫瘍の鑑別　　*181*

図1 | 唾液腺明細胞性腫瘍の確定診断に至る手順

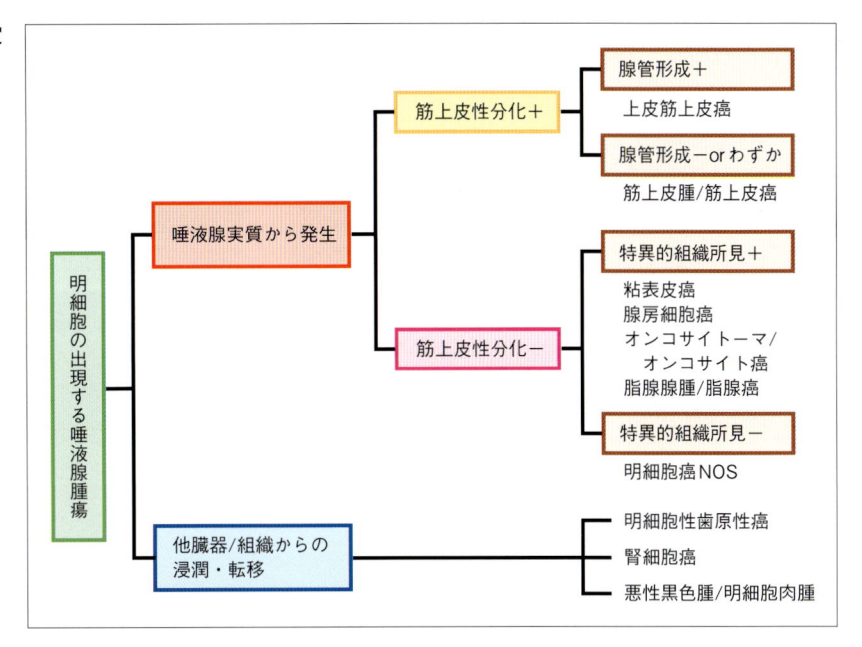

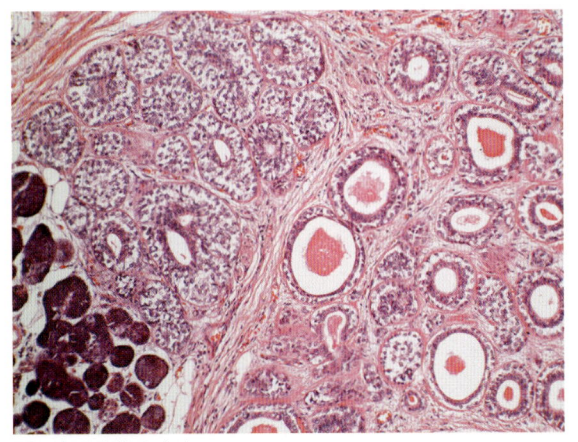

図2 | 上皮筋上皮癌
好酸性胞体を有する腺上皮細胞の外側を1～多層の明細胞性筋上皮細胞が取り囲む2相性腺管を形成する．

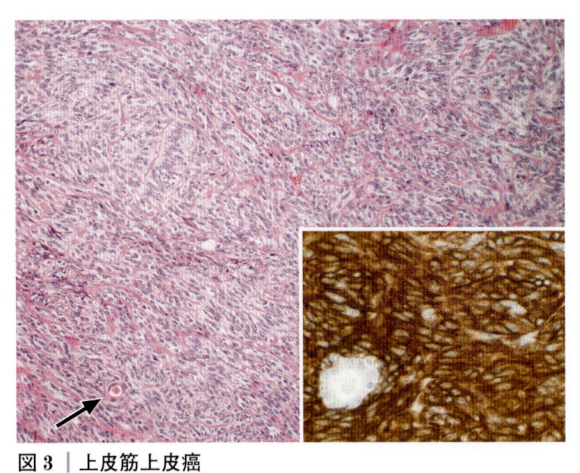

図3 | 上皮筋上皮癌
短紡錘形の明細胞性筋上皮が主体であるが，少数の腺腔（矢印）を認める．inset：筋上皮細胞はα-SMAを明瞭に発現している．

は高齢者の耳下腺に好発する中悪性度腫瘍である．好酸性胞体を有する立方形の腺上皮細胞（EMA陽性）が腺腔を形成し，1～多層の明細胞性筋上皮細胞がそれを取り囲む2相性（腺上皮と腫瘍性筋上皮よりなる）腺管が密に集合して，多結節性，浸潤性に増殖する（図2）．明細胞が主体の場合もあるが，部分的には2相性の管状構造が認められる（図3）．通常，細胞異型は軽度で分裂像は少なく，壊死もまれである．明細胞性筋上皮細胞は筋上皮マーカー（α-SMA，S-100蛋白，p63など）を高率に発現する（図3 inset）．

b）筋上皮腫/筋上皮癌[7,8]

筋上皮腫/筋上皮癌（myoepithelioma/myoepithelial carcinoma）は耳下腺に多く，次いで小唾液腺，とくに口蓋腺に好発する．筋上皮癌では細胞異型の程度や増殖活性はさまざまであるが，浸潤性に増殖する．まれにグリコーゲン顆粒に富む明細胞性筋上皮細胞のシート状，索状胞巣（図4）が腫瘍の主体となる．腺管形成はないか，限局性でごく少数である．明細胞性筋上皮が主体の上皮筋上皮癌との鑑別が困難な場合があるが，筋上皮腫/筋上皮癌では腫瘍細胞間や胞巣周囲に腫瘍性筋上皮細胞によって産生され

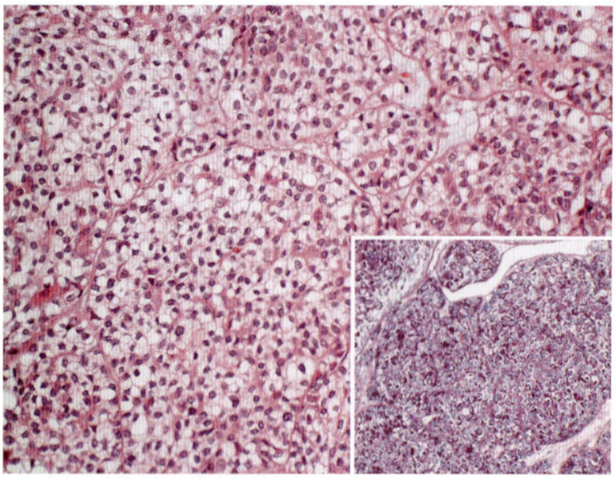

図4│筋上皮癌，明細胞型
グリコーゲン顆粒に富む明細胞性筋上皮細胞のシート状増殖よりなる．inset：PAS染色．

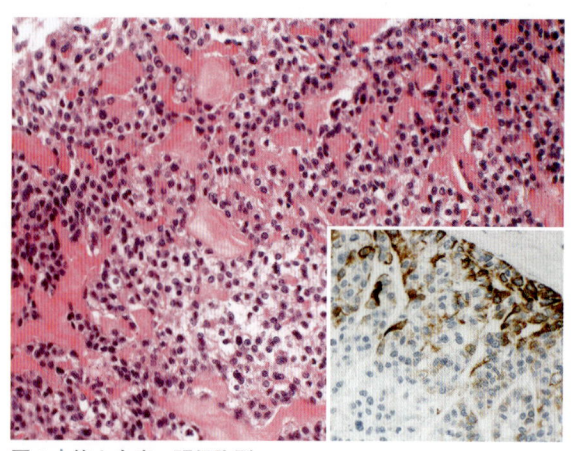

図5│筋上皮癌，明細胞型
胞巣内外に硝子様基質を認める．明細胞性と上皮様筋上皮細胞が混在する．inset：腫瘍細胞はGFAPを発現している．

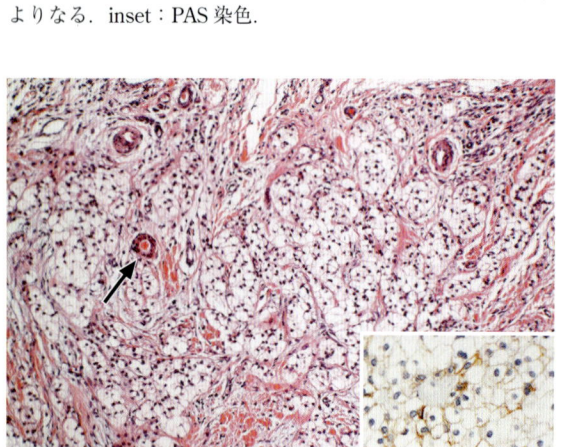

図6│明細胞癌NOS
異型に乏しい単一な腫瘍細胞がシート状胞巣を形成し，浸潤性に増殖する．矢印：残存する唾液腺導管．inset：腫瘍細胞はEMA陽性である．

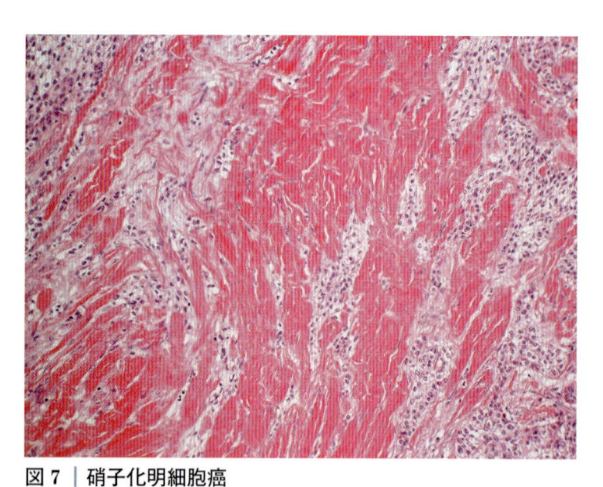

図7│硝子化明細胞癌
高度の硝子化を伴う結合組織内に明細胞よりなる索状，島状胞巣を認める．

た基底膜成分を含む硝子様物質や間葉性粘液をしばしば伴い（図5）, GFAPの発現がより高率にみられる（図5 inset）．また，明細胞に加えて，非明細胞性の紡錘形，形質細胞様や上皮様筋上皮細胞（図5）を認めれば筋上皮腫/筋上皮癌の可能性が高い．なお，筋上皮腫と同一の腫瘍性筋上皮を構成成分とする多形腺腫に広範な明細胞化が生じるのはさらにまれである．

2）筋上皮性分化がみられない腫瘍型

明細胞癌NOS，粘表皮癌，腺房細胞癌，オンコサイトーマ/オンコサイト癌，脂腺腺腫/脂腺癌が含まれる．

a）明細胞癌NOS[9, 10]

明細胞癌NOS（clear cell carcinoma, not otherwise specified）は小唾液腺，とくに口蓋を好発部位とする低悪性度腫瘍で，グリコーゲン顆粒を蓄積した単一な明細胞がシート状～索状胞巣を形成し，浸潤性に増殖する（図6）．明細胞腺癌，富グリコーゲン腺癌，硝子化明細胞癌（図7）として報告された腫瘍も明細胞癌NOSに含まれる．細胞境界が明瞭で偏在核を有する異型に乏しい明細胞が増殖の主体をなし（図8），淡好酸性胞体を有する腫瘍細胞を混在することもある．他の明細胞性腫瘍の組織学的特徴を有さないことが診断の定義で，HE染色でわかる腺腔形成や扁平上皮はみられないのが一般的である．少数の粘液細胞が散在性に認められることはある．分裂像

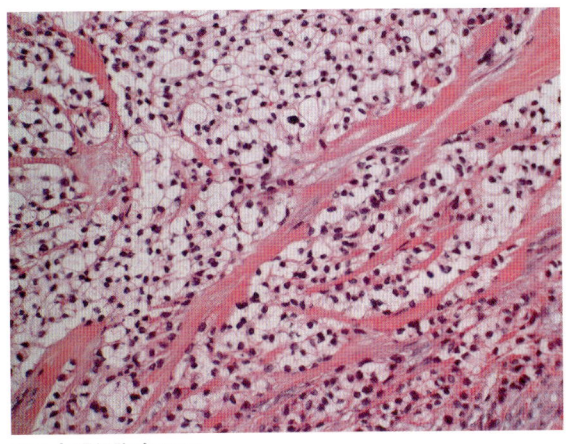

図8 | 明細胞癌 NOS
明細胞は異型に乏しく，細胞境界が明瞭で偏在核を有する．

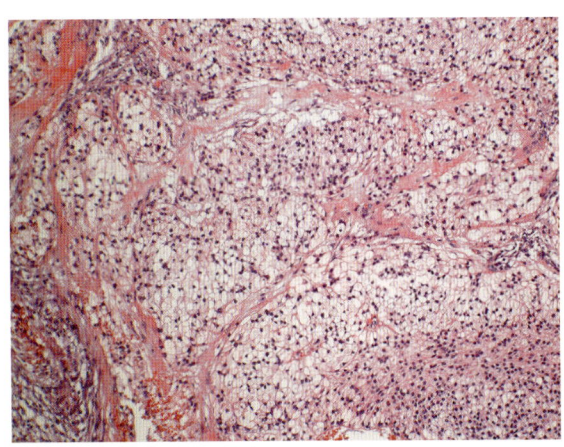

図9 | 粘表皮癌，明細胞型
明細胞のシート状増殖よりなる．

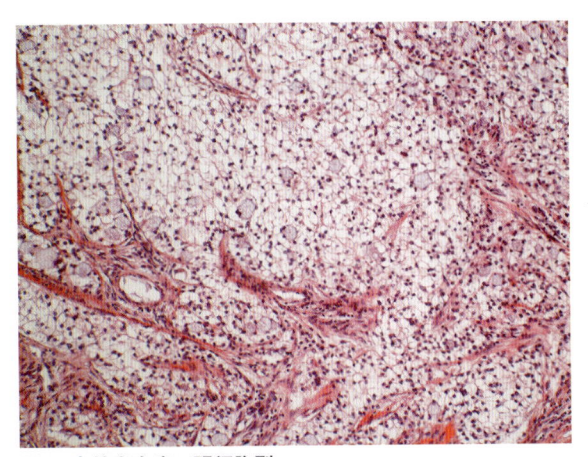

図10 | 粘表皮癌，明細胞型
明細胞に混在して淡好塩基性の豊富な胞体を有する粘液細胞を認める．

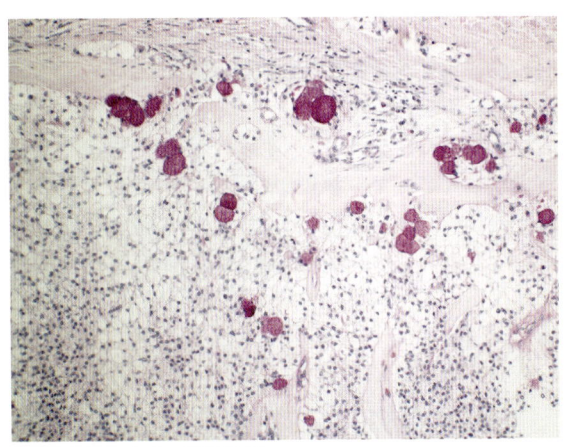

図11 | 粘表皮癌，明細胞型
粘液細胞は d-PAS 染色陽性，明細胞は陰性である．

は少数で，壊死もみられない．腫瘍細胞は cytokeratin（AE1/AE3, CAM5.2, CK14, 34βE12 など），EMA が種々の程度に陽性（図6 inset）で，α-SMA, calponin, GFAP などの筋上皮マーカーは陰性である．S-100 蛋白も一般には陰性であるが，p63 は陽性となる場合が多い．導管上皮あるいは扁平上皮への分化を示す細胞からなる腫瘍に位置づけられている．

近年，硝子化明細胞癌に t(12;22)(q13;q12) による *EWSR1-ATF1* 融合遺伝子が報告された[11]．この融合遺伝子は硝子化明細胞癌では 80％以上と高率に検出されるのに対して，唾液腺の他の明細胞性腫瘍にはみられず，その特異性から分子病理学的確定診断の可能性を有する．

b) 粘表皮癌[12]

粘表皮癌（mucoepidermoid carcinoma）は悪性唾液腺腫瘍として最も発生頻度の高い腫瘍型である．粘液細胞，類表皮細胞と小型の中間細胞が基本的な構成細胞であるが，グリコーゲン顆粒に富む明細胞も部分的に出現することがある．明細胞が主体をなしシート状に増殖（図9）する場合には，免疫染色性が共通している明細胞癌 NOS との鑑別が問題となる．HE 染色標本でも明細胞に混在して淡好塩基性の細胞質粘液を含む粘液細胞を確認できる場合もあるが（図10），少数の粘液細胞は明細胞癌 NOS でもみられることがあるため，d-PAS，ムチカルミン染色などの粘液染色により粘液細胞の多寡や分布を検討することが必要である（図11）．また，粘表皮癌で

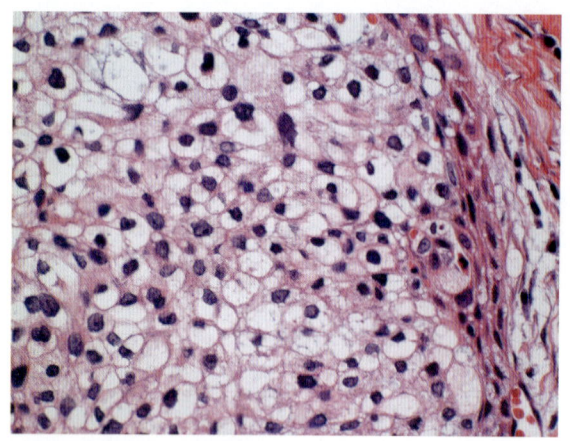

図 12 | 粘表皮癌, 明細胞型
明細胞よりなるシート状胞巣の縁に類表皮細胞を認める.

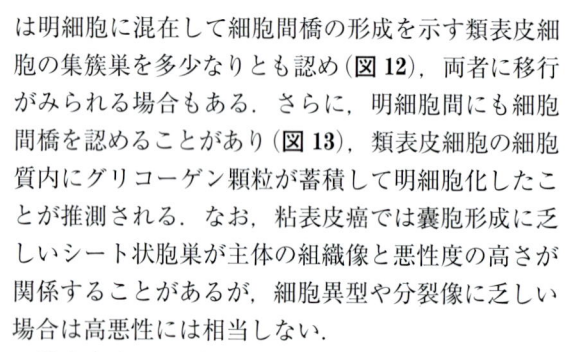

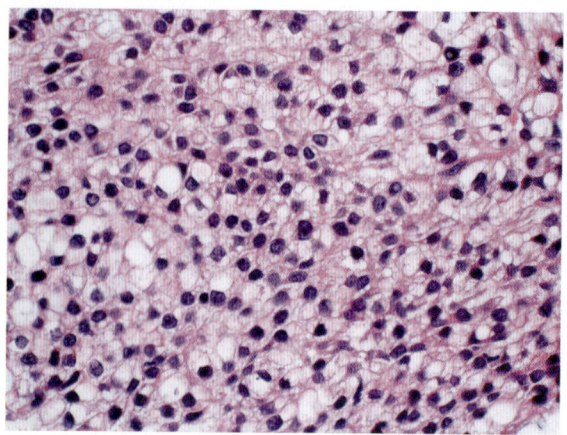

図 13 | 粘表皮癌, 明細胞型
明細胞間に細胞間橋が観察される.

は明細胞に混在して細胞間橋の形成を示す類表皮細胞の集簇巣を多少なりとも認め(**図 12**), 両者に移行がみられる場合もある. さらに, 明細胞間にも細胞間橋を認めることがあり(**図 13**), 類表皮細胞の細胞質内にグリコーゲン顆粒が蓄積して明細胞化したことが推測される. なお, 粘表皮癌では囊胞形成に乏しいシート状胞巣が主体の組織像と悪性度の高さが関係することがあるが, 細胞異型や分裂像に乏しい場合は高悪性には相当しない.

粘表皮癌ではt(11;19)(q21;p13)によって形成される*CRTC1*(*MECT1*)-*MAML2* あるいは *CRTC3*-*MAML2* 融合遺伝子が約40〜80%の症例で検出されている. 組織学的悪性度が低く予後良好な症例で高率にみられ, 明細胞型でも同定されることがある. これらの融合遺伝子は特異性が高く, 粘表皮癌以外の唾液腺明細胞性腫瘍での報告はないため, 診断的意義が高い.

c) 腺房細胞癌[13,14]

腺房細胞癌(acinic cell carcinoma)は耳下腺に好発する低悪性度腫瘍で, 頰粘膜や口唇がそれに次ぐ. 組織学的定型例では好塩基性細顆粒を充満する豊富な細胞質を有し, 漿液性腺房細胞に類似する腺房型細胞が細い間質を伴って腺房状, 索状に増殖する. さらに, 多彩な組織構築と細胞型があり, 介在部導管型細胞, 空胞化細胞, 非特異的細胞と淡明細胞が種々の程度に認められる. 淡明細胞は最も出現頻度が低く, 腫瘍の主体を占める例は腺房細胞癌の約1%にすぎない. 淡明細胞は腺房細胞型あるいは非特異的細胞と同様の形態で(**図 14**), 淡明化は細胞内小器官の変性あるいは固定や標本作製時の人工的変化によって生じるとされる. 腺房細胞癌に特徴的な組織構築や淡明細胞以外の細胞型の存在を確認することで診断を確定する.

d) オンコサイトーマ/オンコサイト癌[15,16]

オンコサイトーマ/オンコサイト癌(oncocytoma/oncocytic carcinoma)はもっぱら耳下腺に発生するまれな腫瘍型で, ミトコンドリアを充満した好酸性顆粒状細胞質を有するオンコサイトの増殖よりなる. オンコサイトが明細胞化し(**図 15**), それが主体となる亜型がごくまれにみられる. 明細胞化は細胞質内へのグリコーゲン顆粒の蓄積による. 明細胞も好酸性のオンコサイトと同様にPTAH染色や抗ミトコンドリア抗体による免疫染色で陽性となる. 腫瘍細胞が毛細血管を含む細い結合組織間質を伴って密な類器官様配列(organoid pattern)を示すことも診断の助けとなる.

e) 脂腺腺腫/脂腺癌[17]

脂腺腺腫/脂腺癌(sebaceous adenoma/sebaceous carcinoma)は脂腺細胞への分化を示すまれな腫瘍で, 耳下腺での発生が多い. 充実性, 管状, 囊胞状胞巣を形成し, 皮膚の脂腺細胞に類似する泡沫状, 微細空胞状を呈する胞体を有する細胞が特徴的で(**図 16**), 明細胞性腫瘍に含まれる. 他の明細胞性腫瘍では, 明細胞の胞体は水様透明であることからHE染色所見での区別が可能である. 細胞質は脂肪を多く含み, 脂肪染色やadipophilin陽性(**図 16 inset**)で, d-PAS染色陰性である. なお, 胞巣辺縁にはp63陽性の扁平上皮への分化を示す細胞があり, S-100蛋白, vimentin, CK14陽性細胞もみられる.

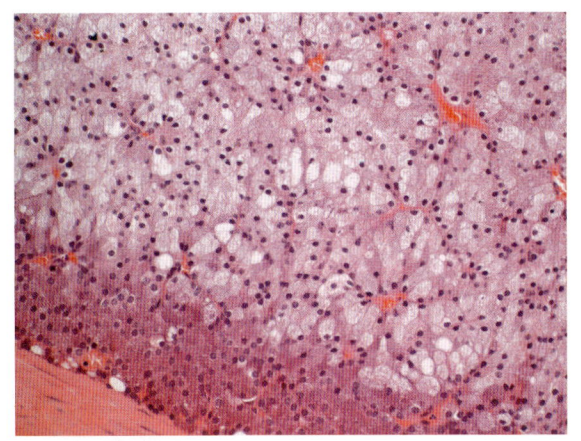

図14 | 腺房細胞癌
腺房型細胞の好塩基性微細顆粒が不明瞭となり，胞体が泡沫状～淡明化している．

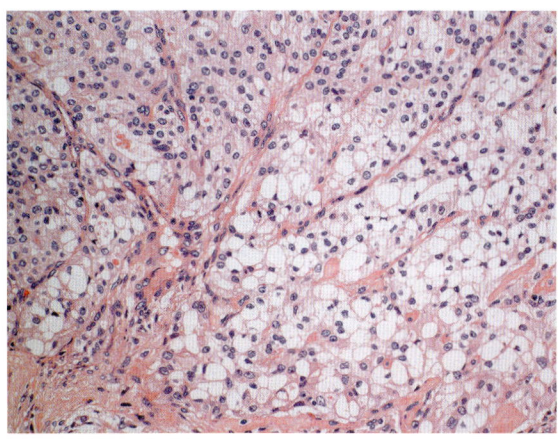

図15 | オンコサイトーマ
好酸性顆粒状細胞質を有するオンコサイトと移行・混在して明細胞を認める．

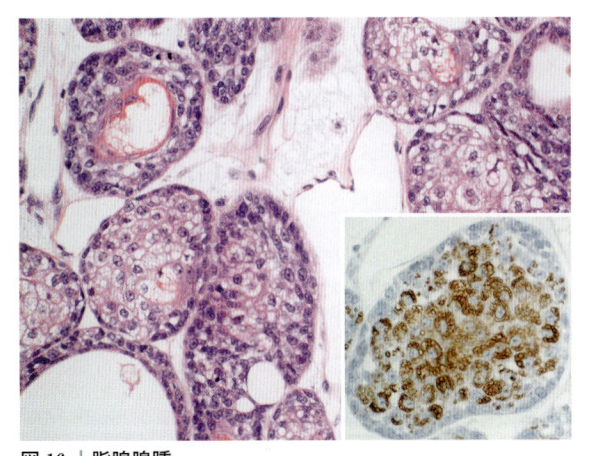

図16 | 脂腺腺腫
泡沫状，微細空胞状胞体を有する脂腺に類似した細胞が特徴である．inset：細胞質は adipophilin 陽性である．

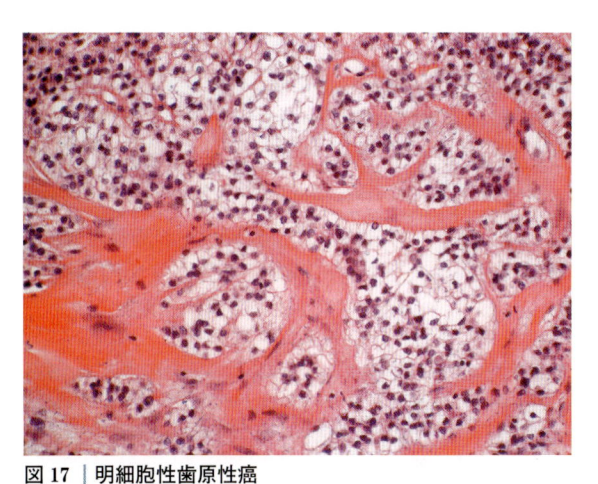

図17 | 明細胞性歯原性癌
明細胞のシート状増殖よりなり，一部で胞巣辺縁部の細胞が柵状に配列する．

2．唾液腺非原発性腫瘍

唾液腺以外に発生し，唾液腺に浸潤あるいは転移する腫瘍で，明細胞を主体とするものとしては明細胞性歯原性癌，腎癌，悪性黒色腫/明細胞性肉腫が挙げられる．いずれも診断の確定には原発巣の確認が最も重要である．

a）明細胞性歯原性癌

明細胞性歯原性癌（clear cell odontogenic carcinoma）はグリコーゲン顆粒に富む明細胞がシート状，索状胞巣を形成して浸潤性に増殖する低悪性歯原性腫瘍である．顎骨，とくに下顎骨に発生するが，骨外の唾液腺に浸潤した場合には唾液腺原発の明細胞性腫瘍との鑑別が必要となる．基本的には細胞異型や分裂像に乏しく，明細胞癌 NOS と類似した組織像である．特異的所見ではないが，歯原上皮の特徴である胞巣辺縁細胞の柵状配列を示す場合もある（図17）．診断の確定には顎骨から軟組織への浸潤を示す X 線画像が有用である．近年，明細胞性歯原性癌にも明細胞癌 NOS と同じ EWSR1-ATF1 融合遺伝子が高率に見出されることが報告され[18]，両腫瘍型の異同については議論がある．

b）腎細胞癌[19,20]

腎細胞癌（renal cell carcinoma）のなかで最も高率にみられる淡明細胞型の転移（図18）が問題となる．原発巣と同様，明細胞はグリコーゲン顆粒を蓄積するが，脂質も含み，免疫染色では vimentin, CD 10, RCC（renal cell carcinoma maker）陽性である（図18

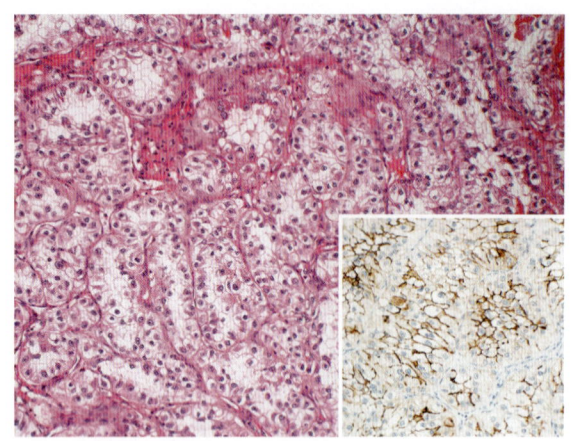

図18｜転移性腎細胞癌，淡明細胞型
血管に富む細い間質を伴い，明細胞が胞巣を密に形成して増殖する．inset：腫瘍細胞はCD10陽性である．

c) 悪性黒色腫/明細胞肉腫

悪性黒色腫/明細胞肉腫（malignant melanoma/clear cell sarcoma）は明細胞よりなるが，メラニン産生細胞を混在し，HMB-45, Melan-Aが陽性となる．

（小川郁子）

文　献

1) Ellis GL：Clear cell neoplasms in salivary glands：clearly a diagnostic challenge. Ann Diagn Pathol 2：61-78, 1998
2) Wang B, Brandwein M, Gordon R, et al：Primary salivary clear cell tumors—a diagnostic approach：a clinicopathologic and immunohistochemical study of 20 patients with clear cell carcinoma, clear cell myoepithelial carcinoma, and epithelial-myoepithelial carcinoma. Arch Pathol Lab Med 126：676-685, 2002
3) Said-Al-Naief N, Klein MJ：Clear cell entities of the head and neck：a selective review of clear cell tumors of the salivary glands. Head Neck Pathol 2：111-115, 2008
4) Dardick I, Leong I：Clear cell carcinoma：review of its histomorphogenesis and classification as a squamous cell lesion. Oral Surg Oral Med Oral Pathol Oral Radiol Endod 108：399-405, 2009
5) Seethala RR, Barnes EL, Hunt JL：Epithelial-myoepithelial carcinoma：a review of the clinicopathologic spectrum and immunophenotypic characteristics in 61 tumors of the salivary glands and upper aerodigestive tract. Am J Surg Pathol 31：44-57, 2007
6) 湊　宏，原田博史：上皮筋上皮癌．日本唾液腺学会（編）：唾液腺腫瘍アトラス，金原出版，2006, pp106-109
7) Losito NS, Botti G, Ionna F, et al：Clear-cell myoepithelial carcinoma of the salivary glands：a clinicopathologic, immunohistochemical, and ultrastructural study of two cases involving the submandibular gland with review of the literature. Pathol Res Pract 204：335-344, 2008
8) 小川郁子：筋上皮癌．日本唾液腺学会（編）：唾液腺腫瘍アトラス，金原出版，2006, pp128-129
9) Kauzman A, Tabet JC, Stiharu TI：Hyalinizing clear cell carcinoma：a case report and review of the literature. Oral Surg Oral Med Oral Pathol Oral Radiol Endod 112：e26-34, 2011
10) Weinreb I：Hyalinizing clear cell carcinoma of salivary gland：a review and update. Head Neck Pathol 7（Suppl 1）：S20-29, 2013
11) Antonescu CR, Katabi N, Zhang L, et al：EWSR1-ATF1 fusion is a novel and consistent finding in hyalinizing clear-cell carcinoma of salivary gland. Genes Chromosomes Cancer 50：559-570, 2011
12) Ellis GL, Auclair PL：Mucoepidermoid carcinoma. in "Tumors of the Salivary Glands. AFIP Atlas of Tumor Pathology, 4th Series, Fascicle 9", ARP Press, Washington, DC, 2008, pp173-196
13) Ellis GL, Auclair PL：Acinic cell adenocarcinoma. in "Tumors of the Salivary Glands. AFIP Atlas of Tumor Pathology, 4th Series, Fascicle 9", ARP Press, Washington, DC, 2008, pp204-225
14) 廣川満良：腺房細胞癌．日本唾液腺学会（編）：唾液腺腫瘍アトラス，金原出版，2006, pp82-88
15) Davy CL, Dardick I, Hammond E, et al：Relationship of clear cell oncocytoma to mitochondrial-rich（typical）oncocytomas of parotid salivary gland. An ultrastructural study. Oral Surg Oral Med Oral Pathol 77：469-479, 1994
16) Ellis GL, Auclair PL：Oncocytoma. in "Tumors of the Salivary Glands. AFIP Atlas of Tumor Pathology, 4th Series, Fascicle 9", ARP Press, Washington, DC, 2008, pp100-109
17) Ellis GL, Auclair PL：Sebaceous adenoma. in "Tumors of the Salivary Glands. AFIP Atlas of Tumor Pathology, 4th Series, Fascicle 9", ARP Press, Washington, DC, 2008, pp133-136
18) Bilodeau EA, Weinreb I, Antonescu CR, et al：Clear cell odontogenic carcinomas show EWSR1 rearrangements：a novel finding and a biological link to salivary clear cell carcinomas. Am J Surg Pathol 37：1001-1005, 2013
19) Rezende RB, Drachenberg CB, Kumar D, et al：Differential diagnosis between monomorphic clear cell adenocarcinoma of salivary glands and renal（clear）cell carcinoma. Am J Surg Pathol 23：1532-1538, 1999
20) Pires FR, Azevedo RS, Ficarra G, et al：Metastatic renal cell carcinoma to the oral cavity and clear cell mucoepidermoid carcinoma：comparative clinicopathologic and immunohistochemical study. Oral Surg Oral Med Oral Pathol Oral Radiol Endod 109：e22-27, 2010

第3部 鑑別ポイント

IV. 唾液腺癌の病理学的悪性度評価

はじめに

　唾液腺癌では，臨床的パラメータとして4cmを超える腫瘍径，軟部組織や皮膚への浸潤，腫瘍の急速な増大傾向，疼痛，周囲組織との癒着，頸部リンパ節腫脹，顔面神経麻痺，および他臓器転移が予後不良因子として知られている[1,2]．一般的には，患者の予後は組織型よりもこれらのパラメータを組み合わせた臨床病期に大きく左右されることが多いが，組織学的悪性度も重要な予後因子となり[1~3]，組織学的低悪性度腫瘍の5年生存率は85％以上であるのに対して，高悪性度腫瘍の5年生存率は50％以下とされる[2,4]．組織学的悪性度には，癌細胞の異型性，核分裂像数，壊死，浸潤様式，リンパ管侵襲，静脈侵襲，神経周囲浸潤，実質外浸潤，切除断端といった病理一般的なパラメータのほかに，唾液腺癌には，組織型自体が特定の悪性度を示すものと，同一組織型内に種々の悪性度のものが含まれる場合とがある[3,5]（詳細は第1部II，第4部IIを参照）．たとえば腺房細胞癌，多型低悪性度腺癌，基底細胞腺癌，明細胞癌NOS（硝子化明細胞癌），乳腺相似分泌癌，囊胞腺癌は低悪性度に，唾液腺導管癌，小細胞癌，大細胞癌，扁平上皮癌，オンコサイト癌は高悪性度に分類される[6]．また，上皮筋上皮癌やリンパ上皮癌は中悪性度に相当する．このように，これらの腫瘍では組織型によって生物学的態度が規定されることが多い．ただし，腫瘍によっては必ずしもその規則に当てはまらないことがあり，病理診断の際には個々の症例に則した対応が求められる．

　一方，粘表皮癌，腺様囊胞癌，腺癌NOS，および多形腺腫由来癌では組織像によって悪性度が異なる[3]．そのため，これらの腫瘍を診断する場合には病理診断報告書に悪性度を反映させた記載が必要である（第2部および第4部VIを参照）．また，唾液腺癌にはまれながら高悪性度転化（"脱分化"）がみられたり，混成癌が発生する．これらの腫瘍の悪性度評価も通常の組織型のそれとは別に考慮しなければならない．

1. 粘表皮癌

　粘表皮癌は唾液腺悪性腫瘍のなかで最も頻度が高く，全唾液腺腫瘍の約10％を占める．組織学的に，粘液細胞（mucous cell），類表皮細胞（epidermoid cell），および中間細胞（intermediate cell）が種々の割合で混在し，囊胞や腺管腔の形成および充実性増殖を示す．粘液細胞は偏在する核と淡明な細胞質からなり，杯細胞の形態をとる．囊胞内面を裏打ちしていることが多い．類表皮細胞は淡好酸性で細胞間橋がみられるが，癌真珠を伴うような角化はまれである．中間細胞は小型で類円形の中心核を有する．

　粘表皮癌は，症例によって低悪性度のものから高悪性度のものまで組織学的悪性度に幅がある．頻度的には低悪性度のものが多く，高悪性度のものは少ない．粘表皮癌は唾液腺癌のなかで最も組織学的悪性度が予後因子として重要で，それが治療に与える影響も大きい．粘表皮癌症例の5年生存率は，低悪性度腫瘍は92～100％，中悪性度腫瘍は62～92％，高悪性度腫瘍は0～42％と報告されている[5]．通常，低悪性度腫瘍に対しては外科的切除術のみが行われ，

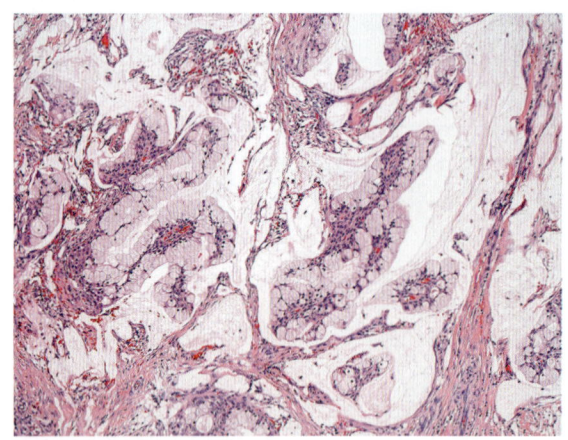

図1 | 粘表皮癌，低悪性度
多嚢胞形成と乳頭状増殖を示す．多数の粘液細胞が認められ，嚢胞腔内には粘液を容れている．

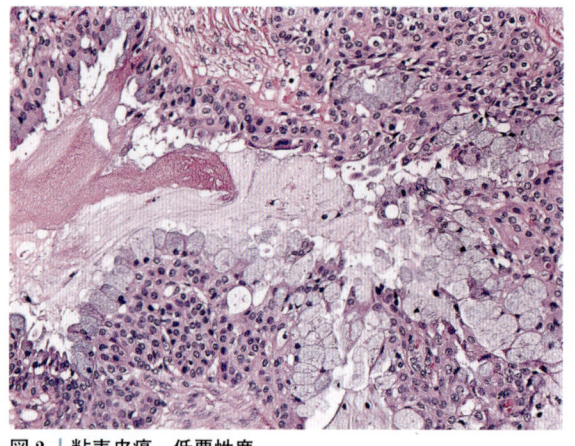

図2 | 粘表皮癌，低悪性度
図1と同一症例．粘液細胞と中間細胞の増殖をみる．腫瘍細胞の異型性は軽度である．

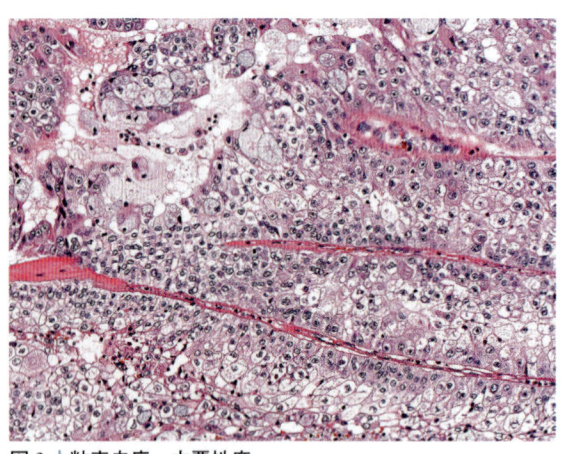

図3 | 粘表皮癌，中悪性度
中間細胞，類表皮細胞，および少数の粘液細胞からなる充実性胞巣と一部の嚢胞形成がみられる．軽度～中等度の細胞異型を示す．

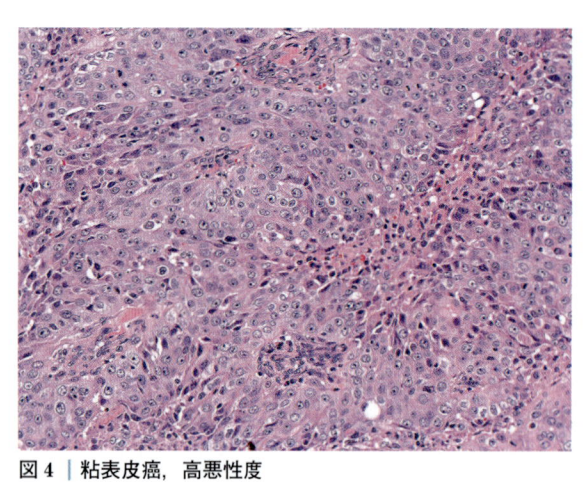

図4 | 粘表皮癌，高悪性度
中等度～高度の異型性を示す中間細胞と類表皮細胞のシート状増殖をみる．一部で壊死を伴う．この図では粘液細胞は含まれていない．

高悪性度腫瘍に対してはそれに加えて術後照射や頸部リンパ節郭清を要する．

一般的に，低悪性度腫瘍では大小の嚢胞が形成され，粘液細胞と中間細胞が多くみられる．細胞異型や核分裂像に乏しい（図1, 2）．粘液性の大量の嚢胞液が流出し，粘液湖を形成したり，間質に炎症細胞浸潤と肉芽形成がみられることもある．中悪性度腫瘍では依然として中間細胞が主であるが，嚢胞形成は少数みられるのみで充実性部分が多い．また類表皮細胞の比率が高まり，異型性も増し，核分裂像もまれではない（図3）．一部には壊死を伴うこともある．高悪性度腫瘍では充実性成分が主体をなし，類表皮細胞が優位となる（図4）．粘液細胞は少なく，その同定にはPAS，アルシアンブルー，mucicarmineなどの特殊染色が必要なときがある．細胞異型が強く，核分裂像や壊死が目立つ．

古くから粘表皮癌における組織学的悪性度判定の基準は多数提唱されてきた[7〜14]．WHOやAFIPのテキストでは，嚢胞形成の程度（<20%）（+2），神経周囲浸潤（+2），壊死（+3），核分裂像数（≧4/10HPF）（+3），および多形性（+4）の5項目の点数の合計から，低悪性度（low-grade：スコア0～4），中悪性度（intermediate grade：スコア5～6），高悪性度（high-grade：スコア7以上）の3段階に組織学的に悪性度分類されている（第2部1(2)の**表1**参照）[5, 8, 10, 15]．現在ではこの分類法が広く用いられて

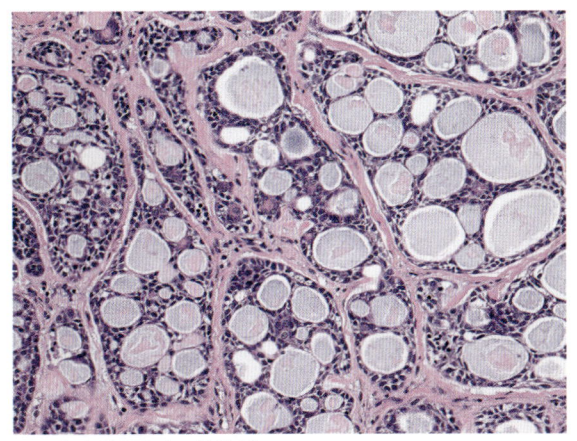

図5 腺様嚢胞癌，篩状型
主に偽嚢胞の形成からなる篩状構造をみる．小導管構造も少数認められる．

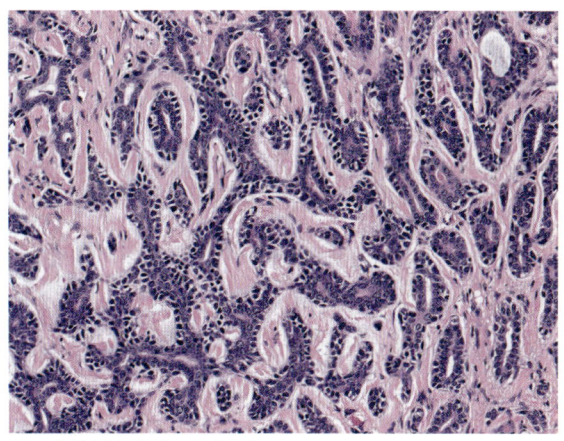

図6 腺様嚢胞癌，管状型
2層性の細胞配列を示す腺管構造をみる．腺管は一部で癒合している．

おり，粘表皮癌を診断する際にはその旨を病理診断報告書に記載する必要がある．この分類法に従うと，全粘表皮癌に占める割合は低悪性度(84%)，中悪性度(9%)，高悪性度(7%)で，比率的には低悪性度が圧倒的に多いことになる[8,10]．腫瘍死する率は低悪性度(0%)，中悪性度(8.3%)，高悪性度(60%)と報告されている．ただし，この組織学的悪性度分類は耳下腺腫瘍と小唾液腺腫瘍においてのみ適用となる．顎下腺腫瘍では組織学的悪性度が低くても転移能を有しており，耳下腺腫瘍と小唾液腺腫瘍と同じ組織学的悪性度であっても臨床的悪性度は高いので注意を要する[5,15]．粘表皮癌の組織学的亜型（オンコサイト型，明細胞型，硬化型など）症例への適否については明らかになっていない[3]．また，上記の分類法のほかにもリンパ管侵襲，静脈侵襲，小癌胞巣形成を伴う浸潤，骨浸潤といったパラメータを加えた悪性度評価もされている[11]．なお，高悪性度粘表皮癌と診断されていた症例を再検討すると，唾液腺導管癌，扁平上皮癌，"腺扁平上皮癌"など他の組織型に再分類される症例が少なくないとする報告がある[13,16]．

Ki-67標識率やp53免疫染色の悪性度判定における有用性については，多数の検討がなされている．これらは単変量解析にて予後と有意に関連していたが，多変量解析にて有意に独立した予後因子とはならなかったとする結果もあり，その評価は確立されていない[3]．

一方，t(11;19)(q21;p13)によって形成されるCRTC1(MECT1)-MAML2融合遺伝子が40～80%の粘表皮癌症例において本腫瘍特異的に検出され，その同定は他の唾液腺腫瘍との鑑別診断に役立つ一方で，この融合遺伝子は組織学的悪性度が低い症例に高率に認められ，生物学的にも予後良好因子となる[17,18]．そのため，今後は粘表皮癌症例においては病理報告書に融合遺伝子検出の有無を記載する必要性が生じてくる可能性が高い．

2. 腺様嚢胞癌

腺様嚢胞癌は粘表皮癌に次いで発生頻度の高い唾液腺悪性腫瘍であり，中～高悪性度に相当し，5年生存率は約75%と比較的よいが，15年生存率は約35%と予後不良である[19]．局所再発が高率にみられるが，頸部リンパ節への転移率は低いという特徴がある．また，顎下腺腫瘍は耳下腺腫瘍に比べて予後が悪い．

組織学的には，篩状構造，腺管形成，あるいは充実性胞巣が混在して認められる．篩状構造はスイスチーズにたとえられ，主に胞巣内の多数の嚢胞様腔(cyst-like space)[偽嚢胞(pseudocyst)]からなる（図5）．腔内には淡好塩基性あるいは好酸性を呈する粘液様基底膜物質の貯留がみられる．導管構造も胞巣内には散見される．腺管は，内腔側の導管上皮細胞と外側の淡明細胞の2層構造からなる（図6）．各腺管は癒合し，しばしば索状に配列する．充実性増殖が主体をなす症例では大型の細胞巣を形成し，胞巣内に導管様構造が散見される（図7）．充実性胞巣の中心部はしばしば壊死に陥っている（図8）．腺様嚢

図7 腺様嚢胞癌，充実型
不整な充実性胞巣がみられる．粘液性基質を伴う．この型の腫瘍は予後が悪い．

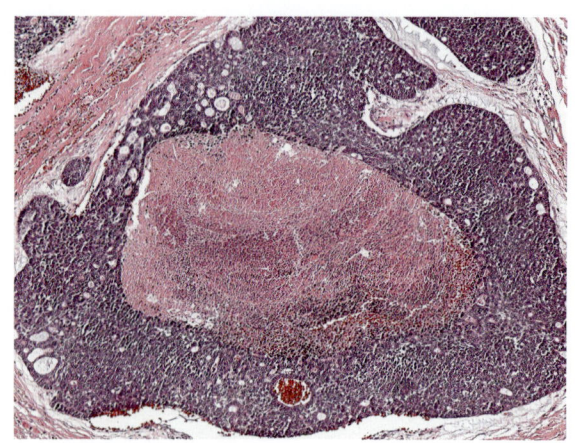

図8 腺様嚢胞癌，充実型
胞巣中心部は壊死に陥っている．

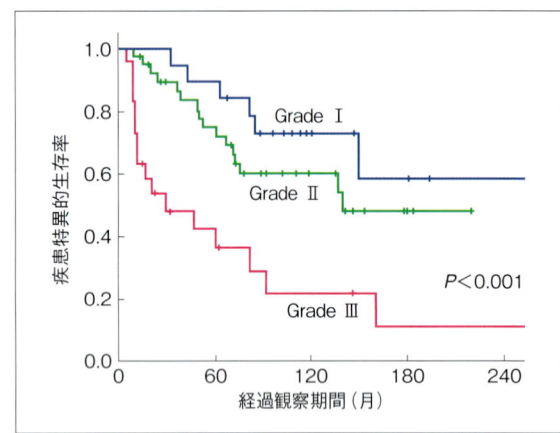

図9 腺様嚢胞癌における組織学的悪性度（Grade Ⅰ～Ⅲ）と生存率との関連
Grade Ⅰ（5年生存率90％，10年生存率75％），Grade Ⅱ（5年生存率75％，10年生存率60％），Grade Ⅲ（5年生存率35％，10年生存率22％）．（文献23より）

胞癌では症例によって各々の構造パターンの占める割合が異なり，一般的には篩状構造あるいは腺管形成が優位な症例が多く，充実性胞巣が主体をなす症例は少ない．優位な増殖形態によって，篩状型，管状型，および充実型に分ける．また，篩状型や管状型では腫瘍細胞は小型で均一な形態を示すことが多く，通常核分裂像に乏しいが，充実性胞巣部では腫瘍細胞がやや大型で類基底細胞（basaloid cell）の形態を呈し，核分裂像が目立つことがある．まれに高悪性度転化（"脱分化"）をきたすことが知られており，その場合の予後は悪い（後述）．

一般的に，篩状型（図5）と管状型（図6）は中悪性度，充実型（図7，8）は高悪性度とみなされる[20～23]．組織学的悪性度分類としては，構造パターンからGrade Ⅰ（篩状構造と管状構造からなり，充実性成分を欠く腫瘍），Grade Ⅱ（篩状構造のみからなる腫瘍，あるいは充実性成分の占有率が30％未満の腫瘍），Grade Ⅲ（充実性成分の占有率が30％以上の腫瘍）の3段階のグレード分類が提唱されている[21,22]．各々のグレードにおける生存率は，Grade Ⅰ（5年生存率90％，10年生存率75％，15年生存率39％），Grade Ⅱ（5年生存率75％，10年生存率60％，15年生存率26％），Grade Ⅲ（5年生存率35％，10年生存率22％，15年生存率5％）とされ，Grade Ⅲの症例では4年以内の死亡例が多かったと報告されている（図9）[22,23]．このように，とくに充実性成分の多寡が予後に影響し，それが30％を超える症例では遠隔転移率が高く，予後不良である．したがって，病理報告書には充実性成分の腫瘍に占める割合を明記することが望ましい．

3．腺癌 NOS

腺癌 NOS はいずれの組織型にも当てはまらない腺系の癌腫を指し，細胞および構造異型，核分裂像数，壊死の有無，浸潤の程度など，一般的な組織学的悪性度の判定基準により低～高悪性度に分類される（図10～12）[5,15,24,25]．多形腺腫由来癌の場合を除いて腺癌 NOS と診断する機会は少ないが，組織学的に高悪性度の症例が多い．

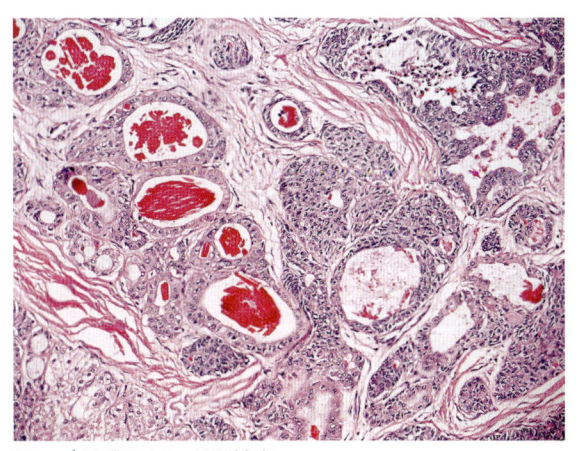

図10 | 腺癌 NOS，低悪性度
明瞭な腺管形成を示す．

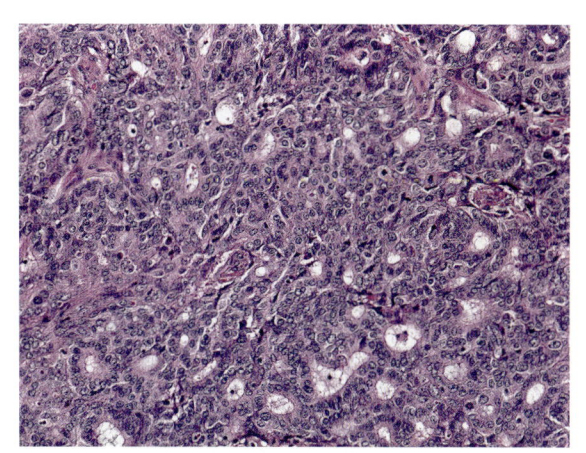

図11 | 腺癌 NOS，中悪性度
癒合した腺管形成と一部の充実性増殖をみる．

4. 多形腺腫由来癌

　多形腺腫から発生した癌腫であり，全唾液腺腫瘍の約5％を占める．本腫瘍の癌腫成分は大抵の場合高悪性度癌であり，唾液腺導管癌であることが最も多く，ほかに筋上皮癌や腺癌 NOS などがみられる．しかし，少数例では組織学的な低悪性度癌も発生する．多形腺腫由来癌は，頻度的には浸潤傾向が強く悪性度の高いものが多いが，癌腫成分の組織型や浸潤の程度によって予後が異なる．したがって，多形腺腫由来癌という診断名は特異的なものではなく，カテゴリー分類にすぎず，病理診断時には癌腫成分の組織型や組織学的悪性度を評価する必要がある．

　一般的に，多形腺腫由来癌では周囲唾液腺組織への破壊性，浸潤性の増殖を示すことが多いが，癌腫成分が多形腺腫内に限局した症例もみられる．現行の2005年版 WHO 分類では，既存多形腺腫の被膜からの浸潤の有無や程度によって，非浸潤型（non-invasive type）（**図13, 14**），微小浸潤型（minimally invasive type），および浸潤型（invasive type）（癌の被膜外浸潤幅が1.5mm 以上）（**図15**）の3つに分類することが推奨されているが[15]，多形腺腫由来癌を"早期型（early type）"と"広範浸潤型（widely invasive type）"の2つに分類する案も提唱されている[26]．この案では，"早期型"には癌細胞が多形腺腫の導管内にとどまるもの（真の意味の非浸潤癌）（non-invasive/in situ/intraductal/intratubular）[26,27]，癌細胞が多形腺腫の導管外に浸潤するが被膜内にとどまるもの（early invasive/extratubular/intracapsular），および被膜外浸潤幅が6mm までの腫瘍が含まれる．一方，

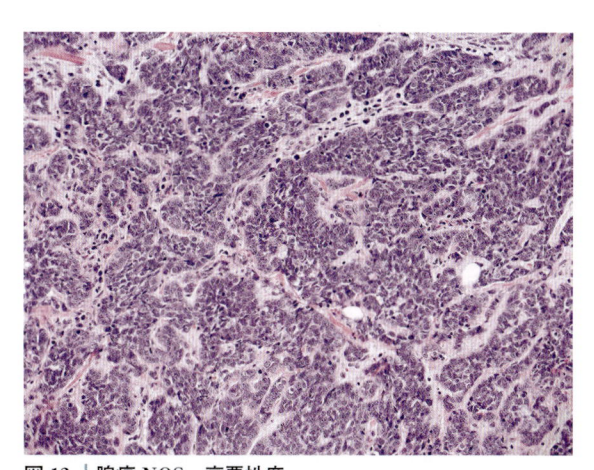

図12 | 腺癌 NOS，高悪性度
強い異型性を示す腫瘍細胞の不整形島状，索状配列をみる．腺管形成は明らかでない．

"広範浸潤型"は被膜外浸潤幅が6mm を超える腫瘍を指す．しかし，最近の報告では被膜外浸潤幅が2mm までのものでもリンパ節転移がみられたとの記載がある[28]．したがって，広範浸潤型に比べて頻度は極端に低いが，微小浸潤型であっても転移能を有することは認識しておく必要がある．また，非浸潤型の多形腺腫由来癌は腫瘍径にかかわらず予後がよいので，pT 分類は実際の腫瘍の生物学的態度を反映せず，適当ではない．なお，癌の被膜外浸潤幅の計測が HE 染色標本では難しいことがあり，その場合には既存の多形腺腫成分の範囲決定に p63 や CK14 免疫組織化学染色が有用である．

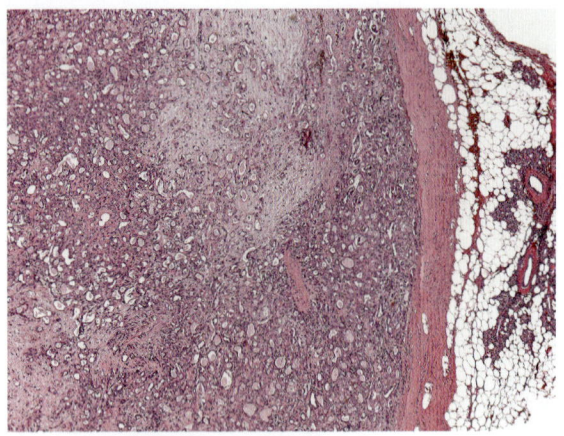

図 13 多形腺腫由来癌，非浸潤型
被膜で包まれた境界明瞭な腫瘍をみる．

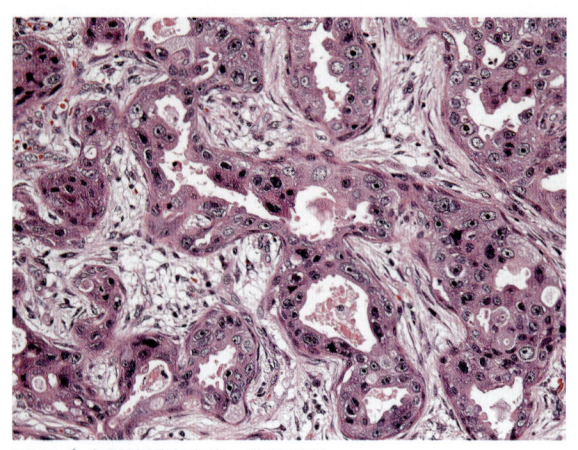

図 14 多形腺腫由来癌，非浸潤型
図 13 と同一症例．腺癌細胞が多形腺腫由来の腫瘍性筋上皮細胞によって縁取られながら増殖している．

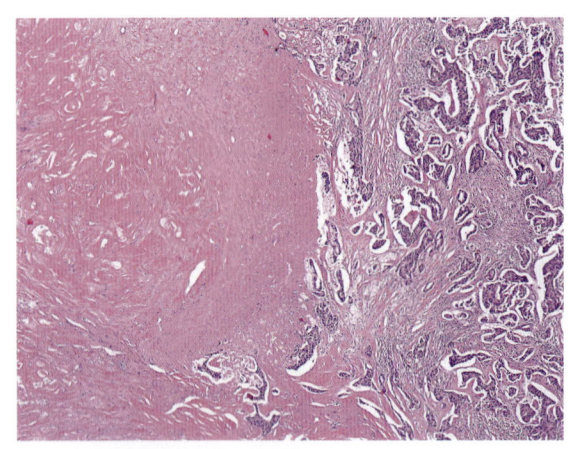

図 15 多形腺腫由来癌，浸潤型
硝子化した多形腺腫結節（図左）とそこから発生したと考えられる低分化腺癌 NOS の浸潤性増殖（図右）がみられる．

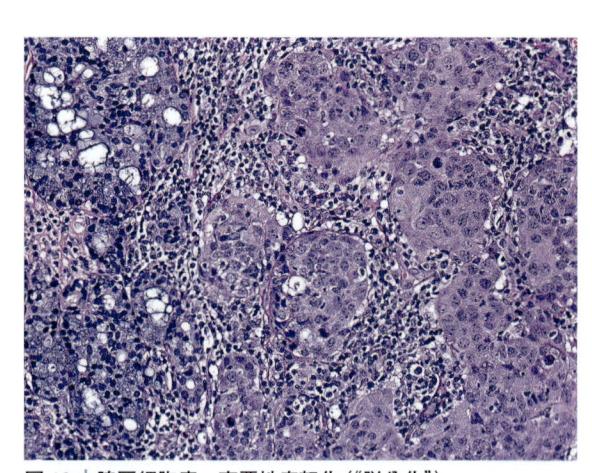

図 16 腺房細胞癌，高悪性度転化（"脱分化"）
腺房細胞癌（図左）と"未分化癌"（図右）の2つの成分が同時にみられる．

5. 高悪性度転化（"脱分化"）癌と混成癌

"脱分化（dedifferentiation）"は，脱分化型軟骨肉腫や脱分化型脂肪肉腫といったように骨・軟部腫瘍病理の領域ではよく知られた現象である．唾液腺癌においても，まれながらこの病理学的な腫瘍の進展は"脱分化"という名称よりも高悪性度転化（high-grade transformation）として近年記載されており，腺房細胞癌（図 16），腺様嚢胞癌（図 17〜19），上皮筋上皮癌（図 20〜22），多型低悪性度腺癌，筋上皮癌，低悪性度粘表皮癌（図 23〜25），硝子化明細胞癌，乳腺相似分泌癌など，種々の組織型で報告されている[29]．高悪性度転化した成分は，通常，低分化腺癌 NOS あるいは"未分化癌"で，その母地となる既存の癌特有の組織構造，細胞形態，および細胞形質を欠く．組織学的に既存の癌成分と高悪性度転化した癌成分は境界明瞭に区分されることが多いが，一部では混在して互いの移行像がみられるのが一般的である．また，Ki-67 標識率は高悪性度転化した癌成分では常に高値となる．少数の症例において，p53 や HER2 の異常が証明されているが，高悪性度転化過程における分子遺伝学的機序についてはいまだ不明な点が多い．いずれの組織型からの高悪性度転化症例も予後不良であり，広範な切除とリンパ節郭清が必要となるため，唾液腺癌の病理診断には腫瘍全体の詳細な観察が求められる．

混成癌（hybrid carcinoma）は，組織学的に2種類

Ⅳ．唾液腺癌の病理学的悪性度評価

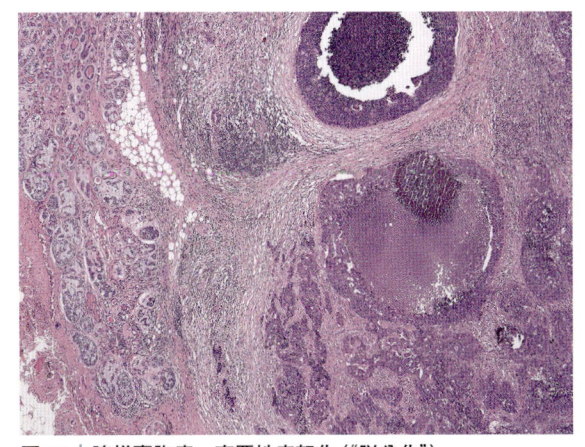

図 17 腺様嚢胞癌，高悪性度転化（"脱分化"）
弱拡大像．典型的な腺様嚢胞癌（図左）と高悪性度癌（図右）の2つの成分が同時にみられる．高悪性度癌は主に不規則に癒合した充実性胞巣形成からなり，コメド様壊死が目立つ．

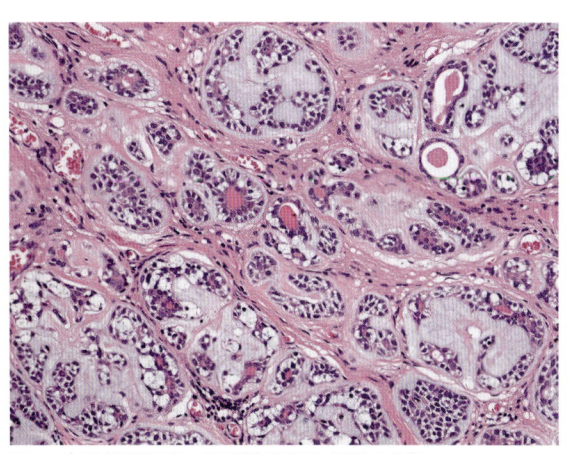

図 18 腺様嚢胞癌，高悪性度転化（"脱分化"）
図 17 と同一症例．腺様嚢胞癌成分．多量の細胞外基底膜様物質を伴う篩状構造や2層性腺管形成を示す．腫瘍細胞は小型均一である．

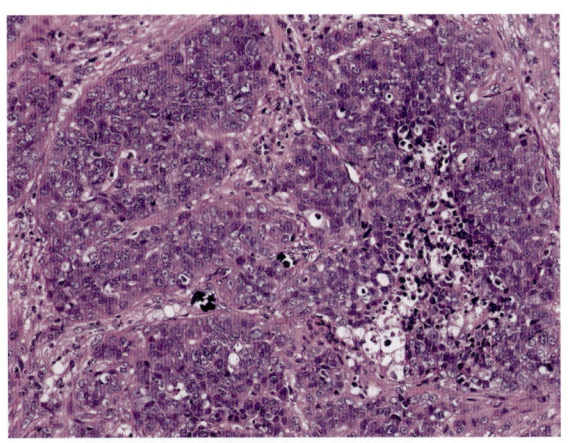

図 19 腺様嚢胞癌，高悪性度転化（"脱分化"）
図 17 と同一症例．高悪性度癌成分．多形性を示す大型核を有する癌細胞の充実性増殖を認め，壊死を伴う．

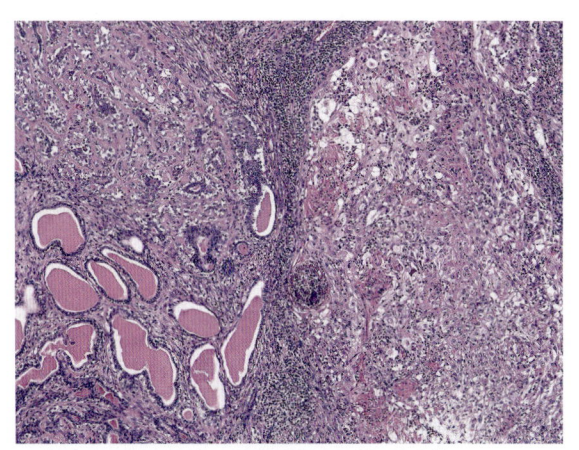

図 20 上皮筋上皮癌，高悪性度転化（"脱分化"）
上皮筋上皮癌（図左）と高悪性度癌（図右）の2つの癌成分がみられる．

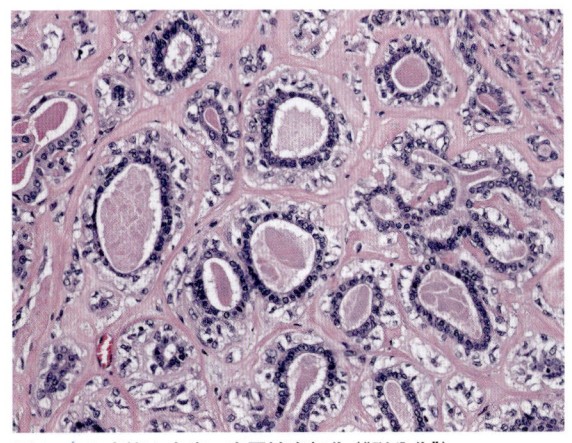

図 21 上皮筋上皮癌，高悪性度転化（"脱分化"）
図 20 と同一症例．通常の上皮筋上皮癌成分．2層性腺管形成が明瞭である．

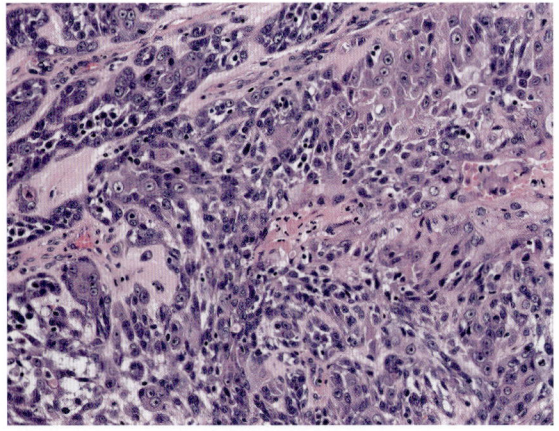

図 22 上皮筋上皮癌，高悪性度転化（"脱分化"）
図 20 と同一症例．高悪性度成分は一部に扁平上皮分化を伴う多形性腫瘍細胞の増殖からなる．

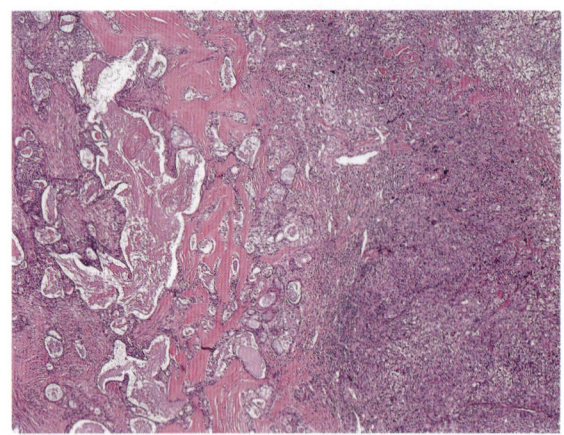

図 23 | 低悪性度粘表皮癌，高悪性度転化（"脱分化"）
多嚢胞形成からなる低悪性度粘表皮癌成分（図左）と充実性・シート状に増殖する高悪性度癌成分（図右）をみる．両成分の境界は明瞭である．

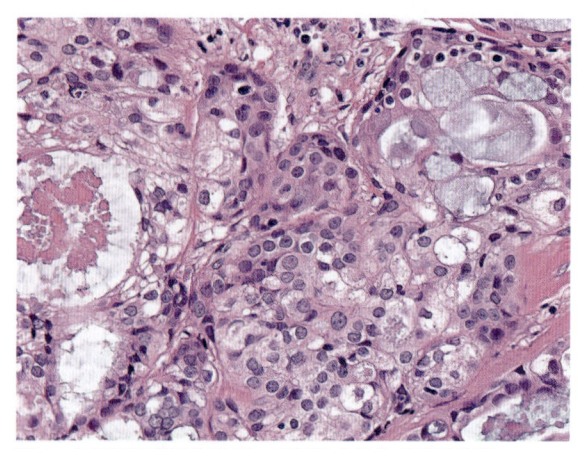

図 24 | 低悪性度粘表皮癌，高悪性度転化（"脱分化"）
図 23 と同一症例．低悪性度成分は軽度の異型性を示す中間細胞，粘液細胞，および類表皮細胞からなる．

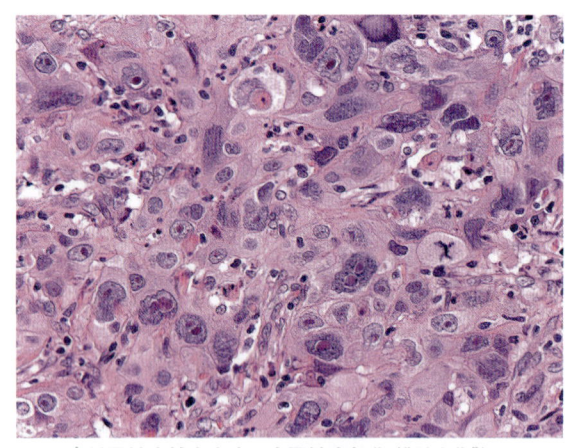

図 25 | 低悪性度粘表皮癌，高悪性度転化（"脱分化"）
図 23 と同一症例．高悪性度成分は強い多形性を示す腫瘍細胞の充実性増殖からなる．

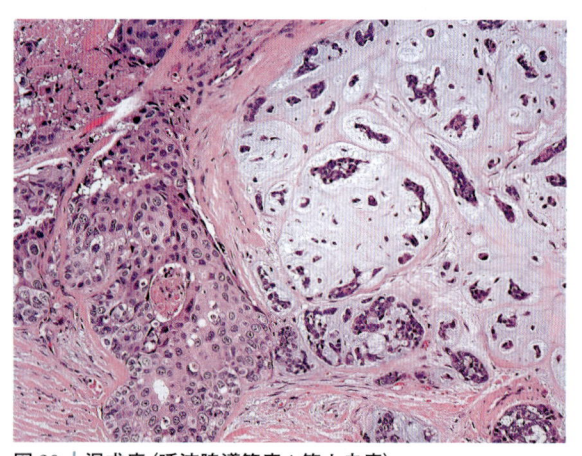

図 26 | 混成癌（唾液腺導管癌＋筋上皮癌）
同一腫瘍内に唾液腺導管癌（図左）と筋上皮癌（図右）の成分が認められる．

の異なった組織型の癌腫成分からなる腫瘍である[30,31]．2つの成分は一部で混在し，互いの移行像もみられる．2つの組織型の組み合わせとしては，唾液腺導管癌と腺房細胞癌・上皮筋上皮癌・腺様嚢胞癌・筋上皮癌（図 26）・扁平上皮癌，上皮筋上皮癌と基底細胞腺癌・扁平上皮癌，腺房細胞癌と粘表皮癌などの報告がある[30,31]．混成癌の生物学的態度は，組織学的悪性度の高いほうの組織型に規定される．

（長尾俊孝）

文　献

1） Terhaard CH, Lubsen H, Van der Tweel I, et al：Salivary gland carcinoma：independent prognostic factors for locoregional control, distant metastases, and overall survival：results of the Dutch head and neck oncology cooperative group. Head Neck 26：681-692, 2004
2） Lima RA, Tavares MR, Dias FL, et al：Clinical prognostic factors in malignant parotid gland tumors. Otolaryngol Head Neck Surg 133：702-708, 2005
3） Seethala RR：Histologic grading and prognostic biomarkers in salivary gland carcinomas. Adv Anat Pathol 18：29-45, 2011
4） Bell RB, Dierks EJ, Homer L, et al：Management and outcome of patients with malignant salivary gland tumors. J Oral Maxillofac Surg 63：917-928, 2005
5） Ellis GL, Auclair PL：Atlas of Tumor Pathology, Tumors of the Salivary Glands, 4th Series, Fascicle 9, Armed Forces Institute of Pathology, Washigton, DC, 2008
6） 日本頭頸部癌学会（編）：頭頸部癌診療ガイドライン 2013 年版．金原出版，2013
7） Healey WV, Perzin KH, Smith L：Mucoepidermoid carcinoma of salivary gland origin：classification, clinical-

pathologic correlation, and results of treatment. Cancer 26：368-388, 1970
8) Auclair PL, Goode RK, Ellis GL：Mucoepidermoid carcinoma of intraoral salivary glands：evaluation and application of grading criteria in 143 cases. Cancer 69：2021-2030, 1992
9) Hicks MJ, El-Naggar AK, Flaitz CM, et al：Histocytologic grading of mucoepidermoid carcinoma of major salivary glands in prognosis and survival：a clinicopathologic and flow cytometric investigation. Head Neck 17：89-95, 1995
10) Goode RK, Auclair PL, Ellis GL：Mucoepidermoid carcinoma of the major salivary glands：clinical and histopathologic analysis of 234 cases with evaluation of grading criteria. Cancer 82：1217-1224, 1998
11) Brandwein MS, Ivanov K, Wallace DI, et al：Mucoepidermoid carcinoma：a clinicopathologic study of 80 patients with special reference to histologic grading. Am J Surg Pathol 25：835-845, 2001
12) Luna MA：Salivary mucoepidermoid carcinoma：revisited. Adv Anat Pathol 13：293-307, 2006
13) Chenevert J, Barnes LE, Chiosea SI：Mucoepidermoid carcinoma：a five-decade journey. Virchows Arch 458：133-140, 2011
14) Chen MM, Roman SA, Sosa JA, et al：Histologic grade as prognostic indicator for mucoepidermoid carcinoma：a population-level analysis of 2400 patients. Head Neck 36：158-163, 2014
15) Barnes L, Eveson JW, Reichart P, et al (eds)：World Health Organization Classification of Tumors, Pathology and Genetics of the Head and Neck Tumors, IARC Press, Lyon, 2005
16) Katabi N, Ghossein R, Ali S, et al：Prognostic features in mucoepidermoid carcinoma of major salivary glands with emphasis on tumour histologic grading. Histopathology 65：793-804, 2014
17) Okabe M, Miyabe S, Nagatsuka H, et al：MECT1-MAML2 fusion transcript defines a favorable subset of mucoepidermoid carcinoma. Clin Cancer Res 12：3902-3907, 2006
18) Bell D, El-Naggar AK：Molecular heterogeneity in mucoepidermoid carcinoma：conceptual and practical implications. Head Neck Pathol 7：23-27, 2013
19) Spiro RH, Huvos AG：Stage means more than grade in adenoid cystic carcinoma. Am J Surg 164：623-628, 1992
20) Batsakis JG, Luna MA, el-Naggar A：Histopathologic grading of salivary gland neoplasms：III. Adenoid cystic carcinomas. Ann Otol Rhinol Laryngol 99：1007-1009, 1990
21) Perzin KH, Gullane P, Clairmont AC：Adenoid cystic carcinomas arising in salivary glands：a correlation of histologic features and clinical course. Cancer 42：265-282, 1978
22) Szanto PA, Luna MA, Tortoledo ME, et al：Histologic grading of adenoid cystic carcinoma of the salivary glands. Cancer 54：1062-1069, 1984
23) van Weert S, van der Waal I, Witte BI, et al：Histopathological grading of adenoid cystic carcinoma of the head and neck：analysis of currently used grading systems and proposal for a simplified grading scheme. Oral Oncol 51：71-76, 2015
24) Batsakis JG, el-Naggar AK, Luna MA："Adenocarcinoma, not otherwise specified"：a diminishing group of salivary carcinomas. Ann Otol Rhinol Laryngol 101：102-104, 1992
25) Li J, Wang BY, Nelson M, et al：Salivary adenocarcinoma, not otherwise specified：a collection of orphans. Arch Pathol Lab Med 128：1385-1394, 2004
26) Di Palma S：Carcinoma ex pleomorphic adenoma, with particular emphasis on early lesions. Head Neck Pathol 7 (Suppl 1)：S68-76, 2013
27) Hashimoto K, Yamamoto H, Shiratsuchi H, et al：HER-2/neu gene amplification in carcinoma ex pleomorphic adenoma in relation to progression and prognosis：a chromogenic in-situ hybridization study. Histopathology 60：E131-142, 2012
28) Griffith CC, Thompson LD, Assaad A, et al：Salivary duct carcinoma and the concept of "early carcinoma ex pleomorphic adenoma". Histopathology 65：854-860, 2014
29) Nagao T："Dedifferentiation" and high-grade transformation in salivary gland carcinomas. Head Neck Pathol 7 (Suppl 1)：S37-47, 2013
30) Nagao T, Sugano I, Ishida Y, et al：Hybrid carcinomas of the salivary glands. Report of nine cases with a clinicopathologic, immunohistochemical, and p53 gene alteration analysis. Mod Pathol 15：724-733, 2002
31) Eveson JW, Nagao T：Diseases of the salivary glands. in Barnes L(ed)："Surgical Pathology of the Head and Neck", Informa Healthcare, New York, 2009, pp475-648

V. 遺伝子検索による唾液腺腫瘍の鑑別

はじめに

　腫瘍の病理組織学的診断をなすのはHE標本の組織形態所見であることはいうまでもない．しかし唾液腺腫瘍においては，腫瘍の組織形態のみで確定診断に到達できないことがしばしば経験される．上皮系細胞，筋上皮系細胞および腺房系細胞が織りなす組織学的な多様性がこの臓器に特徴的であることがその主な理由に挙げられる．

　近年いくつかの唾液腺腫瘍において，特徴的な染色体相互転座とそれに由来する融合遺伝子の存在が明らかにされてきた（表1）．これらの染色体・遺伝子異常にしばしば腫瘍特異性があるため診断的重要性が報告され，近年認知されつつある．本項では唾液腺腫瘍に近年報告されている腫瘍特異的な遺伝子異常として融合遺伝子に関連する異常と，これまでに分子病理学的手法を用いてなされた解析結果の概要で診断に重要なものを中心にまとめる．

1. 融合遺伝子とは

　細胞における染色体の一部が転座，挿入，逆位などによって組み換えが生じると，その染色体上の切断点が別の染色体の一部と接合点（break point）を形

表1 ｜ 唾液腺腫瘍にみられる主な染色体異常と融合遺伝子

腫瘍の組織型	染色体異常	融合遺伝子	検出頻度*
多形腺腫	t(3;8)(p21;q12)	CTNNB1-PLAG1	18%
	t(5;8)(p13;q12)	LIFR-PLGA1	4.4%
	r(8)	FGFR1-PLAG1	まれ
	t(8;15)(q12;q14)	CHCHD7-PLAG1	2.2〜11%
	rea(8q)	TCEA1-PLAG1	3.6%
	ins(9;12)	HMGA2-NFIB	7.1%
	der(12)	HMGA2-WIF1	2.2〜67%
	t(3;12)	HMGA2-FHIT	まれ
粘表皮癌	t(11;19)(q21;p13)	CRTC1(MECT1)-MAML2	38〜81%
	t(11;15)(q21;q26)	CRTC3-MAML2	6〜12.5%
	t(6;22)(p21;q12)	EWS-POU5F1	まれ
ワルチン腫瘍	t(11;19)(q21;p13)	CRTC1(MECT1)-MAML2	まれ
腺様嚢胞癌	t(6;9)(q22-23;p23-24)	MYB-NFIB	28〜100%
乳腺相似分泌癌	t(12;15)(p13;q25)	ETV6-NTRK3	12.4〜55.6%
多型低悪性度腺癌	t(6;9)(q22-23;p23-24)	MYB-NFIB	11%
硝子化明細胞癌	t(12;22)(q13;q12)	EWSR1-ATF1	93%

*RT-PCRによる検出頻度（渉猟し得るものに限る）

表2 | 異なる組織型の腫瘍に共通して報告のある融合遺伝子

融合遺伝子	腫瘍
CRTC1-MAML2	粘表皮癌 明細胞汗腺腫 ワルチン腫瘍
MYB-NFIB	腺様嚢胞癌 円柱腫
ETV6-NTRK3	乳腺相似分泌癌 急性骨髄性白血病 乳腺分泌癌 先天性間葉芽腎腫 乳幼児型線維肉腫
EWSR1-ATF1	硝子化明細胞癌 明細胞肉腫 類血管腫型線維性組織球腫
EWSR1-POU5F1	粘表皮癌 汗腺腫

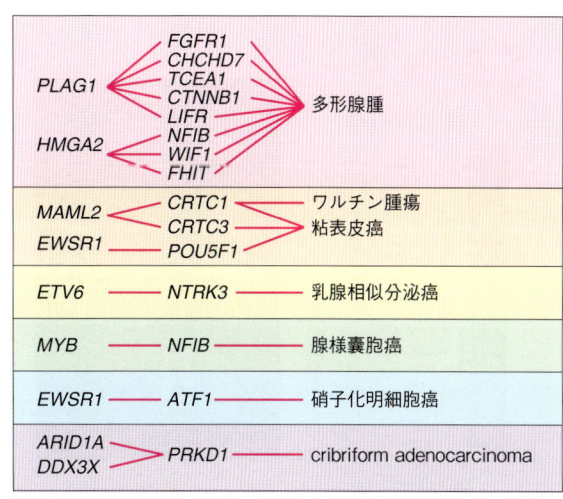

図1 | 唾液腺腫瘍に共通してみられる融合遺伝子のパートナーとそれらの組み合わせ

成する．この接合点を境に，それぞれ異なる遺伝子の一部が融合して新たな遺伝子を構成する．すなわち，ある遺伝子の塩基配列が途中から別の遺伝子のものと置換した遺伝子が形成されるが，このような異常な構造を有した遺伝子のことを融合遺伝子と総称している．

融合遺伝子は，①発癌機構の解明，②病理診断における分子マーカー，③分子標的治療の標的分子となりうる可能性などの観点から，近年注目されている．融合遺伝子は，染色体転座以外にも逆位，挿入，環状染色体などの構造異常でも生じるが，唾液腺腫瘍で報告されているのは転座によるものが中心である．また特定の遺伝子の転座における接合点（融合点）が多数存在する場合があり，検出する際に注意を要するものもある．融合遺伝子は細胞機能に対して明らかな影響を与えないものも多く，それ自体が腫瘍の増殖・生存に直接影響を与える driver oncogene の発見が重要とされる．融合蛋白質が細胞増殖シグナルを活性化あるいは分化シグナルを抑制する場合などは癌化の原因になりうると考えられている．

2．融合遺伝子の特徴

唾液腺腫瘍における融合遺伝子の腫瘍特異性は過去の報告から近年広く知られているが，異なる組織型の腫瘍でありながら同じ融合遺伝子が検出されるものが少数存在する（表2）．同じ融合遺伝子が存在しながら腫瘍の組織型が異なる理由はまだ明らかにされていないが，一般的にはこれらの融合遺伝子の修飾作用が腫瘍細胞の未分化前駆細胞段階に働くのではなく，特定の分化プロセスの途中段階の幼若前駆細胞に作用しているため，異なる形質や形態を有する腫瘍が発生するとされている[1]．

融合遺伝子における特徴として，融合遺伝子を構成する遺伝子（パートナー遺伝子）に接合する遺伝子の種類が異なる融合遺伝子がしばしば存在する（図1）．また各々の融合遺伝子においても融合点（接合点）におけるイントロン部分（mRNAではエクソン部分）が異なるvariantも存在する．それらの亜型においても基本的にはその特定の腫瘍の特徴に共通した生物学的機能に大差ないと考えられているが，それらの検出される頻度は報告により（表1），また検出法によっても差があり，加えて検索されている組織型，症例数が限られていることなどからいまだ検討が十分ではない．各融合遺伝子の本質的な臨床病理学的特徴を明らかにするため，さらなる検討報告が待たれるところである．

3．融合遺伝子の検出法とその診断応用における問題点

転座などの染色体異常は，通常培養し株化した腫瘍細胞を用いた染色体分析（karyotyping）によって同定される．しかし，そのためには新鮮腫瘍細胞組織を入手して無菌的に腫瘍細胞を分離培養する必要があり，解析に要する労力・コストなどの問題から実

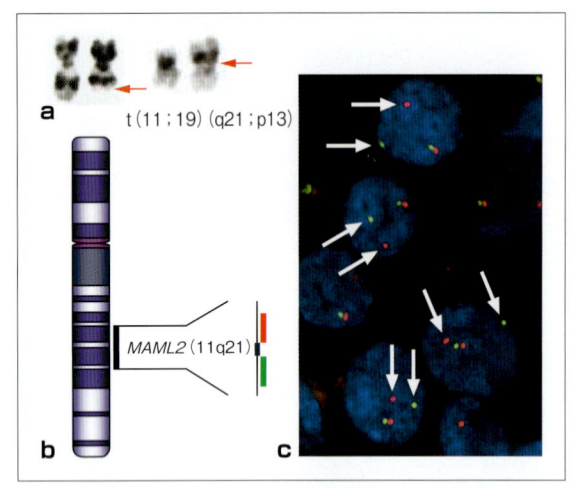

図2 | 粘表皮癌にみられる染色体転座(a)と*MAML2*二色分離プローブ(b)を用いたFISH(c)
切断された11q21における*MAML2*遺伝子(a：赤矢印)は細胞核上で分離した赤と緑の蛍光シグナル(c：白矢印)として検出される．

際の医療の現場では民間の検査施設などに検査を委託しているのが現状である．

　この染色体分析の主要な手法の1つがfluorescence *in situ* hybridization(FISH)法である．FISHは目的とする遺伝子や染色体領域に相補的な核酸プローブを蛍光色素で標識し，腫瘍細胞の核や染色体に反応(ハイブリダイズ)させ，その蛍光シグナルの数や位置的関係を蛍光顕微鏡で観測する方法である(図2)．近年では凍結新鮮腫瘍組織を用いずとも，パラフィン包埋腫瘍組織や細胞診標本からもこの手法が可能になっている．現在，*MAML2*や*ETV6*などの代表的な融合遺伝子のパートナー遺伝子に対するプローブが市販されており，診断および研究に今日汎用されている方法の一つである．なお，必要機器として標識蛍光色素に対応したフィルターを装備した蛍光顕微鏡があるが，シグナル観測や結果の判定にしばしば労力を要する点や，市販のプローブや蛍光顕微鏡が高価であることなどが難点である．

　同様に病理診断の現場で有用となる融合遺伝子検出方法にreverse transcription-polymerase chain reaction(RT-PCR)がある．腫瘍組織や正常組織から抽出したRNAを鋳型とし，逆転写反応によって作製したcDNAを用いて目的とする遺伝子の一部に相補的な塩基配列(プライマー)を設定することによりPCRを行い，プライマー配列に挟まれた領域を増幅・検出する方法である．その検出効率は試料となる抽出されたRNAの質や量に影響されるところもあるが，プライマー設計を工夫することでホルマリン固定パラフィン包埋組織における断片化したRNAを試料とすることも可能である．実際にはすでに文献上記載されているプライマーの塩基配列とその使用条件をそのまま利用できることが多い．また手技としてもピペット操作が中心であるため，特別な技能を要さず，結果も判定しやすい特徴がある．ただし，実験操作においては他検体からの組織や核酸の混入の危険性があるため，それを防ぐための細心の注意と技術が必要である．さらに，想定するサイズと異なるPCR産物が検出されるなどの結果判定や解釈が困難なこともときに経験するため，通常PCR産物の塩基配列を自動シークエンサーにより確認する必要がある．

　また融合遺伝子に関連した蛋白を検出することが腫瘍診断に有用なこともある．たとえば，腺様嚢胞癌における融合遺伝子の産物をMYB蛋白のN末端を認識する抗体(EP769Y)によりパラフィン切片を用いて免疫組織化学的に検出することが可能である[2]．正常組織でのMYB蛋白の発現は主として造血系細胞に限られるため，試みる価値のある方法と考えられる．ただし，融合蛋白発現の腫瘍組織特異性についての検討や感度・特異度など染色精度についての報告も十分でないことから，染色結果の診断への応用には注意が必要である．同様の注意が他の抗体を用いた免疫染色にもあてはまる．

4. 組織型ごとの遺伝子異常

1) 多形腺腫(PA)

　多形腺腫(pleomorphic adenoma：PA)は最も頻度の高い良性の唾液腺腫瘍であることから，古くから分子病理学的手法を用いた染色体解析が進められており，以下の2つの責任遺伝子が報告されている．

a) pleomorphic adenoma gene 1(*PLAG1*)

　8q12に位置し，細胞周期促進因子であるzinc finger蛋白の1つであり，胎盤や胎児組織で強発現している．正常唾液腺には発現を認めないが，PAや多形腺腫由来癌では高率に過剰発現しており，多形腺腫由来癌以外の悪性唾液腺腫瘍での発現はまれである[3]．同じ筋上皮細胞が主体である筋上皮腫には*PLAG1*の発現を認めず，鑑別に有用との報告もある[4]．

　腫瘍細胞におけるPLAG1蛋白の発現亢進は各

PLAG1融合遺伝子産物によって生じている．たとえば，CTNNB1-PLAG1融合遺伝子はPLAG1とβ-catenin遺伝子（CTNNB1）との5′-noncoding regionのpromotor置換によって生じているが，融合遺伝子の産物である融合蛋白によってPLAG1遺伝子の発現亢進が惹起されることが報告されている[5]．また，12q13-15の再構成を認める症例では3p22上のTCEA1遺伝子とのcryptic intrachromosomal rearrangementによってPLAG1の発現亢進が起き，さらに少数ではあるがCHCHD7とのcryptic intrachromosomal rearrangementによるPLAG1発現亢進も報告されている．かつてWHO "Blue Books"（2005）[6]などで記載されたSⅡ-PLAG1融合遺伝子は，その後SⅡ遺伝子が偽遺伝子に規定されたことにより，現在はTCEA1-PLAG1融合遺伝子として改めて報告されている[7]．一般にPLAG1の過剰発現によってVEGF-A，IGF-Ⅱなどの細胞成長因子が活性化し，PA発生に関与すると考えられている．現在，免疫染色用の抗PLAG1抗体が数社から製品化されており，診断マーカーとしての有用性が報告されている．

b) high-mobility group AT-hook 2（HMGA2）

HMGA2は12q13-15の再構成からクローニングされた転写因子である[8]．HMGA2のbreak pointはintron 3で生じており，そのため3つのDBD（DNA-binding domain）が分離した構造をもっている．HMGA2の転座パートナーはNFIB，WIF1，FHITの3つの遺伝子であり，いずれも融合遺伝子の結果として生じる融合蛋白によって結果的に細胞周期関連因子であるCCNA1とCCNB2とともにHMGA2の発現亢進が起こる．HMGA2の発現亢進のメカニズムはまだ明らかにされていないが，最近の研究では融合蛋白によるLet-7 microRNAの制御抑制に伴うHMGA2発現亢進のメカニズムが報告されている．

2) 多形腺腫由来癌（CxPA）

PAの6.2％に多形腺腫由来癌（carcinoma ex pleomorphic adenoma；CxPA）を生じるといわれている[9]．分子病理学的にはごく少数例で解析されているにすぎないが，CxPAとPAのLOH解析では，悪性化のみられないPAとCxPAのPA部分から抽出した組織を比較するとPAは17p欠失の割合が14％なのに比べて，CxPAのPA部分では8q欠損（52％），12q欠損（28％）が多く，またCxPAの癌腫部分では8q欠損（69％），12q欠損（50％），17p欠損（69％）を認めたことから，17pの欠失と悪性化との関連が示唆されている．17p13上に存在する遺伝子にp53があるが，p53ついてCxPAとPAを比べた報告では，CxPAのPA成分に比べ癌腫成分ではp53蛋白の過剰発現が高頻度に認められることが知られており，この考えを裏づけている．また近年の報告では，CxPAの癌腫部分ではMDM2など12q13-15領域遺伝子増殖，HMGA2-WIF1融合遺伝子の存在，p53変異，5q23.2-q31.2欠失，8q21.1（PLAG1）と8q22.1-q24.1（MYC）のコピー数増加が報告されている[10]．さらにHER2（ERBB2）遺伝子増殖が悪性化に関連する重要な遺伝学的イベントとされ，HER2増殖を認めるCxPAの癌腫部分の組織型は唾液腺導管癌であり，トラスツズマブによる分子標的治療が有効とする報告もある[11]．いずれも今後のさらなる多数例での詳細な検討が必要である．

3) 粘表皮癌（MEC）

粘表皮癌（mucoepidermoid carcinoma；MEC）は悪性唾液腺腫瘍のうち最も発生頻度が高いが，病理組織学的にさまざまな組織像を示すことが知られている．

a) CRTC1-MAML2融合遺伝子（図3）

唾液腺悪性腫瘍の融合遺伝子解析の先駆けとして2003年にTononらによって報告[12]されて以来，さまざまな解析結果が報告されている．MECの特異的遺伝子異常としてt(11;19)(q21;p13)からクローニングされたCRTC1（cAMP response element binding protein co-activator）はCREB（cAMP response-element binding protein）のcoactivatorであり，MAML2（mastermind-like gene family）はNotchレセプターのcoactivatorであるが，融合遺伝子産物によりMAML2のNotch結合ドメインがMAML2のトランス活性化ドメインと結合したCREB結合ドメインに置換されることで腫瘍形成に関与することが報告されている．また最近では，本融合遺伝子はEGFRのリガンドであるAREG（amphiregulin）をターゲットとしてAREGを増加させ，EGFRシグナル伝達を活性化することで腫瘍進展に寄与していることが報告された[13]．これにより，CRTC1-MAML2融合遺伝子陽性の粘表皮癌への小分子化合物EGFR阻害薬による分子標的治療の有用性が示唆されている．

本邦の報告ではMECの38％[14]，海外の報告では55～81％[15]に本融合遺伝子が検出され，融合遺伝子陽性MECは有意に臨床病期・組織学的悪性度が低

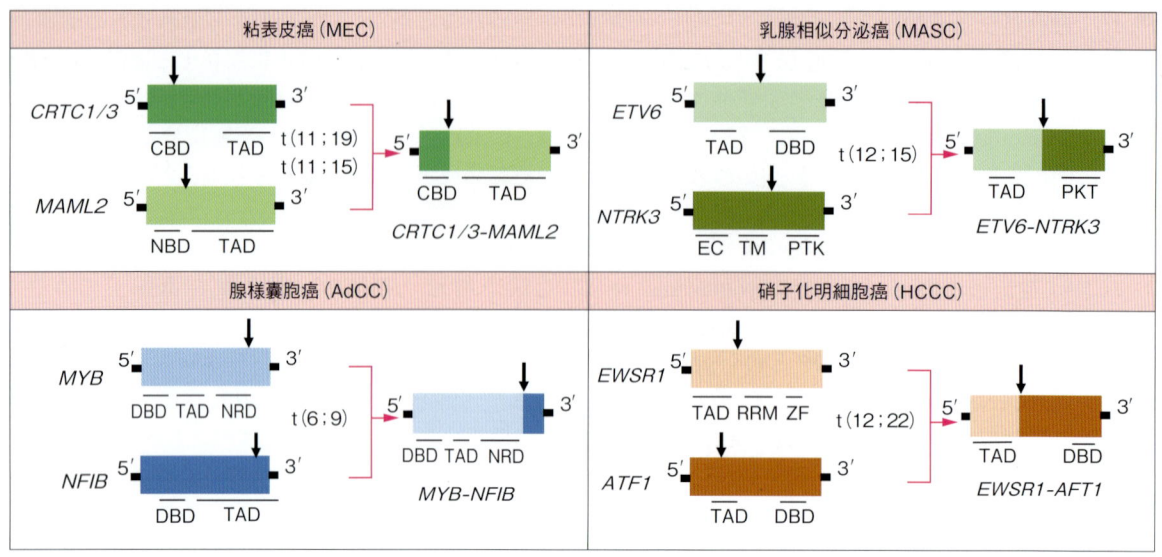

図3│唾液腺腫瘍に報告のある主な融合遺伝子の模式図

融合蛋白を規定する機能ドメインをそれぞれのトランスクロプト中に示す．CBD：CREB-binding domain, TAD：transactivation domain, NBD：Notch-binding domain, RRM：RNA-recognition motif, ZF：zinc finger domain, DBD：DNA-binding domain, NRD：negative regulatory domain, EC：extracellular domain, TM：transmembrane domain, PTK：phosphotyrosine kinase domain. 注：模式図のスケールは正確ではない．（文献29より改変）

く予後良好とされるが，中等度〜高悪性群にも検出されたとする報告もある．また本融合遺伝子陽性でも CDK2A (p16) 欠失を伴う症例は予後不良であるとの報告もあり，最近の全ゲノムarrayCGHと分子病理学的解析の報告からは，第1群：CRTC1-MAML2融合遺伝子陽性/組織学的低・中等度悪性度/ゲノム変異ほとんどなし（予後良好），第2群：CRTC1-MAML2融合遺伝子陽性/組織学的高悪性度/ゲノム変異あり（予後不良），第3群：CRTC1-MAML2融合遺伝子陰性/組織学的高悪性度MEC様腺癌/多ゲノム変異あり（予後不良）の3群のMEC亜分類化が提案されている[16]．組織学的悪性度と融合遺伝子をリンクさせる唾液腺腫瘍分類の今後を思わせるこれらの分類法も含めて，本融合遺伝子は診断・予後分子マーカーとしての有用性を認められつつある．

CRTC3-MAML2融合遺伝子を有するMECもわずかながら報告されており，予後良好群に属し，CRTC1-MAML2陽性群に比べ若年者に多く検出されるとされる[17]が，少数例が検出されているのみであり，診断マーカーとしての意義は不明である．今後の詳細な報告が待たれる．

b）EWSR1-POU5F1融合遺伝子

高悪性度MECにおいてCRTC1-MAML2融合遺伝子陰性症例で認めた t(6;22)(p21;q12) から EWSR1 (Ewing sarcoma breakpoint region 1)-POU5F1 (POU domain, class 5, transcription factor 1) がクローニングされ，その存在が報告された[18]．さらに異なる組織型として皮膚汗腺腫にも同様の融合遺伝子の存在が報告されている（表2）．EWSR1-POU5F1蛋白はEWSR1のN末端ドメインに転写因子POU5F1 (Oct-4) のDNA結合ドメインが結合した構造をしている．POU5F1は胚性幹細胞における早期の多能性維持に重要な役割を有するとされ，形態学的に EWSR1-POU5F1 融合遺伝子陽性症例は CRTC1-MAML2 陽性症例に比較して未成熟・未分化な腫瘍細胞を多く認めるとされている．また EWSR1-POU5F1 融合遺伝子は深部軟組織の筋上皮腫にも発現を認めることが報告されている．

4）ワルチン腫瘍（WT）

ワルチン腫瘍（Warthin tumor；WT）は良性唾液腺腫瘍として多形腺腫についで多いことが知られている．初期のWTの分子病理学的解析ではMECに認めるものと同様に t(11;19)(q21-22;p13)，すなわち CRTC1-MAML2 融合遺伝子が検出されることが示されていたが，その後の研究でこれらは squamous metaplasia を有するWT，またはWTの一部がMEC

へ形質変化する初期の病態であるとする報告がなされた[19]．

またWTは多発して認めたり，両側性に発生することが知られているが，clonality解析の結果，polyclonalであるとの報告[20]がなされ，真の腫瘍性病変ではない可能性が示唆されている．

5）腺様嚢胞癌（AdCC）

腺様嚢胞癌（adenoid cystic carcinoma；AdCC）は粘表皮癌に次いで頻度の高い腫瘍であり，臨床経過が長く，最終的には高率に血行性遠隔転移を起こす致死的な高悪性度唾液腺腫瘍である．近年，粘表皮癌と並び分子病理学的解析が進んでおり，新しい知見を中心にまとめる．

a）*MYB-NFIB* 融合遺伝子（図3）

1994年，スウェーデンのチームからACCの10例中2例にt(6;9)(q23;p21)を認めることが報告された．その後，2009年に同じチームによりACCの特異的遺伝子異常としてt(6;9)(q22-23;p23-24)から*MYB-NFIB*（nuclear factor 1 B-type）融合遺伝子がクローニングされ報告された[21]．*MYB*は転写制御因子としての機能をもつ癌遺伝子であり，細胞増殖，アポトーシス，細胞分化などに重要な作用を及ぼし，未熟な分化段階の細胞に強発現している．*NFIB*は核・転写因子として知られており，その詳細な機能はわかっていない．*MYB-NFIB*融合遺伝子は*MYB*の3′側のエクソン14と*NFIB*の3′側のエクソン8が転座を形成しており，MYB-NFIB融合蛋白質をコードするが，この融合蛋白質はACC発癌に最も重要な*MYB*の転写を活性化し，ACC腫瘍細胞に強発現している．MYB-NFIB融合蛋白質はMYBのDNA結合ドメインやトランス活性化ドメインを保存していると考えられることから，分子標的治療の標的遺伝子として期待されている．

*MYB-NFIB*融合遺伝子陰性のACCにおいて，*MYB* mRNAや蛋白質が強発現することが報告されており，多くの議論がなされてきたが，*NFIB*の3′側のエンハンサー領域近隣の塩基配列が*MYB*の活性化に関与している可能性が報告された[22]．

これまでの報告から，ACC症例の80〜90%で*MYB-NFIB*融合遺伝子，または明らかになっていないその他のメカニズムによって*MYB*は活性化され，蛋白質は強発現していると考えられている．これに対して，ACC以外の唾液腺腫瘍に*MYB*の活性化や*MYB-NFIB*融合蛋白質の存在は，報告されていない．このことからも，*MYB-NFIB*融合遺伝子および*MYB*活性化はACCの鍵となる遺伝学的特徴といえる．

b）*p53*

17p13領域のPCR-LOH解析の結果から，ACC充実型でLOHを高率に認めるとされる．これは管状・篩状型の低悪性度ACCに*p53*変異が蓄積することで悪性度が上昇すると解釈できる．また*p53*遺伝子異常は再発・遠隔転移症例に多く，原発巣より再発巣に多く変異が認められた[23]ことから，*p53*遺伝子変異はACCの再発に重要な因子であるとされる．

c）*p27/KIP1*

*p27*は染色体12番領域に存在し，*CDKN1B*遺伝子にコードされる癌抑制遺伝子である．p27蛋白質はCDK抑制因子の一つであり，cyclinD/CDK4複合体などを不活性化し，細胞増殖活性を抑制する．ACCの83%に発現低下を認め，その発現の低下が転移の有無や生存率の低下と相関する予後因子として報告されている[24]．

d）6q欠失および22q13欠失

6qの染色体転座が9pとの間で生じることが報告され[25]，2009年*MYB-NFIB*融合遺伝子が報告されたが，6q欠失単独例の報告もある[26]．ACCの約50〜75%に認め，腫瘍の発生・進展に関与するとされる．またACCの全ゲノムarrayCGHの結果では44%に1p欠失を認め，全生存解析で1p欠失のない症例と比較して欠失のある症例は有意に予後不良であった[27]．

また全ゲノムarrayCGHおよびTMA(tissue microarray)解析によりACCの約30%で22q13領域の染色体コピー数の増加を認めたが，臨床因子や組織学的悪性度との相関はなく，ACC発癌との関連が報告された．コピー数増加に関与する候補遺伝子として*PDGFB*，*WNT7*，*FBLN1*が報告されている．

6）乳腺相似分泌癌（MASC）

乳腺相似分泌癌（mammary analogue secretory carcinoma；MASC）は近年報告された乳腺のsecretory carcinoma（SC）に類似した組織像を示す唾液腺腫瘍である．乳腺のSCと同様にMASCにもt(12;15)(p13;q25)の染色体転座を認め，その結果として*ETV6-NTRK3*融合遺伝子（図3）が検出されることが報告された[28]．この融合遺伝子はMASCの大部分（90%を超えるとされる[29]）に陽性であるとされ，MASCを腺房細胞癌，low-grade cystadenocarcinoma, cystadenocarcinoma, NOS などと鑑別する分子マーカーとして有用である．*ETV6-NTRK3* 融合遺伝子は融合性チロシンキナーゼをコードし，MAPK分裂促進経路と（PI3K）-AKT 経路の両方を活性化し，腺房細胞癌発癌に関与することが示唆されている．

MASC は低悪性度の腫瘍とされ，予後も比較的よいと考えられているが，最近では耳下腺以外の唾液腺で生じた腺房細胞癌の大部分は MASC ではないかとする報告[30]がなされたり，また一部に予後不良症例も報告[31]されており，*ETV6-NTRK3* 融合遺伝子の臨床病理学的特徴はいまだ明確ではない．

また本融合遺伝子はいくつかの他臓器の腫瘍（**表2**）でも検出されることから，*ETV6-NTRK3* 融合遺伝子による融合蛋白質も分化プロセスの途中段階の幼若前駆細胞に作用している可能性が示唆されている．加えて，治療面では IGF1R/INSR 阻害薬によるMASC への分子標的治療[32]の可能性も示唆されており，臨床面への発展に向けた今後の詳細な報告が待たれる．

7）腺房細胞癌（AciCC）

腺房細胞癌（acinic cell carcinoma；AciCC）は一般的に低悪性度であり，予後のよい腫瘍とされるが，わずかの症例では再発，所属リンパ節/遠隔転移をきたす高悪性度症例も経験する．AciCC の興味深い分子病理学的報告として Diegel のマウス実験[33]がある．癌抑制遺伝子である *Apc* と *Pten* を不活性化したマウスは Wnt シグナル経路や mTOR シグナル経路が持続的に活性化し，ヒトの AciCC に似た腫瘍がマウス唾液腺に生じたという．さらにこのマウスに mTOR 阻害薬ラパチニブを投与したところ，腫瘍は完全に消失した．ヒトの AciCC でも免疫組織学的に mTOR シグナルの活性化を認めることから，mTOR 阻害薬が有効となる可能性が示唆されている．

8）硝子化明細胞癌（HCCC）

硝子化明細胞癌（hyalinizing clear cell carcinoma；HCCC）は典型的な明細胞形態と硝子化のパターンを特徴とする低悪性度の唾液腺腫瘍である．鑑別疾患は多く，低悪性度 MEC，上皮筋上皮癌，明細胞癌NOS などがある．2011 年，Antonescu らが HCCC に t（12;22）（q13;q12）の染色体転座を報告し，結果として *EWSR1-ATF1* 融合遺伝子（**図 3**）がクローニングされた[34]．FISH による *EWSR1* の変異は 87%の HCCC に認めるとされる．本融合遺伝子は明細胞性歯原性癌（clear cell odontogenic carcinoma；CCOC）でも高頻度に検出するとの報告がある[35]が，HCCC と CCOC は病理組織学的に非常に類似した所見を示すことから，CCOC は実際には顎骨中心性のHCCC ではないかと考える向きもある．他方，*EWSR1-ATF1* 融合遺伝子はその他の明細胞腫瘍類似疾患では検出されないことから，非常に有用なHCCC の分子マーカーと考えられる．

9）唾液腺導管癌（SDC）

唾液腺導管癌（salivary duct carcinoma；SDC）はきわめて高悪性度唾液腺腫瘍であり，唾液腺腫瘍のおよそ 4%に認めるとされる．一般的に gross cystic disease fluid protein（GCDFP）-15 が陽性であり，また多くの症例で androgen receptor（AR）も陽性になる．また近年 *PLAG1* 再構成/増殖を 22.7%の症例で認めることが報告[36]されたが，多数例での詳細な報告はまだない．

a）*HER2*/neu

SDC では *HER2* 遺伝子の高発現と増殖を認めるとされる．*HER2* の高発現は約 1/3 の症例で認め，その大部分は FISH により *HER2* の増殖を認めるのみであることが報告されている．*HER2* の高発現を認める症例はトラスツズマブによる分子標的治療の適応があるといわれている．実際に治療を行った報告では progressive disease（PD）である SDC 患者の無病生存期間（DFS）と全生存期間（OS）を改善したとされる[37]．

b）androgen receptor（AR）

組織像が類似する乳腺の浸潤性導管癌（invasive ductal crcinoma）とは異なり，SDC は estrogen receptor（ER）や progesterone receptor（PgR）は陽性にならず AR のみが強陽性を示すことから，抗アンドロゲン療法の有用性が提唱されている．海外の報告では AR 陽性 SDC 患者に対して抗アンドロゲン療法を施行し，予後が改善したとことが報告されている[38]．

c）*p53*

SDC の 40%に *p53* 遺伝子のエクソン 5, 6, 7, 8 のhot spot において点変異を認めることが報告されている．免疫組織学的には p53 陽性は SDC の 32%であり，hot spot のデータと矛盾しないものであった．p53 蛋白の発現は SDC の局所再発，遠隔転移および5 年生存率に相関するとされる[39]．

10）脱分化癌/高度悪性転化（DC/HGT）

脱分化癌（dedifferentiated carcinoma；DC）は低悪性度の唾液腺腫瘍に近接して高悪性度唾液腺腫瘍を認める場合に用いる疾患概念であり，腺様嚢胞癌や腺房細胞癌などに報告が多い．DCにおける高悪性度癌腫成分のp53蛋白は低悪性度癌腫成分に比較して強陽性であること，また高悪性度癌腫には*p53*遺伝子変異があることが報告されている[40]．近年，唾液腺腫瘍研究者の間で，高度悪性転化（high-grade transformation；HGT）の呼称が提唱され，高悪性度癌腫成分は*HER2/neu*の強発現・増殖が報告されている[41]．

11）小唾液腺原発篩状腺癌（cribriform adenocarcinoma of minor salivary gland origin）

本腫瘍は，WHO "Blue Books"（2005）[6]に記載はないが，今後新しい疾患単位として確立しつつある組織型である．現在，多型低悪性度腺癌（polymorphous low-grade adenocarcinoma；PLGA）の一亜型として取り扱っているが，甲状腺乳頭癌に類似した重なりのある核を有する腫瘍細胞の叢状増殖と細空隙を特徴とする．近年，本腫瘍に*ARIDIA-PRKD1*と*DDX3X-PRKD1*の各融合遺伝子が報告された[42]（図1）．本腫瘍の76.2％にいずれかの融合遺伝子が検出された（*PRKD2, PRKD3*の再構成も含む）とされ，疾患概念を規定する融合遺伝子となる可能性があるとされている．さらにごく最近では，多型低悪性度腺癌においても*PRKD1*遺伝子の点体細胞変異が報告された[43]．小唾液腺原発篩状腺癌や多型低悪性度腺癌の分子病理学的解析は希少症例としての難しさに加え，収集症例における組織診断の正確さが何より重要と考えられ，融合遺伝子の臨床病理学的特徴を含めた今後の報告が期待される．

おわりに

以上に示したように，今日までに特徴的な染色体転座や融合遺伝子を検出することでいくつかの唾液腺腫瘍の診断の妥当性を客観的に検討できつつあるといえるが，実際の腫瘍診断に応用する目的で分子病理学的・遺伝学的解析法を施行し得る施設は現在でも限られている．唾液腺腫瘍においてはその遺伝子異常と検出法についての知見を導入し，補助的診断法として活用できる体制を整えておく必要があると考えられる．より汎用性のある簡便で正確な検出技術の開発や検出感度の向上など，今後も取り組むべき問題点は多数あり，さらにこれまで検索されている腫瘍型や症例数も限定的であることから，新たな腫瘍特異的融合遺伝子やその亜型を見出す努力が今後も重要と考えられる．

（宮部　悟）

文　　献

1) Barr FG, Zhang PJ：The impact of genetics on sarcoma diagnosis：an evolving science. Clin Cancer Res 12：5256-5257, 2006
2) Mitani Y, Li J, Rao PH, et al：Comprehensive analysis of the MYB-NFIB gene fusion in salivary adenoid cystic carcinoma：Incidence, variability, and clinicopathologic significance. Clin Cancer Res 16：4722-4731, 2010
3) Katabi N, Ghossein R, Ho A, et al：Consistent PLAG1 and HMGA2 abnormalities distinguish carcinoma ex-pleomorphic adenoma from its de novo counterparts. Hum Pathol 46：26-33, 2015
4) Matsuyama A, Hisaoka M, Hashimoto H：PLAG1 expression in mesenchymal tumors：an immunohistochemical study with special emphasis on the pathogenetical distinction between soft tissue myoepithelioma and pleomorphic adenoma of the salivary gland. Pathol Int 62：1-7, 2012
5) Kas K, Voz ML, Roijer E, et al：Promoter swapping between the genes for a novel zinc finger protein and β-catenin in pleomorphic adenomas with t（3；8）(p21；q12) translocations. Nat Genet 15：170-174, 1997
6) Barnes L, Everson JW, Reichart P, et al (eds)：WHO Classification of Tumours, Pathology and Genetics of Head and Neck Tumours, IARC Press, Lyon, 2005
7) Asp J, Persson F, Kost-Alimova M, et al：CHCHD7-PLAG1 and TCEA1-PLAG1 gene fusions resulting from cryptic, intrachromosomal 8q rearrangements in pleomorphic salivary gland adenomas. Genes Chromosomes Cancer 45：820-828, 2006
8) Schoenmakers EF, Wanschura S, Mols R, et al：Recurrent rearrangements in the high mobility group protein gene, HMGI-C, in benign mesenchymal tumours. Nat Genet 10：436-444, 1995
9) 草深公秀：唾液腺腫瘍の遺伝子異常とその腫瘍発生と臨床病理学的意義．病理と臨床 29：615-620, 2011
10) Stenman G：Fusion oncogenes in salivary gland tumors：molecular and clinical consequences. Head Neck Pathol 7(Suppl 1)：S12-19, 2013
11) Sharon E, Kelly RJ, Szabo E：Sustained response of carcinoma ex pleomorphic adenoma treated with trastuzumab and capecitabine. Head Neck Oncol 26：2-12, 2010
12) Tonon G, Modi S, Wu L, et al：t（11；19）(q21；p13) translocation in mucoepidermoid carcinoma creates a novel fusion product that disrupts a Notch signaling pathway. Nat Genet 33：208-213, 2003
13) Chen Z, Chen J, Gu Y, et al：Aberrantly activated AREG-EGFR signaling is required for the growth and survival of CRTC1-MAML2 fusion-positive mucoepidermoid carcinoma cells. Oncogene 33：3869-3877, 2014
14) Okabe M, Miyabe S, Nagatsuka H, et al：MECT1-MAML2 fusion transcript defines a favorable subset of mucoepidermoid carcinoma. Clin Cancer Res 12：3902-3907, 2006
15) O'Neill ID：t（11；19）translocation and CRTC1-MAML2 fusion oncogene in mucoepidermoid carcinoma. Oral On-

col 45：2-9, 2009

16) Jee KJ, Persson M, Heikinheimo K, et al：Genomic profiles and CRTC1-MAML2 fusion distinguish different subtypes of mucoepidermoid carcinoma. Mod Pathol 26：213-222, 2013
17) Nakayama T, Miyabe S, Okabe M, et al：Clinicopathological significance of the CRTC3-MAML2 fusion transcript in mucoepidermoid carcinoma. Mod Pathol 22：1575-1581, 2009
18) Möller E, Stenman G, Mandahl N, et al：POU5F1, encoding a key regulator of stem cell pluripotency, is fused to EWSR1 in hidradenoma of the skin and mucoepidermoid carcinoma of the salivary glands. J Pathol 215：78-86, 2008
19) Fehr A, Röser K, Belge G, et al：A closer look at Warthin tumors and the t(11；19). Cancer Genet Cytogenet 180：135-139, 2008
20) Honda K, Kashima K, Daa T, et al：Clonal analysis of the epithelial component of Warthin's tumor. Hum Pathol 31：1377-1380, 2000
21) Fehr A, Kovács A, Löning T, et al：The MYB-NFIB gene fusion—a novel genetic link between adenoid cystic carcinoma and dermal cylindroma. J Pathol 224：322-327, 2011
22) Persson M, Andrén Y, Moskaluk CA, et al：Clinically significant copy number alterations and complex rearrangements of MYB and NFIB in head and neck adenoid cystic carcinoma. Genes Chromosomes Cancer 51：805-817, 2012
23) Papadaki H, Finkelstein SD, Kounelis S, et al：The role of p53 mutation and protein expression in primary and recurrent adenoid cystic carcinoma. Hum Pathol 27：567-572, 1996
24) Takata T, Kudo Y, Zhao M, et al：Reduced expression of p27(Kip1) protein in relation to salivary adenoid cystic carcinoma metastasis. Cancer 86：928-935, 1999
25) Rutherford S, Yu Y, Rumpel CA, et al：Chromosome 6 deletion and candidate tumor suppressor genes in adenoid cystic carcinoma. Cancer Lett 236：309-317, 2006
26) Stallmach I, Zenklusen P, Komminoth P, et al：Loss of heterozygosity at chromosome 6q23-25 correlates with clinical and histologic parameters in salivary gland adenoid cystic carcinoma. Virchows Arch 440：77-84, 2002
27) Rao PH, Roberts D, Zhao YJ, et al：Deletion of 1p32-p36 is the most frequent genetic change and poor prognostic marker in adenoid cystic carcinoma of the salivary glands. Clin Cancer Res 14：5181-5187, 2008
28) Skálová A, Vanecek T, Sima R, et al：Mammary analogue secretory carcinoma of salivary glands, containing the ETV6-NTRK3 fusion gene：a hitherto undescribed salivary gland tumor entity. Am J Surg Pathol 34：599-608, 2010
29) Stenman G, Persson F, Andersson MK, et al：Diagnostic and therapeutic implications of new molecular biomarkers in salivary gland cancers. Oral Oncol 50：683-690, 2014
30) Bishop JA, Yonescu R, Batista D, et al：Most nonparotid "acinic cell carcinomas" represent mammary analog secretory carcinomas. Am J Surg Pathol 37：1053-1057, 2013
31) Skálová A, Vanecek T, Majewska H, et al：Mammary analogue secretory carcinoma of salivary glands with high-grade transformation：report of 3 cases with the ETV6-NTRK3 gene fusion and analysis of TP53, β-catenin, EGFR, and CCND1 genes. Am J Surg Pathol 38：23-33, 2014
32) Tognon CE, Somasiri AM, Evdokimova VE, et al：ETV6-NTRK3-mediated breast epithelial cell transformation is blocked by targeting the IGF1R signaling pathway. Cancer Res 71：1060-1070, 2011
33) Diegel CR, Cho KR, El-Naggar AK, et al：Mammalian target of rapamycin-dependent acinar cell neoplasia after inactivation of Apc and Pten in the mouse salivary gland：implications for human acinic cell carcinoma. Cancer Res 70：9143-9152, 2010
34) Antonescu CR, Katabi N, Zhang L, et al：EWSR1-ATF1 fusion is a novel and consistent finding in hyalinizing clear-cell carcinoma of salivary gland. Genes Chromosomes Cancer 50：559-570, 2011
35) Bilodeau EA, Weinreb I, Antonescu CR, et al：Clear cell odontogenic carcinomas show EWSR1 rearrangements：a novel finding and a biological link to salivary clear cell carcinomas. Am J Surg Pathol 37：1001-1005, 2013
36) Katabi N, Ghossein R, Ho A, et al：Consistent PLAG1 and HMGA2 abnormalities distinguish carcinoma ex-pleomorphic adenoma from its de novo counterparts. Hum Pathol 46：26-33, 2015
37) Nabili V, Tan JW, Bhuta S, et al：Salivary duct carcinoma：a clinical and histologic review with implications for trastuzumab therapy. Head Neck 29：907-912, 2007
38) Jaspers HC, Verbist BM, Schoffelen R, et al：Androgen receptor-positive salivary duct carcinoma：a disease entity with promising new treatment options. J Clin Oncol 29：e473-476, 2011
39) Jaehne M, Roeser K, Jaekel T, et al：Clinical and immunohistologic typing of salivary duct carcinoma：a report of 50 cases. Cancer 103：2526-2533, 2005
40) Nagao T Gaffey TA, Serizawa H, et al：Dedifferentiated adenoid cystic carcinoma：a clinicopathologic study of 6 cases. Mod Pathol 16：1265-1572, 2003
41) Nagao T："Dedifferentiation" and high-grade transformation in salivary gland carcinomas. Head Neck Pathol 7 (Suppl 1)：S37-47, 2013
42) Weinreb I, Zhang L, Tirunagari LM, et al：Novel PRKD gene rearrangements and variant fusions in cribriform adenocarcinoma of salivary gland origin. Genes Chromosomes Cancer 53：845-856, 2014
43) Weinreb I, Piscuoglio S, Martelotto LG, et al：Hotspot activating PRKD1 somatic mutations in polymorphous low-grade adenocarcinomas of the salivary glands. Nat Genet 46：1166-1169, 2014

第4部
臨床との連携

第4部　臨床との連携

Ⅰ. 唾液腺腫瘍の画像診断

1. 唾液腺画像診断の概略

1）特　徴

　唾液腺腫瘍は組織型が多彩で亜型も多く画像による質的診断は困難であるが，組織学的特徴を画像が反映する腫瘍では診断が可能である．また，発生頻度に差があるため高頻度の腫瘍の特徴を理解することは重要である．

　唾液腺腫瘍に対する画像検査法としてUSやCT，MRI，核医学検査があり，このなかではMRIがとくに有用である．MRIは腫瘍と周囲組織とのコントラストがよく，信号強度や拡散程度による内部性状や細胞密度の推測，ダイナミック造影による血流の評価が可能である．USは簡便であり同時にガイド下生検が行える利点があるが，客観性や深部評価でCTやMRIに劣る．CTは石灰化や骨変化の検出に優れるが，組織コントラストや金属アーチファクトの面でMRIに劣る．唾液腺シンチグラフィの$^{99m}TcO_4^-$はワルチン腫瘍に集積するためその鑑別診断に有効であるが，MRIの診断能に劣る[1]．^{67}Gaは炎症や腫瘍に集積するが悪性腫瘍での感度は低い．FDG-PETは良悪性鑑別が困難で病期診断におけるリンパ節評価の偽陽性が多く，これらを目的に施行する意義は限られるが，悪性リンパ腫やIgG4関連疾患では病変分布の把握において有用である[2]．

2）画像的な良悪性鑑別所見

　形態画像による良悪性の鑑別は辺縁と境界，内部性状により行われる．辺縁平滑かつ境界明瞭で内部均一な場合は良性，辺縁不整で境界不明瞭で内部不

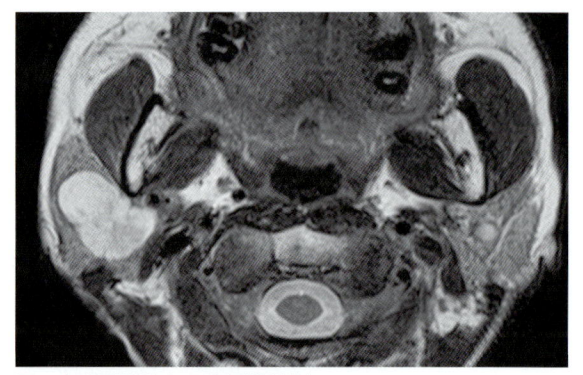

図1｜多形腺腫（T2強調横断像）
右耳下腺浅葉に分葉状で低信号の被膜構造をもつ腫瘤がある．T2強調著明高信号が主体で中間信号が混在する．

均一な場合は悪性と判断する．USではこれに加え後方エコーが増強する場合は良性，減弱する場合は悪性と評価する[3]．付随所見として転移性腫大リンパ節が検出される場合は悪性を示唆する．

3）MRIの拡散強調像

　拡散強調像（DWI）は唾液腺腫瘍の質的診断に有用との報告が増えている[4]．DWIは組織の水のBrown運動を画像化したもので，病変の細胞密度やN/C比が高いと拡散が抑制され高信号を示す．みかけの拡散係数（ADC値）は鑑別診断に利用でき，代表的な唾液腺腫瘍のなかでは多形腺腫で最も高く，癌腫，ワルチン腫瘍，悪性リンパ腫の順に低下する．多形腺腫の高値には間葉系成分が関与し，ワルチン腫瘍や悪性リンパ腫の低値には細胞の径や密度が関与する．

図2 | ワルチン腫瘍（a：T1強調横断像，b：時間信号曲線）
a：右耳下腺背側に類円形の腫瘤があり，コレステロール結晶の含有を示唆するT1強調高信号の囊胞成分を含む．b：ダイナミック造影で急増急減性TICを示す．

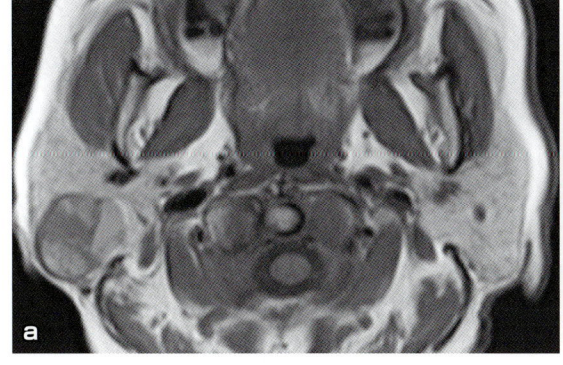

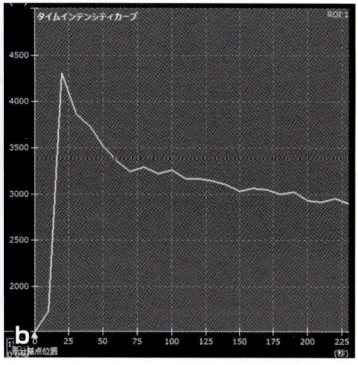

4）ダイナミック造影

MRIやCTで造影剤を急速注入し経時的に撮影を行うと腫瘍内の血管増生や血流量，間質の性状などを確認できる．時間信号/濃度曲線（TIC/TDC）を作成すると造影パターンを視覚的に理解しやすい．ピーク到達時間やwashout率を鑑別に利用する[5]．

2．良性腫瘍

唾液腺腫瘍の約75％が良性腫瘍で，そのうち多形腺腫が多数を占め，ワルチン腫瘍がこれに次ぐ．

1）多形腺腫

大小唾液腺に生じ良性腫瘍の約75％を占める．単発，片側性で，緩徐に発育する．40～60歳代の女性に多い．構成成分は上皮系細胞と間質（粘液腫様・軟骨様）でその割合は腫瘍により異なる．多形腺腫を鑑別する重要な画像所見は分葉状形態と被膜構造，粘液腫様間質のMRの信号強度である[6]（図1）．分葉状形態は間質と上皮系細胞との成長速度の差による．被膜はT2強調低信号の輪郭として描出されるが，小唾液腺腫瘍では認められない場合も多い．粘液腫様成分はT2強調著明高信号でADC高値を示し，ダイナミック造影で漸増性TICを示す．

2）ワルチン腫瘍

耳下腺に発生し耳下腺腫瘍の15％を占める．下極に多く，約10～15％は両側性・多発性である．喫煙と関連し中高年男性に多い．組織学的には好酸性細胞と胚中心を伴うリンパ球の間質からなる．画像では境界明瞭・辺縁平滑な類円形腫瘤像で被膜は明らかではない．嚢胞性変化も多く，T1強調高信号はコレステロール結晶の含有を示唆する（図2a）．ダイナミック造影の急増急減性TIC（peak time 約30秒，washout率30％以上）は診断に有用である[7]（図2b）．富血流を反映してUSのドプラ表示で豊富な血流信号が描出される．ADC値は唾液腺腫瘍のなかで悪性リンパ腫に次いで低い（$0.8×10^{-3}$ mm^2/sec 前後）．$^{99m}TcO_4^-$は好酸性細胞に集積し，唾液腺腫瘍のなかでは本腫瘍とオンコサイトーマに限られ，診断に有用である．

3）神経鞘腫

顔面神経鞘腫は茎乳突孔直下の本幹部に多くみられる．被膜を有する境界明瞭な腫瘤で，ときに多結節状・数珠状を呈する．嚢胞変性や出血，石灰化などを伴う場合がある．紡錘形細胞（Antoni A型）と粘液腫状間質（Antoni B型）からなる．神経鞘腫の造影効果はT2強調中間信号の細胞成分に強く，T2強調像が類似する多形腺腫との鑑別点となる（図3）．

3．悪性腫瘍

唾液腺の悪性腫瘍は低悪性度～高悪性度までさまざまある．低悪性度病変は画像的良性所見をとるものが多いが，辺縁のわずかな不整像を見逃さないことが診断するうえで重要である．

1）粘表皮癌

悪性腫瘍のなかで最も多く，小児にも発生する．低悪性度病変は画像的良性所見を示し，粘液を示唆する高信号の液体を含む嚢胞成分を伴うことが多い[8]．悪性度が高くなるほど充実性で浸潤性所見を示し，転移性腫大リンパ節を高頻度に伴う（図4）．

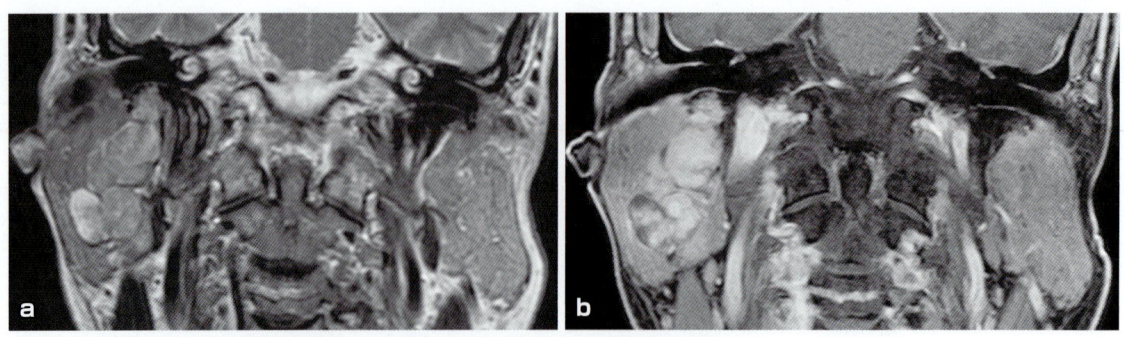

図3 | 神経鞘腫（a：T2強調冠状断像，b：脂肪抑制併用造影T1強調冠状断像）
a：右耳下腺の数珠状腫瘤はT2強調像で高信号と中間信号がある．多形腺腫と異なりT2強調中間信号部の造影効果が強い．

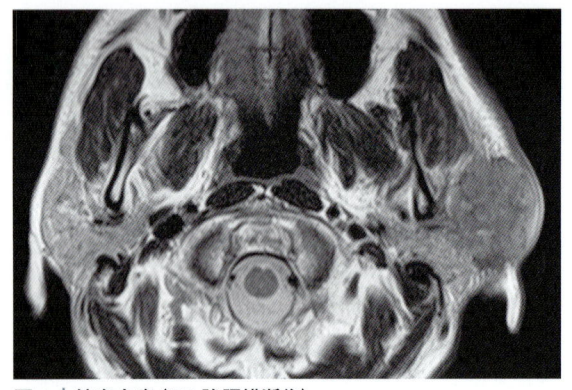

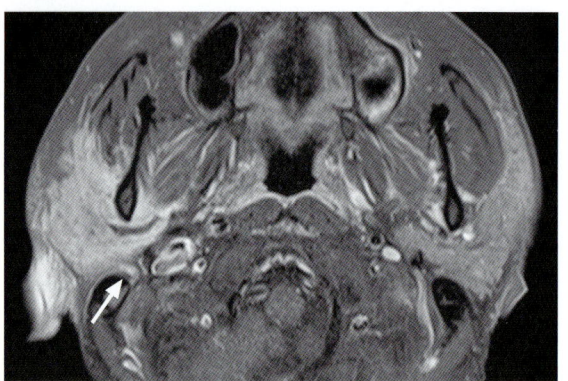

図4 | 粘表皮癌（T2強調横断像）
左耳下腺浅葉の腫瘤は不整形で悪性を示唆する．皮下脂肪組織に進展し皮膚に肥厚があり腺外浸潤を示す．

図5 | 腺様嚢胞癌（脂肪抑制併用造影T1強調横断像）
右耳下腺を占め強く造影される不整形腫瘤がある．神経周囲進展を示唆する顔面神経本幹の腫大と造影効果がある（矢印）．

2）腺様嚢胞癌

顎下腺や小唾液腺に多い．発育は緩徐であるが，浸潤傾向は強い．他の悪性腫瘍と比べると造影効果は高く，遷延性TICを示すことが多い．T2強調像で管状あるいは篩状パターンは高信号，充実性パターンは低信号の傾向にある．神経周囲進展の頻度が高く，その画像所見である神経の腫大や神経周囲の造影効果は脂肪抑制併用造影T1強調像で最も良好に描出され，神経周囲の正常脂肪組織の消失はT1強調像やCT，神経孔・神経管の拡大はCTでの検出率が高い[9]（図5）．

3）多形腺腫由来癌

多形腺腫の約5％．術後再発例や長期経過例の高齢者に多い．臨床的には長期間存在する腫瘤が急速増大を示す場合に疑われる．癌成分の組織型は唾液腺導管癌や腺癌NOSが多く，リンパ節転移は20～50％に認める[10]．癌腫部分は多形腺腫の一部あるいは全体を占め，結節状や不整形の充実性腫瘤を示す（図6）．先行する多形腺腫を示す所見として，粘液腫様間質成分のほかに硝子化・線維化を示唆する著明低信号の丸い結節がT2強調像で検出されることがある（図6）．

4）唾液腺導管癌

50歳以上の男性に多く，耳下腺に好発する．リンパ節転移を半数以上に伴い，予後不良の高悪性度腫瘍である．画像は浸潤性の悪性所見を呈するが，信号強度は非特異的である．ADC値は他の癌腫と比べ低い傾向にある[4]．CTで約半数に石灰化を認める．

5）悪性リンパ腫

Sjögren症候群（SjS）などのリンパ上皮性病変を背景に発生するものや，耳下腺内リンパ節から発生するものがある．SjSの約5～7％に発生する．大部分がB細胞性（びまん性大細胞性やMALT，濾胞性）で，MALTと濾胞性は原発性，びまん性大細胞性は全身の一部分症が多い．類円形で変性や壊死のない

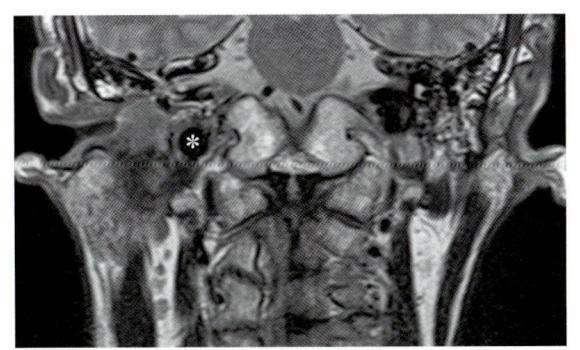

図 6 | 多形腺腫由来癌（T2強調冠状断像）
右耳下腺に不整形で不均一な信号の腫瘍がある．内側部に硝子化を示唆する強い低信号の丸い構造（＊）がある．

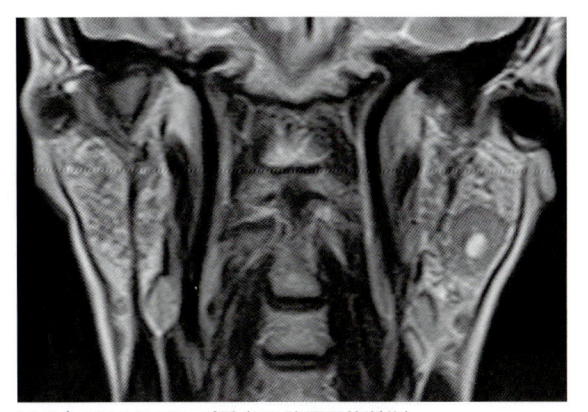

図 7 | MALT リンパ腫（T2強調冠状断像）
Sjögren 症候群と考えられる耳下腺実質の顆粒状変化と脂肪沈着がある．左耳下腺浅葉に類円形で T2強調中間信号の腫瘤があり部分的に囊胞を伴う．

均一な内部構造を示す場合が多いが，MALT は嚢胞性変化や石灰化を含むことがある[11]（図7）．ADC 値が 0.6×10^{-3} mm^2/sec 以下の著明低値を示す点が他の腫瘍との鑑別点となる．

4．腫瘍類似疾患

1）IgG4 関連唾液腺炎

唾液腺は IgG4 関連疾患が発生する最も頻度の高い部位である．Mikulicz 病や Küttner 腫瘍（慢性硬化性唾液腺炎）は現在 IgG4 関連疾患と考えられている．Mikulicz 病は両側対称性・無痛性の唾液腺腫脹，Küttner 腫瘍は片側顎下腺の硬い腫脹が特徴である．MRI の T2強調低～中間信号，T1強調低信号，均一な造影増強効果，CT で均一な吸収値と造影増強効果を示す[12]（図8）．

（田中宏子）

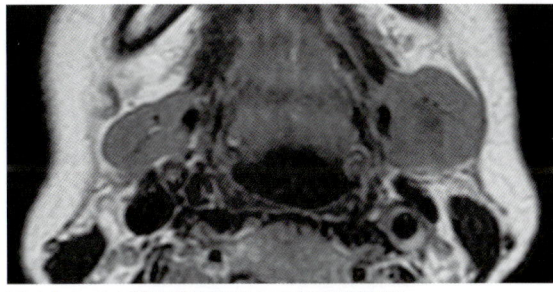

図 8 | IgG4 関連唾液腺炎（T2強調横断像）
左顎下腺は腫大し中間～低信号が混在する．

文　献

1) Motoori K, Ueda T, Uchida Y, et al : Identification of Warthin tumor : magnetic resonance imaging versus salivary scintigraphy with technetium-99m pertechnetate. J Comput Assist Tomogr 29 : 506-512, 2005
2) 藤井博史，雫石一也，立石宇貴秀：唾液腺癌．立石宇貴秀（編），井上登美夫（監）：エキスパートによる PET/CT がん病期診断，学研メディカル秀潤社，2009, pp41-48
3) 沼田　勉：耳下腺腫瘍の超音波診断．山下敏夫（編）：耳下腺腫瘍臨床の最前線 Q&A，金原出版，2004, pp37-39
4) Habermann CR, Aundt C, Graessner J, et al : Diffusion-weighted echo-planner MR imaging of primary parotid gland tumors ; is a prediction of different histologic subtypes possible? AJNR 30 : 591-596, 2009
5) Yabuuchi H, Fukuya T, Tajima T, et al : Salivary gland tumors ; diagnostic value of gadolinium-enhanced dynamic MR imaging with histopathologic correlation. Radiology 226 : 345-354, 2003
6) Ikeda K, Katoh T, Ha-Kawa SK, et al : The usefulness of MR in establishing the diagnosis of parotid pleomorphic adenoma. AJNR 17 : 555-559, 1996
7) 田中宏子：唾液腺腫瘍の良悪性鑑別診断における MRI の有用性の検討．日本画像医学雑誌 25 : 179-193, 2006
8) Som PM, Brandwein-Gensler MS : Salivary gland anatomy and pathology. in Som PM, Curtin HD (eds) : "Head and Neck Imaging (5th ed)", Mosby, St Louis, 2011, pp2005-2133
9) Ginsberg LE : Perineural tumor spread associated with head and neck malignancies. in Som PM, Curtin HD (eds) : "Head and Neck Imaging (5th ed)", Mosby, St Louis, 2011, pp1021-1049
10) Olsen KD, Lewis JE : Carcinoma ex pleomorphic adenoma : a clinicopathologic review. Head Neck 23 : 705-712, 2001
11) Tagnon BB, Theate I, Weynand B, et al : Long-standing mucosa-associated lymphoid tissue lymphoma of the parotid gland : CT and MR imaging findings. AJR 178 : 1563-1565, 2002
12) Fujita A, Sakai O, Chapman MN, et al : IgG4-related disease of the head and neck : CT and MR imaging manifestations. Radiographics 32 : 1945-1958, 2012

II. 唾液腺腫瘍の臨床病期と予後

はじめに

　唾液腺には左右1対の耳下腺，顎下腺，舌下腺があり，これらを大唾液腺という．これに対して口腔，咽頭，鼻腔の粘膜にも唾液腺組織は存在し，これらを小唾液腺という．小唾液腺原発癌のTNM分類，病期分類はそれぞれの発生部位のそれに準ずる．たとえば軟口蓋に発生した小唾液腺癌は中咽頭癌の分類が適応される．したがって，ここでは大唾液腺癌に関しての病期分類と予後を中心に述べる．

　本邦では古くから千葉大学耳鼻咽喉科が音頭をとり，全国の唾液腺癌登録事業を行ってきた．2011年より頭頸部癌学会悪性腫瘍登録委員会のほうで大唾液腺癌の登録事業も請け負うことになり，2012年度の登録数は全国55施設から179例であった[1]．大唾液腺癌のなかで最多は耳下腺癌で約70%，顎下腺癌が30%弱，舌下腺癌は非常にまれである[1]．それぞれの部位で病理組織型の頻度にも特徴がみられ，一般に耳下腺癌では粘表皮癌が，顎下腺癌では腺様嚢胞癌が多い[1]．

　唾液腺悪性腫瘍の病理組織型は2005年WHO分類では23種類に分類され，非常に多岐にわたる[2]．これは癌が発生する唾液腺組織を構成する細胞が単一ではなく複数あることや腫瘍細胞の構成も複雑なことによる[3]．しかし，臨床医にとってより重要なのは23種類の病理組織型それぞれに精通することではなく，治療をしようとする症例の臨床的悪性度を術前に類推し，手術計画を立て，患者に十分説明をし，手術によって確定された悪性度や組織型に基づいて補助治療の追加を検討，実施をすることにある．

　臨床的悪性度は高悪性度，中間型悪性度，低悪性度の3つに分類され，病理組織型ごとにおおよそ規定されている．一般に病理学的悪性度が高いものは腫瘍生物学的にも悪性度が高いことがほとんどで，病理組織学的悪性度は臨床的悪性度によく相関する．ただ，同じ病理組織型でも種々の悪性度を示すものが散見されるので注意が必要である．たとえば，粘表皮癌や腺様嚢胞癌，多形腺腫由来癌，腺癌NOSなどにも種々の病理学的悪性度があり，それぞれに臨床的悪性度も相関している[2,4]（表1）．このように臨床医が実臨床として重要視する部分は，必ずしも純粋に病理学的に重要な観点と一致していないかもしれないが，いずれにしても現実的には両者が連携を密に話し合い治療を進めていかなければならない．

　一方，各疾患における予後（生存率）は，欧米では教科書やAmerican Joint on Cancer Committee(AJCC)からの報告[5]があるのに対し，本邦ではまとまった全国レベルでのデータベースに基づく報告があまりなく，単施設からの報告が圧倒的に多い．小生が渉猟した限り全国レベルでの報告は，先に述べた千葉大学耳鼻咽喉科から日本TNM分類委員会頭頸部小委員会唾液腺部門という立場で多くの症例を解析した報告がみられる[6]．学術文献から得られる単施設からの報告は，唾液腺癌自体が頭頸部癌の5%程度とかなり少ないので症例数が十分でないものも多く，いわんや病理組織型，悪性度の比率もさまざまな状態において成績を論じ合っている．EBMを追究するためには全国規模で数十年症例を蓄積しmatch pair法での解析をするなどの方法が必要であり，全国規模で登録を継続し，十分に練られた計画のもとで多

表1 | 唾液腺癌病理組織型の悪性度分類

低悪性度	中間型悪性度	高悪性度
腺房細胞癌 粘表皮癌（低悪性度） 多型低悪性度腺癌 上皮筋上皮癌 明細胞癌 NOS 基底細胞腺癌 嚢胞腺癌 粘液腺癌 腺癌 NOS（低悪性度） 多形腺腫由来癌（非浸潤型・微小浸潤型） 転移性多形腺腫 唾液腺芽腫	粘表皮癌（中間型悪性度） 腺様嚢胞癌（篩状型・管状型） 脂腺癌 腺癌 NOS（中間型悪性度） 筋上皮癌 リンパ上皮癌	粘表皮癌（高悪性度） 腺様嚢胞癌（充実型） オンコサイト癌 唾液腺導管癌 腺癌 NOS（高悪性度） 多形腺腫由来癌（浸潤型） 癌肉腫 扁平上皮癌 小細胞癌 大細胞癌

（文献2より引用）

施設間での前向き臨床試験を行うなどの体制作りが望まれる領域といえる．

本項では本書作成の意義に立ち返って，あまたの病理専門の先生方が読まれたときに参考になるような点を臨床医の観点から重点的に記述するよう配慮した．

1．病期分類

頭頸部癌の臨床病期は世界的には International Union against Cancer（UICC）分類[7]に，本邦では頭頸部癌取扱い規約[8]による分類に従ってなされるが，いずれも内容は同じであり混乱のないように配慮されている．上咽頭癌と甲状腺癌を除くすべての頭頸部癌でN分類，M分類は共通であり，これに原発巣ごとに規定されたT分類を組み合わせてTNM分類，しいては病期（ステージ）分類が決定される仕組みとなっている（図1）．大唾液腺癌も例外ではなく，I期はT1N0M0，Ⅱ期はT2N0M0のみであり，Ⅲ期，ⅣA期，ⅣB期，ⅣC期は図1に示すように整然とした配列となっており，複雑でなく覚えやすいものになっている．とくにⅣ期をⅣA，ⅣB，ⅣCという3つに分けたのは，ⅣAを進行していても切除可能なもの，ⅣBを切除不能なもの，ⅣCを遠隔転移をきたしているものと意図している．耳下腺癌の頸部リンパ節転移率は一般に10〜30％，顎下腺癌では20〜35％程度といわれており，転移の部位も側頸部のみならず後頸部や顎下部も含め広く転移が認められる特徴がある[9,10]．

唾液腺癌のT分類の内容（図1）および当科の症例のTN分類を図2に示す．耳下腺癌は各病期が比較的偏りなく分布しているのに対し，顎下腺癌ではⅣ期進行例が比較的多い傾向を認める．T病期の決定では腫瘍の大きさ，周囲との癒着の有無，程度，神経麻痺の有無に関して所見をとることが重要になってくる．腫瘍が一番突出している部分の皮膚がつまめるかどうか，腫瘍を動かしたとき外耳道（多くはその下壁）が一緒に動く感じはないかなどに注意する．下顎骨と癒着しているかどうかは腫瘍を動かすことで触診上，認識可能である．T3の規定因子である腺外浸潤に関しては超音波検査，MRIなどの画像診断を駆使して総合的・相補的に判断する．したがって病理医としては，手術による摘出標本を検鏡する際に病理組織型とその病理学的悪性度はもちろん，切除断端の状況，腫瘍の浸潤範囲（顔面神経，皮膚，外耳道軟骨，外耳道皮膚，側頭骨，下顎骨，咬筋など），脈管侵襲の有無と程度などの情報をレポートに記載していただくとよいように思われる．臨床医も摘出物のオリエンテーションがわかるように必ず図示し，とくに見てほしい箇所に糸を付けてコメントとともに提出するなどの配慮が必要であろう．

2．治療方針の決定および概要

大唾液腺癌の治療では外科手術が第一選択となり，原発巣制御に一番重要なことは完全切除である[11]．初回治療から（化学療法併用）放射線治療や抗癌剤治療が施行される例は，現時点では一般に切除不能例に限られている．したがって，臨床的な観点からは癌であることの予測，浸潤範囲の把握，臨床的悪性度の予測が重要となる．

【唾液腺癌のTNM分類】

T分類
- TX：原発腫瘍の評価が不可能
- T0：原発腫瘍を認めない
- T1：最大径が2cm以下の腫瘍で，実質外進展*なし
- T2：最大径が2cmをこえるが4cm以下の腫瘍で，実質外進展*なし
- T3：最大径が4cmをこえる腫瘍，および/または実質外進展*を伴う腫瘍
- T4a：皮膚，下顎骨，外耳道，および/または顔面神経に浸潤する腫瘍
- T4b：頭蓋底，翼状突起に浸潤する腫瘍，または頸動脈を全周性に取り囲む腫瘍

*実質外進展とは，臨床的または肉眼的に軟部組織または神経に浸潤しているものをいう．ただし，T4aおよびT4bに定義された組織への浸潤は除く．顕微鏡的証拠のみでは臨床分類上，実質外進展とはならない．

N分類
- NX：所属リンパ節転移の評価が不可能
- N0：所属リンパ節転移なし
- N1：同側の単発性リンパ節転移で最大径が3cm以下
- N2：以下に記す転移
  - N2a：同側の単発性リンパ節転移で最大径が3cmをこえるが6cm以下
  - N2b：同側の多発性リンパ節転移で最大径が6cm以下
  - N2c：両側あるいは対側のリンパ節転移で最大径が6cm以下
- N3：最大径が6cmをこえるリンパ節転移

注：正中リンパ節は同側リンパ節である．

M分類
- M0：遠隔転移なし
- M1：遠隔転移あり

【唾液腺癌の病期分類】

	N0	N1	N2a	N2b	N2c	N3
T1	I	III	IVA	IVA	IVA	IVB
T2	II	III	IVA	IVA	IVA	IVB
T3	III	III	IVA	IVA	IVA	IVB
T4a	IVA	IVA	IVA	IVA	IVA	IVB
T4b	IVB	IVB	IVB	IVB	IVB	IVB

M1：IVC

図1 唾液腺癌のTNM分類と病期分類
（頭頸部癌取扱い規約第5版より引用）

【耳下腺癌】

	N0	N1	N2a	N2b	N2c	N3	計
T1	1	0	0	0	0	0	1
T2	16	1	0	0	0	0	17
T3	6	1	0	2	0	0	9
T4a	4	0	0	5	0	0	9
T4b	0	0	0	0	0	0	0
計	27	2	0	7	0	0	36

stage I	stage II	stage III	stage IV
1	15	8	11

【顎下腺・舌下腺癌】

	N0	N1	N2a	N2b	N2c	N3	計
T1	3	0	0	0	0	0	3
T2	1	0	0	3	0	0	4
T3	4	0	0	1	0	0	5
T4a	0	1	0	2	1	0	4
T4b	0	0	0	0	0	0	0
計	8	1	0	6	1	0	16

stage I	stage II	stage III	stage IV
3	1	4	8

図2 当科の症例のTN分類とその内訳

1）癌であることの予測

腫瘤が急速に増大した，自発痛があるなどの自覚症状があるときは癌の可能性を疑う．所見としても腫瘤の境界が不明瞭である，石のように硬い，ごつごつしているあるいは板状に硬いなどは癌を強く疑う所見である．耳下腺癌の場合は顔面神経麻痺，顎下腺・舌下腺癌の場合は味覚障害や顔面神経下顎縁枝麻痺などがあればまず癌であると思ってよい．

2）浸潤範囲の把握

治療では外科的切除が第一選択である以上，その浸潤範囲を正確に把握することは必須である．これにはMRIが有用であると筆者は考えている．MRIは軟部組織の解像能に優れ，浸潤範囲のほか腫瘍内部の性状や被膜の有無なども把握が可能である[12]．一方，頸部リンパ節転移の有無や個数，部位，癌の周囲骨への浸潤に関してはCTが優れる．エコーは簡便，安価，低侵襲なので画像検査のmodalityとしての施行優先順位は高いが，得られる情報としては浸潤範囲の把握ではなく，むしろ癌であるか良性腫瘍であるかの鑑別において有用である．

3）臨床的悪性度の予測

臨床的悪性度の予測は，患者への術前説明，術式の計画，術後補助治療の予測にとって重要である．唾液腺癌の病理組織型は最終的には摘出標本の全割によって確定される[13]．したがって病理組織型は術前の穿刺吸引細胞診にしろ，組織診にしろ，ある程度の予測でしかなく，曖昧さが完全にはぬぐえないまま上記3点について考えを進めなければならない．これまでも細胞診の正診率，組織診の正診率についての報告[14]は多々あるが，少なくとも細胞診に至っては病理組織型までを正診することは難しいと考え

てよい．これは先にも述べたが唾液腺癌を構成する細胞が単一ではなく複数あることや腫瘍細胞の構成も複雑なことによる．一方，生検では組織診の正診率では満足のいく値ともいえなくもないが，たとえば深葉の癌であったり，T1程度の大きさの癌をわざわざ小さな皮切で顔面神経損傷のリスクを冒してまで生検するのは現実的ではない．皮膚浸潤を伴うものの切除が可能な症例など，術前生検の絶対的適応は限られると思われる．さらに病理組織型とその病理学的悪性度までわかったところで，それぞれの症例で術式が1対1対応のように決定されるわけではなかろう．同じような大きさ，同じような浸潤範囲の高悪性度腺癌と高悪性度粘表皮癌とで術式や術後治療の可能性が異なるとは言い難い．つまり目の前の患者の正確な組織型まで詳細を把握する必要はなく，病理学的に高悪性度癌だということが予想できれば，あとはむしろ正確な浸潤範囲を画像診断から把握することで術式や術前説明はおよそできるものと思われる．したがって，いわゆる臨床的悪性度が予測できれば十分であるといえる．そして治療しようとする症例が臨床的高悪性度癌なのか，おとなしいタイプの低悪性度癌なのかは，先にも述べたような理学的所見・画像診断で大体は予測が可能であり，これらとよく相関している．

筆者は，T3以上の進行癌では画像診断をもとにした臨床的悪性度が病理学的悪性度とよく相関していること，逆にT2以下の小さな癌では病理学的に高悪性度癌でも画像上良性パターンとして診断されることがあり，両者はあまり相関しないが，これらでは低悪性度癌に準じた切除術式であっても制御に問題がなかったことを報告している[15]．つまり，局所制御不能例の多くがT3以上の進行癌であるのは，これらでは腫瘍が大きく，画像上境界も不明瞭な浸潤型タイプ（臨床的高悪性度癌）の割合が増加するが，そういったものはたいていが病理学的にも高悪性度癌であり，切除安全域がおのずと十分でなくなるため再発例が増加することを示しているにほかならないと考えられる．一方，原発巣に対する術式を病理組織型によって決めている報告も存在する[16〜18]．これらでは，たとえば高悪性度腺癌や高悪性度粘表皮癌ではT病期にかかわらず，顔面神経本幹からの合併切除を併施した拡大耳下腺全摘術を勧めている．その根拠はこれらの病理組織型では予後が悪いことや全摘術を施行した症例ですら局所再発を認める例があったという理由によるが，全摘例で完全切除ができていたのかどうかや，逆に拡大全摘術を施行した場合にはたして再発が予防できたかどうかまでの検討は十分ではない．実臨床の現場において，たとえばT1で術前麻痺のない高悪性度腺癌において顔面神経本幹からの合併切除を併施した拡大耳下腺全摘術が施行されているのかは定かではない．先にも述べたように，病理組織型の術前，術中診断に限界がある現実において病理組織型を基にした術式決定を論じても，ある意味論理的，観念的な方針であり現実に則した方針とは言いがたい．患者に説明するうえで組織型まで術前にわかっていたほうが有利と考えられる場合は，傍神経浸潤が高率な腺様嚢胞癌のような特殊なタイプに限られるだろう．術中に神経との癒着や神経浸潤の所見を認めれば，同部位の神経は合併切除することを患者に話しておく点はいかなる高悪性度癌でも同じである．ただ，腺様嚢胞癌であればその確率が高くなることと，非連続性に傍神経浸潤を認める場合があり，そのため予想以上に神経の切除を中枢側に追求しなければならなくなるが，その場合に後遺症がより大きくなることについて触れておく必要が生じるからである．結局，手術によって摘出された標本の全割で病理組織型と病理学的悪性度が確定するが，これは術後補助治療を考える場合に大きな意義をもつものと現時点では考えられる．

4）治療の概要

初回の根治的治療としての第一選択は手術である[4]．耳下腺癌に対する術式には耳下腺部分切除，耳下腺葉（浅葉，深葉）切除，耳下腺全摘，拡大耳下腺全摘があり，顎下腺癌や舌下腺癌に対する術式にはそれぞれ顎下腺全摘，舌下腺全摘があり部分的な切除法はない．それぞれの術式には一応定義があるが，先にも述べたとおり基本的なスタンスとしては手術では癌を切除安全域をつけて一塊切除できればよいのであって，不要な部分を切除する必要は現実的にはない．過去の報告でもstage I，IIの癌では耳下腺の部分切除で十分制御できているとするものも見受けられる[16]．ただ，分類上，記載するときの問題点として，たとえば「皮膚に浸潤し，外耳道に近接する，耳前部浅葉に局在する最大径25mmの癌を耳下腺浅葉に皮膚と外耳道軟骨をつけて一塊切除した」といった場合，この4つのカテゴリーのどれに含まれるのかといった疑問が生ずる．この場合は「耳下腺拡大全摘」ではなく「耳下腺浅葉切除，皮膚・外

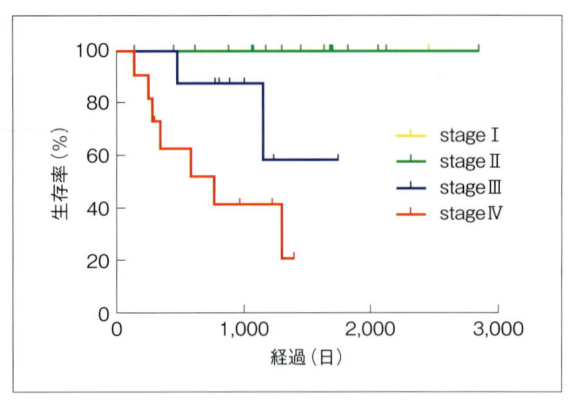

図3 | 当科の耳下腺癌症例の病期別粗生存率

耳道軟骨合併切除」と記載するのが妥当ではないかと思われる．一般に先に述べた術式は記載順に切除の範囲が徐々に大きくなるものと考えられ，拡大耳下腺全摘は耳下腺全摘+αの組織合併切除がある場合である．したがって，この例のような切除ではたとえ耳下腺外の周囲組織を合併切除していても拡大全摘としないのが妥当と思われるし，術式だけでなく図とともに腫瘍の位置と合併切除した組織の位置関係，耳下腺も全摘ではなく部分的にこのあたりを切除しているといった情報を病理医に提供するとよいと思われる．

術後の補助療法として，術後照射の有用性を報告している文献は少なくない．それらが述べている術後照射の適応は病理学的高悪性度癌，T3，T4のような high T stage 症例，術前からの顔面神経麻痺症例，頸部リンパ節転移陽性例，病理学的脈管侵襲陽性例，切除断端陽性例，腺外浸潤例，再発例，2次例などが基準とされる[17〜19]．しかし，これらにはかなり重複した要素がある．たとえば，T3以上はたいてい腺外浸潤がある例だし，麻痺やリンパ節転移がある例は脈管侵襲もほぼ陽性であろうし，これらはほとんど高悪性度癌でもある．したがって言い換えれば病理学的に高悪性度なもの，原発巣が大きく浸潤性のもの，切除断端が陽性であったもの，再発例や2次例といったことに要約されると思われる．ただ，これらの文献を詳細に読んでいくと，高悪性度癌で術後照射が有効であったとするものでも組織型や術式は単一ではないし，顔面神経麻痺があったものもなかったものも，さらには完全切除例も非完全切除例も混在していて，多くの場合単純な2群に分けて単変量解析したものが多い．一方，切除断端陰性例では手術のみの群と手術+術後照射の群とで差

はなかったとする報告[20]や，肉眼的残存例では術後照射の有効性はなく，顕微鏡学的残存例に限れば術後照射が有効だったとする報告[21]などもある．最近の報告では2群間の特徴を比較的そろえた math paired 解析で術後単純照射群と術後化学放射線療法群を比較した報告があり，有意差こそないものの後者のほうが無増悪生存率，無局所再発生存率で成績がよかったとしているが，それぞれが12例という非常に小さな集団同士の比較になっている[22]．唾液腺癌の臨床研究は症例数の少なさゆえに，欧米の報告であっても交絡因子を除いて条件をそろえた2群を比較するのがかなり困難であり，EBMをつくりづらいことをうかがわせる．

3. 予　後

1) 予後因子

唾液腺癌の予後因子についての報告は古くから多く認められる[23〜25]．大規模な集団による解析からメジャーな予後規定因子は臨床病期と組織学的悪性度とする報告が一般的であるが，これらのいずれの報告も臨床病期がより強力な因子であると述べている．このことは，病理組織学的悪性度もさることながら，頸部リンパ節転移をはじめとする転移巣の存在が一旦認められると，原発巣に癌がとどまっているものに比して一気に予後が低下する傾向があることを示しており，大唾液腺癌の特徴ともいえる[29]．Therkildsenら[28]は，251例の唾液腺癌の予後因子を単変量，多変量解析し，病理組織型，臨床病期，切除断端の状態が局所領域の制御，および生存に関して重要な予後因子であるが，臨床病期が最も強力な予後因子であったとしている．同時に，頸部リンパ節転移の存在は局所領域の制御の点で臨床病期よりも強力な因子で，術後の放射線治療は局所領域の制御には重要だが，生存率には影響しないと述べている．また，遠隔転移は唾液腺癌の死因として重要であるが，遠隔転移の予測因子としてGalloら[26]は多変量解析の結果，臨床病期と顔面神経浸潤の2つを挙げている．しかし，遠隔転移をきたした例の約30％に局所にも再発があるとして，遠隔転移制御に局所制御が重要であることにも同時に触れている．

2) 治療成績

本邦における耳下腺癌の生存率に関する報告では，古くは5年粗生存率で50％，Ⅰ期70.7％，Ⅱ期

65.9％，Ⅲ期48.5％，Ⅳ期23.0％（1987年UICC分類にて検討）という報告[6]や，Ⅰ期95％，Ⅱ期75％，Ⅲ期0％，Ⅳ期37％という報告[27]などがある．欧米ではⅠ期91％，Ⅱ期74.9％，Ⅲ期65.3％，Ⅳ期38.5％という報告[5]があり，ほぼ同じような値である．一方，顎下腺癌（舌下腺癌は含んでいても僅少）では全体で52.2％，Ⅰ期55.7％，Ⅱ期72.7％，Ⅲ期0％，Ⅳ期25％という報告[28]や5年生存率58％とする報告[29]があり，一般に耳下腺癌よりも不良である．先に述べた当科における耳下腺癌1次根治症例の疾患特異的5年生存率は，Ⅰ期100％，Ⅱ期100％，Ⅲ期58.3％，Ⅳ期（4年）20.8％であった（図3）．

（別府　武）

文　献

1) 頭頸部癌学会悪性腫瘍登録委員会：Report of head and neck cancer registry of Japan. Clinical statistics of registered patients, 2012. 頭頸部癌40（補）：103-115, 2014
2) 長尾俊孝：他領域からのトピックス 唾液腺腫瘍の病理. 日本耳鼻咽喉科学会会報112：601-608, 2009
3) 廣川満良：唾液腺腫瘍の組織発生. 日本唾液腺学会（編）：唾液腺腫瘍アトラス, 金原出版, 2005, pp8-13
4) 日本頭頸部癌学会（編）：頭頸部癌診療ガイドライン2013年版. 金原出版, 2013, pp38-41
5) 岸本誠司：頭頸部の腫瘍原発部位. 杉原健一, 秋田恵一（編）：TNM悪性腫瘍分類カラーアトラス, 第2版, 丸善出版, 2014, pp64-73
6) 石毛俊行, 金子敏郎：大唾液腺癌—全国1418例の検討と予後. J Jpn Soc Cancer Ther 27：1890-1895, 1992
7) Sobin LH, Gospodarowicz MK, Wittekind Ch (eds)：TNM Classification of Malignant Tumours (7th ed), Head and Neck Tumours, Wiley-Blackwell, West Sussex, 2009, pp54-57
8) 日本頭頸部癌学会（編）：頭頸部癌取扱い規約, 第5版. 金原出版, 2012, pp48-50
9) 別府　武：頸部郭清術の適応と範囲は？ 山下敏夫（編）：耳下腺腫瘍臨床の最前線Q&A, 金原出版, 2004, pp 129-134
10) 別府　武, 鎌田信悦, 川端一嘉 他：顎下腺癌における予防的頸部郭清について. 日本耳鼻咽喉科学会会報106：831-837, 2003
11) 別府　武：耳下腺悪性腫瘍の手術計画と手技. 口腔・咽喉科16：257-264, 2004
12) 田中宏子, 別府　武, 佐々木徹：耳下腺腫瘍の画像診断. 頭頸部癌34：365-371, 2008
13) 村上　泰, 猪　忠彦, 堀内正敏 他：耳下腺腫瘍70症例の治療経験. 耳鼻咽喉科48：589-602, 1976
14) 河田　了：唾液腺腫瘍の穿刺吸引細胞診. JOHNS 15：1887-1889, 1999
15) 別府　武, 川端一嘉, 鎌田信悦：耳下腺癌の手術計画に関する考察—何を基準に計画すればよいか？ 耳鼻と臨床59：45-53, 2013
16) 坂本菊男, 千々和秀記, 宮崎義巳 他：耳下腺悪性腫瘍74例の臨床的検討—治療法と成績. 日本耳鼻咽喉科学会会報109：103-111, 2006
17) 武藤博之, 沼田　勉, 永田博史 他：唾液腺の悪性腫瘍. JOHNS 15：1901-1906, 1999
18) 千々和圭一, 森　一功, 坂田一成 他：耳下腺悪性腫瘍の治療成績. 耳鼻と臨床44：351-359, 1998
19) Spiro RH, Huvos AG, Berk R, et al：Mucoepidermoid carcinoma of salivary gland origin：a clinicopathologic study of 367 cases. Am J Surg 136：461-468, 1978
20) Jackson GL, Luna MA, Byers RM：Results of surgery alone and surgery combined with postoperative radiotherapy in the treatment of cancer of the parotid gland. Am J Surg 146：497-500, 1983
21) Garden AS, El-Naggar AK, Morrison WH, et al：Postoperative radiotherapy for malignant tumors of the parotid gland. Int J Radiat Oncol Phys 37：79-85, 1997
22) Tran L, Sadeghi A, Hanson D, et al：Major salivary gland tumors：treatment results and prognostic factors. Laryngoscope 96：1139-1144, 1986
23) Fu KK, Leibel SA, Levine ML, et al：Carcinoma of the major and minor salivary glands. Analysis of treatment results and sites and causes of failures. Cancer 40：2882-2890, 1977
24) Tanvetyanon T, Qin D, Padhya T, et al：Outcomes of postoperative concurrent chemoradiotherapy for locally advanced major salivary gland carcinoma. Arch Otolaryngol Head Neck Surg 135：687-692, 2009
25) Spiro RM：Salivary neoplasm：overview of a 35-year experience with 2807 patients. Head Neck Surg 8：177-184, 1986
26) Spiro RM, Huvos AG, Strong EW：Cancer of the parotid gland. Am J Surg 130：452-459, 1975
27) O'brien CJ, Soong S-J, Herrera GA, et al：Malignant salivary tumors—analysis of prognostic factors and survival. Head Neck Surg 9：82-92, 1986
28) Therkildsen MH, Christensen M, Andersen LJ, et al：Salivary gland carcinomas. Prognostic factors. Acta Oncol 37：701-713, 1998
29) 別府　武, 鎌田信悦, 川端一嘉 他：耳下腺癌における頸部郭清術の方針についての検討. 日本耳鼻咽喉科学会会報105：178-187, 2002
30) Gallo O, Franchi A, Bottai GV, et al：Risk factors for distant metastases from carcinoma of the parotid gland. Cancer 80：844-851, 1997
31) 安松隆治, 一番ケ瀬崇, 富田和英 他：耳下腺癌の臨床的検討. 日本耳鼻咽喉科学会会報102：883-890, 1999
32) 別府　武, 川端一嘉, 三谷浩樹 他：顎下腺癌, 舌下腺癌の治療成績と臨床的検討. 頭頸部癌31：553-559, 2005
33) 津田祥夫, 坂本菊男, 宮島義巳 他：顎下腺悪性腫瘍の臨床的検討. 口腔・咽喉科18：369-375, 2006

第4部　臨床との連携

III. 唾液腺腫瘍の治療

はじめに

唾液腺腫瘍の治療は，良性・悪性腫瘍ともに主に耳鼻咽喉・頭頸部外科医によって行われている．歯科口腔外科医，形成外科医も治療に関わることが多い．悪性腫瘍では術後照射の重要性が見直され，放射線科医が治療にあたる機会が増加している．一方，薬物治療はいまだ確立されていないため，腫瘍内科医が担当することはまれである．本項ではこれらの治療の全般について概説する．

唾液腺の存在する頭頸部領域には，生活の営みに必要な「食べる」「呼吸をする」機能に加え，「話す」「見る」「聞く」「味わう」「嗅ぐ」「表情をつくる」など人間らしい生活を送るための機能が集約している．このうち，耳下腺内には表情にかかわる顔面神経が走行し，顎下腺深部には嚥下・咀嚼にかかわる舌下神経が存在しており，かつ唾液腺は人目に付きやすい部位にあることから，この領域に癌が発症するとquality of life (QOL) が著しく低下する．治療は癌の治癒や生存期間の延長，QOLの改善を目的に行われるが，反対に治療によってQOLが低下してしまうこともある．したがって唾液腺腫瘍の治療方針は，最新のエビデンスを活かすだけではなく，患者背景を考慮し，治療者の経験を加えて決定される．

現在，複数の唾液腺腫瘍診療ガイドラインが公表されている．本邦は「頭頸部癌診療ガイドライン」（日本頭頸部癌学会編，2013年版）に「唾液腺癌（耳下腺癌）」[1]として公表されており（図1），日本癌治療学会ホームページの「がん診療ガイドラン」[2]で閲覧可能である．海外における代表的ガイドラインは "NCCN Clinical Practice Guidelines in Oncology, Head and Neck Cancers" の "Salivary gland tumors" である[3]（図2, 3）．これは，全米21のがんセンターで結成された策定組織により作成されるもので，年2回ほど改訂がなされている．治療開始前に行うべき検査項目から，治療内容，治療後の経過観察の原則に至るまでが示されている．このガイドラインは，エビデンスレベルが「カテゴリー2A」，すなわち「やや低いレベルのエビデンスに基づく推奨で，NCCN内のコンセンサスが統一されている事柄」を基準として作成されている．ランダム化比較試験など高レベルのエビデンスに基づく推奨がある事柄については「カテゴリー1」と付記され，一方，エビデンスレベルの劣る事項については「カテゴリー2B」あるいは「カテゴリー3」が付記されている．現在，他癌腫のガイドラインでは「カテゴリー1」の項目が多数存在するが，最新の "NCCN Guidelines® Head and Neck Cancers Version2. 2014" の "Salivary Gland Tumors" においては，カテゴリー1の表記はいまだ皆無である．唾液腺腫瘍が比較的まれな疾患であるのに，耳下腺，顎下腺，舌下腺，小唾液腺と異なる臓器から発生し，かつ非常に多彩な病理組織像を呈する腫瘍が含まれているため，大規模な臨床試験を実施することが困難で，放射線治療や薬物療法の意義がほとんど確立されていないためである．本項ではNCCNガイドラインを軸に本邦で一般的に行われている唾液腺腫瘍の治療について述べる．

NCCNガイドラインでは，唾液腺腫瘍新鮮症例に対してまず初めに行うべきこととして，理学所見をとることとともに穿刺細胞診検査を行うことが挙げ

Ⅲ．唾液腺腫瘍の治療　217

図1｜耳下腺癌治療のアルゴリズム
（文献1より引用）

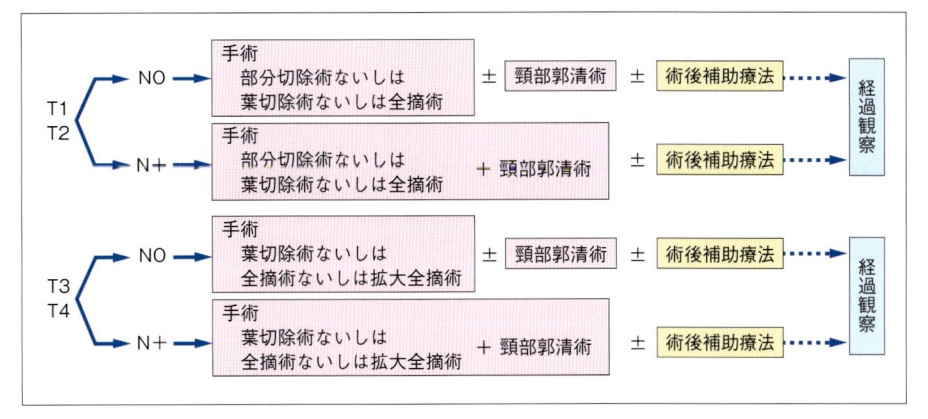

図2｜唾液腺腫瘍（術前診断良性または悪性 T1, 2）の診療ガイドラン①
（文献3の"Salivary gland tumors"より術前診断が良性腫瘍またはT1, 2悪性腫瘍の場合のガイドラインを改変・抜粋）

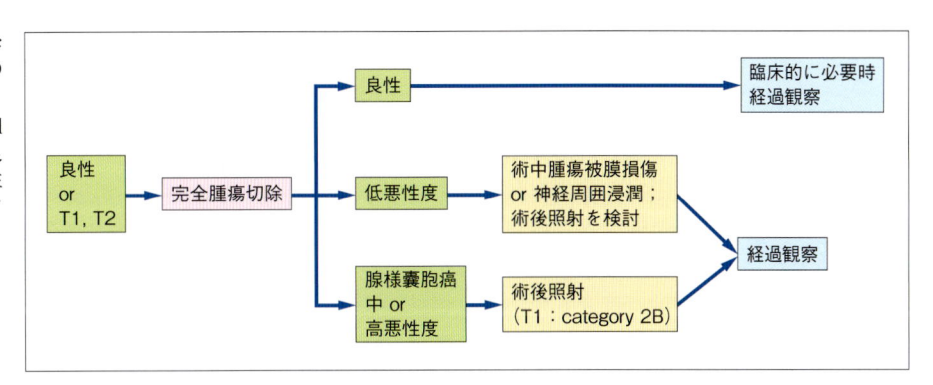

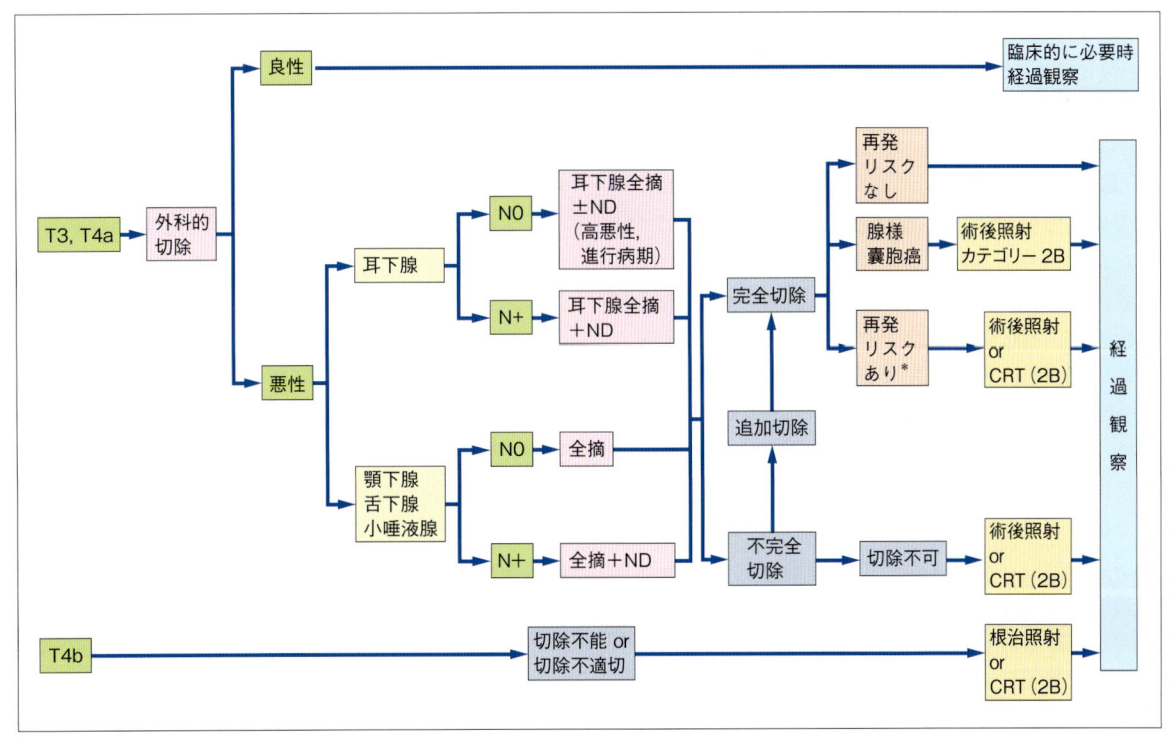

図3｜唾液腺腫瘍（術前診断悪性 T3, 4）の診療ガイドラン②
ND：頸部郭清術，CRT：化学放射線療法．＊再発リスク因子：中または高悪性度癌，切除断端と癌が近傍または陽性，神経/神経周囲浸潤，リンパ節転移陽性，リンパ管/血管浸潤．（文献3の"Salivary gland tumors"より術前診断がT3, 4a, 4b悪性腫瘍の場合のガイドラインを改変・抜粋）

られている．本邦では穿刺による腫瘍細胞の播種を懸念する意見もあったが，近年は本検査を積極的に行う施設が多い．CT あるいは MRI などの画像診断は必要時施行とされているが，本邦ではその両者またはいずれかの検査が行われることが多く，さらに簡便であるエコー検査もしばしば施行されている．これらの結果，悪性リンパ腫が疑われる場合には生検を行い，悪性リンパ腫と診断を確定した後，腫瘍内科，血液腫瘍科による治療が主となる．悪性リンパ腫が否定されれば，耳鼻咽喉・頭頸部外科医，歯科口腔外科医，形成外科医による治療が開始される．

1．良性腫瘍

NCCN ガイドラインでは，以下の性状を満たしている唾液腺腫瘍は良性である可能性が高いとされている．①可動性良好，②耳下腺浅葉腫瘍，③緩徐な増大，④疼痛なし，⑤顔面神経麻痺なし，⑥頸部リンパ節腫大なし．これらの臨床情報は，診断・治療に携わる臨床医，病理診断医ともに把握しておくべき事柄である．穿刺吸引細胞診により多形腺腫かワルチン腫瘍と診断されれば高率に良性腫瘍と診断してよい．しかし，上記6つの臨床所見と異なる所見，あるいは細胞診で多形腺腫かワルチン腫瘍との診断がつかなかった場合は，低悪性度癌も念頭に置いた患者説明や治療を行うことになる．

1）耳下腺良性腫瘍

治療法は外科的治療のみである．良性腫瘍と判断された場合でも，耳下腺腫瘍の多くを占めている多形腺腫では徐々に増大すること，悪性化の危険性があること，100％正確な術前病理組織診断は困難であることから，基本的に手術治療を施行することが推奨される．経過をみていても腫瘍は徐々に増大し，手術がより困難になる可能性が高い．

良性腫瘍に対する標準的な術式は顔面神経を温存した部分切除術である．多形腺腫では再発，顔面神経損傷の危険性が高まるため，腫瘍のみを核出する術式は禁忌とされている．手術では，まず顔面神経を同定追跡し，神経を確実に温存した後に，腫瘍に正常耳下腺組織をある程度付着させるなどして腫瘍被膜を損傷することがないように摘出する．良性腫瘍であっても再発症例の手術では顔面神経の同定が格段に困難となるので，初回手術での完全摘出が重要である．

NCCN ガイドラインでは，術中迅速病理診断を施行することが推奨されている．最近は術前の悪性・良性の診断はかなり精度が上がっているが，万が一術後に悪性腫瘍へ診断が覆った場合は残存耳下腺の追加切除や頸部郭清術を検討しなければならなくなる．耳下腺癌の根治性を高めるため，そして再手術は治療を受ける側にとって負担であることから，術中に可能な範囲で癌細胞がないことを確認して手術を終えることは肝要である．手術手技の詳細は本項では省略するので，他の成書を参照されたい[4]．

術後合併症として最も問題となるのは顔面神経麻痺である．良性腫瘍の切除では術後永久顔面神経麻痺になることはまれであるが，一時的な麻痺はある程度の確率で起こりうる．神経を温存していれば麻痺の回復までの期間は2～3ヵ月程度である．その他の術後合併症としては術後出血，耳介周囲知覚低下，Frey 症候群があるが，多くはない．術後出血が生じた場合は基本的に直ちに再開創のうえ止血が試みられる．耳介周囲知覚低下は大耳介神経の切除によるものであるが，最近はこれを温存することが試みられることも多い．Frey 症候群は食事中に耳下腺切除部皮膚に汗をかく症状で，術後1年で約20％の症例で起こるといわれている．

2）顎下腺良性腫瘍

顎下腺原発の良性腫瘍の治療も同様に手術が唯一の方法である．顔面神経下顎縁枝，舌下神経，舌神経を温存した顎下腺全摘術が行われ，腫瘍のみを核出する術式は選択されない．NCCN ガイドラインでは術中迅速病理診断を施行することが推奨されている．

3）その他の唾液腺良性腫瘍

良性唾液腺腫瘍は口腔内小唾液腺のほか，副咽頭間隙にも発生する．いずれも摘出術が唯一の治療法である．副咽頭間隙腫瘍の手術では，良性腫瘍の診断であれば通常核出術となる．副咽頭間隙腫瘍は顔面深部に存在するが，多形腺腫であれば，かなりの大きさの腫瘍であっても通常は顎下部切開による頸部アプローチにて丁寧な鈍的・用手的剝離により全摘出が可能な場合が多い[5]（図4）．

副咽頭間隙に発生する腫瘍は多形腺腫のほかに神経鞘腫，傍神経節腫の頻度も高く，画像診断では多形腺腫は茎突前区，神経鞘腫は茎突後区に存在することが多い．一方，悪性腫瘍が副咽頭間隙に占める

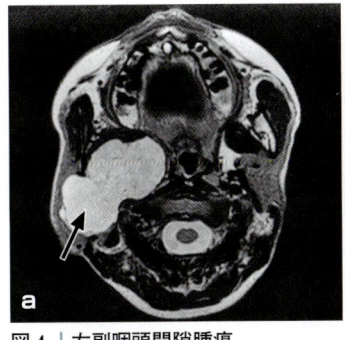

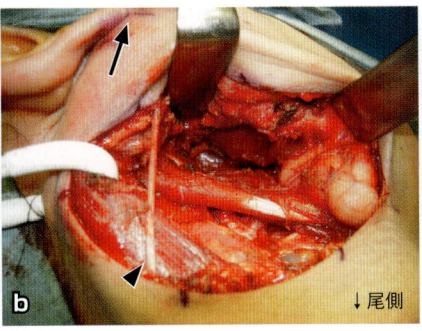

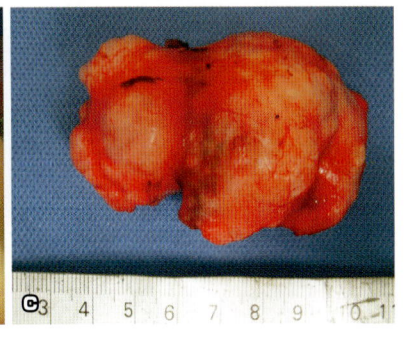

図4│右副咽頭間隙腫瘍
32歳女性．a：MRIにて右副咽頭間隙に60×40×30mm大の瓢箪状の腫瘍（矢印）を認める．細胞診では多形腺腫の診断．b：摘出後の頸部．顎下部切開のみで鈍的剥離により全摘出が可能であった．耳介（矢印）までの切り上げるような皮切ラインは不要であった．大耳介神経（矢頭）も温存した．c：摘出物．永久病理診断：多形腺腫．

割合は13～26％で，画像診断では茎突前区に存在することが多く，茎突後区に存在することはまれである．本邦における手術を施行した副咽頭間隙腫瘍78例の病理組織診断の検討では，良性腫瘍が69例（90.8％），うち神経鞘腫が32例（42.1％），多形腺腫が28例（36.8％）で，悪性腫瘍は7例（9.2％）との報告がある[5]．

2．悪性腫瘍

1）手　術

唾液腺癌に対する治療の第一選択は原発巣・頸部転移巣ともに手術である．NCCNガイドラインではT4a以下と診断された症例では外科的に完全切除を目指し，T4bでは根治性の低さから外科的切除は推奨されていない（図3）．

耳下腺原発の場合，顔面神経麻痺の有無と悪性度診断により切除範囲が検討される．WHO分類で23ある個々の悪性腫瘍の組織型を術前に診断することが困難な症例も存在するため，この場合，低，中，高悪性度の3群のいずれであるかの診断から治療方針を決定することも推奨されている[1,6]．T4a症例，すなわち顔面神経麻痺が生じている場合は，一般的に耳下腺全摘ないし拡大耳下腺全摘術と顔面神経合併切除が施行されることが多い．一方，顔面神経麻痺がないT1～3症例では，切除範囲は各施設，各術者あるいは患者背景により異なっている．顔面神経を温存する操作により癌細胞の播種や残存を生じる懸念が生じるが，腫瘍細胞播種予防と顔面神経温存のいずれかをどの程度重要視するかにはさまざまな意見があり，一定のコンセンサスはない．一般的に低悪性度と診断された症例では，顔面神経を温存した耳下腺部分切除あるいは全摘術が施行される．高悪性度と診断された場合は，耳下腺全摘に加え，本邦では切除マージンを考慮し，あらかじめ顔面神経の全枝あるいは一部の分枝が切除されることもある[7]．NCCNガイドラインでは，顔面神経麻痺が生じていない場合，肉眼的に腫瘍を残存させることがなければ切除マージンがとれなくとも神経温存としている．

顎下腺，舌下腺癌の原発巣切除では，顎下腺全摘，舌下腺全摘にて正常腺組織とともに腫瘍も摘出する．癌の浸潤範囲より合併切除される臓器は異なってくる．舌下腺原発では，遊離皮弁移植術による口腔再建術も必要となる．

頸部転移の治療も，最も確実な方法は外科的切除である．術前に頸部転移陽性と診断された症例では，耳下腺，顎下腺，舌下腺，小唾液腺いずれが原発でも患側の全頸部郭清，すなわちレベルⅠ～Ⅴまでが郭清の範囲となる．N0診断の症例では予防的頸部郭清の要否が検討される．NCCNガイドラインでは耳下腺原発の高悪性度癌あるいは進行病期の症例に限り予防的頸部郭清を検討することが示されているが，低悪性度耳下腺癌では予防郭清のアルゴリズムは提示されていない．本邦では耳下腺癌の予防郭清の方針については，一定の方針は確立されておらず，全症例に施行する施設もあれば，高悪性度群では全頸部に，中悪性度群では領域選択的に予防郭清を施行するというような悪性度別に対応すべきとする意見もある[7]．あるいはレベルⅡのリンパ節の術中迅速病理診断で転移陽性の場合のみ全頸部郭清を施行し，陰性の場合は悪性度にかかわらず頸部郭清を省

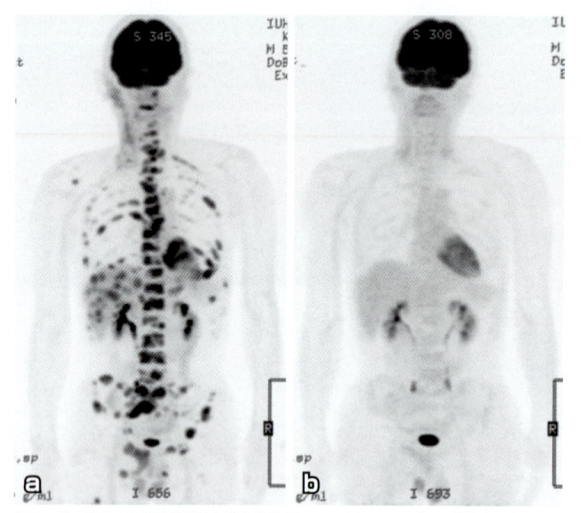

図5 | HER2陽性唾液腺導管癌，トラスツズマブ投与症例のPET-CT.
耳下腺原発．多発肝・骨転移例．a：トラスツズマブ＋ドセタキセル療法施行前．b：3コース施行後．抗HER2療法にて著効を示した．

略する方法も広く行われている[8]．

耳下腺以外の原発癌では予防郭清のアルゴリズムは提示されていないが，本邦では顎下腺癌ではN0症例でもレベルⅠ〜Ⅲの領域選択的な予防的頸部郭清術（肩甲舌骨筋上郭清）も行われている[9]．

術後の補助治療として，本邦のガイドラインに規定された方法はない．NCCNガイドラインでは，T1, 2の低悪性度癌と診断された場合は，術中に腫瘍被膜損傷があり播種が否定できない症例，あるいは術後病理で神経周囲浸潤を認めた症例に限り術後照射を検討するよう勧められている（図2）．T1, 2の腺様嚢胞癌，あるいは中または高悪性度癌と診断された症例では放射線治療が検討される．T3, 4a症例では，原発巣が肉眼的に全摘出されたとしても，①腺様嚢胞癌，②中または高悪性度癌，③切除断端と癌が近傍または陽性，④神経/神経周囲浸潤，⑤リンパ節転移陽性，⑥リンパ管/血管浸潤の危険因子を認めた場合は術後放射線治療が勧められている（図3）．

以上のように，唾液腺腫瘍の治療では病理診断は悪性か良性かのみならず，術中迅速病理診断，組織型や悪性度の診断，切除断端の診断，神経・血管浸潤診断が治療方針に大きな影響を及ぼす時代となっている．正確な切除断端・神経断端の診断には，臨床医が，耳下腺切除における顔面神経や顎下腺・舌下腺切除における舌・舌下神経の断端を正確に病理

医へ伝える必要があり，以前にもまして臨床医と病理医の密な連携が重要である．

2）放射線治療

高悪性度癌，不完全切除症例では術後照射が施行される．T4bの症例では外科的完全切除が困難であるため，根治照射が施行される．従来は唾液腺癌に対する根治的放射線治療は無効とする考えが主流であったが，術後照射を中心にその効果が見直されている．さらに近年，本邦より重粒子線治療の有用性が報告されている．唾液腺原発と鼻副鼻腔原発を合わせての解析であるが，腺様嚢胞癌69例（うち唾液腺原発15例）では5年局所制御率73％，5年全生存率68％，腺癌27例（うち唾液腺原発5例）では5年局所制御率73％，5年全生存率56％と良好な成績が報告されている[10]．

3）化学療法

標準的なレジメンは確立されていない．唾液腺癌では小規模な臨床第Ⅱ相試験が報告されているのみである．放射線に化学療法を同時併用することも選択されるが，NCCNガイドラインでは，カテゴリー2Bと一段低いエビデンスレベルとされている．使用する薬剤はNCCNガイドラインでも，欧州からの報告[11]でも，頭頸部扁平上皮癌と同様にシスプラチンが中心とされている．

4）再発転移に対する治療

原発巣再発・頸部再発については切除可能であれば手術が行われる．手術操作が加わっていない頸部転移であれば手術が可能な場合があるが，初回治療時の手術野内に再発した場合は，原発，頸部ともにすでにぎりぎりのラインで切除がなされており，追加切除は不能であることが多い．初回治療で放射線治療が行われていない場合は放射線治療が検討される．

切除も放射線治療も適応のない再発転移が生じ，PSが0〜2の場合は，薬物療法が検討される[3]．しかし，高いレベルのエビデンスがあるレジメンは存在せず，かつ，組織型によっては進行が緩徐な場合もあるため，無治療経過観察となることも多い[12,13]．薬物投与を行うか否かは，現時点では，症例ごとに治療の目標，組織型，PS，臓器機能，患者背景，希望などを考慮し，riskとbenefitを予測して決定するしかない．再発転移例に対する薬物治療では，腺

Ⅲ．唾液腺腫瘍の治療　221

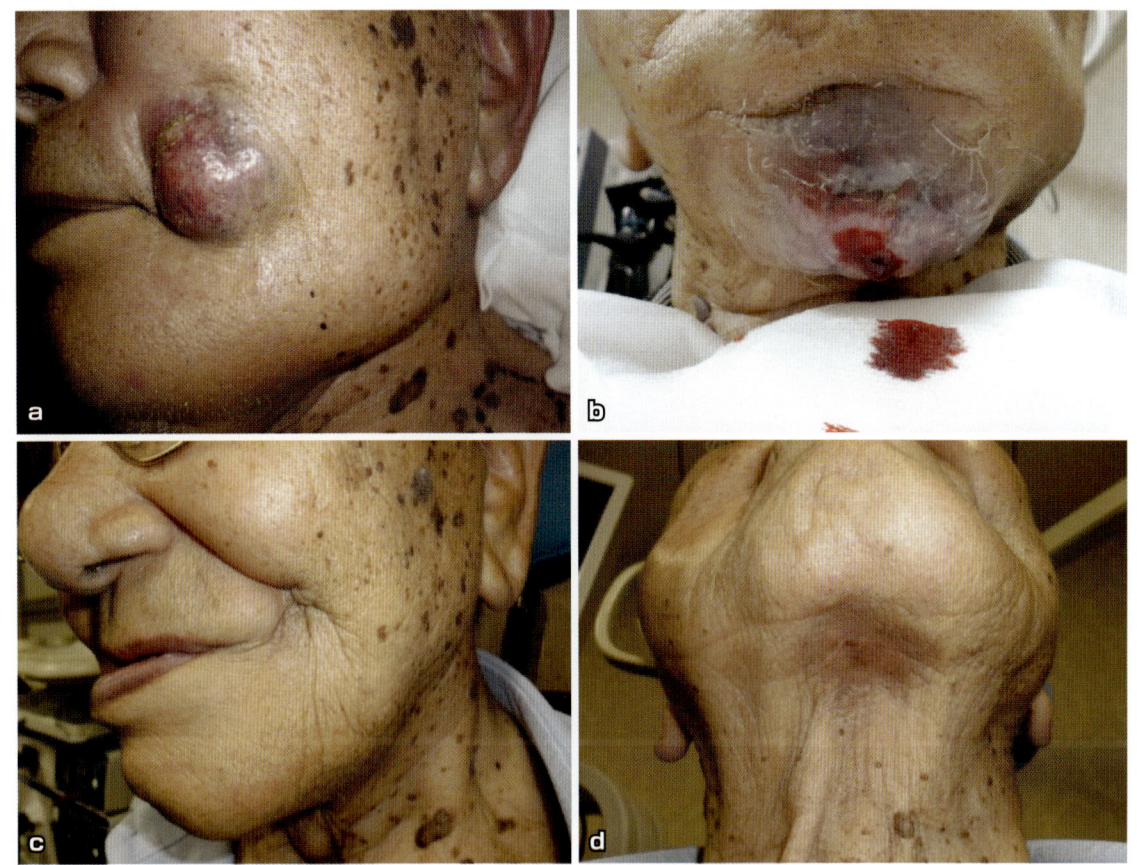

図6｜アンドロゲン受容体陽性唾液腺導管癌，アンドロゲン遮断療法施行症例の頸部所見
頰部小唾液腺原発，多発頸部転移症例．a, b：治療前．c, d：投与後6ヵ月後．リュープロレリン酢酸塩とビカルタミドの併用投与が著効を示した．

様囊胞癌，粘表皮癌，その他の低・中悪性度癌では，いまだ奏効率数％のレジメンしか報告されておらず，薬剤の選択・投与については慎重とならざるを得ない．その他の高悪性度腺癌（唾液腺導管癌，腺癌 NOS，低分化腺癌など）では，やや高い奏効率の報告があり，PS が良好な症例では，投薬を試みる余地があると思われる[12,13]．近年，腺様囊胞癌では，いろいろな分子標的薬の試験が施行されたが，いまだに有効性を認められた薬剤はない[12〜14]．ただし，これまでの薬物療法に関する報告は，NCCN ガイドラインに引用されている参考文献を含め，対象症例の病理組織型の記載が WHO 分類に準じていなかったり，腺様囊胞癌，粘表皮癌などにおいて病理組織の亜型の記載がなかったり，「腺癌」という診断のみであったり，切除不能・再発・転移の症例が混在しているなど，対象症例の背景がさまざまであるため，一定の意義を見出すことは困難と思われる．
　近年，免疫組織化学染色[15]やゲノム解析[16]の結果を応用し，分子標的薬を使用した報告[17]，内分泌治療[18]もなされるようになっている．本邦においても，HER2 陽性唾液腺導管癌症例に対するトラスツズマブ＋ドセタキセル療法[19]（図5），アンドロゲン受容体陽性唾液腺導管例に対するアンドロゲン遮断療法[20]（図6）の奏効例が報告されている．欧州ではアンドロゲン受容体陽性唾液腺癌を対象としたビカルタミド＋triptorelin，シスプラチン＋ドキソルビシン，カルボプラチン＋パクリタキセルの3レジメンを比較する第Ⅱ相試験が企画されているようである[21]．本邦でも HER2 陽性唾液腺癌を対象にトラスツズマブを投与する臨床試験が企画されている[22]．
　乳癌，胃癌，大腸癌など多くの腺系癌では，高いエビデンスレベルの試験結果を基に，導入化学療法，補助化学療法，再発転移に対する全身化学療法が臓器温存，生存期間延長の目的で使用されている．唾液腺癌は，これらの腺癌に比べ非常に多彩な組織型を内包する癌であり困難な道であることが予測され

るが，今後の病理学的，分子生物学的研究の発展，および基礎研究医と臨床医との協力により，術前に組織型や遺伝子変異の診断が可能となり，これらの検査結果を踏まえた最適な抗癌剤，分子標的薬，免疫療法の選択が可能となるような研究成果が期待される．

（多田雄一郎）

文　献

1) 唾液腺癌（耳下腺癌）．日本頭頸部癌学会（編）：頭頸部癌診療ガイドライン 2013 年版，金原出版，2013，pp38-41
2) がん診療ガイドライン（日本癌治療学会ホームページ）：http://www.jsco-cpg.jp/item/15/index.html
3) NCCN Clinical Practice Guidelines in Oncology, Head and Neck Cancers：http://www.nccn.org/professionals/physician_gls/pdf/head-and-neck.pdf
4) 別府　武：耳下腺腫瘍の手術．川端一嘉（編）：頭頸部手術カラーアトラス，改訂第 2 版，永井書店，2011，pp213-228
5) 岡本伊作，鎌田信悦，三浦弘規 他：副咽頭間隙腫瘍 76 例の発生部位と病理組織の検討．日本耳鼻咽喉科学会会報 116：27-30, 2013
6) 長尾俊孝：唾液腺．向井　清，真鍋俊明，深山正久（編）：外科病理学，第 4 版，文光堂，2006，pp149-206
7) 河田　了：耳下腺腫瘍の臨床．日本耳鼻咽喉科学会会報 116：941-946, 2013
8) 別府　武，鎌田信悦，川端一嘉 他：耳下腺癌における頸部郭清術の方針についての検討．日本耳鼻咽喉科学会会報 105：178-187, 2002
9) 別府　武，鎌田信悦，川端一嘉 他：顎下腺癌における予防的頸部郭清について．日本耳鼻咽喉科学会会報 106：831-837, 2003
10) Mizoe JE1, Hasegawa A, Jingu K, et al：Results of carbon ion radiotherapy for head and neck cancer. Radiother Oncol 103：32-37, 2012
11) Cerda T, Sun XS, Vignot S, et al：A rationale for chemoradiation (vs radiotherapy) in salivary gland cancers? On behalf of the REFCOR (French rare head and neck cancer network). Crit Rev Oncol Hematol 91：142-158, 2014
12) Laurie SA, Ho AL, Fury MG, et al：Systemic therapy in the management of metastatic or locally recurrent adenoid cystic carcinoma of the salivary glands：a systematic review. Lancet Oncol 12：815-824, 2011
13) Lagha A, Chraiet N, Ayadi M, et al：Systemic therapy in the management of metastatic or advanced salivary gland cancers. Head Neck Oncol. 2012 May 4；4：19. doi：10.1186/1758-3284-4-19
14) Dillon PM, Chakraborty S, Moskaluk CA, et al：Adenoid cystic carcinoma：a review of recent advances, molecular targets and clinical trials. Head Neck. 2014 Dec 8. doi：10.1002/hed.23925.［Epub ahead of print］
15) Masubuchi T, Tada Y, Maruya SI, et al：Clinicopathological significance of androgen receptor, HER2, Ki-67 and EGFR expressions in salivary duct carcinoma. Int J Clin Oncol［Epub ahead of print］, 2014
16) Stenman G, Persson F, Andersson MK：Diagnostic and therapeutic implications of new molecular biomarkers in salivary gland cancers. Oral Oncol 50：683-690, 2014
17) Nardi V, Sadow PM, Juric D, et al：Detection of novel actionable genetic changes in salivary duct carcinoma helps direct patient treatment. Clin Cancer Res 19：480-490, 2013
18) Locati LD, Perrone F, Cortelazzi B, et al：Clinical activity of androgen deprivation therapy in patients with metastatic/relapsed AR-positive salivary gland cancers. Head Neck. 2014 Dec 18. doi：10.1002/hed.23940.［Epub ahead of print］
19) 髙橋秀聡，伏見千宙，長尾俊孝 他：HER2 陽性切除不能唾液腺癌に対する trastuzumab および docetaxel の併用療法—臨床第 II 相試験の経過報告．日本唾液腺学会誌 55：39, 2014
20) 伏見千宙，多田雄一郎，増淵達夫 他：アンドロゲン受容体陽性唾液腺癌に対するアンドロゲン遮断療法の効果と安全性の検討．日本癌治療学会誌 49：2364, 2014
21) https://clinicaltrials.gov/ct2/show/study/NCT01969578?view=record
22) 加納里志，多田雄一郎，花澤豊行 他：多施設共同による唾液腺導管癌に対する HER2 発現解析と新たな臨床試験．第 210 回北海道地方部会学術講演会，2014 年 10 月 12 日

第4部　臨床との連携

Ⅳ. 穿刺吸引細胞診の意義

1. 有用性

　1960年代にヨーロッパで始められた唾液腺の穿刺吸引細胞診（fine needle aspiration biopsy；FNA）[1]は，現在では唾液腺腫瘍，とくに大唾液腺の腫瘍の質的診断手法として広く用いられている．針生検や切開生検に比して低侵襲なため外来で簡便に実施でき，治療法の選択に際して病変が炎症性か腫瘍性か，上皮性腫瘍か悪性リンパ腫か，原発性腫瘍か転移性腫瘍かなど有用な情報を得ることができる．穿刺吸引細胞診の実施により全身疾患の唾液腺への波及，炎症性疾患，他部位の悪性腫瘍の唾液腺あるいは周辺リンパ節への転移，悪性リンパ腫，皮膚や軟部の腫瘍などが判別でき，おおよそ1/3の不必要な手術が回避できるとされている．また手術に耐えられないような高リスク患者における治療の必要性の判断の際にも有用である[2]．

2. 精　度

　唾液腺穿刺吸引細胞診の精度は，感度66～92％，特異度86～100％，良悪性の正診率81～98％，組織型判定の精度は良性腫瘍では80～90％，悪性腫瘍では60～75％と報告されている[2]．施設間で精度の差がみられ，感度および悪性の組織型推定率が低い理由としては，唾液腺腫瘍の頻度が低く単一施設では経験の蓄積が難しいことと合わせ，一般に唾液腺腫瘍では細胞採取量が少ない傾向があること，良性腫瘍では多形腺腫の頻度が高く穿刺吸引細胞診にて高率に診断可能であるが，悪性腫瘍では腺房細胞癌，低悪性度粘表皮癌など比較的細胞異型の弱い悪性腫瘍があり，また筋上皮関連腫瘍では良悪性にわたって腫瘍間で細胞出現パターンに類似点があること，まれな悪性腫瘍が多いことなどが挙げられる．

3. 検体採取，標本作製，染色法

　穿刺方法は21～25Gの針を用いて行うが，超音波ガイド下での施行，2ヵ所以上からの穿刺により診断精度の改善が期待できる．シリンジに針を付け，針を腫瘍内に挿入したあと針先を動かしながらシリンジで陰圧をかけて検体を採取し，陰圧を解除したあと針を抜去する．針をシリンジから一度とりはずし，シリンジ内に空気を入れてからもう一度針を付け，針の内容をガラスに噴き出す．噴き出された検体を塗抹し，乾燥しないように直ちに1枚をPapanicolaou染色用に95％エタノール固定する．塗抹法には，合わせ法，摺り合わせ法，圧挫法，引きガラス法などがあり，採取された検体の性状に合わせて塗抹法を選択する．できれば1枚はGiemsa染色用の乾燥固定を行う．唾液腺腫瘍では多形腺腫をはじめとする筋上皮関連腫瘍にみられる間質粘液や基底膜物質がGiemsa染色で強い異染性を示すので，細胞診断においてGiemsa染色は大変有用である．液状検体細胞診（liquid-based cytology；LBC）法の唾液腺領域への導入も報告されているが，細胞の回収率は高く，後追いでの免疫染色や遺伝子解析の実施が可能な半面，Giemsa染色が作製できない，細胞の収縮が強い，間質粘液がわかりにくくなるなどの特徴もあるので，従来法との併用が望ましい．

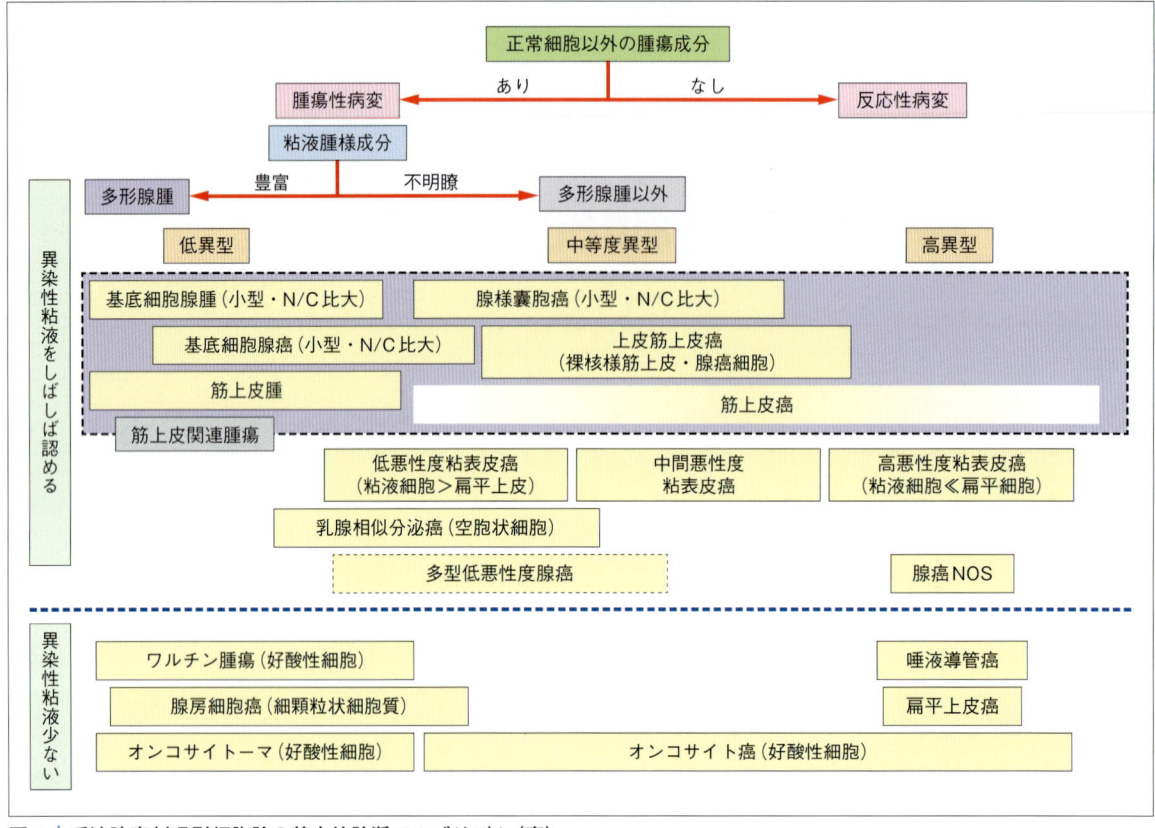

図1 | 唾液腺穿刺吸引細胞診の基本的診断アルゴリズム（案）

特殊染色としてPASあるいはアルシアンブルー染色は腫瘍細胞の粘液産生を証明するために広く使用されているが，とくにアルシアンブルー染色は筋上皮関連腫瘍における基底膜物質や間質粘液の検索に有用である．

免疫細胞化学：唾液腺吸引細胞診において，ときに免疫染色が診断に役立つことがある．とくに核抗原は細胞検体において評価がしやすく有用で，p63は筋上皮関連腫瘍の同定，扁平上皮癌や粘表皮癌での扁平上皮への分化の確認に，androgen receptor（AR）はp63との併用で唾液腺導管癌と扁平上皮癌との鑑別に有用である．

4. 診断法（基本的診断アルゴリズム）

唾液腺穿刺吸引細胞診検体を観察する際は，出現細胞の特徴からまず腫瘍性病変であるかどうか，腫瘍とすると最も頻度の高い多形腺腫の可能性を考え，多形腺腫が除外された場合には次の鑑別疾患を考える．Giemsa染色にて異染性を示す粘液の有無，核の大小不同，核形不整や核小体の腫大，クロマチン増量の有無などの核異型の程度，N/C比，細胞質の性状などから鑑別疾患を考える．筋上皮に由来する間質粘液だけでなく，ときに上皮性粘液もGiemsa染色にて異染性を示すことを念頭におく必要がある．図1に唾液腺穿刺吸引細胞診における基本的診断アルゴリズムの一案を示した．

5. 唾液腺穿刺吸引細胞診の報告様式

唾液腺吸引細胞診の精度管理と標準化を目的に2004年に廣川らによって穿刺吸引細胞診新報告様式が提案されている[3]．検体作製の項では，検体採取の際の複数箇所からの穿刺，Giemsa染色の併用，診断報告の項では検体の適正・不適正の評価と診断カテゴリー（良性，良悪性鑑別困難，悪性疑い，悪性）と推定診断を記載し，良悪性鑑別困難な場合もできるだけ鑑別診断を記載することを推奨している．加えて良悪性鑑別困難群を以下の4群に分けて鑑別診断を記載している．4群とはそれぞれ，①細胞密度の高いあるいは少数の異型細胞を伴う良性病変，②

異型に乏しい悪性病変, ③浸潤の有無により良悪性が判定される腫瘍, ④偽篩状構造を示す腫瘍である. 精度管理については検体全体に占める不適正検体の比率は10％以下, 適正検体に占める診断困難例の比率は10％以下, また鑑別困難あるいは悪性疑いと判定した症例についてはその後の組織学的検索での悪性の比率がそれぞれ20％以下, 70％以上が望ましいとしている. 本報告様式の提案の概要を表1に示した.

6. 代表的な唾液腺腫瘍の細胞像と解説

1) 良性腫瘍

a) 多形腺腫

紡錘形筋上皮細胞を含みGiemsa染色で異染性を示す粘液腫様成分が出現するのが特徴的である (図2). 同時に結合の緩いシート状上皮性集塊や筋上皮細胞に取り囲まれたPap染色にてオレンジG好性の分泌物を容れた腺管成分が認められる. 多形腺腫に出現する筋上皮細胞は紡錘形, 多辺形, 小型円形, 形質細胞様, 大型多核細胞など多彩な形態を示す. 通常細胞質は淡明, 核は小型で異型に乏しい. 腫瘍性筋上皮細胞により産生される軟骨成分は多形腺腫に特異的とされている.

多形腺腫の細胞診断は典型例では比較的容易であるが, 多様な組織像を反映してときに他の腫瘍との鑑別が問題となる. 例として, 硝子球や粘液球が豊富な多形腺腫では腺様嚢胞癌や多型低悪性度腺癌などとの鑑別, 間質粘液に乏しく上皮細胞の増生の強い富細胞性多形腺腫では増生細胞の形態により筋上皮腫のほか種々の腫瘍との鑑別が必要となる. N/C比の高い小型筋上皮細胞が多数出現する場合は基底細胞腺腫, 充実型腺様嚢胞癌, 悪性リンパ腫など, 紡錘形細胞の場合は平滑筋腫, 神経鞘腫などの間葉系腫瘍, 形質細胞様筋上皮細胞の場合は形質細胞腫などとの鑑別が必要である. また筋上皮細胞に大型異型核や多核細胞がみられる場合は筋上皮癌や肉腫との鑑別, 扁平上皮化生の高度な症例では高分化型扁平上皮癌との鑑別, 腺管上皮細胞に粘液化生が生じた場合は低悪性度粘表皮癌との鑑別, 同じく腺管上皮あるいは筋上皮に好酸性変化が高度な場合はワルチン腫瘍やオンコサイトーマなどとの鑑別が問題となる. 加えて種々の類結晶構造が多数出現することもある[4]. 多形腺腫の細胞診断にあたっては細胞

表1 | 唾液腺穿刺吸引細胞診

Ⅰ. 標本作製
Giemsa染色を推奨
Ⅱ. 検体の評価
検体不適正[1]：その理由を明記し, 診断は行わない 検体適正
Ⅲ. 細胞判定
適正検体について細胞判定を行う ・良性 ・良悪性鑑別困難[2] (診断には鑑別診断*・コメントを付記) 　(4群に分類) 　1. 少数の異型細胞を含むあるいは細胞密度の高い良性病変 　2. 異型に乏しい悪性病変 　3. 浸潤により癌と判定されるもの 　4. 偽篩状構造・基底膜成分豊富な腫瘍 ・悪性疑い[3] ・悪性
*良悪性鑑別困難1〜4群の鑑別診断 　1. 富細胞性または異型筋上皮を含む多形腺腫, 化生性ワルチン腫瘍など 　2. 低悪性度粘表皮癌, 腺房細胞癌, 基底細胞腺癌, 多型低悪性度腺癌など 　3. 基底細胞腺腫・腺癌, オンコサイトーマ・オンコサイト癌 　4. 多形腺腫, 基底細胞腺腫・腺癌, 筋上皮腫・筋上皮癌, 上皮筋上皮癌, 多型低悪性度腺癌など
Ⅳ. 精度管理
[1] について全検体の10％以下が望ましい [2] については検体適正症例の10％以下が望ましい [2] については組織学的検索による悪性の比率が20％以下であることが望ましい [3] については組織学的検索による悪性の比率が70％以上であることが望ましい

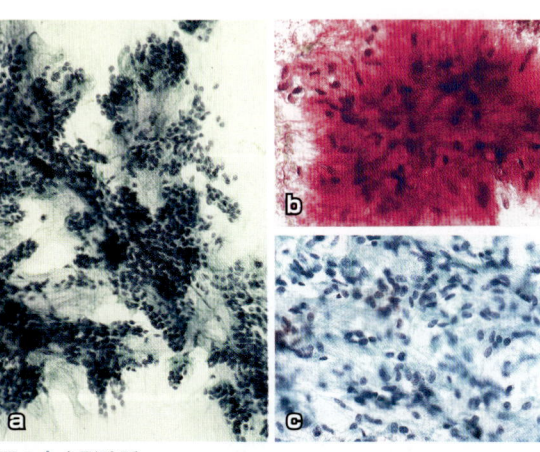

図2 | 多形腺腫
a：Pap染色. 粘液を背景にほつれの目立つ上皮性大集団が出現. b：Giemsa染色. 強い異染性を示す粘液腫様集塊. c：Pap染色. 粘液内に紡錘形筋上皮細胞が多数認められる.

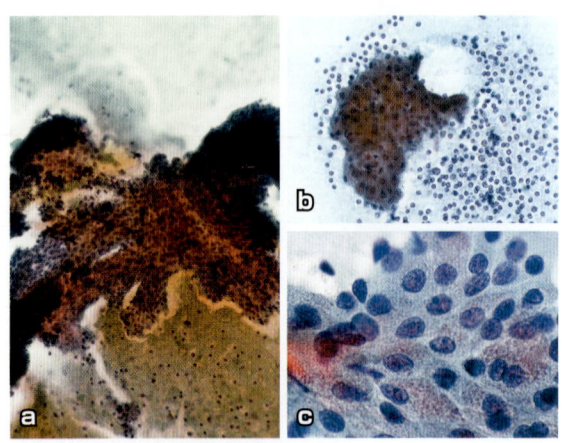

図3 | ワルチン腫瘍（Pap染色）
a：壊死性背景を伴って乳頭状上皮集塊がみられる．b：結合の強い好酸性細胞集団．背景には多数の小型リンパ球を伴う．c：腫瘍細胞は多辺形の好酸性細胞で，やや濃縮状の類円形核には核小体を認める．

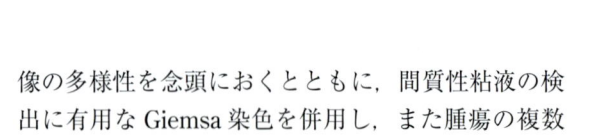

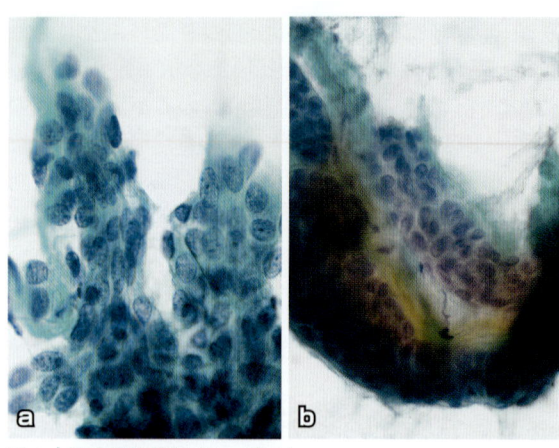

図4 | 基底細胞腺腫（Pap染色）
a：結合が強く核密度の高い上皮性集団．核には核形不整や核クロマチンの増量はみられない．b：結合の強い上皮性集塊辺縁に無定形の膜様物質を認める．

像の多様性を念頭におくとともに，間質性粘液の検出に有用なGiemsa染色を併用し，また腫瘍の複数箇所から穿刺検体を得ることが望ましい．

b）ワルチン腫瘍

壊死性の汚い背景を伴って小型リンパ球，好酸性細胞が出現する（図3）．囊胞性腫瘍であるため，採取細胞が少ないことがあるが，特徴的な壊死性背景が推定診断の手がかりとなる．好酸性細胞集団は大小の乳頭状，シート状集塊にて出現する．腫瘍細胞のN/C比は低く多辺形で好酸性顆粒状の厚い細胞質を有する．核は類円形で異型に乏しく，濃縮状のクロマチンを示し，ときに小型核小体を認める．腫瘍細胞が二次性に扁平上皮化生や粘液化生を起こし，細胞診検体中に角化扁平上皮細胞や粘液細胞がみられ，しばしば囊胞状腫瘍として発見される扁平上皮癌のリンパ節転移や低異型の粘表皮癌などとの鑑別が必要になる．Giemsa染色では上皮細胞集塊内に肥満細胞が認められることがある．背景のリンパ球は通常小型で異型に乏しいが，ときに胚中心の大型リンパ球や組織球が混在する．オンコサイトーマはまれな腫瘍だが好酸性細胞が出現するのでワルチン腫瘍との鑑別が必要である．オンコサイトーマでは背景の壊死物質がなくリンパ球を伴わないことが鑑別点となる．

c）基底細胞腺腫

小型で一様な腫瘍細胞が強い結合を示す上皮性集塊で出現する．多形腺腫にみられるような集塊辺縁からの細胞のほつれはほとんどみられない．また細胞結合が強いためしばしば採取細胞が少量であったり，囊胞変性を伴う症例では組織球の出現を認める．上皮性集塊内では軽度の核重積を示し，腺管構造や，腺管上皮と基底細胞の2層性，集団辺縁の核のpalisading，扁平上皮化生などがみられることもある．腫瘍細胞はN/C比が高く，核は小型円形～短紡錘形で，クロマチン増量は目立たないが小さな核小体を認める．Papanicolaou染色では上皮性集塊の辺縁を縁取るように硝子様バンド状構造を認める（図4）．これは肥厚した基底膜成分でGiemsa染色では異染性を示す．ときに間質粘液に由来する硝子球が出現することがあるが，腺様囊胞癌のそれに比して小型で少数である[5]．

d）筋上皮腫

比較的一様な筋上皮細胞が緩い結合性で多数出現する．背景にさまざまな量の異染性粘液を伴うが，多形腺腫に高頻度に出現する粘液腫様の成分には乏しく，また腺管上皮細胞はほとんどみられない．症例により，また同一症例でも部位により筋上皮細胞の形態に違いがみられ，紡錘形，形質細胞様，淡明細胞，好酸性細胞など多様である．腫瘍細胞の核は異型に乏しく，核クロマチンの増量や核小体の腫大は目立たないが，しばしば核内封入体が観察される（図5）．ときに異染性を示す硝子球構造を認めることがあり，腺様囊胞癌との鑑別が必要となる[6]．

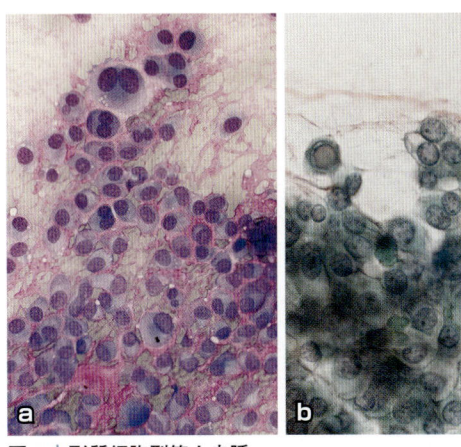

図5 | 形質細胞型筋上皮腫
a：Giemsa 染色．異染性粘液とともに核偏在した形質細胞型筋上皮細胞が多数出現．b：Pap 染色．類円形核にはしばしば核内封入体を認める．

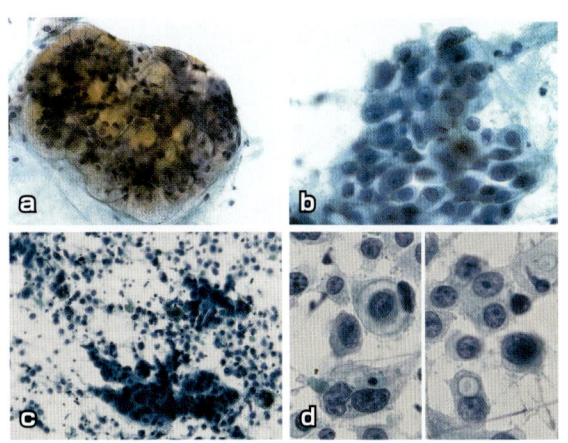

図6 | 粘表皮癌（Pap 染色）
a：低悪性度粘表皮癌．粘液細胞集塊．b：低悪性度粘表皮癌．中間細胞，扁平上皮細胞集塊．c：高悪性度粘表皮癌．壊死性背景に結合性低下した上皮集団が出現．d：左は molding を示す高異型細胞，右は ICL 様構造をもつ腺系細胞．（c：久留米大学病院病理部 原田博史先生，河原明彦先生のご厚意による）

2）悪性腫瘍
a）粘表皮癌

大唾液腺のほか，口腔内など小唾液腺での発生や若年発生もみられる．低悪性，中間悪性，高悪性と分類されており悪性度により細胞形態が異なる．

低悪性度粘表皮癌においては粘液細胞，類表皮細胞および中間細胞が種々の比率で混在した上皮性集団が緩い結合で出現する（図6）．粘液細胞は偏在小型核を有し細胞質内粘液を容れた杯細胞様形態を示し，また核重積を伴う上皮性集塊で出現する．粘液は PAS 染色やアルシアンブルー染色陽性で，ときに Giemsa 染色で異染性を呈する．囊胞様の大きな腺腔を含む低悪性度粘表皮癌では，粘液を背景に組織球とともに粘液細胞が出現し，両者の鑑別が困難なことがあり，非腫瘍性囊胞や良性腫瘍と誤診される場合もある．類表皮細胞は多辺形の厚い細胞質を有し中心性で核小体の目立つ核をもち，細胞境界が明瞭な敷石状集塊で出現する．細胞間橋を認めることがあるが角化は目立たない．中間細胞は淡明な多辺形細胞質と小型核を有し，類表皮細胞に比して N/C 比は高い．

高悪性度粘表皮癌では背景には壊死を伴って異型の強い類表皮成分が優位に出現し，粘液細胞は目立たない．高度の異型を示す他の悪性腫瘍（とくに扁平上皮癌，唾液腺導管癌，筋上皮癌，オンコサイト癌など）との鑑別が困難なことが多い（図6）．また粘表皮癌にはときに好酸性細胞や淡明細胞が優位に出現したり，背景に腫瘍随伴リンパ球増生（tumor associated lymphoid proliferation；TALP）を認め，ワルチン腫瘍などとの鑑別が必要な場合がある[7]．

b）腺様囊胞癌

大唾液腺とともに口腔内など小唾液腺にも発生する．篩状構造を主体とする典型例では篩状構造内偽腺腔を形成する基底膜成分に由来する，大きさのそろった辺縁明瞭な硝子球が多数出現し，Giemsa 染色で強い異染性を示す．基底膜成分は症例により棍棒状や厚い粘液状など多様な形態を示す．上皮成分は辺縁滑らかな球状，棍棒状の核密度の高い塊として出現し，強い結合性を示す．腫瘍細胞は小型〜中型，N/C 比が高く，核は類円形で緊満感があり，大小不同や核形不整は目立たないがクロマチンの増量を認め，核小体を示す細胞が散見される．球状，棍棒状の硝子様物質を取り囲んで腫瘍細胞が輪状配列を示して出現することもある（図7）．ときには分泌物を容れた管状構造が認められることもある．

充実型の腺様囊胞癌では核密度・核重積の増加，結合性の低下を示す上皮性集団がときに壊死を混じて出現する．硝子球は目立たず，上皮性集塊内に細胞間に分け入るように幅の狭い筋状の異染性粘液を認めるのみである[8]．

c）腺房細胞癌

耳下腺に好発し若年発生もみられる．一様な腫瘍細胞集塊がシート状，合胞体様，小集塊状，腺房状，あるいは孤在性に多数出現する（図8）．集塊内には毛細血管が目立ち，ヘモジデリンを貪食した組織球もみられる．細胞質は淡明，細顆粒状〜レース

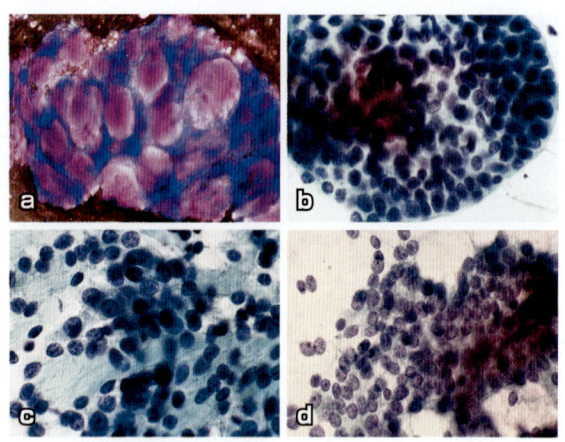

図7 | 腺様嚢胞癌
a：Giemsa染色．異染性を示す粘液球が多数出現．b〜d：Pap染色．b：腫瘍細胞集塊は結合が強くなめらかな辺縁を示す．c：粘液を取り囲んで輪状に腫瘍細胞が出現．クロマチンの増加と核小体を認める．d：充実型腺様嚢胞癌では核密度・核異型の増加と結合性の低下がみられる．

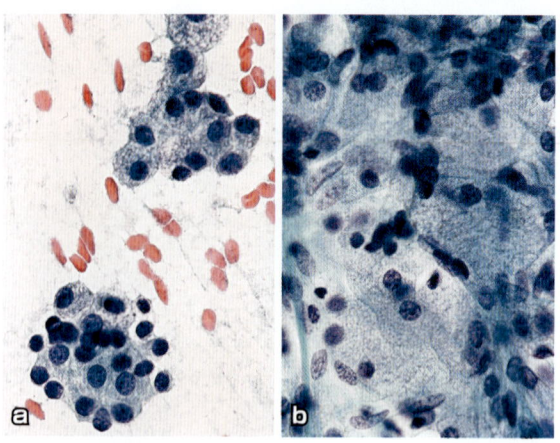

図8 | 腺房細胞癌（Pap染色）
a：顆粒状〜泡沫状細胞質と小型偏在核を有する腫瘍細胞が腺房様配列で出現．b：本例では腫瘍細胞は広い顆粒状細胞質を示す．

状で，細胞質顆粒の逸脱により顆粒状背景を呈することもある．Giemsa染色にて異染性顆粒が観察できることもある．核は小型〜中型で，腺房構造を反映して細胞質辺縁に輪状に配列する．核型不整は目立たず，繊細なクロマチンパターンを呈する．核小体は概ね小型だが腫大が目立つ症例もみられる．TALPを伴う症例では腫瘍細胞とともに異型のない小型リンパ球が多数出現する[9]．

d）乳腺相似分泌癌

本腫瘍は乳腺の分泌癌類似の組織像とt（12；15）（p13；q25）染色体転座の結果形成される*ETV6-NTRK3*融合遺伝子をもつことが特徴で，本腫瘍の診断確定にはFISH法あるいはRT-PCR法による*ETV6-NTRK3*融合遺伝子の証明が必要である．従来腺房細胞癌とされていた症例の相当数（とくに濾胞状，小嚢胞状あるいは乳頭嚢胞状亜型など）が本腫瘍に該当する可能性がある．細胞像では結合性の低下した一様な腫瘍細胞が多数出現する．腫瘍細胞の出現様式は症例によりシート状，合胞体様，微小濾胞状，乳頭状あるいは孤在性など多様である．腫瘍細胞の核は小型〜中型で核異型に乏しいが，ときに核小体の腫大が目立つ症例もある．細胞質内に種々の程度の空胞状変化がみられ，粘液を容れた印環細胞様腫瘍細胞を混じることもある．背景には多数の組織球やGiemsa染色で異染性を示す粘液成分を伴う[10]（図9）．

e）唾液腺導管癌

*de novo*癌のほか，多形腺腫由来癌として多く発生する．細胞所見では，壊死性背景を伴って軽度結合性の低下した上皮性大集塊が出現する．集塊の形状は乳頭状，腺管状，ときに集塊内に篩状構造が認められる．腫瘍細胞は大型で，多辺形〜円柱状の厚くて広い細胞質を有する．核は類円形〜短紡錘形，顆粒状のクロマチンの増量と核小体の腫大を認める．細胞質内小腺腔（intracytoplasmic lumina；ICL）を認めることもある（図10）．症例により腫瘍細胞の異型度，N/C比に差がみられる[11]．また種々の亜型が報告されており，亜型により肉腫様成分，多数の小乳頭状集塊，粘液産生細胞などがみられることもある．典型例では他の高異型腫瘍（高悪性度粘表皮癌，扁平上皮癌，筋上皮癌，オンコサイト癌など）との鑑別が必要となるが，本腫瘍はandrogen receptor（AR）が核に陽性となり診断の一助となる．

f）上皮筋上皮癌

さまざまな量の間質粘液を背景に，腺管上皮由来の結合性の強いシート状上皮様集団と，筋上皮細胞由来の結合性の緩い裸核状の細胞集団が出現する．乳頭状集塊や分泌物を容れた腺管構造が認められることもある．腺管上皮細胞は中型で，淡明〜好酸性細胞質を有し，核は類円形で，核クロマチンは顆粒状，大小不同や核形不整は目立たないが核小体の腫大がみられることがある．筋上皮成分は中型で，淡明な細胞質を有し，細胞質を失って孤在性，裸核状に出現することが多い．核は類円形〜短紡錘形で，軽度の核形不整，繊細なクロマチン，腫大した核小体としばしば核内封入体を示す（図11）．ときに退行

Ⅳ．穿刺吸引細胞診の意義　229

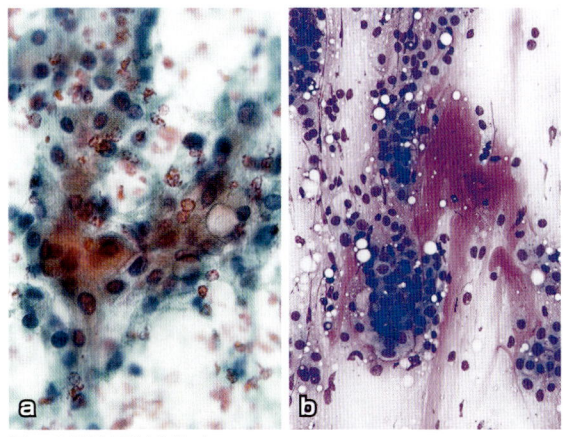

図9 | 乳腺相似分泌癌
a：Pap染色．泡沫状〜空胞状の細胞質をもつ腫瘍細胞が結合の緩い合胞体様集団で出現．核は小型で異型は目立たない．
b：Giemsa染色．背景には異染性を示す粘液を伴う．

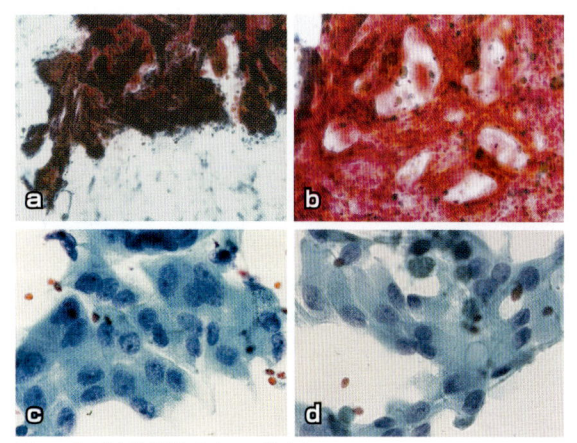

図10 | 唾液腺導管癌（Pap染色）
a：壊死性背景に乳頭状大集団が出現．b：壊死を容れた篩状集団が出現．c：多辺形，顆粒状の広い細胞質と核小体の目立つ核をもつ大型腫瘍細胞がシート状に出現．d：円柱状腫瘍細胞の細胞質に細胞質内小腺腔を認める．

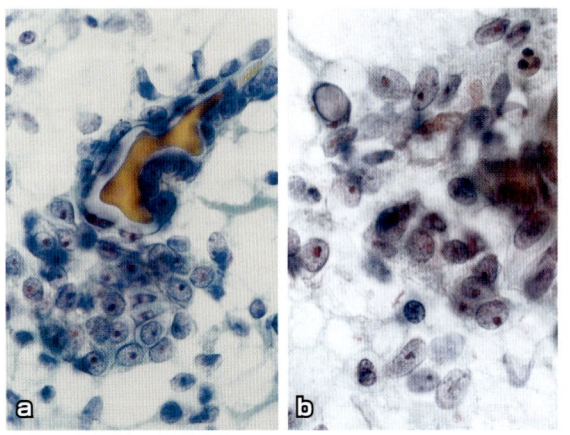

図11 | 上皮筋上皮癌（Pap染色）
a：分泌物を容れた腺管構造の周辺に裸核状筋上皮細胞を認める．b：筋上皮細胞は淡明な細胞質，核小体の目立つ類円形〜短紡錘形核を有し，しばしば核内封入体が認められる．

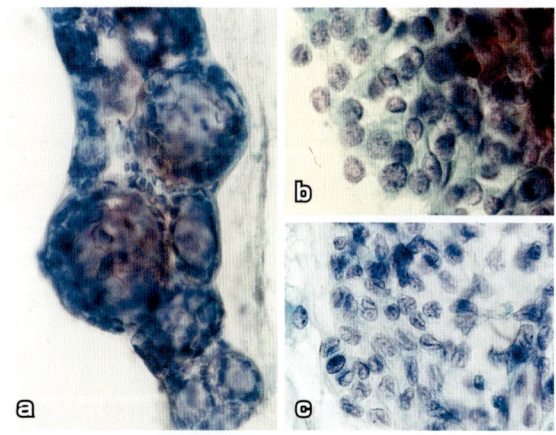

図12 | 多型低悪性度腺癌（Pap染色）
a：多型低悪性度腺癌ではときに硝子球が認められ，腺様嚢胞癌との鑑別が問題となる．b：核は中型で腺様嚢胞癌に比してN/C比が低く，クロマチンの増量は目立たない．c：核溝，核型不整が目立つ細胞集団．（a〜c：元香川医科大学附属病院病理部 小林省二先生のご厚意による）

性変化による巨大核を認める．背景には種々の程度に間質粘液の出現を伴い，ときに硝子球や粘液球が出現することもある．細胞検体中に以上のような腺管上皮と筋上皮の二相性が観察された際には本腫瘍を鑑別に挙げることが重要である．扁平上皮化生や好酸性細胞型，脂腺型，double clear型など種々の組織亜型が報告されている．

g）多型低悪性度腺癌

口腔内など小唾液腺に多く発生し，異染性を示す間質粘液とともに腫瘍細胞が樹枝状，乳頭状の結合性の低下した上皮性集団として出現する．間質粘液はときに硝子球様に出現し腺様嚢胞癌との鑑別が必要となる．腫瘍細胞は一様で中型の核と好酸性から淡明な細胞質を有する．核は類円形〜短紡錘形で異型に乏しいが，ときに切れ込みなど核形不整を認めることもある（図12）．核クロマチンは一様に分布し，細顆粒状で小型核小体を有する．多形腺腫，筋上皮腫，筋上皮癌，腺様嚢胞癌などが鑑別に挙がるが，出現細胞が一様で，形質細胞様筋上皮細胞や粘液腫様成分，類軟骨様成分，核分裂像，壊死などはみられない．また硝子球様構造が出現することから腺様嚢胞癌との鑑別が必要となることがあるが，腺様嚢胞癌にみられるような核クロマチンの増量，高いN/C比は示さない[12]．

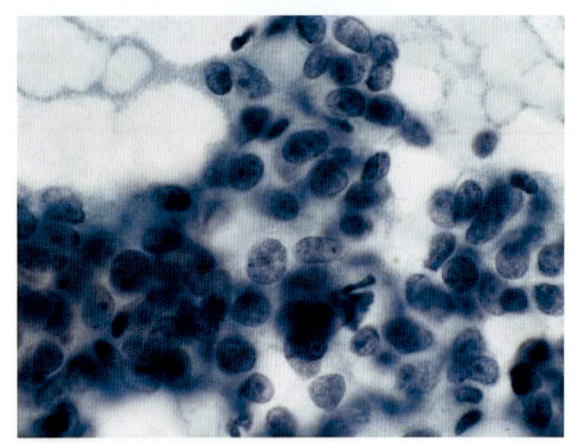

図13 | 基底細胞腺癌(Pap染色)
基底細胞腺腫と類似の所見を示すが，微細顆粒状クロマチンが増量している．（東京医科大学人体病理学分野 長野俊孝先生のご厚意による）

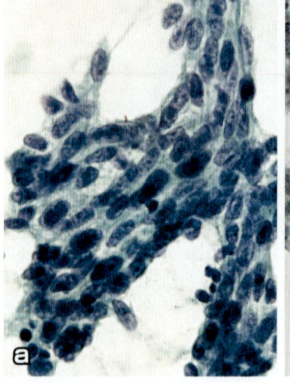

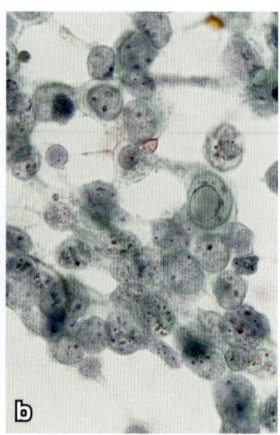

図14 | 筋上皮癌(Pap染色)
a：紡錘細胞型筋上皮癌．核密度の高い紡錘型細胞よりなる細胞集団．核小体の腫大，クロマチンの増量が目立つ．b：類上皮型筋上皮癌．N/C比の高い類円形細胞が緩い結合で出現．細胞質は淡明，核形不整，核内細胞質封入体がみられ，核クロマチンは細顆粒状を呈する．（b：飯田市立病院検査科 西尾昌晃先生のご厚意による）

h) 基底細胞腺癌

基底細胞腺腫と類似の所見を示し，細胞像での両者の鑑別は困難とされるが，細胞のほつれ傾向，N/C比の増大，核小体の腫大，浸潤性増生を示唆するような線維組織，脂肪組織との混在，核分裂像や壊死性背景が鑑別の手掛かりになることがある（図13）．

i) 筋上皮癌

多数の腫瘍細胞が核密度が高く核重積を示す結合性の低下した上皮性集団で出現する．背景には孤在性細胞を多数伴う．腫瘍細胞の形態は紡錘形，類上皮様，形質細胞様，淡明細胞，多形細胞など症例により多様である．異型度も症例により異なり，核小体の腫大が目立つ高度異型細胞が核分裂像や壊死を伴って多数出現する高異型症例から，異染性間質粘液とともに軽度異型を示す腫瘍細胞が散在性に出現し多形腺腫や筋上皮腫との鑑別が必要な症例までさまざまある[6]（図14）．筋上皮性腫瘍を疑った場合は筋上皮癌の多様な細胞形態を念頭に鑑別診断にあたる必要がある．

（樋口佳代子）

文　献

1) Mavec P, Eneroth CM, Franzen S, et al：Aspiration biopsy of salivary gland tumors. 1. Correlation of cytologic reports from 652 aspiration biopsies with clinical and histologic findings. Acta Otolaryngol 58：471-484, 1964
2) Eveson JW, Auclair P, Gnepp DR, et al：Tumours of the salivary glands. in Barnes L, Eveson JW, Reichart P, et al：(eds)："World Health Organization Classification of Tumours, Pathology and Genetics of Head and Neck Tumours", IARC Press, Lyon, 2005, pp 212-215
3) 廣川満良，越川　卓，樋口佳代子 他：唾液腺細胞診報告様式の提案．日本臨床細胞学会雑誌 46：160-163, 2007
4) 樋口佳代子：多形腺腫．日本唾液腺学会（編）：唾液腺腫瘍アトラス，金原出版，2005, pp40-50
5) Kawahara A, Harada H, Akiba J, et al：Fine-needle aspiration cytology of basal cell adenoma of the parotid gland：characteristic cytological features and diagnostic pitfalls. Diagn Cytopathol 35：85-90, 2007
6) Khademi B, Kazemi T, Bayat A, et al：Salivary gland myoepithelial neoplasms. A clinical and cytopathologic study of 15 cases and review of the literature. Acta Cytol 54：1111-1117, 2010
7) Klijanienko J, Vielh P：Fine-needle sampling of salivary gland lesions IV. Review of 50 cases of mucoepidermoid carcinoma with histologic correlation. Diagn Cytopathol 17：92-98, 1997
8) Klijanienko J, Vielh P：Fine-needle sampling of salivary gland lesions III. Cytologic and histologic correlation of 75 cases of adenoid cystic carcinoma：Review and experience at the Institute Curie with emphasis on cytologic pitfalls. Diagn Cytopathol 17：36-41, 1997
9) Nagel H, Laskawi R, Büter JJ, et al：Cytologic diagnosis of acinic-cell carcinoma of salivary glands. Diagn Cytopathol 16：402-412, 1997
10) Higuchi K, Urano M, Takahashi RH, et al：Cytological features of mammary analogue secretory carcinoma of salivary gland：fine-needle aspiration of seven cases. Diagn Cytopathol 42：846-855, 2014
11) 樋口佳代子，中山　淳，南口早智子 他：唾液腺導管癌3例の穿刺吸引細胞像．日本臨床細胞学会雑誌 44：77-83, 2005
12) Gibbons D, Saboorian MH, Vuitch F, et al：Fine-needle aspiration findings in patients with polymorphous low grade adenocarcinoma of the salivary glands. Cancer Cytol 87：31-36, 1999

第4部　臨床との連携

V. 術中迅速診断の意義

1. 術中迅速診断とは

　術中迅速診断（frozen section diagnosis；FS）は今や日常診療に欠かせないものとなっており，手術中に凍結標本のHE染色を行い，診断を行うのが一般的である．海外の一部の施設では，トルイジンブルー染色を用いているところもある．また施設や症例により細胞診のみで，あるいは細胞診との併用で診断されることもしばしばある．FSが用いられる理由はいろいろあるが，術式に関わるような診断情報を得るためになされるのが原則であり，外科医の興味を満たすためだけのFSは費用と時間の浪費にすぎない．患者の家族に診断を早く伝えるためだけの診断も慎むべきものである．具体的には，①予期せぬ病変がみつかり，術前画像や穿刺吸引細胞診（FNA）で診断が確定できず，術式が変化する可能性がある場合，②切除範囲を決定する場合，③リンパ節を含めた転移の有無により郭清範囲を決定する場合，④病変が含まれているかどうかを確認する場合，などが適応となる．外科医，検体運搬者，検査技師，病理医の協力のもとに行われ，責任は関与するすべての医療人にある．骨や石を含む検体，脂肪組織など，材料によっては標本作製できないこともあることを外科医は知っておくべきである．

　パラフィン包埋切片の標本と診断が100％一致するわけではない．College of American Pathologists（CAP）によれば，461施設の90,500件のFSでの正診率は98.6％で，不一致例のうち68％が腫瘍の偽陰性診断であったとのことである[1]．その理由のうち約1/3が組織判定の間違い，1/3が凍結標本には病変が出ていないが解凍包埋標本で病変が初めて観察できた場合，残りの1/3がサンプリングエラーによるものとされている．

2. 術中迅速診断の施行

　依頼する側は，依頼内容に臨床経過と依頼する目的を簡潔に記載する．検体の部位と個数，感染症の有無も忘れずに記載する．検体を運搬する際には乾燥しないように生理的食塩水（生食水）で湿らせたガーゼなどで包んでもよいが，生食水に入れたり，アルコールやホルマリン液に浸けたりしてはいけない．病理の側では患者氏名の確認と検体の部位や数の確認，調べる目的を確認する．FSの目的がはっきりしない場合や依頼内容に関して疑問がある場合は，必ず外科医に直接電話などで確認する．肉眼的には病変の有無を確認し，目的に応じて適切な標本つくりを心がける．一般的には，液体窒素などを用いてOCT（optimal cutting temperature）コンパウンドに包埋した組織を急速に凍結し，検体提出より1カセットにつき10～15分前後で組織標本が作製される．標本の良し悪しは標本のサンプリング，凍結温度，クリオスタットの温度，技師の薄切技術などに影響される．組織学的観察を行い，結果を簡潔に報告する．

　頭頸部では比較的小さな検体が多く，そのまま標本とすることが多いが，大きな検体が提出された場合は的確なサンプリンが重要となるため，肉眼所見をしっかり観察し標本を作製できる能力が必要である．報告前に臨床経過や画像所見の確認，化学放射線療法の有無なども知ると知らないとでは診断結果

に大きな違いを生む可能性がある．また病変が含まれていない可能性がある場合には，決して安易に結論を出さずに，その旨を外科医に伝えるべきである．リンパ節でみられたリンパ腫のようにそれ以上検体が出る可能性がない場合には，半分を固定標本に回す．あるいは電顕，遺伝子，培養，フローサイトメトリーなどによる解析の必要がある場合には，検査の優先順位を考慮し対処する．

診断の伝え方は電話やインターホンで伝えるのが一般的と思われるが，ファックスや病理診断システムを通じて報告しているところもあると思われる．電話で伝えた場合，必ず病理報告書に伝えた内容を記載する必要があり，当院では電話で報告後，報告時刻を含めた診断内容を病理部門システムからカルテに送信している．FS後は凍結組織を解凍し，ホルマリン固定後パラフィン包埋された標本のHE標本を確認する．永久標本の診断が同じでも異なってもその旨を追加報告する．診断が異なる場合は外科医に直接連絡することが望ましい．

FSは万能ではない．そのことを日頃外科医に十分伝えておくべきである．診断が異なる場合もありうるわけだし，とくに断端が陰性といっても小さな組織のみ提出された場合には外科医を信用するしかなく，症例に関して切除されたかどうかは100％保証はできない．また最初の断端組織が陽性で追加の断端組織が陰性となれば通常病変は切除されたものと考えるが，その場合でも100％局所制御されたとは言い切れない．追加切除された部分が，最初に陽性だった部分を完全にカバーしているかどうか言い切れないからである．大きな検体の断端をみる場合には，インディアインクで場所ごとに色分けして判断することも一方である．

3．唾液腺における術中迅速診断

唾液腺腫瘍の70～80％は耳下腺に発生し，10％程度が顎下腺に，残りの大部分が小唾液腺に発生する．舌下腺発生は1％未満である．耳下腺腫瘍のうち75～80％は良性腫瘍である[2]．顎下腺での良性腫瘍の割合は55～60％，小唾液腺では50％程度と，それぞれ耳下腺腫瘍に比べ悪性の割合が高くなる．上皮性腫瘍が圧倒的に多いが，リンパ節病変や間葉系病変も含まれる．唾液腺の腫瘍は頭頸部の病変としては頻度が比較的低く，上皮性腫瘍においても組織学的に多様性に富むため，経験値によって診断精度が異なる．唾液腺では顎下腺よりも耳下腺でFSの正診率がやや低くなるのは，病変や組織の多様性に富むことが原因として考えられる．

唾液腺におけるFSの意義に関しては，切除縁の評価や，神経・血管などへの浸潤の評価，リンパ節転移の有無を調べ，切除範囲の決定や顔面神経を切除すべきかどうか，リンパ節を郭清すべきかどうかなどの判断をすることが主な役割になっていると考えられる．FNAの普及とともに腫瘍の組織診断としての役割は低下しているが，後述するように，FNAで良悪を推定できない場合に部分切除をするか全切除をするかの決定のために使用されることもある．

Olsenら[3]のMayo Clinicからの報告では，1,339例の耳下腺FSで，693例が良性，268例が悪性，378例が非腫瘍性疾患であり，1,119例において診断の変更はなかった．220例（16.4％）で診断内容の変更があり，そのうち88例が悪性リンパ腫か炎症性病変か区別できなかった症例で，1例が悪性リンパ腫か炎症性病変の診断からMerkel細胞癌への変更，1例が癌から悪性リンパ腫への変更，2例が悪性から良性腫瘍への変更，11例が良性から低異型度の悪性腫瘍への変更，66例が悪性腫瘍での組織型の変更（グレードの変更なし），42例が良性腫瘍内での内容の変更であった．さらに8例でリンパ節転移の数が異なり，1例で断端の評価が陰性から陽性へ変更となった．4例（0.3％）で術式変更の可能性があったとのことである．

Mostaanら[4]による大唾液腺のFSの検討では，139例中15例が非腫瘍性病変で，76例が良性腫瘍，48例が悪性腫瘍であった．腫瘍と非腫瘍の区別の陽性適中率（PPV）は98％，陰性適中率（NPV）は87％であり，腫瘍の良悪でのPPVは100％，NPVは99％であった．良性腫瘍での正診率は90％に対し，悪性腫瘍での正診率は59％とやや低い結果であった．一般的には非腫瘍性病変の感度よりも腫瘍性病変の良悪の感度，特異度（感度61.5～100％，特異度87.5～98％）のほうが高く，組織型では良性の感度が高い（92～97％）が，悪性では組織型の感度は低下する（70～75％）．とくにリンパ球性病変の場合は感度が低下するようである．病変が悪性と判断された場合には，組織型の推定が困難でも，悪性度の判定を行うことが治療方針の決定に重要な意味をもつ．非腫瘍性病変では反応性のリンパ節炎が多い．腫瘍では多形腺腫の頻度が高くなるが，多形腺腫と悪性腫瘍との鑑別が問題となる．偽陰性率は4～24％（平

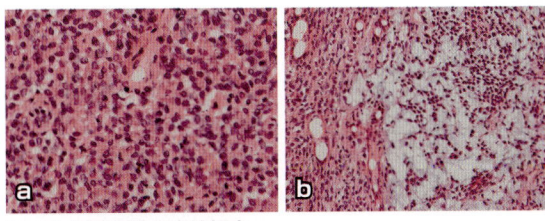

図1 多形腺腫の凍結標本
a：筋上皮の増殖が目立つ部分．b：myxoidな間質の存在や管腔成分の存在に注意すれば診断は困難ではない．

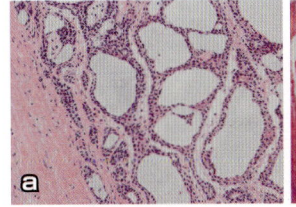

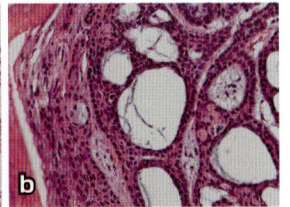

図3 基底細胞腺腫
a：凍結標本．b：パラフィン包埋標本．基底細胞腺腫や多形腺腫では篩状構造を部分的に伴うことがあり，そのような症例では腺様嚢胞癌との区別が問題となる．臨床像，画像所見，腫瘍の境界，細胞形，基底膜物質の有無などが参考になる．

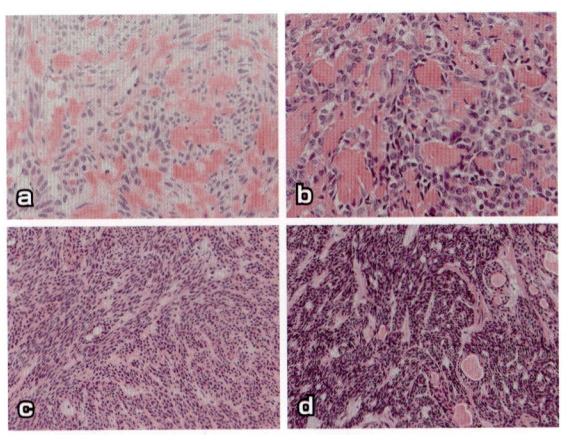

図2 筋上皮の増殖が目立つ多形腺腫例
a, c：凍結標本．b, d：パラフィン包埋標本．a, b：筋上皮の増殖と硝子様の間質の増加が目立つ部分．凍結標本では核異型が固定標本より目立つことがあるが，強くとりすぎないように注意する必要がある．c, d：吻合状あるいはリボン状に筋上皮の増殖が目立つ部分．筋上皮腫や多型低悪性度腺癌と間違えないように注意が必要である．

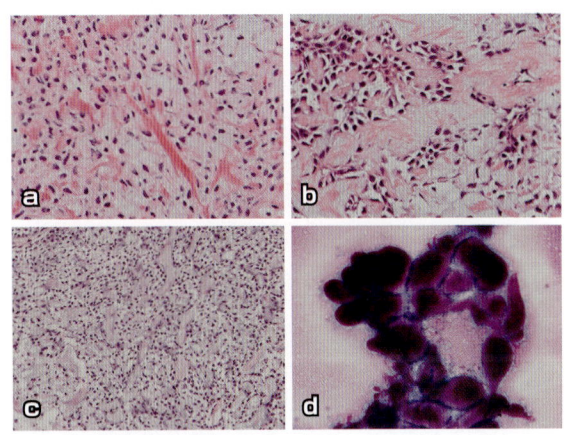

図4 粘液腫様の間質が目立つ症例
多形腺腫の凍結標本(a)とパラフィン包埋標本(b)．腺様嚢胞癌の凍結標本(c)と捺印Giemsa標本(d)．a, b：粘液腫様の間質あるいは線維性間質と混在するように筋上皮様細胞の増殖がみられる．c：粘液腫様の間質あるいは線維性間質を取り囲むように腫瘍細胞の増殖がみられる．d：球状の粘液球が明瞭である．

均14％），偽陽性率は0〜12％（平均1.2％）の報告がある．偽陰性例は粘表皮癌や腺房細胞癌，腺様嚢胞癌，多形腺腫由来癌などに多くみられる．偽陽性では富細胞性の多形腺腫で，やや異型を伴うものが多いとされる．

　FSで診断が問題となるような症例の傾向は，通常の固定標本でも鑑別が問題となるような病変と共通した点が多い．唾液腺のFSでは良性病変と低悪性度の腫瘍との鑑別が問題となる頻度が最も高いと考えられる．問題となる組織像の傾向としては，①細胞が密在する病変，②粘液腫様の間質を伴う病変，③嚢胞性病変が挙げられ，その他判定が異なる理由として④サンプリングの問題などがある．①，②に関しては，たとえば多形腺腫（図1, 2）や基底細胞腺腫（図3），筋上皮腫などの良性腫瘍と，筋上皮癌，腺様嚢胞癌（図4, 5），上皮筋上皮癌，多型低悪性度腺癌（PLGA），基底細胞腺癌などの悪性腫瘍との区別，反応性炎症性変化と悪性リンパ腫との区別，上皮性腫瘍と悪性リンパ腫などの区別（図6, 7）などが挙げられる．③に関しては，良性嚢胞性病変（図8）と低悪性度の粘表皮癌（図9, 10）や腺房細胞癌との区別，化生性のワルチン腫瘍（図11）と粘表皮癌や扁平上皮癌などとの区別，粘表皮癌（図10）と腺癌，腺房細胞癌（図12, 13）と他の悪性腫瘍との区別などが挙げられる．④に関してはとくに多形腺腫と多形腺腫由来癌が挙げられる．唾液腺腫瘍は腫瘍内で組織像の多様性があり，とくに多形腺腫由来癌や脱分化型の腫瘍では肉眼所見の観察と適切なサンプリングが重要となる．サンプリングエラーを少なくするためには，FSに際し，摘出された検体すべてを病理に提出してもらい，それを検索対象にすべきである．また，いくつかの唾液腺癌では，細胞異型や組織構築

図5 | 腺様嚢胞癌

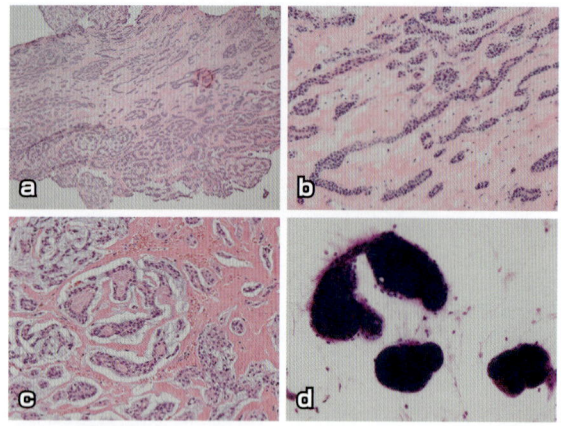

a, b：凍結標本では多形腺腫などとの区別が問題となるが，角ばった核型や，筋上皮成分に乏しい線維性間質，上皮周囲の浮腫性変化あるいは粘液様変化，浸潤性増殖などが参考になる．c：パラフィン包埋標本．d：捺印 Giemsa 標本．捺印細胞診で境界明瞭な粘液球がみられれば腺様嚢胞癌を強く示唆する．

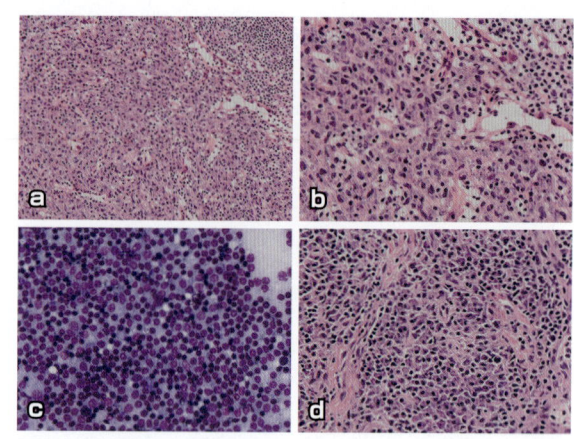

図6 | 耳下腺リンパ節にみられた低悪性度 B 細胞リンパ腫（MALT lymphoma）

a, b：凍結標本では形質細胞様細胞の増加が一見上皮様にもみえることがあるので注意が必要である．c：捺印 Giemsa 標本．捺印細胞診断が細胞像の観察には有用である．d：パラフィン包埋標本．

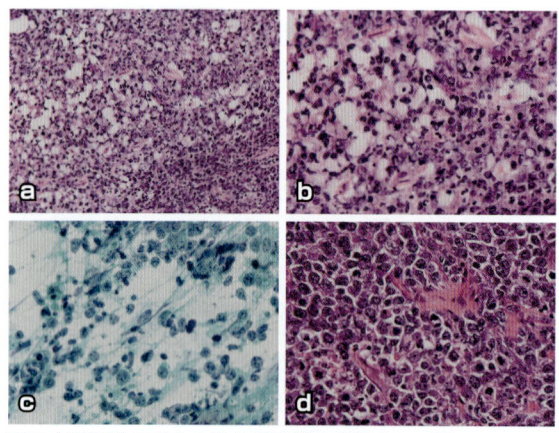

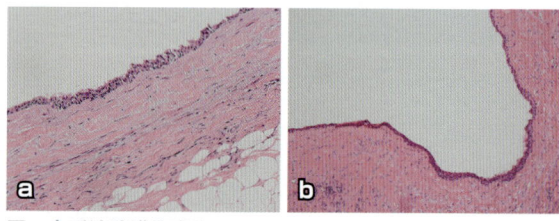

図7 | 耳下腺のびまん性大細胞型 B 細胞リンパ腫

a, b：凍結標本では空胞状の人工像を伴い上皮性腫瘍との鑑別がときに困難となる．c：捺印 Papanicolau 標本．細胞診ではリンパ球様の形態がより明瞭である．d：パラフィン包埋標本．

図8 | 唾液腺導管嚢胞

a：凍結標本，b：パラフィン包埋標本．ワルチン腫瘍や低悪性度の粘表皮癌が鑑別に挙げられるが，肉眼像や全体の構造，粘液細胞の有無などに注意して診断する．

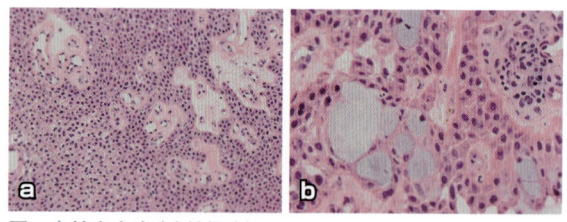

図9 | 粘表皮癌（凍結標本）

a：扁平上皮様細胞のシート状増殖がみられる．b：一部に粘液を含む杯細胞がみられる．

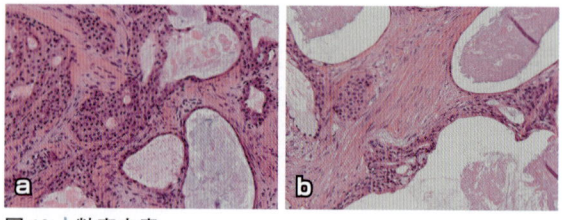

図10 | 粘表皮癌

a：凍結標本．粘表皮癌では図のように上皮が好酸性を示すことがあるので，ワルチン腫瘍や腺癌など他の腫瘍と間違えないように注意が必要である．良性病変との区別には比較的密な腺様あるいは嚢胞状構造，浸潤様増殖などが参考になる．杯細胞の有無の検索も重要である．b：パラフィン包埋標本．

よりも浸潤を捉えることのみが悪性の判定に重要であるため，腫瘍成分とその周囲唾液腺あるいは軟骨組織の両方を含めた形で標本を作製するように心掛ける．その他，断端に関しては挫滅を受けた腫瘍細胞を炎症細胞などと間違えないように注意する必要がある（図14）．また，非上皮性の非腫瘍性または腫瘍性病変がみられることも頭に入れておく必要がある（図15，16）．さらに唾液腺内のリンパ節内に良性の腺組織がときに迷入することがあるので（図17），リンパ節転移と間違えないようにすることが大切である．

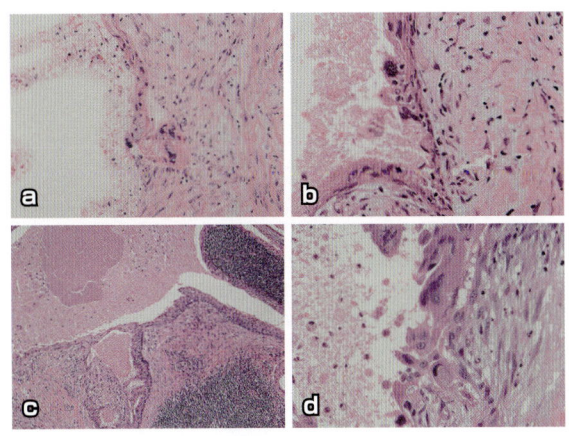

図11│壊死性ワルチン腫瘍
a, b：凍結標本．c, d：パラフィン包埋標本．扁平上皮化生部分に異型がみられ，扁平上皮癌との区別が問題となる．

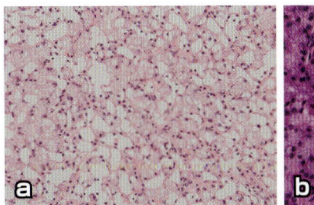

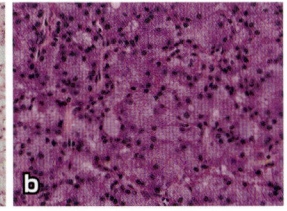

図12│腺房細胞癌
a：凍結標本．分化型の腺房細胞癌では診断は困難ではないが，凍結標本では固定標本と色調が異なり，好酸性にみえたり，空胞状の人工像を伴うことが多い．b：パラフィン包埋標本．

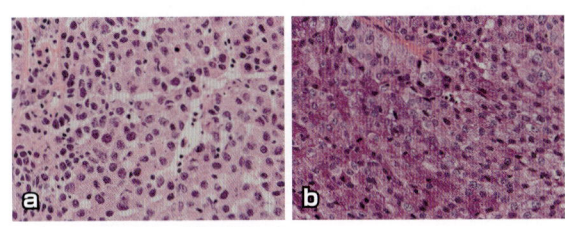

図13│高異型度の腺房細胞癌
a：凍結標本では色調が異なり，腺房細胞への分化を認識することが難しいが，腺癌と診断することで臨床の対応が大きく異なることはないと考える．b：パラフィン包埋標本．

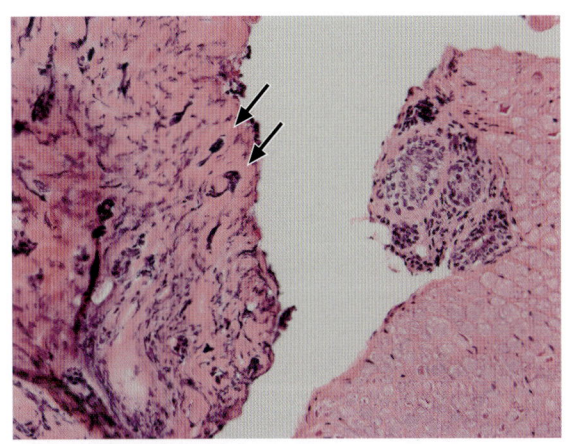

図14│腺様嚢胞癌の神経組織断端
断端に癌の浸潤がみられる．矢印のように挫滅を伴った大型の核線のみしかみられない場合にも癌の浸潤の可能性が高いので，見落とさないように注意すべきである．

4．穿刺吸引細胞診による診断との比較

　FNAは組織診に比べ簡便に行われ侵襲性が少ないという利点があるが，偽陰性例が比較的多い（約20％）といわれており問題がある．また施設による正診率の差が組織診よりも大きいことが問題である．FSとの診断精度は変わらないという報告も少数あるが[5]，組織型に関しても確定診断ができないことが多い．Fakhryら[6]は138例の耳下腺腫瘍（良性108例，悪性30例）においてFNAの感度，特異度，PPV，NPVはそれぞれ73％，87％，61％，90％で，FSの感度，特異度，PPV，NPVはそれぞれ80％，98％，92％，94％であり，FNAのみでは不十分で，FSを併用する必要があると述べている．Zbarenら[7]は，耳下腺腫瘍でのFNAの良悪性の感度は72％で，グレーディングに関しては46％，タイピングに関しては43％であったのに対し，FSでの良悪性の感度は96％，グレーディングに関しては78％，タイピングに関しては71％であったと述べている．

　Schmidtらによる13文献，1,880例を抽出したメタ解析によれば[8]，FSの特異度は99％で，感度は90％であった．FNAの特異度は97％，感度は80％で，FSとFNAとの間に統計学的な有意差はなかったが，FSがより勝る傾向があるという結果であった．また，FNAの論文では施設間のばらつきがより大きいと報告している．診断側の問題もあるが，採取側の問題がより大きいようである．唾液腺腫瘍は低異型度の腫瘍の割合が高いことも細胞診での診断を困難にしている．細胞診で良性と判定されたが，臨床的に悪性を否定できない場合や，細胞診で結論が出なかった場合に，FSが有用となる．

5．穿刺吸引細胞診後の術中迅速診断

　ワルチン腫瘍では，FNAを行っていなくてもときに壊死を伴うことがあるが，FNA後には出血や梗塞，

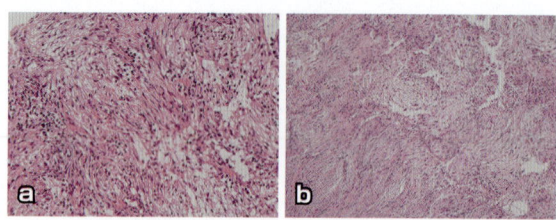

図15 耳下腺周囲の皮下に発生したと思われる結節性筋膜炎
a：凍結標本，b：パラフィン包埋標本．血管周囲の浮腫性変化とリンパ球浸潤が特徴的である．

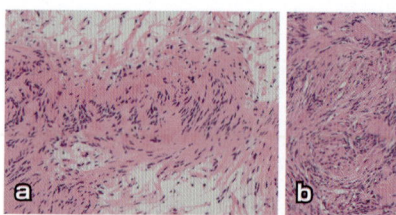

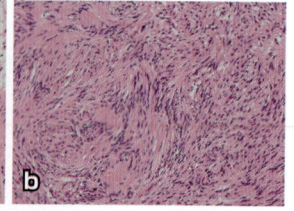

図16 顎下腺に隣接した神経鞘腫
a：凍結標本，b：パラフィン包埋標本．核の柵状配列と細胞密度の変化が特徴的である．非上皮性腫瘍も鑑別診断として考慮しておかないと，筋上皮腫などの上皮性腫瘍と診断に悩む可能性がある．

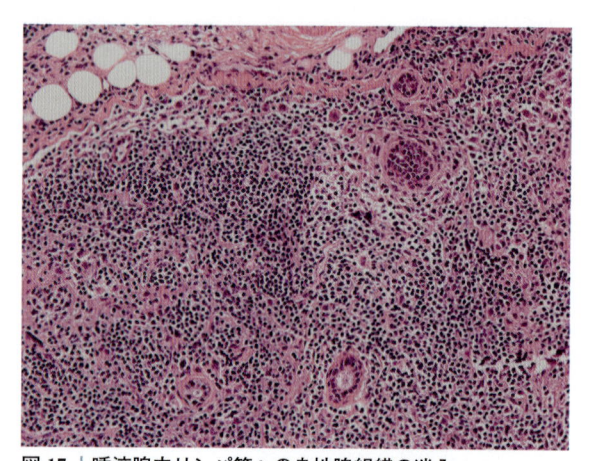

図17 唾液腺内リンパ節への良性腺組織の迷入
唾液腺内のリンパ節には図のようにときに迷入した良性の腺組織がみられることがあるので，転移と間違えないようにしなければならない．細胞異型や上皮の2層性に注目する．

上皮の異型，扁平上皮化生などを起こすことがより多い．ワルチン腫瘍に限らず，他の良性腫瘍性病変でもFNA後に壊死や上皮に異型を伴うことがある．FSではこのような変化を悪性腫瘍と間違えないように注意が必要である．

6．術中細胞診との併用

術中の捺印細胞診とFSを併用することで正診率がより高まるのが一般的である．とくにリンパ球性の病変か間葉系細胞か上皮かの区別（図6，7）に悩む場合の細胞形態の観察や，間質の粘液や硝子球など（図4，5）を観察するのに有用である．しかし，手間や費用，時間的制約が加わるというデメリットもあり，症例により適性を判断して施行すべきである．細胞診は細胞形態の観察や微小な検体の検査では威力を発揮するが，浸潤の有無や深さを調べるのには適当ではない．

おわりに

正しい診断をするのに越したことはないが，良悪やグレーディングに変化がなく，術式を変更する可能性がなければ，術中診断の段階であまり無理をして細かな組織型を判定することは効率的でない．唾液腺腫瘍の手術は，臨床症状，画像所見，FNA，FSなどの結果より，総合的に術式を決定することになる．それぞれの検査の特性をよく理解し，入院費，再手術の費用などを鑑みながら，最も適切と思われる検査を利用していくべきである．

（湊　宏）

文　献

1) Gephardt GN, Zarbo RJ：Interinstitutional comparison of frozen section consultations. A college of American Pathologists Q-Probes study of 90,538 cases in 461 institutions. Arch Pathol Lab Med 120：804-809, 1996
2) Spiro RH：Salivary neoplasms：overview of a 35-year experience with 2,807 patients. Head Neck Surg 8：177-184, 1986
3) Olsen KD, Moore EJ, Lewis JE：Frozen section pathology for decision making in parotid surgery. JAMA Otolaryngol Head Neck Surg 139：1275-1278, 2013
4) Mostaan LV, Yazdani N, Madani SZ, et al：Frozen section as a diagnostic test for major salivary gland tumors. Acta Med Iran 50：459-462, 2012
5) Seethala RR, LiVolsi VA, Baloch ZW：Relative accuracy of fine-needle aspiration and frozen section in the diagnosis of lesions of the parotid gland. Head Neck 27：217-223, 2005
6) Fakhry N, Santini L, Lagier A, et al：Fine needle aspiration cytology and frozen section in the diagnosis of malignant parotid tumours. Int J Oral Maxillofac Surg 43：802-805, 2014
7) Zbaren P, Nuyens M, Loosli H, et al：Diagnostic accuracy of fine-needle aspiration cytology and frozen section in primary parotid carcinoma. Cancer 100：1876-1883, 2004
8) Schmidt RL, Hunt JP, Hall BJ, et al：A systematic review and meta-analysis of the diagnostic accuracy of frozen section for parotid gland lesions. Am J Clin Pathol 136：729-738, 2011

第4部　臨床との連携

VI. 病理診断報告書の記載

はじめに

　本邦では各種の臓器について癌取扱い規約が発刊されているが，現時点では唾液腺腫瘍の取扱い規約は存在しない．頭頸部領域に原発する癌を対象とした頭頸部癌取扱い規約（第5版，2012）[1]には，原発部位として大唾液腺が含まれており，そのTNM分類が掲載されているものの，病理学的な事項の部分ではもっぱら扁平上皮系腫瘍の取扱い方，組織分類，所見の記載法だけが取り決められており，唾液腺腫瘍に関しては「唾液腺腫瘍の組織型分類は第3版WHO分類[2]に準じた日本唾液腺学会の分類[3]を使用する」と書かれており，付表として分類表が掲載されているにすぎない．したがって，唾液腺腫瘍の病理診断をする際，何をどこまで記載したらよいのか戸惑うことがあるかもしれない．しかし，病理診断報告書に記載すべき内容は他の臓器の腫瘍ととくに大きな違いはない．組織型の決定と，病理学的TNM分類に関係する腫瘍の大きさや周辺臓器への進展状況，リンパ節転移に関する記載などである．ただし，これらは最低限であって，さらにその他の組織学的予後因子として知られている項目についてはできるだけ記載する必要がある．

1．臓器名と手術術式

　提出された臓器・組織名と，その切除方法に関する記載をする．合併切除組織なども，臨床側の記載が不十分な場合には必ず問い合わせて確認する必要がある．これによって初めて臨床医と同じ土俵に上がることができる．

2．肉眼所見

　切り出しの際に十分な肉眼的観察を行い，摘出された腫瘍の大きさ，被膜形成の有無，周辺組織への浸潤の有無，割面の性状（色調，粘稠性，半透明感，出血，壊死，嚢胞形成の有無），嚢胞がある場合には嚢胞内容物の性状（粘液性，壊死性，血性），腫瘍の硬度などを記載する．肉眼所見は顕微鏡所見と違って切り出し担当者だけが知りうる情報であるため，第三者が見てわかるような記録を残す必要がある．

3．組織型の診断

　顕微鏡的観察で第一に行うことは組織型の診断である．最新のWHO分類[2]に基づいた組織型の記載をする（第1部IIの**表1**参照）．多形腺腫由来癌の場合には癌成分の組織型の記載も不可欠である．組織診断が不確かな場合には外部へのコンサルテーションも考慮する．

4．TNM分類に関連した項目の記載

　TNM分類とこれに基づいた臨床病期分類は組織型を超えた共通の予後因子として臓器ごとに確立されたものであるため，病理医の立場としては病理学的TNM分類（pTNM）を必ず記載する必要がある．

表1 | 大唾液腺のTNM分類

T	TX	原発腫瘍の評価が不可能
	T0	原発腫瘍を認めない
	T1	最大径が2cm以下の腫瘍で，実質外進展*なし
	T2	最大径が2cmをこえるが4cm以下の腫瘍で，実質外進展*なし
	T3	最大径が4cmをこえる腫瘍，および/または実質外進展*を伴う腫瘍
	T4a	皮膚，下顎骨，外耳道，および/または顔面神経に浸潤する腫瘍
	T4b	頭蓋底，および/または翼状突起に浸潤する腫瘍，および/または頸動脈を全周性に取り囲む腫瘍
	注：*実質外進展とは臨床的または肉眼的に軟部組織または神経に浸潤しているものをいう．ただし，T4aおよびT4bに定義された組織への浸潤は除く．顕微鏡的証拠のみでは臨床分類上，実質外進展とはならない．	
N	NX	所属リンパ節転移の評価が不可能
	N0	所属リンパ節転移なし
	N1	同側の単発性リンパ節転移で最大径が3cm以下
	N2	以下に記す転移
	N2a	同側の単発性リンパ節転移で最大径が3cmをこえるが6cm以下
	N2b	同側の多発性リンパ節転移で最大径が6cm以下
	N2c	両側あるいは対側のリンパ節転移で最大径が6cm以下
	N3	最大径が6cmをこえるリンパ節転移
	注：正中リンパ節は同側リンパ節である．pN分類におけるリンパ節転移の大きさとは，リンパ節内における転移巣のみの大きさであって，そのリンパ節全体の大きさではない．	
M	M0	遠隔転移なし
	M1	遠隔転移あり

表2 | 口唇および口腔のTNM分類

T	TX	原発腫瘍の評価が不可能
	T0	原発腫瘍を認めない
	Tis	上皮内癌
	T1	最大径が2cm以下の腫瘍
	T2	最大径が2cmをこえるが4cm以下の腫瘍
	T3	最大径が4cmをこえる腫瘍
	T4a	口唇：皮質骨，下歯槽神経，口腔底，皮膚（頬または外鼻）に浸潤する腫瘍 口腔：皮質骨，舌深層の筋肉/外舌筋（オトガイ舌筋，舌骨舌筋，口蓋舌筋，茎突舌筋），上顎洞，顔面の皮膚に浸潤する腫瘍
	T4b	咀嚼筋間隙，翼状突起，または頭蓋底に浸潤する腫瘍，または内頸動脈を全周性に取り囲む腫瘍
	注：歯肉を原発巣とし，骨および歯槽のみに表在性びらんが認められる症例はT4としない．	
N	大唾液腺と同一	
M		

大唾液腺腫瘍のTNM分類（第7版）[4]は表1のとおりで，病理学的なpT，pN分類はT，N各カテゴリーに準ずると書かれている．小唾液腺腫瘍に関しては「小唾液腺（頭頸部管腔臓器の粘膜に存在する粘液分泌腺）由来の腫瘍は本分類を適用せず，原発巣の解剖学的部位に従って分類する（例えば，口唇）」と書かれている．したがって小唾液腺腫瘍に関しては，ここでは例として口唇および口腔のTNM分類のみ記載しておく（表2）．その他の領域の小唾液腺腫瘍のTNM分類は，『頭頸部腫瘍II』の第4部VIの項を参照されたい．

表1，2に示すとおり唾液腺腫瘍では原発巣，リンパ節転移巣いずれも腫瘍の最大径が重要であるから，それらの測定結果と併せてpTN分類を記載する必要がある．唾液腺腫瘍に限らず，腫瘍の病理診断にあたっては原発巣と転移巣の両方の最大径を計測することを習慣づけたい．また，原発腫瘍から周辺組織への進展の状況も重要な判定項目であるため，提出された標本の切り出しの段階から切除範囲を臨床側に確認し，注意深く検索してその浸潤の有無を記載する必要がある．

5. 癌の悪性度分類

唾液腺腫瘍には，組織型自体が特定の悪性度を示すものと，同一組織型の中に種々の悪性度のものが含まれるものとがある[5]．

前者の例として，腺房細胞癌，多型低悪性度腺癌，基底細胞腺癌は低悪性度，唾液腺導管癌，扁平上皮癌，未分化癌は高悪性度とされている．腺房細胞癌ではまれに転移をきたすことがあるため予後因子を探索した研究が多数あるが，確立されたものはない．ただし，腺房細胞癌には脱分化が起こることがあるので，その場合には予後不良因子である脱分化成分の記載は欠かせない．また，唾液腺導管癌に低悪性度のものもあることが報告されていることから，この原則に縛られることは危険であり，個々の症例について一般的な病理学的見地から判断してコメントを追加すべきである．

後者の例としては腺様嚢胞癌と粘表皮癌がある．腺様嚢胞癌では管状・篩状パターンを示すものは低悪性度，充実性パターンを示すものは高悪性度とされているため[2,5]優勢を占めるパターンの記載が不可欠である．ただし，低悪性度のものも長期予後は必ずしもよくはないため，確実な予後因子ではない．

粘表皮癌についてはとくに悪性度についてのコメントが必要となる．AFIPやWHOのテキストには粘表皮癌の悪性度分類として，囊胞形成の程度，神経浸潤，壊死，核分裂像数（≧4/10HPF），異型性の5項目の点数の合計から，low grade, intermediate grade, high gradeの3段階に分類されている[2,5]．この悪性度分類はよく用いられているので記載する必要がある[6,7]．腺癌NOSに関しても，AFIPやWHOのテキストでは細胞異型の程度に基づくlow grade, intermediate grade, high gradeの3段階分類が示されている．腺癌NOSの診断自体，乱発を避ける必要があるが，その診断をする際には悪性度分類が不可欠であろう．そのほか，個々の組織型においてさまざまな組織学的予後因子が研究されている．

6．その他の顕微鏡所見

1）周辺組織との関係

被膜形成の有無，被膜外進展の有無のほか，pT分類のところでも述べたように周辺組織への浸潤性増殖の有無を必ず記載する．また，切除断端への癌浸潤の有無も不可欠である．多形腺腫由来癌の場合には，非浸潤性，微小浸潤性（1.5mm以下），浸潤性（1.5mmを超える）に分けられており，それによって予後が異なるため浸潤距離の計測も必要となる[2]．当然のことであるが，種々の組織型で，切除断端への癌浸潤の有無が術後の予後に影響することが知られている[7,8]．

悪性腫瘍のみならず，良性腫瘍でも切除断端の病理学的評価は重要である．とくに頻度の高い多形腺腫では，術中の被膜破綻などによる腫瘍細胞散布が原因で遅発性の多発性局所再発を起こし，さらにその一部が悪性化している場合もあることがよく知られているからである．周辺の唾液腺組織が合併切除されているのか，腫瘍のみが核出されているのか，被膜の破綻はないか，腫瘍組織が断端に露出していないかを記載する．

2）脈管侵襲と神経周囲浸潤

リンパ管侵襲，静脈侵襲，および神経周囲浸潤は種々の組織型において予後因子の一つとして評価されているため[7,8]，その有無については必ず記載する必要がある．頭頸部癌取扱い規約にその有無のみならず，程度に関する規約が定められている（**表3**）[1]．これは扁平上皮系の癌を対象として定められたもの

表3｜組織学的所見（頭頸部癌取扱い規約 第5版，2012）

1）浸潤様式
膨張型：癌細胞が充実性に増殖し，弱拡大においてあたかも圧排性の浸潤形式を示す．
浸潤型：癌細胞が周囲間質に浸潤する．

2）リンパ管侵襲
ly0：リンパ管侵襲は認められない．
ly1：極めて軽度のリンパ管侵襲を認める．
ly2：ly1とly3の中間のリンパ管侵襲を認める．
ly3：極めて高度のリンパ管侵襲を認める．

3）静脈侵襲
v0：静脈侵襲は認められない．
v1：極めて軽度の静脈侵襲を認める．
v2：v1とv3の中間の静脈侵襲を認める．
v3：極めて高度の静脈侵襲を認める．

4）神経侵襲
pn0：神経侵襲は認められない．
pn1：極めて軽度の神経侵襲を認める．
pn2：pn1とpn3の中間の神経侵襲を認める．
pn3：極めて高度の神経侵襲を認める．

で，消化管の癌などとの共通性に配慮した記号と内容となっている．唾液腺腫瘍でもこれを採用することに何ら問題はないと思われ，これに準じた記載が望ましいと考えられる．

3）核異型，核分裂像，壊死

核異型や核分裂像の程度，壊死の有無を記載する．種々の組織型でこれらの予後因子としての意義が検討されている[2]．

4）Ki-67

核分裂像数より感度の高い細胞増殖性マーカーであるKi-67標識率の検索は，多くの腫瘍で予後因子として評価されるようになってきた．唾液腺腫瘍でも報告がみれるが，明確な基準として採用されるには至っていない．場合によって染色を行い，結果を付記するようにする．

7．組織型ごとの特殊な予後因子・治療関連因子

1）遺伝子転座と融合遺伝子

唾液腺癌では，いくつかの組織型において特異的な遺伝子転座による融合遺伝子が知られるようになってきた[6,9〜11]．粘表皮癌のt(11;19)による*CRTC1/3-MAML2*，腺様囊胞癌のt(6;9)による

MYB-NFIB，乳腺相似分泌癌のt (12；15) による ETV6-NTRK3，硝子化明細胞癌のt (12；22) による EWSR-ATF1 の4つが現在知られている．その有無は診断に有用なだけでなく，予後にも関係するものがある．すなわち，粘表皮癌における CRTC1/3-MAML2 の存在は予後良好因子，腺様囊胞癌における MYB-NFIB の存在は予後不良因子という．通常の形態学的な予後因子のほかに，そのような分子病理学的な予後因子まで明らかになってきた．また，従来の腺房細胞癌とされてきた腫瘍のうち，ETV6-NTRK3 のあるものは乳腺相似分泌癌という新しい疾患概念で呼ばれるようになり，残りの古典的な腺房細胞癌と区別されるようになってきた．現在の WHO 分類には乳腺相似分泌癌の項はないが，次回の改訂では取り上げられることが予想される．分類改訂を待たずに，乳腺相似分泌癌の診断が求められる可能性が高い．これらについて，一般病院でどこまで調べて報告すべきかは議論のあるところであろう．

2）唾液腺導管癌における HER2, AR

唾液腺導管癌は浸潤性乳管癌に類似した組織像を示す高悪性度の癌で，しばしば HER2 や AR の過剰発現が認められる[12～15]．そして，これらに対する分子標的治療も試みられている．したがって，唾液腺導管癌と診断する際には，診断の確認のためにも将来的な治療の可能性の観点からも HER2 や AR の免疫染色を施行して結果を報告することが求められる可能性がある．

おわりに

近年，唾液腺腫瘍においても，分子病理学的な研究によって新事実が明らかにされていくにつれて病理診断に要求される内容も高度化してきている．個々の患者の状況に応じた最善の治療が求められる現在，病理医もこれに応えていく必要があろう．しかし，全身の臓器の腫瘍を診断している多忙な病理医の立場で，頻度の低い唾液腺腫瘍に関してどこまで細かく調べ上げた病理診断書を作成すべきかは一概にいうことはできない．

筆者は次のような経験をしている．あるとき，別施設の病理医から依頼を受けたコンサルテーション症例に対して筆者が粘表皮癌という診断を報告したところ，主治医からその診断を聞かされた患者が自身で文献を調べて，自分の粘表皮癌には染色体転座があったのかどうかと問い合わせてきたため，主治医からコンサルテーションの依頼者である病理医を経て筆者に改めて相談がきたという事例である．専門的な最新の医学情報を患者自身が簡単に入手できる時代である．病理医は難しい対応を迫られている．

〈森永正二郎〉

文献

1) 日本頭頸部癌学会（編）：頭頸部癌取扱い規約，第5版，金原出版，2012
2) Barnes L, Eveson JW, Reichart P, et al (eds)：World Health Organization Classification of Tumours, Pathology and Genetics of Head and Neck Tumours, IARC Press, Lyon, 2005
3) 日本唾液腺学会（編）：唾液腺腫瘍アトラス，金原出版，2005
4) Sobin LH 他（編），UICC 日本委員会 TNM 委員会（訳）：TNM 悪性腫瘍の分類，第7版，金原出版，2010
5) Ellis GL, Auclair PL：Tumors of the Salivary Glands. AFIP Atlas of Tumor Pathology, 4th Series, ARP Press, Silver Spring, 2008
6) Schwarz S, Stiegler C, Müller M, et al：Salivary gland mucoepidermoid carcinoma is a clinically, morphologically and genetically heterogeneous entity：a clinicopathological study of 40 cases with emphasis on grading, histological variants and presence of the t (11；19) translocation. Histopathology 58：557-570, 2011
7) McHugh CH, Roberts DB, El-Naggar AK, et al：Prognostic factors in mucoepidermoid carcinoma of the salivary glands. Cancer 118：3928-3936, 2012
8) Ali S, Palmer FL, Yu C, et al：Postoperative nomograms predictive of survival after surgical management of malignant tumors of the major salivary glands. Ann Surg Oncol 21：637-642, 2014
9) Okumura Y, Miyabe S, Nakayama T, et al：Impact of CRTC1/3-MAML2 fusions on histological classification and prognosis of mucoepidermoid carcinoma. Histopathology 59：90-97, 2011
10) Bell D, Hanna EY：Salivary gland cancers：biology and molecular targets for therapy. Curr Oncol Rep 14：166-174, 2012
11) Weinreb I：Translocation-associated salivary gland tumors：a review and update. Adv Anat Pathol 20：367-377, 2013
12) Limaye SA, Posner MR, Krane JF, et al：Trastuzumab for the treatment of salivary duct carcinoma. Oncologist 18：294-300, 2013
13) Perissinotti AJ, Lee Pierce M, Pace MB, et al：The role of trastuzumab in the management of salivary ductal carcinomas. Anticancer Res 33：2587-2591, 2013
14) Mitani Y, Rao PH, Maity SN, et al：Alterations associated with androgen receptor gene activation in salivary duct carcinoma of both sexes：potential therapeutic ramifications. Clin Cancer Res 20：6570-6581, 2014
15) Masubuchi T, Tada Y, Maruya SI, et al：Clinicopathological significance of androgen receptor, HER2, Ki-67 and EGFR expressions in salivary duct carcinoma. Int J Clin Oncol 20：35-44, 2015

欧文索引

A

acinic cell carcinoma　18, 65
ADC 値　206
adenocarcinoma, not otherwise specified　86
adenoid cystic carcinoma（AdCC）　32
adenomatoid ductal hyperplasia proliferation　164
adenomatoid hyperplasia　164
adipophilin　48, 59
AE1/AE3　108, 113
AR　48, 76, 240
ARIDIA-PRKD1　203
atypical ductal hyperplasia　65

B

basal cell adenocarcinoma　54
basal cell adenoma　132
bizarre cell　122

C

canalicular adenoma　147
carcinoma ex pleomorphic adenoma　95
carcinosarcoma　101
CD117/c-kit　34
CK20　108
clear cell carcinoma, not otherwise specified（NOS）　50
collagenous spherulosis　163
congenital basal cell adenoma　116
cribriform adenocarcinoma of the tongue and minor salivary glands　9
cribriform variant　134
CRTC1-MAML2　199
CRTC1-MAML2 キメラ遺伝子　30
CRTC1/3-MAML2　239
CRTC1（MECT1）-MAML2　184
CRTC3-MAML2　184
cystadenocarcinoma　62, 65
cystadenoma　159
cytokeratin 14　97

D

DDX3X-PRKD1　203
dedifferentiation　192
diffuse hyperplastic oncocytosis　146
direct sequence 法　84
ductal carcinoma *in situ*　65
ductal carcinoma *in situ*（DCIS）　173
ductal papillomas　156

E

EBER　113
EMC with high grade transformation　47
epithelial-myoepithelial carcinoma（EMC）　44
Epstein-Barr（EB）ウイルス　113
ETV6-NTRK3　201, 240
ETV6-NTRK3 融合遺伝子　81, 88
EWSR-ATF1　240
EWSR1-ATF1　52, 185, 202
EWSR1-POU5F1　200

F

fine needle aspiration biopsy（FNA）　223
FISH　198
FISH 法　84
follicular pattern　18
frozen section diagnosis　231

G

GCDFP15　48，76，98
GFAP　34
Giemsa 染色　121

H

HER2　98，221，240
Her2/neu　76
high grade transformation　81
high-grade transformation　192
HIV-associated salivary gland disease　166
HIV 関連唾液腺疾患　166
HMGA2　199
HRAS　49
human androgen receptor assay (HUMARA)　127
hyaline cell　122
hybrid carcinoma　192

I

IgG4　139
IgG4-related sialadenitis　161
IgG4 関連唾液腺炎　161，209
intraductal papilloma　156
inverted ductal papilloma　156

K

keratocystoma　9
Ki-67　100，239
Küttner 腫瘍　161

L

large cell carcinoma　111
liquid-based cytology (LBC)　223
LMP-1　113
low-grade cribriform cystadenocarcinoma (LGCCA)　65
low-grade salivary duct carcinoma (low-grade SDC)　65
lymphadenoma　152
lymphoepithelial carcinoma　113
lymphoepithelial cyst　166

M

major salivary gland　2
malignant myoepithelioma　89
MALT リンパ腫　162
mammaglobin　67
mammary analogue secretory carcinoma　8，164
mammary analogue secretory carcinoma (MASC)　67，81
marginal zone B-cell lymphoma　162
membranous type　133
metastasizing pleomorphic adenoma　103
microcystic pattern　18
Mikulicz 病　161
minor salivary gland　2
mixed tumor　119
modified myoepithelial cell　121
MUC2　68
MUC5AC　68
mucinous adenocarcinoma　62，68
mucinous cystadenoma　159
mucinous myoepithelioma　131
mucocele　167
mucoepidermoid carcinoma　23
mucous retention cyst　168
MYB-NFIB　36，201，240
MYB-NFIB 融合遺伝子　88
myoepithelial carcinoma　89
myoepithelioma　128

N

NCCN Clinical Practice Guidelines in Oncology, Head and Neck Cancers　216
necrotizing sialometaplasia　166
nodular or adenomatous oncocytic hyperplasia　145

O

oncocyte　143
oncocytic adenomatous nodular hyperplasia　73
oncocytic carcinoma　72
oncocytic cystadenoma　159
oncocytic hyperplasia　145
oncocytic lipoadenoma　10

oncocytic metaplasia　145
oncocytic neoplasm of uncertain malignant potential　73
oncocytoma　143
oncocytosis　171

P

p53　100
p63　34, 59, 97
papillary cystadenocarcinoma　62
papillary cystadenoma　159
papillary-cystic pattern　18
PAS 陽性顆粒　45
perilipin　48
PET（positron emission tomography）　137
PLAG1　198
PLAG1 遺伝子　125, 127
PLAG1（pleomorphic adenoma gene 1）　130
plasmacytoid cell　122
pleomorphic adenoma　119
PLGA　233
polycystic (dysgenetic) disease　163
polycystic (dysgenetic) disease of the parotid gland　167
polymorphous low-grade adenocarcinoma（PLGA）　38
PRD1　43
PTAH　143

R

RT-PCR　198

S

salivary duct carcinoma（SDC）　75

salivary duct cyst　166
sclerosing polycystic adenosis　9, 163
sebaceous adenoma　150
sebaceous carcinoma　57
sebaceous EMC　46
sebaceous lymphadenocarcinoma　60
sialadenoma papilliferum　156
sialadenosis　165
sialoblastoma　116
sialolipoma　10
Sjögren 症候群　162, 208
small cell carcinoma　108
solid pattern　18
solid type　133
squamous cell carcinoma　105
striated duct adenoma　9

T

TIC/TDC　207
trabecular type　133
tubular type　133
tumor-associated lymphoid proliferation　12
tumor-associated lymphoid proliferation（TALP）　65, 142, 152, 170

W

Warthin tumor　137
WHO 分類　8

Z

zymogen 顆粒　18

日本語索引

あ

悪性筋上皮腫　89
悪性黒色腫　186
悪性リンパ腫　208
アポクリン化生　163
アポクリン細胞　46
アポクリン腺症　163
アポクリン様化生　174
アルゴリズム　224
アンドロゲン受容体　98, 221

い

異栄養性の石灰化　174
異型多形腺腫　99
異染性　121, 223
遺伝子学的検索　88
遺伝子転座　239
陰性適中率　232

え

液状検体細胞診　223
壊死性唾液腺化生　107, 166
壊死性ワルチン腫瘍　140, 235
炎症性変化　170

お

大型異型筋上皮細胞　122
オンコサイト　46, 143
オンコサイト過形成　145
オンコサイト化生　145, 170
オンコサイト癌　72, 184
オンコサイト脂肪腺腫　10

オンコサイト症　171
オンコサイトーマ　143, 184

か

介在部導管　6
顎下腺　3, 6
顎下腺全摘　219
角化嚢胞腫　9, 107
拡散強調像　206
核の木目込み像　108
籠細胞　5
画像診断　213
管腔構造　105
管状型，基底細胞腺癌　54
管状型，基底細胞腺腫　133
感度　235
癌肉腫　101, 126

き

偽陰性率　232
偽腺腔構造　121
喫煙　139
基底細胞癌　36
基底細胞腺癌　54, 126, 136, 230, 238
基底細胞腺腫　36, 56, 126, 132, 176, 226, 233
基底膜様物質　45, 172
基底様扁平上皮癌　56
臼歯腺　4
偽陽性率　233
頬腺　4
棘細胞　105
切り出し　14
筋上皮　233

筋上皮癌　89, 98, 181, 230
筋上皮細胞　5
筋上皮腫　128, 181, 226
筋上皮腫/筋上皮癌，明細胞型　53
筋上皮マーカー　68, 130

く

グリコーゲン　45
グレーディング　236

け

形質細胞様筋上皮細胞　225
形質細胞様細胞　122, 128
頸部郭清　219
頸部リンパ節転移率　211
外科手術　211
結晶成分　122
結節性筋膜炎　236
結節性・腺腫様オンコサイト過形成　145

こ

高悪性度転化　192
高悪性度粘表皮癌　27, 227
口蓋腺　4
硬化性多囊胞性腺症　163
硬化性多囊胞性腺症　9
好酸性変化　121
口唇腺　4
梗塞性ワルチン腫瘍　140
梗塞様変化　171
広範囲浸潤癌　95
抗ミトコンドリア抗体　48, 143
コレステリン結晶　65

混合腫瘍　119
混成癌　192
混濁した内容物　137

さ

細管状　147
細管状腺腫　135, 147
再発性多形腺腫　124
細胞間橋　105
索状型，基底細胞腺癌　54
索状型，基底細胞腺腫　133
サンプリング　233

し

耳下腺　2, 6, 105
耳下腺全摘　219
耳下腺（発育不全性）多嚢胞性疾患　167
時間信号/濃度曲線　207
糸球体様パターン　172
篩状亜型，基底細胞腺腫　134
篩状型，基底細胞腺癌　54
篩状構造　176
脂腺型，リンパ腺腫　152
脂腺癌　57, 150, 184
脂腺細胞　6, 152
脂腺腺腫　150, 184
脂腺リンパ腺癌　60, 150
脂腺リンパ腺腫　150
島状の胞巣構造　113
充実型，基底細胞腺癌　54
充実型，基底細胞腺腫　133
充実型，腺房細胞癌　18
重粒子線治療　220
術後照射　220
術後補助治療　213
術前カンファレンス　15
術前生検　213
術中細胞診　236
術中迅速診断　231
腫瘍随伴性リンパ球増殖　12
腫瘍随伴リンパ球増生　142
腫瘍随伴リンパ組織増生　152
腫瘍性筋上皮細胞　120

漿液細胞　4
漿液半月　5
小細胞癌　108
硝子化明細胞癌　50, 240
硝子球　34, 227
硝子球様構造　229
硝子様細胞　122
硝子様バンド状構造　226
小唾液腺　2, 68, 147
上皮筋上皮癌　36, 44, 53, 126, 177, 180, 228, 233
上皮様細胞　128
静脈侵襲　239
神経周囲腔浸潤　87
神経周囲浸潤　34, 239
神経周囲進展　208
神経鞘腫　207, 236
神経内浸潤　34
神経内分泌マーカー　108
腎細胞癌　185
浸潤性微小乳頭亜型　75
浸潤範囲　212

せ

正診率　232
舌下腺　3, 6
舌・小唾液腺原発篩状腺癌　9
舌腺　4
腺癌 NOS　86, 98, 190
腺細胞　4
穿刺吸引細胞診　212, 223, 231
穿刺吸引細胞診新報告様式　224
腺腫様過形成　164
腺腫様導管過形成増殖　164
腺上皮　68
線条部導管　6
線条部導管腺腫　9
染色体分析　197
先天性基底細胞腺腫　116
腺内リンパ節　15
腺房細胞癌　18, 65, 184, 227, 235, 238
腺様嚢胞癌　32, 56, 126, 136, 176, 189, 208, 227, 234, 235, 238, 239

た

大細胞癌　111
大細胞性神経内分泌癌　111
大唾液腺　2
大唾液腺癌　210
ダイナミック造影　207
唾液腺芽腫　56, 116
唾液腺脂肪腫　10
唾液腺腺症　165
唾液腺導管癌　75, 97, 178, 208, 228, 238, 240
唾液腺導管囊胞　166, 234
唾液腺の発生学　7
多形腺腫　36, 119, 135, 177, 207, 225, 233
多形腺腫の再発　119
多形腺腫由来癌　95, 119, 126, 191, 208, 237, 239
多型低悪性度腺癌　36, 38, 126, 178, 229, 233, 238
唾石　162
脱分化　192
タバコ　137
単層性配列　147

ち

チモーゲン顆粒　67
中悪性度粘表皮癌　27
中心性粘表皮癌　26
陳旧化　174

て

低悪性度唾液腺導管癌　65
低悪性度篩状囊胞腺癌　65
低悪性度粘表皮癌　26, 227
転移性多形腺腫　100, 103, 119
転移性扁平上皮癌　105
転座　196

と

導管　5

導管内癌 95
導管内進展 173
導管内乳頭腫 156
導管乳頭腫 156
特異度 235
ドット状に陽性 108

な

内反性導管乳頭腫 156

に

肉眼観察 14
肉腫様亜型 75
2層構造 159
2層性の腺管形成 45
乳腺相似分泌癌 8, 67, 81, 164, 201, 228, 240
乳頭状唾液腺腺腫 158
乳頭状囊胞状 62
乳頭状囊胞腺癌 62
乳頭状囊胞腺腫 159
乳頭囊胞型, 腺房細胞癌 18
乳頭囊胞状 170

ね

粘液球 34
粘液湖 68
粘液細胞 4, 170
粘液細胞化生 121
粘液産生 105
粘液産生型囊胞腺癌 70
粘液腫様成分 225
粘液性囊胞腺癌 62
粘液性囊胞腺腫 159
粘液腺癌 68
粘液に富む間質基質 120
粘液瘤 167
念珠状 147
粘表皮癌 23, 183, 187, 207, 227, 234, 238, 239
粘表皮癌, 明細胞型 52

の

囊胞形成 14, 170
囊胞状 170
囊胞状拡張 63
囊胞腺癌 62, 65
囊胞腺腫 159

は

排出導管 6
花むしろ状線維化 162

ひ

非脂腺型, リンパ腺腫 152
微小浸潤癌 95
微小囊胞型, 腺房細胞癌 18
ビーズ状 147
皮膚の混合腫瘍 126
被膜外浸潤癌 95
被膜内癌 95
肥満細胞 140, 141, 226
びまん性過形成性オンコサイトーシス 146
びまん性大細胞型B細胞リンパ腫 234
病理組織学的悪性度 210

ふ

副咽頭間隙腫瘍 218
副耳下腺 2
富グリコーゲン腺癌 50
富細胞性多形腺腫 122, 126
富粘液亜型 75
富粘液型唾液腺導管癌 69
富粘液性粘表皮癌 69

へ

平滑筋特異的マーカー 48
ヘモジデリン 67
ヘモジデリン沈着 65
辺縁帯B細胞リンパ腫 162

ほ

扁平上皮 170
扁平上皮化生 121, 122, 166, 174
扁平上皮癌 105, 238

ほ

紡錘形細胞 128

ま

膜型, 基底細胞腺腫 133
膜性型, 基底細胞腺癌 54
慢性硬化性唾液腺炎 161

み

"見かけ上"の2層性 173
みかけの拡散係数 206
ミトコンドリア 72, 139, 143
未分化癌 238

め

明細胞 128
明細胞癌 50
明細胞癌 NOS 50, 182
明細胞性歯原性癌 53, 185
明細胞性腫瘍 52, 180
明細胞腺癌 50
明細胞肉腫 186
免疫染色 124

ゆ

融合遺伝子 196, 239

よ

陽性適中率 232
予後因子 214

り

良性腺組織の迷入 236
臨床的悪性度 210

臨床病期　211
リンパ管侵襲　239
リンパ球性の間質　113
リンパ上皮癌　113
リンパ上皮性唾液腺炎　113
リンパ上皮性嚢胞　166
リンパ腺腫　152

る

類基底扁平上皮癌　36
類軟骨成分　120

ろ

ロゼット様構造　108
濾胞型，腺房細胞癌　18

わ

ワルチン腫瘍　137, 207, 226, 235

検印省略

腫瘍病理鑑別診断アトラス

頭頸部腫瘍 I
唾液腺腫瘍

定価（本体 15,000円＋税）

2015年4月16日　第1版　第1刷発行
2020年1月29日　　同　　第3刷発行

編　集　森永 正二郎・高田 隆・長尾 俊孝
発行者　浅井 麻紀
発行所　株式会社 文光堂
　　　　〒113-0033　東京都文京区本郷7-2-7
　　　　TEL（03）3813-5478（営業）
　　　　　　（03）3813-5411（編集）

©森永正二郎・高田　隆・長尾俊孝, 2015　　印刷・製本：広研印刷

ISBN978-4-8306-2245-8　　　　　　　　　　　Printed in Japan

・本書の複製権，翻訳権・翻案権，上映権，譲渡権，公衆送信権（送信可能化権を含む），二次的著作物の利用に関する原著作者の権利は，株式会社文光堂が保有します．
・本書を無断で複製する行為（コピー，スキャン，デジタルデータ化など）は，私的使用のための複製など著作権法上の限られた例外を除き禁じられています．大学，病院，企業などにおいて，業務上使用する目的で上記の行為を行うことは，使用範囲が内部に限られるものであっても私的使用には該当せず，違法です．また私的使用に該当する場合であっても，代行業者等の第三者に依頼して上記の行為を行うことは違法となります．
・JCOPY〈出版者著作権管理機構　委託出版物〉
本書を複製される場合は，そのつど事前に出版者著作権管理機構（電話 03-5244-5088, FAX 03-5244-5089, e-mail : info@jcopy.or.jp）の許諾を得てください．